泌尿生殖系肿瘤
诊疗经验与手术技巧

MINIAO SHENGZHIXI ZHONGLIU ZHENLIAO JINGYAN YU SHOUSHU JIQIAO

主　编　任　宇

编　者　（以姓氏笔画为序）

于　涛　王红徽　付那仁图雅
白雅君　刘艳君　齐丽娜
孙石春　孙丽娜　李　东
李　瑞　何　影　张　彤
张　楠　张家翾　张黎黎
董　慧

U0293785

河南科学技术出版社

·郑州·

内容提要

本书系统地介绍了泌尿生殖系肿瘤的临床诊断和治疗经验，以及外科手术技巧。全书分为上、下两篇。上篇介绍了泌尿生殖系肿瘤的各种检查及诊疗技术，包括每项技术的操作方法、临床应用、适应证、禁忌证及诊断思维程序等。下篇分别从病因、发病机制、病理、临床表现、诊断、鉴别诊断、治疗及预后等方面对各种泌尿生殖系肿瘤进行了具体阐述，重点介绍了肿瘤的手术方法、适应证、禁忌证及注意事项等。本书内容新颖，注重实用，可供临床医师、医学院校研究生，特别是泌尿外科医师阅读参考。

图书在版编目（CIP）数据

泌尿生殖系肿瘤诊疗经验与手术技巧/任宇主编. －郑州：河南科学技术出版社，2019.4

ISBN 978-7-5349-9472-2

Ⅰ.①泌… Ⅱ.①任… Ⅲ.①泌尿系肿瘤—诊疗②泌尿系肿瘤—外科手术 Ⅳ.①R737

中国版本图书馆 CIP 数据核字（2019）第 039386 号

出版发行：河南科学技术出版社
北京名医世纪文化传媒有限公司
地址：北京市丰台区丰台北路 18 号院 3 号楼 511 室　　邮编：100073
电话：010-53556511　010-53556508
策划编辑：欣　逸
文字编辑：王月红
责任审读：周晓洲
责任校对：龚利霞
封面设计：吴朝洪
版式设计：崔刚工作室
责任印制：陈震财
印　　刷：郑州市毛庄印刷厂
经　　销：全国新华书店、医学书店、网店
开　　本：720 mm×1020 mm　1/16　　印张：26.5　　字数：508 千字
版　　次：2019 年 4 月第 1 版　　2019 年 4 月第 1 次印刷
定　　价：98.00 元

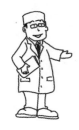

前　言

　　近年来,泌尿生殖系肿瘤的发病率有明显上升的趋势,既往在我国发病率较低的前列腺癌也成为威胁老年男性健康的主要疾病之一。随着对肿瘤生物学行为、人体神经功能解剖及微创外科技术研究的深入,泌尿生殖系肿瘤的外科治疗技术不断完善并发展。在注重控制肿瘤发展的前提下,外科治疗更重视保留器官功能、提高生存质量和减少手术创伤。传统经典术式被不断创新和改良,腹腔镜技术渗透到泌尿生殖系肿瘤外科领域,一些术式已经成为治疗指南推荐的标准。从事泌尿生殖系肿瘤外科工作的医师不仅要设法控制肿瘤发病率的上升趋势,还要在肿瘤的诊治方面下功夫,将恶性肿瘤对人类健康的危害降至最低,既要有娴熟的开放手术技能,又必须掌握代表未来发展方向的腹腔镜技术等微创手术技术。鉴于此,我们组织了长期从事临床一线工作的专家,结合当前泌尿外科学的最新研究成果和临床需要,编写了《泌尿生殖系肿瘤诊疗经验与手术技巧》一书。本书收集了国内外近十年来在泌尿生殖系肿瘤诊断与治疗方面的新进展、新技术、新方法和新的诊治观念,同时还详解了各类泌尿生殖系肿瘤手术的整体设计、临床解剖要点、手术步骤和手术技巧、术中注意事项和术后处理等。

　　本书分为上、下两篇。上篇介绍了泌尿生殖系肿瘤的各种检查及诊疗技术,包括每项技术的操作方法、临床应用、适应证、禁忌证及诊断思维程序等。下篇分别从病因、发病机制、病理、临床表现、诊断、鉴别诊断、治疗及预后等方面对肾肿瘤、肾上腺肿瘤、尿路上皮肿瘤、前列腺癌、男性生殖器肿瘤等进行了具体阐述,重点介绍了肿瘤的手术方法、适应证、禁忌证及注意事项等。

　　本书可供泌尿外科临床医师、泌尿生殖系肿瘤专业医师、外科医师、医学院校研究生阅读参考。

　　泌尿生殖系肿瘤的诊疗进展日新月异。由于时间和经验的限制,本书尚有疏漏和不完善的地方,欢迎同道们给予批评指正。

编　者

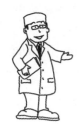

目 录

上篇 总 论

下篇　各　论

上篇
总论

第1章

chapter 1

泌尿生殖系肿瘤的实验室检查及诊断

第一节　尿液检查

泌尿系统的炎症、结石、肿瘤以及肾移植术后发生排斥反应时,各种病变产物会直接进入尿液内,引起尿液成分的变化。因此,尿液检查是泌尿系统疾病,包括泌尿系统肿瘤诊断和疗效观察的必要项目。

一、尿液标本的种类和收集

1. **尿液标本的种类**　尿液标本种类的选择和收集取决于临床医师的送检目的、患者的状况和试验要求。临床常用尿液标本种类有以下几种。

(1)晨尿:清晨起床后,在未进餐和做其他运动之前排泄的尿液,称为首次晨尿。住院患者最适宜收集此类标本。若采集后 2h 内不能进行分析的,可采取防腐措施。晨尿常用于筛查、直立性蛋白尿检查和细胞学检查。

(2)随机尿:随时排泄,无须患者做任何准备的尿液,称为随机尿,适用于常规及急诊筛查,但是,如摄入大量液体或剧烈运动后将直接影响尿液成分,从而不能准确反映患者疾病状况。

(3)计时尿:收集一段时间内的尿液标本,如治疗后、进餐后、24h 内全部尿液等。计时尿常用于定量测定和细胞学研究。

2. **收集尿液时的注意事项**

(1)留尿前需清洗外阴及尿道口,包皮过长者应翻开包皮清洗,留中段尿送检。

(2)容器上应贴上标记,内容包括患者的姓名、可识别患者的标本特异性编码和标本采集时间。

(3)婴幼儿尿液标本的收集,可用黏附剂将收集袋贴附于婴幼儿的阴部皮肤。

(4)尿液标本应避免经血、白带、精液、粪便等污染。

(5)标本留取后,须 2h 内送检,以免细菌繁殖、细胞溶解等。

二、尿标本的保存与防腐

尿标本从排出到检验应在 30min 内完成。对于不能及时送检或需留大量标本时,必须防腐。常用的防腐方法有以下两种。

1. 冷藏 置 4℃冰箱冷藏可防止一般细菌生长,能维持一个略酸性的 pH 条件,有利于有形成分的保存。如尿液 pH 为碱性,可加冰醋酸少许,使呈弱酸性后冷藏。但冷藏时间不得超过 8h。因为有些标本冷藏时析出磷酸盐和尿酸盐结晶而沉淀,妨碍对有形成分的观察。

2. 加入化学防腐剂 大多数防腐剂的作用是抑制细菌生长和维持酸性 pH。常用的防腐剂有甲苯、麝香草酚、甲醛、盐酸、碳酸钠等,各有其适应情况。与泌尿系和生殖系肿瘤检测关系比较密切的防腐剂有甲苯和盐酸等。

(1)甲苯:甲苯 10ml 加入尿液内,使其在尿液表面形成保护膜,防止细菌生长繁殖,适于 24h 尿液总氮、非蛋白氮、尿素氮、肌酐、肌酸、尿酸、氯化物、钾、钠等物质的测定。

(2)盐酸:化学纯盐酸 10ml 加入尿液内,使尿液保持酸性,抑制细菌生长,从而避免尿液变碱,分解腐败。适于 17-羟皮质类固醇、17-酮皮质类固醇、儿茶酚胺和钙等物质的测定。

三、尿液一般性状检查

尿液的一般性状检查又称尿液的理学检查,其内容包括尿量、尿液外观(包括颜色及透明度,如血尿、血红蛋白尿、胆红素尿、乳糜尿、脓尿、盐类结晶尿等)、尿比重、渗透压、尿 pH 等。以下仅介绍与泌尿生殖系肿瘤检查关系较密切的内容。

1. 尿量 正常成年人每昼夜尿量常为 1000～2000ml(约每小时 1ml/kg)。小儿每千克体重的排尿量为成年人的 3～4 倍,1—6 岁为(300～1000)ml/24h;6—12 岁为(500～1500)ml/24h,白天尿量与夜间尿量之比为(3～4):1。通常每日 4～6 次,每日 2 次以下或 10 次以上者为病态,尿频是指尿量不增多而仅排尿次数增多。

(1)多尿:一昼夜尿量多于 2500ml 为多尿。多尿可由生理性及多种病理性疾病引起,如与泌尿系肿瘤有关的原发性醛固酮增多症。

(2)少尿:24h 尿量＜400ml 或每小时＜17ml 者称为少尿,24h 尿量＜100ml 者称为无尿或闭尿。少尿的病因很多,与泌尿系肿瘤有关的是肿瘤压迫造成的肾缺血。肾盂或输尿管部位的结石和肿瘤所致的尿路梗阻可造成少尿。

2. 血尿 血尿是指尿中含有过多的红细胞。正常人尿镜检每高倍视野可见到 0～2 个红细胞,离心后每高倍视野红细胞如超过 2 个即为不正常。血尿程度取决于尿内出血量多少。出血多时,肉眼可见,称为肉眼血尿,其颜色呈浅粉红色至深褐色不等,甚至有血凝块。出血少时肉眼看不出血色,仅在显微镜检查时发现红细胞数超出正常数字,称为镜下血尿。

　　肉眼血尿往往是泌尿系统许多肿瘤的主要症状之一。肾癌往往骤然发生肉眼血尿,不伴疼痛,且多呈间歇性。膀胱癌主要症状为血尿,70％呈肉眼血尿,多为全程血尿,亦可为起始血尿或终末血尿,血尿可伴较大的血块或腐烂组织。此外,前列腺癌及输尿管肿瘤,亦可发生血尿。当然,许多疾病都可发生血尿,如急慢性肾小球肾炎、肾结核、急慢性肾盂肾炎及其他泌尿系炎症或结石均可引起血尿,但在血尿时,应将泌尿系肿瘤考虑在内。

四、尿细胞学检查

　　尿细胞学检查是指在患者的尿液沉渣或膀胱冲洗液中通过显微镜观察恶性肿瘤细胞。这些肿瘤细胞有特殊的大核仁,内含不规则粗大染色质。正常情况下不能找到肿瘤细胞。

　　要求尿液新鲜,尿量不少于 50ml,最好留晨间首次尿的中、后段尿液。收集的尿液应及时离心,沉淀物涂片必须在尿液排出后 1～2h 完成。如不能及时涂片,可在尿液中加入 1/10 尿量的浓甲醛溶液或 95％乙醇溶液固定。

　　细胞学检查适用于普查及初步诊断,但观察不到组织结构。如检查报告为"找到肿瘤细胞",约 95％为移行上皮细胞癌。尿细胞学检查在膀胱肿瘤诊断和随访中有重要作用。尿液或膀胱冲洗液尿细胞学检查发现恶性肿瘤细胞表明在患者泌尿系统有可能存在高级别尿路上皮肿瘤,从肾小盏到尿道口的任何部位都有可能。

　　诊断恶性肿瘤最重要的依据是细胞核的变化,包括核大、核质比例增大,核大小不一,形态不一,数目不一,染色质增多、增粗,核仁增多、增大,核边增厚,出现裸核及病理性有丝分裂。但只有分化较好、较成熟的癌肿才能根据涂片进行分类。

第二节　肾上腺激素测定

一、肾上腺皮质激素测定

　　1. 皮质醇测定

　　(1)血浆皮质醇测定:皮质醇是肾上腺皮质分泌的主要激素之一。皮质醇在外周血中 90％以上是结合型,其中 80％和皮质类固醇结合球蛋白(CBG)结合。皮质醇的分泌有明显的昼夜节律变化。一般在上午 8 时左右分泌最多,以后逐渐下降,至午夜 24 时最少。

　　[参考值]　8 时,275～550nmol/L(10～20μg/dl)。

　　16 时,85～275nmol/L(5～10μg/dl)。

　　24 时,<85nmol/L(<5μg/dl)。

［临床意义］ 皮质醇增高常见于皮质醇症、休克或严重创伤所致的应激反应等。其他如肥胖、肝硬化、妊娠等也可致血皮质醇水平升高。皮质醇减低常见于肾上腺皮质功能减退症、Graves 病、家族性皮质醇结合球蛋白缺陷症等。服用苯妥英钠、水杨酸钠以及严重的肝病、肾病和低蛋白血症也可引起血皮质醇水平降低。

（2）24h 尿游离皮质醇（UTF）测定：虽然尿中所含皮质醇量只占肾上腺皮质分泌总量的 1％，但因为它不受皮质类固醇结合球蛋白增加的影响，故可作为诊断肾上腺皮质功能亢进的指标。皮质醇能经肾小球过滤，只回收一小部分，所以血浆皮质醇增加时，尿中游离皮质醇含量明显增加。

［参考值］ 成年人 55～250nmol/24h 尿（20～90μg/24h 尿）。

［临床意义］ 24h 尿游离皮质醇能比较客观地反映皮质醇的分泌量。

2. 促肾上腺皮质激素（ACTH）测定　促肾上腺皮质激素为腺垂体分泌的一种激素，能刺激肾上腺皮质激素的分泌。此试验的目的在于观察肾上腺皮质对 ACTH 的反应，借以对肾上腺皮质功能及肾上腺皮质功能亢进症的病变性质做出估计。此试验方法有静脉滴注法和肌内注射 ACTH 凝胶。在注射时间上有 4h 与 8h 之不同，亦有连续注射 2～3d 及注射单剂者一般多采用静脉滴注 8 小时法。

［方法］ ①试验前一天上午 8 时排尿弃去，然后收集尿液至次日（即试验日）上午 8 时，送做 17-羟皮质类固醇及 17-酮类固醇测定。同时在试验日开始试验前做嗜酸性细胞计数（索恩试验）。②试验日患者禁食。将 25mg ATCH 溶解于 15％葡萄糖溶液中，进行静脉滴注，于上午 8 时至下午 4 时 8 小时内注射完毕。③试验完毕后做嗜酸性细胞计数。自试验日上午 8 时起，再收集尿液至次日上午 8 时，送做 17-羟皮质类固醇及 17-酮类固醇测定。

［参考值］ 8 时，2.31～18pmol/L（10.5～82pg/ml）。

16 时，1.7～16.7pmol/L（7.6～76pg/ml）。

24 时，<8.7pmol/L（<39.7pg/ml）。

［临床意义］ ACTH 增高常见于 Cushing 综合征。ACTH 减低常见于腺垂体功能低下和 Addison 病等。

3. 血醛固酮（ALD）测定　醛固酮是肾上腺皮质球状带合成和分泌的类固醇激素，是一个非常强的电解质排泄的调节因子，其作用是增加 Na^+ 和 Cl^- 的回收，排出 K^+ 和 H^+。由于它能影响电解质和水的排泄及血容量，所以对维持机体内环境的恒定起着重要作用。醛固酮含量可用放射免疫分析法测定。血浆醛固酮可受体位和饮食中钾、钠含量的影响，受血钾、血钠浓度的调节，其排泄受肝功能、肾功能影响。测定血浆醛固酮的患者应停服利尿药至少 3 周，停服抗高血压药物 1 周。测定尿醛固酮时，在试验前要给予高盐饮食，因为高血压患者多低盐饮食，会导致尿醛固酮增加而呈假阳性。

（1）血标本采集：①原位，血标本早晨起床前（6－8 时）采静脉肝素抗凝血；

6

②立位，起床后 2h 采静脉肝素抗凝血。溶血可造成结果偏高。

（2）尿标本采集：收集 24h 尿，混匀取 0.5ml。

[参考值]　卧位，9.4～253pmol/L；立位，110～923pmol/L。

[临床意义]　血浆醛固酮增高见于原发性醛固酮增多症、肾性高血压、Bartter 综合征和肾素瘤等引起的继发性醛固酮增多症。血浆醛固酮减低见于肾上腺皮质功能减退症或醛固酮合成酶缺陷症等。

4. 血浆肾素活性（PRA）测定　肾素由肾近球体分泌，分子量为 40 000。它作用于血管紧张素原产生血管紧张素 I（A I，10 肽）。A I 在转换酶的作用下形成血管紧张素 II（A II，8 肽）。

肾素-血管紧张素-醛固酮系统在机体维持恒定的血压、水和电解质平衡的调节上起着重要作用。因此，"血浆肾素活性"（PRA）和 A II 浓度的测定已成为原发性高血压和继发性高血压的诊断及研究的重要指标。血浆肾素活性的测定是以血管紧张素 I（A I）产生的速率来表示的；A II 是直接测定血浆中的含量。二者均采用加酶抑制药来阻断转换酶和血管紧张素酶的活性。以达准确测定 PRA 和 A II 的目的。

[参考值]　卧位，0.07～1.47nmol/(L·h)；立位，1.5～5.0nmol/(L·h)。

[临床意义]　血浆肾素活性增高提示肾性高血压。血浆肾素活性减低见于 17α-羟化酶缺乏、11β-羟化酶缺乏、Liddle 综合征、肾疾病等。

[注意事项]　①β 受体阻滞药、血管扩张药、利尿药及甾体激素、甘草等影响体内肾素水平，一般要在停药后 2 周测定 PRA。利血平等代谢慢的药物应在停药后 3 周测定。不适于停药的患者应改服胍乙啶等影响 PRA 较小的降压药。②钠摄入量影响机体 PRA 水平，故测定 PRA 3d 前应适当减少食盐摄入量。患者应测定取血前 24h 尿钠含量，以供分析 PRA 结果时参考。③激发试验：患者清晨不起床或空腹平卧 2h，在 6—8 时抽取基础态血标本，然后肌内注射呋塞米 0.7mg/kg。总剂量≤50mg，保持立位 2h（可以走动），即坐位取激发态血标本。④注射呋塞米后 2h 内随尿排出的水及电解质量较多，如患者血钾过低，检查前应适当给予补充。试验过程中患者可能出现口渴、无力、出汗等，但一般不重。如过重，应酌情终止试验，让患者平卧，并给予糖盐茶水。

5. 尿 17-羟皮质类固醇（17-OHCS）测定　肾上腺皮质激素在体内合成、分解、灭活的最终产物，包括皮质醇、皮质素及其代谢产物四氢皮质醇、四氢皮质素、六氢皮质醇、六氢皮质素等，而无性激素。尿中排出的则以四氢皮质醇及四氢皮质素为主。与尿 17 酮类固醇一样，17-OHCS 同属环戊烷多氢菲衍生物，在第 17 位及第 21 位碳原子上有一羟基，20 位碳原子上有一酮基。正常情况下每日尿中排出量相当于每日皮质醇分泌量的 25%～40%。其排出量反映肾上腺皮质功能。

[参考值]　男性 12.9～38.2μmol/24h；女性 12.1～30.8μmol/24h。

[临床意义] 尿 17-OHCS 增高见于肾上腺皮质增生、肾上腺皮质肿瘤、Cushing 综合征等,尤以肾上腺皮质肿瘤时最为显著。尿 17-OHCS 减低见于肾上腺皮质功能不全,如 Addison 病。

6. 尿 17-酮类固醇(17-KS)测定 尿中的此类化合物主要包括雄酮、异雄酮、脱氢异雄酮及原胆烷醇酮等,都是环戊烷多氢菲的衍生物,在第 17 碳原子上都有一个酮基。尿中 17-酮类固醇是肾上腺皮质激素和雄性激素代谢的产物。所以,实际上这些类固醇的测定是评价肾上腺皮质与性腺功能的。男性尿中 17-KS 的 2/3 来自肾上腺糖皮质激素,1/3 则来自睾丸的雄性激素。而女性几乎全来自肾上腺皮质,故较男性更能反映肾上腺皮质功能。

尿中 17-KS 含量随年龄增加而逐渐升高,至青春期达成年人水平。老年人较中年人为低,青春期以前无性别差异。

[参考值] 男性 16.3～40.3μmol/24h;女性 14.9～37.5μmol/24h。

[临床意义] 尿 17-KS 增高见于肾上腺皮质增生、肾上腺皮质癌、Cushing 综合征、睾丸间质细胞瘤等。尿 17-KS 减低见于男性原发性性腺功能减退(Klinefelter 综合征)、继发性性腺功能减退(垂体功能减退)以及某些慢性病如结核、肝病和糖尿病等。

二、肾上腺髓质激素测定

1. 血浆肾上腺素和去甲肾上腺素的测定 肾上腺素、去甲肾上腺素及多巴胺统称儿茶酚胺。基础状态下血浆肾上腺素主要来自肾上腺髓质,而去甲肾上腺素主要来自交感神经节后神经元轴突,来自肾上腺者不到 10%。尿儿茶酚胺可进行荧光性试验和定量试验,定性试验正常应为阴性。

[参考值](化学荧光三羟苄吲哚法,以去甲肾上腺素为标准) 男性(43.7～151.6)(85.6±9.3)μg/24h 尿;女性(40.5～136.6)(87.8±19.4)μg/24h 尿。

[临床意义] ①增高:嗜铬细胞瘤、低血糖、进行性肌营养不良、重症肌无力和大面积烧伤患者、神经高度紧张、重大外伤、心肌梗死等及剧烈运动后,凡使下丘脑兴奋的因素都能增加儿茶酚胺的排出。儿茶酚胺升高,主要见于嗜铬细胞瘤患者,90% 的嗜铬细胞瘤发生于肾上腺髓质,发作期患者血、尿儿茶酚胺总量急剧升高,高于正常人 10～100 倍。尿 3-甲基-4 羟基苦杏仁酸(VMA)值亦升高,发作间期可正常,故应反复检查,以免漏诊。②降低:见于肾上腺全切除、神经节药物封闭;其次,利血平、哌替啶等药物也能起抑制作用。③原发性高血压、肾性高血压、妊娠高血压等非嗜铬细胞瘤引起的高血压时,尿中儿茶酚胺及其代谢产物基本正常,可用以鉴别诊断。

2. 尿 3-甲基-4 羟基苦杏仁酸(VMA)的测定 VMA,即香草基扁桃酸之缩写,化学名为 3-甲氧基-4 羟基苦杏仁酸(MHMA)。它是肾上腺素和去甲肾上腺素的共同最终代谢产物。其测定方法为化学法,有斑点试验,为定性试验,正常人阴性;也有定量测定(对硝基苯胺显色法)。

[参考值]　2～6mg/24h 尿。

[临床意义]　基本上与儿茶酚胺相同。主要对嗜铬细胞瘤进行诊断,阳性率为 70% 左右。阳性结果对诊断意义较大,但阴性不能排除本病,其原因为:①处于肿瘤不发作期;②尿中 VMA 正常而其前身儿茶酚胺升高;③有些患者尿中 VMA 基础值低,即使发生肿瘤仍不超过正常范围,在发作时留尿更有诊断意义。

有的病例尿中儿茶酚胺水平正常,但其 VMA 的水平升高。有的学者报道,VMA/儿茶酚胺比值降低,一般患者症状出现较早,肿瘤小,而比值升高则出现症状晚,肿瘤大。

第三节　性激素测定

一、睾酮测定

睾酮(T)是一种雄激素,主要是睾酮(T)和双氢睾酮(DHT)。睾酮是一种 C19 类固醇激素,男性睾酮主要由睾丸间质细胞合成,少量来自肾上腺皮质。睾酮经代谢生成生物活性更强的双氢睾酮(DHT),也可被芳香化为雌二醇。睾酮的分泌受黄体生成素(LH)的调节,与下丘脑-垂体轴之间存在负反馈关系。睾酮分泌具有生理节律,通常清晨最高,中午时最低,正常男性睾丸每天分泌 4～9mg 睾酮。60% 的睾酮与清蛋白结合,40% 与 β-球蛋白(TEBG)结合。这种球蛋白也可结合雌激素,故又称性激素结合球蛋白(SHBG),游离的睾酮只有 2%,而在精液中 33% 的激素呈非特异结合,67% 为游离状态,睾酮主要在肝中被灭活。睾酮主要与清蛋白和性腺结合球蛋白结合后在体内运输。其主要生理作用是刺激男性性征的出现,促进蛋白质的合成,伴有水钠潴留和钙磷沉积;此外,睾酮还与卵泡刺激素(FSH)协同维持生精作用。

(一)参考值

1. ^{3}H 标记放免法

成年人男性:血清(20±5.5)nmol/L。

成年人女性:(2.1±0.8)nmol/L。

2. ^{125}I 标记放免法

成人年男性:(22.5±0.9)nmol/L。

成人年女性:(1.9±0.13)nmol/L。

3. 化学发光法

男性:(19.5±5)nmol/L。

女性:(1.2±0.48)nmol/L。

(二)临床意义

1. 血清睾酮增高 常见于睾丸间质细胞瘤、先天性肾上腺皮质增生(21-羟化酶和11-羟化酶缺陷)及肾上腺肿瘤、部分多囊卵巢综合征、女性男性化、女性多毛症等患者。

2. 血清睾酮降低 见于先天性睾丸发育不全综合征、睾丸炎或 X 线照射后等,腺垂体功能减退、性腺功能减退、类睾综合征(Kallman 综合征)、先天性嗅觉缺陷及睾丸不发育或睾丸消失综合征患者。

二、雄烯二酮测定

雄烯二酮的生物活性介于活性很强的雄性激素睾酮和雄性激素很弱的去氢表雄酮之间。它是肾上腺皮质所分泌的中间产物,也是睾酮和雌激素的前体。女性雄烯二酮的 50% 来自卵巢,50% 来自肾上腺。女性日产率超过 3000μg,男性则更高。成年男性雄烯二酮浓度略低于同龄女性,绝经妇女因肾上腺及卵巢的产生量均减少致血液循环中的浓度下降。

(一)参考值

成年人:(0.87±0.07)ng/ml。

女性:中、晚期妊娠母血中雄烯二酮上升 2～3 倍。

卵泡期:(1.68±0.08)ng/ml。

排卵期:(1.93±0.06)ng/ml。

绝经期:(0.83±0.05)ng/ml。

(二)临床意义

1. 增高 常见于先天性肾上腺皮质增生、多毛症、男性化疾病的女性雄烯二酮上升;多囊卵巢疾病轻度升高。肾上腺或卵巢的男性化肿瘤患者雄烯二酮水平可波动于正常至明显升高的水平之间。

2. 降低 见于男性发育延迟、侏儒症。

三、去氢表雄酮硫酸酯测定

血清中去氢表雄酮(DHEA)大部分(约 90%)以硫酸结合物(DHEA-S)的形式存在。血液循环中的 DHEA-S 来自肾上腺皮质网状带,血清中浓度多用于评价疑有肾上腺雄激素分泌过多的情况。血清 DHEA-S 与 24h 尿 17-酮类固醇的排出量密切相关。

(一)参考值

青春期前:0.1～0.5μmol/L。

尿:5.36～10.7μmol/24h。

(二)临床意义

肾上腺肿瘤 DHEA-S 增高,多囊卵巢综合征 DHEA-S 轻度增高,迟发型 21-羟化酶缺乏的肾上腺皮质增生时 DHEA-S 常正常。

建立参考值时应筛选正常人,以除外有隐匿的多囊卵巢疾病及高泌乳素血症患者;服用类固醇皮质激素、营养不良时 DHEA-S 下降。随妊娠月份的增加 DHEA-S 下降。

四、血浆双氢睾酮测定

双氢睾酮(DHT)属 19 碳类固醇雄性激素。血液循环中的 DHT 一部分来自睾丸间质细胞的合成分泌,一部分由睾酮在外代谢转换而来,其产生男性约 $300\mu g/d$,在有的靶细胞内睾酮必须代谢至 DHT 后,再和相应的特异受体相结合发挥生理效应。

(一)参考值

男性:$(1.5\pm0.4)nmol/L$(范围 $1.03\sim2.75nmol/L$)。

女性:$(0.34\pm0.09)nmol/L$(范围 $0.10\sim0.41nmol/L$)。

儿童:$0.21nmol/L$ 左右。

(二)临床意义

1. 增高　常见于男性睾丸间质细胞瘤、前列腺肥大、前列腺癌、多囊卵巢综合征、真性性早熟等。

2. 降低　常见于睾丸发育不良;男性少精、精子活动度减弱、输精管结扎术后。

五、血浆脱氢异雄酮测定

血浆脱氢异雄酮(DHA)系雄烯二酮及睾酮的前体,是肾上腺皮质分泌主要雄激素。卵巢与睾丸也有少量产生,可用放射免疫分析法测定。

(一)参考值

男性:$(32.3\pm12.1)nmol/L$(范围 $20.8\sim45nmol/L$)。

女性:$(21.4\pm8.3)nmol/L$(范围 $13.8\sim31.2nmol/L$)。

(二)临床意义

肾上腺皮质肿瘤患者能产生大量的 DHA,尤其是恶性肾上腺肿瘤。先天性肾上腺皮质增生症中少见的 3β-羟基类固醇脱氢酶缺陷型患儿尿中 DHA 的排量也增多。

六、血浆雌酮测定

男性雌酮主要来自雄烯二酮,只有 10% 由睾丸直接分泌,该激素可用放射免疫分析法测定。

（一）参考值

男性:(206.7±70.4)pmol/L(范围 110.7~387.4pmol/L)。

女性:卵泡期(265±67.8)pmol/L(范围 166~387.4pmol/L)。

排卵期(1480±418.8)pmol/L(范围 1007.3~2490.7pmol/L)。

黄体期(799.6±143.9)pmol/L(范围 608.8~1040.5pmol/L)。

（二）临床意义

1. 肾上腺肿瘤或睾丸肿瘤,有时这类肿瘤的唯一表现是血浆雌酮等雌激素水平增高,故测定雌激素有助于临床早期诊断。

2. 卵巢颗粒细胞肿瘤时,雌酮和雌二醇(E_2)异常增高。

3. 雌酮降低见于垂体促性腺激素细胞功能低下、高催乳素症、神经厌食、Turner 综合征等。

七、雌二醇测定

雌二醇(E_2)是雌激素中生物活性最强的一种,维持和促进女性特征的形成。男性少量的雌二醇主要由睾丸分泌。

（一）参考值

见表 1-1。

表 1-1　雌二醇的参考范围(pmol/L)

分类	百分位数		
	50%	5%	95%
男性			
成年人	105	28.0	156.0
1—10 岁	40.3	<18.4	73.4
女性			
1—10 岁	67.3	22.0	99.1
卵泡期	198	46.0	607.0
排卵期	821	315.0	1828.0
黄体期	401	161.0	774.0
绝经期	<36.7	20.0	200.0
妊娠前 3 个月	5276	2884	16 823
妊娠 4—6 个月	7314	2939	21 150
妊娠 7—9 个月	29 474	6643	50 970

（二）临床意义

雌二醇用于监测卵巢功能如卵巢衰竭、无排卵周期、黄体功能不全、月经紊乱、性分化异常和使用氯米芬、促性腺激素等药物时治疗不孕的监测及少数肿瘤的诊断等。

八、黄体生成素测定

黄体生成素(LH)由腺垂体分泌。

(一)参考值

正常成年男性:5~20U/L。

(二)临床意义

对于男性,能促使睾丸间质细胞增殖并合成雄激素,协同卵泡刺激素促进精子成熟。正常情况下,下丘脑-垂体-性腺系统通过促性腺激素释放激素(GnRH)刺激黄体生成素与卵泡刺激素脉冲式释放。

九、卵泡雌激素测定

卵泡刺激素(FSH)由腺垂体分泌,是刺激卵泡发育的重要激素。对于男性,FSH可刺激睾丸支持细胞发育,并促进产生性激素结合球蛋白(SHBG),使发育的生殖细胞获得稳定又高浓度的雄性激素,促进生殖细胞发育、分化为成熟精子。

(一)参考值

正常成年男性:5~20U/L。

(二)临床意义

FSH一般与LH联合测定,是判断下丘脑-垂体-性腺系统功能的常规检查方法。

十、泌乳素

泌乳素(PRL)是由腺垂体分泌的一种蛋白质。对于男性,在睾丸存在的条件下,对男性前列腺及精囊的生长有促进作用,还可增强LH对Leydig细胞的作用,使睾酮合成增加。

(一)参考值

正常情况下,PRL浓度<400mU/L。

(二)临床意义

PRL的测定对诊断垂体疾病如垂体瘤和泌乳综合征有特殊重要的价值,并对月经异常、男性性功能异常和不孕的诊断有重要意义。

第四节 肿瘤标志物检测

肿瘤标志物(瘤标)系指在血液或其他体液中能提示肿瘤存在的生化物质。它们在肿瘤诊断、疗效观察、提示肿瘤复发、预后评估等方面有较大价值。

一、酸性磷酸酶与前列腺酸性磷酸酶

酸性磷酸酶(ACP)存在于红细胞、肝、肾及骨骼等几乎所有体内细胞的溶酶体和前列腺中,但以前列腺内的活性最高。ACP作为前列腺癌的肿瘤标志物已有很长的历史,尽管该酶的敏感性低,现已很少用来诊断前列腺癌,但它的临床价值仍然不亚于其他前列腺检查。成年男子血清中的1/3～1/2的ACP来自前列腺,其余ACP及女子血清中的ACP可能来自血细胞及破骨细胞。ACP有20多种不同的同工酶,其中前列腺的酸性磷酸酶(PAP)在前列腺中的含量较其他细胞高出100～1000倍。PAP降解精液内磷酸单酯,尤其是磷酸胆碱裂解的酶。PAP由前列腺葡萄状上皮产生,有免疫特性,是前列腺的特征性酶。当前列腺细胞恶变时,便扩散进入细胞间隙,并出现在血液中。

(一)测定方法

1. 酶活性测定法　是利用一些底物在样品中的PAP作用下发生水解的原理,使用底物有多种,但灵敏度较低。

2. 酶免疫学测定法　较适用的是对流免疫电泳法和竞争性结合分析法。它们的特点是有较高的准确性,但灵敏度不高。

3. 放射免疫分析法　其灵敏度、特异性和准确性均优于上述两种方法。

(二)参考值

总ACP(酶法):0～6U/L。

总ACP(α-茶酚磷磷酸法):2.4～5.0U/L。

PAP(α-茶酚磷磷酸法):0～1.2U/L。

PAP(放射免疫分析法)

男性:(0.82±0.62)g/L(范围0～2.5μg/L);女性:(0.39±0.44)g/L(范围0～1.40μg/L)(国内)。

男性:(0.39±0.40)g/L(范围0～2.26μg/L);女性:(1.94±0.66)g/L(范围0.3～3.6μg/L)(国外)。

(三)临床意义

1. 前列腺癌特别是转移时,血清ACP可显著增高。轻度增高见于急性尿潴留、变形性骨炎、近期做过直肠检查者。

2. PAP是前列腺癌诊断、分期、疗效观察及预后的重要指标,尤其是前列腺癌伴骨转移时PAP水平升高显著(范围1.78～474μg/L)。

3. 前列腺癌手术动态监测:手术前高,手术切除后血清PAP下降或正常。

4. 前列腺增生与前列腺癌的鉴别诊断:前列腺增生血清PAP水平为(1.30±0.84)g/L(范围0～4.14μg/L),但有8%～20%的患者PAP增高,其水平

与前列腺大小有关。其他恶性肿瘤 PAP 均在正常范围,曾有报道膀胱移行细胞癌可见 PAP 增高。

二、前列腺特异性抗原

前列腺特异性抗原(PSA)是一种与前列腺癌相关的抗原,主要由前列腺导管上皮细胞合成,分泌入精浆,微量进入血液循环。正常情况下 PSA 分泌进入精液,在精液中对精子囊胞的分裂和精液的液化发挥着其生理作用。在前列腺液中 PSA 水平约高于血清 PSA 水平的 100 万倍,前列腺导管上皮细胞层、基底细胞层和基底膜将 PSA 局限于前列腺管内。虽然绝大多数 PSA 位于前列腺管中,但有一小部分被吸收进入血液,在血液与抗胰酶(ACT)和巨球蛋白结合形成复合物(PSA-ACT)。但上述屏障受到损害时,PSA 进入组织间隙和淋巴管增多,导致血清 PSA 水平的升高。血清中 PSA 浓度的增加反映前列腺发生病理变化,包括前列腺良性增生和前列腺癌。PSA 被认为是特异性高、敏感性强的诊断前列腺癌不可缺少的首选肿瘤标志物。也是目前前列腺癌肿瘤标志中最具应用价值的物质。PSA 不论作为免疫组化标记,还是作为病情监视、分期和诊断,以及早期诊断等都得到了广泛的应用。

(一)测定方法

前列腺特异性抗原测定方法有:免疫放射法、酶联免疫吸附测定(ELISA)、放射免疫分析法、微板酶免疫法测量法。这些方法主要用于进行早期前列腺癌普查筛选以及后期的病情监测。由于 PSA 的半衰期为 $2 \sim 3d[(3.15 \pm 0.09)d]$,虽然 PSA 的产生并无生理性节律变化,但在同一天的不同时间从同一患者中采集的标本的值可有 $6\% \sim 7\%$ 的差异。活动时的值大于静坐时的值。住院 24h 内,数值最多可降低 50%(平均 18%)。不同的方法测得的值可有不同,可相差 $1.4 \sim 1.8$ 倍。

(二)参考值

前列腺特异性抗原检测参考值见表 1-2。

表 1-2　前列腺特异性抗原检测参考值

检测方法	免疫放射法	酶联免疫吸附测定法	放射免疫分析法	微板酶免疫法测量法
参考值($\mu g/L$)	$0.0 \sim 4.0$	$0.0 \sim 4.0$	$0.0 \sim 0.25$	$0.0 \sim 4.0$

(三)临床意义

1. 筛选和诊断前列腺癌　PSA 检测前列腺癌的阳性率高于 ACP,临床 A 期可达 55%,B 期达 75%,C 期可达 $80\% \sim 90\%$,D 期达 90% 以上。但良性前列腺肥大也可高达 $50\% \sim 60\%$,因此在诊断时要充分考虑到这一点。PSA$<4\mu g/L$,提示癌症相对率较低,$4 \sim 10\mu g/L$ 或以上,则癌症相对率较高。

2. 判断是否发生骨转移　血清 PSA 水平的检测是判断初治患者是否有骨转

移的可靠指标。血清 PSA 水平＜10μg/L，并有骨扫描阳性的患者的概率约为1.4％。

3.进行疗效评估 在前列腺癌根治术后或放射治疗后，PSA 是反映疾病变化和转归的第一指标。如果在根治术后患者的 PSA 降不到现有检测方法检测不出的水平，说明患者有活动前列腺癌病灶。如果手术后跟踪检测 3～6 个月，PSA＜0.2μg/L 的患者，仅有 11％复发，而 PSA＞0.4μg/L 者，则 100％复发。PSA 也是评价放射治疗（简称放疗）后前列腺癌细胞生物学行为的有用指标。在放疗以后，血清 PSA 水平呈现进行性下降，半衰期为 1.4～2.6 个月。在激素治疗过程中，PSA 降到最低点，也是反映治疗显效的重要指标。一般来说，激素治疗后，PSA 水平降至 4.0μg/L 以下，其缓解期比不能降至正常水平的患者显著延长。没有一个 PSA 降至正常的患者出现病情恶化的迹象。相反，PSA 水平的升高则预示着病情的恶化。这些结果提示 PSA 的检测特别是动态监测是判断激素治疗是否有效的重要指标。

三、γ-精浆蛋白

γ-精浆蛋白（γ-Sm）是精液中与前列腺有关的一种特异糖蛋白，位于前列腺上皮细胞。前列腺癌时，癌细胞及转移癌细胞中均可测出，并可逸散于血液中。被公认为前列腺癌的特异标志物，并较另一前列腺癌标志物（前列腺酸性磷酸酶）更敏感、特异。

(一)测定方法

放射免疫分析法和 ELISA 法。

(二)参考值

1.放射免疫分析法 女性测不出。

男性＜3.125μg/L，以＞4μg/L 为肿瘤界值。

2.ELISA 法 男性＞2.96μg/L 为异常。女性＜0.1μg/L。

(三)临床意义

前列腺癌患者血清 γ-Sm 水平与病情密切相关，病情越重，水平越高。

四、β-精液微球蛋白

前列腺分泌 3 种主要蛋白，即前列腺酸性磷酸酶、前列腺特异性抗原和 β-精液微球蛋白。该蛋白的生物学功能尚不明白，最初认为它具有抑制垂体分泌 FSH 的作用，故称抑素，现认为称抑素不妥当，其具有前列腺疾病的生化标志。

(一)参考值

男性：1.0～14.7μg/L。

女性：0～10.6μg/L。

（二）临床意义

前列腺癌时明显增高，随病情的发展加重，浓度升高，与临床病期相关。

五、血清甲胎蛋白

甲胎蛋白（AFP）是哺乳动物在胚胎期由肝和卵黄囊合成的胚胎性血清糖蛋白。AFP 在胎儿生长发育中起蛋白载体的作用，并维持胶体渗透压。到成年期，AFP 主要来自起源于内胚层的恶性肿瘤，如肝癌及性腺肿瘤等。在细胞恶变过程中，某些细胞基因被重新激活，原来已丧失合成 AFP 能力的细胞又重新开始合成AFP，以致其含量在肿瘤患者体内明显增加。现已公认，AFP 是原发性肝细胞性肝癌最灵敏、最特异的肿瘤标志物。

（一）测定方法

单克隆抗体酶联免疫吸附试验（ELISA）、免疫放射测量技术（IRMA）是目前检测的常用技术。利用各种疾病血清 AFP 糖链结构的不同，可用各种凝集素亲和电泳将 AFP 分成 2～5 个区带。不同疾病具有不同的区带图谱，如肝细胞癌的特点是 L3 和 L4 明显增高，肝外肿瘤则是 C1、L3、P4、P5 和 D4 明显增高，并出现 L2 和 D5。睾丸癌、卵黄囊肿瘤以出现 C1、L1、L3、P4 和 P5 为主，特别是 L2。

（二）参考值

成年人：0～25ng/ml（ELISA 法）。

0～20ng/ml（放射免疫分析法）。

（三）临床意义

1. 辅助诊断睾丸癌（非精原细胞癌）　通常与人绒毛膜促性腺素（hCG）一起，作为辅助诊断睾丸癌的肿瘤标志物。当睾丸癌（非精原细胞癌）时，AFP 可明显升高。

2. 判断睾丸癌的预后及疗效评价　如果未见局部肿块而 AFP 不能降至正常，常预示肿瘤发生了转移。发生中枢神经系统转移时，脑脊液中可检测到 AFP。治疗效果与血清 AFP 消失也有直接关系，AFP 消失得快，表明治疗反应良好。

3. 检测原发性肝癌　AFP 是检测原发性肝癌最准确和最特异的标志物，其他如妊娠、新生儿、急慢性肝炎、肝硬化、胆管上皮癌、肝母细胞瘤、卵黄囊肿瘤、胚胎性肿瘤、胃癌、胰腺癌等也可升高。

六、人绒毛膜促性腺素

人绒毛膜促性腺素（HCG）是由胎盘滋养层细胞所分泌的糖蛋白类激素。睾丸非减数分裂精细胞癌（NSGCT）由未分化的干细胞和一些不同分化程度的细胞混合所组成。来自畸胎瘤的细胞培养表明，这些干细胞包括胚胎癌细胞、两种特征性的卵黄囊干细胞及恶性细胞滋养层干细胞等。人绒毛膜癌酷似正常滋养层细胞,具有成熟的合胞体滋养层细胞,因此人绒毛膜促性腺素的产生是该肿瘤的主要标志,以该肿瘤组织产生过量的 HCG 和高水平的血清 HCG 为特征,然而 HCG 并不仅产生于恶性干细胞,其他类型的 NSGCT,甚至干细胞也可产生 HCG。HCG 正常情况下只出现于妊娠女性的血清中,若在男性或非妊娠女性血清中出现,则提示可能有胚胎性肿瘤的存在。

(一)测定方法

血清 HCG 的检测以免疫及放射免疫分析检测为主。

(二)参考值

HCG<120U/L(10μg/L);β-HCG<81U/L。

(三)临床意义

1. 辅助诊断睾丸癌 非精原性睾丸癌患者 HCG 和 AFP 均可升高,因而可进行辅助诊断。AFP 和 β-HCG 须同时测定,因为有可能两者同时升高,也有可能只有其中之一升高。在治疗过程中肿瘤细胞群有可能发生改变,此时 AFP 和 β-HCG 两者之一升高或两者同时升高,见于 80% 左右的非精原细胞性睾丸癌患者。如果连续动态测血清 AFP 和 HCG 的变化,在精原细胞瘤中,有不到 20% 的患者出现 β-HCG 升高,这是由于合胞体滋养层细胞的存在引起的。测定阳性能推断癌症存在,但测定阴性不能排除癌症。由于生殖细胞肿瘤常常由不同类型的细胞组成,某些 NSGCT 患者只有一种标志增高,而另一些患者中两种标志同时升高。此外,随着病情的发展、治疗的应用,各种细胞之间的比例可发生改变,导致血清标志水平的改变。所以,同时测定 AFP 和 HCG 是睾丸生殖细胞肿瘤诊断监测的基本要求。AFP 和 HCG 联用于非精原细胞瘤性睾丸癌可使灵敏度提高 24%,但对精原细胞瘤其他的生殖细胞瘤性睾丸癌则无帮助,因为这种肿瘤不产生 AFP,只有 20% 的患者产生 HCG。所以对精原细胞瘤性睾丸癌须寻找其他标志,例如,血清乳酸脱氢酶(LDH)、胎盘碱性磷酸酶、γ-谷氨酰转肽酶、胎盘蛋白以及一些肿瘤基因产物等,AFP 和 HCG 与这些标志物的联合使用可以使精原细胞瘤等的检出率提高。

2. 判断睾丸癌是否转移、预后及疗效评价 利用 AFP 和 HCG 的检测判断肿瘤是否已转移也有很大价值,如果未见局部肿块而血清标志不能降到正常,常预示肿瘤发生了转移。肿瘤完全切除后血清 AFP 和 β-HCG 水平下降,两者水平恢复正常表明治疗成功。在 NSGCT 血清肿瘤标志物阳性的患者,随着病情的恶化,AFP 和 HCG 会进一步增高,但这并不意味着肿瘤一定发生了转移。但是,如果发生中枢神经系统转移时,脑脊液中可检测到 AFP 和 HCG,特别是脑脊液 HCG 水平高于同步血清 HCG 水平的 1/40 时,强烈提示中枢神经系统的转移。

3. 判断预后 患者的生存期取决于 AFP 和 β-HCG 的水平及肿瘤的大小。AFP 和 β-HCG 水平越低肿瘤越小,其生存期越长。治疗效果与肿瘤标志物的消失速度也直接相关,标志物消失很快,表明治疗反应良好。

4. 其他　测定血及尿中的 HCG 的含量及变化,可以诊断早期妊娠,还可用于绒毛膜上皮癌、葡萄胎、滋养细胞瘤、宫外孕、流产的诊断及鉴别诊断。

第2章 chapter 2

泌尿生殖系肿瘤的微创检查及诊断

第一节　膀胱尿道镜检查

膀胱尿道镜是最早应用于泌尿道疾病的诊断和治疗的内镜,其应用效果最佳,技术也最为完善。每个泌尿外科工作者应熟练掌握该技术。

一、膀胱尿道镜组件

1. 硬性膀胱尿道镜　主要有光源、闭孔器、观察镜和操作部分及附件。

(1)光源:光导纤维的应用已将最初装在镜鞘尖端的所谓"内光源"替代为强照明度的外置灯箱。由于灯箱置于体外,可以选用大功率的灯泡而不会显著增加检查部位的温度,因而有"冷光源"之称。但长时间照射同一部位,仍能造成组织损伤。

(2)镜鞘:呈管状,根据不同功能管径有圆形和椭圆形,其间有进水通道和放水通道。可通用于膀胱和尿道的检查,尖端呈唇样便于插放。

(3)闭孔器:置于镜鞘内,使其前端的开口处闭合成为光滑的管状便于插入尿道而不损伤黏膜,成年人常用为 17～23F。

(4)观察镜:有物镜及目镜,中间有多个反射棱镜,其内的光导纤维一端连接光源接头,另一端则在镜端处向腔内照明。

(5)操作件:前端舌状调节片由两根金属丝与末端的调节杆相连,可调节其间的输尿管导管、电灼头、活体钳、碎石头等。

2. 可弯性(软性)膀胱尿道镜　无镜鞘,只有冲水及操作通道。其前端部分可在调节柄的操纵下向不同的方向转动,以观察不同的部位。与硬性膀胱镜相比,可弯性膀胱镜管径较细,操作时可以减少患者的痛苦;可以在患者处于仰卧位时进行操作;由于其前端弯曲方向可调,增加了观察的视野角度。但是,由于管径较细,其中的操作通道和冲水通道也相应较细,这就带来了操作上的困难。

3. 切除镜　包括镜鞘、操作件、观察镜及附件。其结构与膀胱尿道镜大体相似、操作件是进行切割的主要部件,由切除柄、切割电源插头、襻状电极插孔及用于切割的襻状电极组成。

4. **经尿道碎石设备** 常用的经尿道碎石有机械碎石、超声碎石、液电碎石、激光碎石等。其中超声碎石及激光碎石需要特殊的内镜,其余均可通过一般膀胱尿道镜完成。

5. **活体钳镜** 与碎石镜类似,碎石部分改为较小而锐利的活体钳,由于钳头较大且与操作柄连为一体,使用更加方便和有力。

6. **尿道内切开刀** 包括镜鞘、操作件、观察镜。其中镜鞘及观察镜与前述相同,操作件除可插入输尿管导管外尚有可以伸缩的切开刀。

7. **其他附件** 根据检查和某些治疗的需要,一些特制的附件成为膀胱镜必不可少的部分。

(1)输尿管导管:有可透光和不透光的两种,并有粗细不同的型号。

(2)活检钳:前端呈勺状,末端有钳柄,可用于取活检组织。

(3)异物钳:构造似活检钳,只是前端为有齿状钳嘴,用于钳夹异物。

(4)剪刀:用于剪开输尿管口。

(5)高频电极:用于烧灼小肿瘤或电凝止血。

二、适应证与禁忌证

1. 适应证

(1)经过一般检查、B超、CT及X线检查等手段仍不能明确诊断的膀胱、尿道和上尿路疾病。如确定血尿的原因及出血部位,预行逆行造影;确定膀胱肿瘤的形态、位置及大小,以确定治疗方案;确诊及取出膀胱异物或结石等。

(2)为了解邻近器官疾病是否累及泌尿系统,如直肠癌、子宫癌、卵巢癌及腹膜后肿瘤等均可累及泌尿系统。

2. 禁忌证

(1)尿道狭窄经扩张后仍不能通过膀胱尿道镜者。

(2)膀胱容量<50ml,置入膀胱镜时易发生膀胱穿孔,即使未发生损伤,观察也不满意。

(3)1周内不做重复检查,因为第一次检查后的炎症反应会加重患者再次检查的痛苦,而且检查结果也不能反映真实情况。

(4)急性炎症期原则上不做该项检查。

(5)全身出血性疾病患者应避免做此项检查及治疗。

三、检查前准备

1. 明确检查目的 检查前应认真询问病史、体格检查和必要的化验,以明确检查目的,掌握好检查时机,切忌盲目进行,从而可避免一些重复检查和某些严重并发症的发生。

2. 患者准备 主要是患者精神上准备,克服恐惧心理,从而在检查时能主动配合。

3. 器械准备 根据不同目的准备不同类型和不同粗细的膀胱尿道镜及附件器械,最好准备两套,留一套备用。术前应——检查各器械的功能是否完好。

四、检查方法

1. 患者体位 患者取仰卧位,托起双腿,但不宜太高,以使会阴部松弛为度,以便检查。

2. 麻醉 单纯做膀胱尿道镜检查时女性患者可不用麻醉;男性患者可向尿道注入表面麻醉药即可。检查如果加取活检、电灼、切除及碎石等操作时应采用硬膜外麻醉。

3. 检查步骤

(1)插入镜鞘:取已装好闭孔器的镜鞘,打开冲水通道,准备检查。女患者比较好放,需要注意的是不要将镜鞘放入阴道内。进入尿道后镜体稍向上挑,避免损伤膀胱基底部,因为该处常被子宫顶起。男患者先将阴茎提起以解除尿道的弯曲,然后放入镜体,估计到达尿道球部时即可向下压平镜体,此时一般无阻力,犹如自身滑入膀胱一样。如果遇到前列腺肥大患者,切不可用暴力,而应当施以持续而轻柔的推力。取出闭孔器收集尿液,以测量有无残余尿,并观察其颜色及是否浑浊。尿液浑浊或有血色时应进行膀胱冲洗,尿液清亮后即可放置窥镜观察。

(2)尿道及膀胱的观察:检查尿道时用0°或5°镜即可看清尿道腔内全貌。前列腺部可看见隆起的精阜,前列腺增生时呈纵行裂隙状或6点处抬高,镜体前端上挑即可通过膀胱颈进入膀胱。膀胱的观察要有一定的顺序,以免遗漏。一般先从里面开始顺时针检查一圈,然后退出少许,再重复上述操作,最后检查膀胱颈部。

(3)放输尿管导管:输尿管导管的插放不但可以收集双肾尿液并行逆行造影,而且也是输尿管镜检查前进行输尿管扩张的基础工作。在看清输尿管口之后,将镜端靠近一般可以顺利插入。在插放困难时,可用调节杆变换导管方向,再仔细插入。成年人一般插入25～27cm即可,再根据需要进行相应的检查。

(4)取出镜体:检查完毕后,先排空膀胱,再轻轻退出镜体。如果进行了输尿管插管,则向外退镜的同时要向膀胱内送导管,且送导管的长度要与退出的镜体相当,既不能让导管脱出又要防止其在膀胱内弯曲。

五、经膀胱尿道镜取活组织检查

经膀胱尿道镜取活组织检查的目的在于明确诊断,估计病变范围以制订治疗方案。

1. 适应证

(1)膀胱、尿道内无法确定性质的病变。

(2)确定膀胱肿瘤的性质及恶性程度。

2. 方法

(1)首先观察膀胱内全貌,确定病变范围。

(2)诊断不明确的疾病应取病变最明显部位。

(3)膀胱肿瘤取瘤体及基底部,在行随机活检时应另在双侧输尿管口上方膀胱颈底部和三角区取黏膜送检。

(4)取出的组织较小,为防止丢失可置于一块滤纸上,再浸入固定液。

(5)遇到活动性出血应电凝止血。

六、并发症及防治

1. 发热　多见于检查前已有泌尿系感染,检查又不顺利者。发生后给予抗生素治疗多可控制。

2. 血尿　一般不严重,多饮水即可自愈。如果出血严重,可插入气囊导尿管压迫止血。

3. 腰痛　多发生于逆行造影时,无须特殊处理即可自行缓解。

4. 尿道损伤　多见于尿道有梗阻的患者。在操作过程中遇到阻力时一定不能用暴力,必要时可先行尿道扩张或取出闭孔器在直视下插放。

5. 膀胱损伤　一般发生于膀胱容量明显缩小,而检查前又未考虑到。如果及时发现,由尿道置导尿管引流即可;未能及时发现而发生严重尿外渗时则需要手术治疗。

第二节　输尿管镜检查

输尿管镜经尿道对某些输尿管和肾的疾病进行诊断和治疗,这是膀胱镜技术的发展。与膀胱相比,输尿管和肾内的腔隙更小,故输尿管镜的操作更为复杂,安全范围更为狭窄。因此,需要术者熟悉输尿管和肾的解剖,合理选择并熟练使用各种操作器械,严格掌握好适应证,才能更好地发挥其优势,增加手术成功率,减少并发症的发生。

一、输尿管镜的适应证

1. 诊断　①X线造影中充盈缺损的确诊;②单侧肉眼血尿的确诊;③单侧细胞学检查;④不明原因的输尿管梗阻;⑤上尿路肿瘤保守治疗后的监测。

2. 治疗 ①下段输尿管结石、体外冲击波碎石术(ESWL)失败后的上段输尿管结石、肾盂结石、ESWL 后的残石性阻塞(石街)、结石合并梗阻和(或)怀疑尿路上皮肿瘤;②选择性肿瘤切除或电灼;③解除梗阻或瘘管的输尿管插管;④取异物;⑤输尿管狭窄的扩张或切开。

二、术前患者准备

术前详细的病史询问和体格检查是必不可少的。如有盆腔手术或放疗史以及根治性前列腺切除、根治性子宫切除等都会导致下段输尿管相对固定于腹膜后;同样,既往有输尿管再植、输尿管切开取石者均会增加操作的难度,体格检查可以发现许多潜在的问题。双合诊可以评价尿道和膀胱下段输尿管的活动度。如果相对固定,则可能不利于硬性器械插入,若有成角也会对可弯性输尿管镜插入造成困难。

术前常规给予抗生素,确保尿液无菌,因为术中尿液和灌洗液会发生内渗,易引起感染。一般采用全身麻醉或硬膜外麻醉,若用可弯性输尿管镜或小号硬性输尿管镜时也可局部麻醉,辅助静脉给予镇静药即可。

三、输尿管镜的操作

(一)输尿管扩张

许多小型可弯性或硬性输尿管镜可以直接进入输尿管而不必先行输尿管口扩张,这取决于输尿管口的大小。大多数的输尿管口在 3mm 左右。由于解剖上的变异,有些输尿管口要稍细。因为其口径不可预测,大多数学者常规进行输尿管口扩张。扩张后提高了输尿管镜通过的成功率,而且可以取出较大的结石碎片。一般扩张至 F14 或 F15 就足够通过各种器械了,而且现有的试验和临床经验均表明:输尿管口扩张到该尺寸对其功能没有明显不利的影响。常用的输尿管扩张方法有以下几种。

1. 留置输尿管导管法(被动扩张法) 1980 年 Perez-Castro 及 Martinez-Pineiro 首先报道在输尿管内留置导管 24h 后成功地进行了输尿管镜检查。这种输尿管扩张方法的效果比较肯定。如果操作目的是为了取石,那么导管应越过结石梗阻平面,这样可以缓解疼痛,引流尿液。导管可以采用 Foley 导尿管,放置 1～3d,具体要视患者情况和输尿管镜操作时间而定。除了导尿管外,还可采用输尿管内支撑架、双 J 管。与前者相比,这几种导管可减少细菌污染的机会。这种被动扩张方法也有其不利的地方:①它使得输尿管镜检查分为两个阶段,增加患者的治疗费用和时间。②异物留置于输尿管和膀胱内,可引起黏膜的炎性改变,增加尿路感染的危险性。当输尿管镜作为诊断时应避免使用该方法,因为导管或支撑架所导致的尿路损伤和炎症会掩盖患者的真实病情。

2. **输尿管一期扩张法** 大量临床实践表明,许多种一期膀胱镜扩张法都是有效可行的。常用方法包括输尿管导管相继扩张法、金属探条扩张法、气囊扩张法。前两种方法都不必先行置入导丝,而气囊扩张法则要先在输尿管中插入导丝才能顺利进行。预置导丝扩张法是最为安全和有效的方法,尽管有时候比直接插入扩张器多些阻碍,但较少产生假道和输尿管损伤。

气囊扩张法最初应用于狭窄动脉的扩张,其应用的安全性和有效性使得其逐渐扩展到其他医学领域。大多数的气囊扩张装置都配有相应的导丝,一般为0.038in(1in=2.54cm)或0.035in。常用气囊扩张导管为F7,长70~80cm,扩张直径为5~6mm,气囊长4cm。最大的气囊压力通常为15atm(1atm=101.325kPa),对正常输尿管口的扩张一般不超过10atm。偶尔,对再植输尿管、瘢痕或狭窄的输尿管需要较高的压力才行。

操作时首先在膀胱镜下找到输尿管口,然后将一末端柔软的导丝插入输尿管口,并将其定位于肾盂内。在扩张过程中,导丝的位置始终可以在影像设备的监测下。一般气囊内冲入稀释浓度为50%的造影剂,从而可以在操作过程中通过X线观察到。将气囊顺着导丝插入到特定部位之后,缓慢充气(2atm/min),扩张完全后可以放气退出。否则,需要重新定位再扩张气囊,移走之后导丝保留以配合下一步输尿管操作。

在扩张过程中有几个环节需要注意:①导管的置入是关系到操作成功的关键,要防止导丝插到黏膜下形成假道,尽可能顺利地插到肾盂内;②气囊在退出前一定要将气体完全放尽,否则会损伤管腔的黏膜,引起出血;③如果要扩张膀胱以上的输尿管,必须先将输尿管口扩张完全。

(二)输尿管镜的插入

硬性输尿管镜和软性输尿管镜的操作有所不同。

硬性输尿管镜进入膀胱后找到输尿管口,一般扩张后的导丝仍留在输尿管内,顺着导丝将输尿管镜插入输尿管口通常在进入输尿管口时,将输尿管镜旋转90°~180°可将输尿管口上缘挑起,有助于顺利插入。输尿管镜在管腔内缓慢推进,视野必须清晰,组织碎片或血迹均应冲洗干净。如果对输尿管镜在管腔内所在的部位不清楚时,可以向腔内注入稀释的造影剂,在X线设备下即可明确。

1. **软性输尿管镜的插入方法**

(1)导丝法:输尿管扩张完毕后,将导丝留置于输尿管腔内,可弯性输尿管镜即可在导丝引导下进入到输尿管。整个过程均在影像设备监测下进行,使器械能顺利到达相应部位。此外,操作前排空膀胱可以防止输尿管镜在膀胱内扭曲,提高成功率。

(2)套管法:F12或F14可弯性扩张器外层带有一套管,扩张完毕后,扩张器退出而将其套管留置于输尿管内,即为输尿管镜的进入建立了一条直接的通道。

（3）直接法：可弯性输尿管镜在直视下可以直接进入输尿管。然而，输尿管镜易在膀胱内扭曲盘绕而不易成功，输尿管皮肤造口术的患者最常采用该方法。进入输尿管之后，向通道内灌注生理盐水，以保证视野清晰，在导丝引导下进入结石或病灶处。此时，导丝可以退出。从通道中灌入造影剂即可显示输尿管腔和肾盂、肾盏的结构。

输尿管镜的操作需要大量的时间和耐心。由于工作通道空间非常有限，所能容纳的器械就更为精巧。每一次从通道内插入操作器械，如套石篮、取石钳、活检钳、电凝器、液电、激光碎石探头等，输尿管镜的前端都会发生轻微的移动，可弯性镜也变得较直、更为僵硬一些，因此影像设备的待续监测显得尤为重要。在定位结石之前，先将所需的器械置于视野之内，以免在插入器械的过程中，镜前端位置移动而失去目标。

2. 输尿管镜的活检、肿瘤切除、电灼　对输尿管和肾盂内组织活检较为困难。在膀胱内活检钳可和被检组织成垂直状，易于钳取，而在输尿管这样的管状结构里，活剪钳和输尿管黏膜平行，因此技术上相对较为困难。如果将整个上尿路进行全面检查之后再进行活检，则病变处有可能在器械通过时被损伤或撕脱。因此，一旦发现病灶，可将 F3 或 F5 勺状钳仔细地平推至病变处，钳嘴与输尿管壁平行接近，夹取病变组织后轻轻拖出，并把标本迅速保存在固定液中，做好标记。有时标本容易在拖出管腔的过程中丢失。要避免这种情况，可将镜体先退出，在镜鞘内留出更大的空间便于操作或连同活检钳一并带出。

输尿管内肿瘤的电切不同于膀胱内肿瘤或前列腺的切除，仅仅是腔内肿瘤切除，而不能过深，以免损伤输尿管壁。电切镜前端到达肿瘤下，切割环伸过肿瘤前方，将其套住后向后拉，靠近绝缘头，然后启动电源。这样可以确保不损伤管壁。肿瘤切除干净后，病变基底部用切割环来回轻微灼烧。

3. 放置支撑架或导管　在输尿管镜操作后一般放置内支撑架或导管。在整个操作过程中均有一根导丝在输尿管内，支撑架或导管即可在影像设备监测下顺导丝送入。如果没有输尿管的损伤，短期放置即可，若有输尿管的外渗表现则要放置 2～3 周。在拔除支撑架之前，可行排泄性尿路造影或逆行造影。

四、并发症及其处理

1. 并发症　输尿管镜操作中较常见的并发症主要有输尿管穿孔、假道形成、输尿管的撕裂。术后容易发生的并发症主要是输尿管狭窄。

2. 处理　大多数的输尿管损伤均可采取保守治疗，然而对输尿管撕裂伤的处理则取决于损伤的部位和程度。若是远端输尿管损伤，可行输尿管再植。若是中上段损伤则修补较为困难，一般需要输尿管肠替代术、自体肾移植或肾切除术。输尿管穿通伤或假道形成确诊后，置入输尿管内支撑架或输尿管导管即可彻底解决。

若逆行插入困难,可行经皮肾穿刺置管引流,同时加强抗感染治疗。导管的放置时间一般需 6 周,在取出前可行造影检查是否痊愈。输尿管狭窄的处理一般采用气囊扩张,在某些情况下也需要开放修补。

五、预防

为了预防并发症的发生,在操作中应注意以下几个因素。

1. 慎重选择患者:患者的选择要结合患者的具体情况和术者的操作经验。

2. 选择适当的操作器械:不同类型和型号的输尿管镜、各种体内碎石器械等都应当根据具体情况合理选择。

3. 适当的影像设备不仅节省操作时间,更增加手术的安全性。

4. 适时、准确的判断,建立在丰富的操作经验基础之上。术者必须时刻明确什么时候该推进器械、什么时候该套出结石、什么时候该结束操作等。

第三节　前列腺穿刺活检

自从前列腺经直肠超声(TRUS)探测开展以来,因探测仪器的不断改进,目前对前列腺癌的超声诊断和鉴别诊断已成为可能。但对早期和不典型的前列腺癌声像图的识别仍有困难,需穿刺活检进行鉴别。有些专家认为,凡年龄超过 40 岁的男性,当前列腺特异性抗原>4μg/L(4ng/ml),或肛门指检(DRE)及超声检查前列腺有结节者,均应进行前列腺穿刺活检。传统的前列腺穿刺活检是以手指引导经直肠进行,定位往往欠准确,活检阳性率低。而在经直肠超声引导下进行前列腺穿刺活检,活检针在超声引导下,到达前列腺的特定位置而获得病理诊断所需的组织,使活检阳性率大大提高,已被临床医师广泛采用。根据穿刺部位的不同,分为前列腺经直肠穿刺活检和经会阴穿刺活检。

一、前列腺经直肠穿刺活检

1. 适应证　对被怀疑有早期和不典型的前列腺癌患者,或已对被诊断为前列腺肿瘤疗效评价的患者,均为前列腺经直肠穿刺活检的指征。

(1)PSA>10μg/L,不论 DRE 和 TRUS 有无异常,即行穿刺活检。

(2)PSA 4.1~10μg/L,DRE 或 TRUS 可疑或阳性,行穿刺活检;PSAD(PSA 密度)>0.15;游离 PSA,总 PSA 比值(F/T)<0.16,应考虑行穿刺活检。

(3)对非手术疗法疗效的评价:前列腺肿瘤经非手术治疗,治疗前后应做前列腺穿刺活检,以评价这种疗法的疗效。

2. 禁忌证　为发热期、高血压危象、心脏病、心功能失代偿期、严重出血倾向性疾病、糖尿病血管不稳定期等。

3. 操作方法

(1)术前准备:术前 2d 口服诺氟沙星 0.2g,每天 3 次。或甲硝唑 0.2g,每天 3 次,可加服小檗碱 0.3g,每天 3 次。术前清洁灌肠。可明显减少或避免术后感染。

(2)器械:超声仪,可选用平面及扇扫双切面直肠探头,5～10MHz,自动活检穿刺枪(一般确定取组织长度 1.75cm),18 号 Tru-cut 穿刺针。或直接使用弹簧支撑的活组织检查探针。

在探头左侧或右侧附加一个穿刺引导装置(即穿刺架)。

(3)方法:可根据患者健康状况和医师习惯,患者取左侧卧位或胸膝卧位。可选用横断面或斜冠状切面,在腺体两侧的顶、中、尖部各取一针,重点对准后外侧,共 6 点,每条所取组织长 1.75cm。然后对可疑病变部位(DRE 及超声怀疑的结节部位),进行穿刺获取标本活检,根据情况取组织标本 2～4 条。穿刺顺序由 6 点区域至结节及被破坏的部位,根据需要可进入前列腺顶部、尖部,甚至内腺靠近移行带穿刺。

4. 注意事项 避免同一部位反复穿刺,这样容易引起出血及组织块不完整。有报道认为,行 12 点、13 点或饱和穿刺活检,将有助于提高穿刺活检的阳性率。术中穿刺应避免靠近中央,以减少对尿道的损伤。术后多饮水可减轻血尿。经直肠穿刺一般不需要使用麻醉药,这是因为直肠壁没有对锋利针敏感的疼痛神经纤维分布。但在穿刺过程中应避免碰到肛门括约肌,因肛门括约肌有很多疼痛神经纤维。也有报道说,术前将利多卡因灌入直肠,将有助于减轻术中疼痛。

5. 并发症 常见并发症有血尿、血便,极少数患者出现血精。一般在 1～3d 消失,不需要特殊处理。要特别重视感染问题,术前不做或不很好地做肠道准备,术后感染的机会将明显增加。严重者可引起败血症,高热达 40℃ 以上,血培养多为大肠埃希菌。这是经直肠穿刺时,穿刺针将细菌由直肠经直肠壁带入前列腺,而进入血流引起菌血症的结果。故应重视术前肠道准备。

二、前列腺经会阴穿刺活检

适应证和禁忌证与经直肠穿刺相同,在此仅介绍不同点。经会阴穿刺可选用前列腺超声的矢状切面。

1. 适应证 不适合经直肠穿刺者,如严重的痔疮及体弱易感染者、肛周或直肠疾病患者。

2. 禁忌证 与经直肠法穿刺相同;会阴部感染者。

3. 操作方法与注意事项

(1)术前准备:会阴部备皮。术前排净大便,可不必灌肠,无须口服肠道抗生素。

(2)器械:选用线阵或径向扫查直肠探头,5～10MHz,灭菌的穿刺导向器(经会阴穿刺架);余与经直肠穿刺相同。

(3)方法:患者取截石位,垫高臀部,把阴茎、阴囊皮肤向腹部提拉固定。会阴部皮肤常规消毒、铺巾。用线阵或径向扫查直肠探头套上安全套,配以灭菌的经会阴穿刺架,按常规放入肛门。用1%利多卡因先于会阴部皮肤做局部麻醉,再在直肠B超引导下,于前列腺包膜外做浸润麻醉。显示前列腺结节或异常回声区域。测量穿刺组织与探头的距离,按此距离调整穿刺架针槽的位置,用Tru-cut针,经会阴皮肤探头平行进入前列腺至可疑区域,穿刺取出条状前列腺组织,放入甲醛溶液中,送病理检查。于前列腺左右侧、中央沟处分别于前列腺外周带、移行带,各做两针穿刺,对可疑区域做1～2针穿刺。拔针后穿刺部位如有出血,可稍加压迫数分钟即可止血。

4. 注意事项

(1)穿刺应避开尿道,深度勿达膀胱,以免损伤。尿道位于正中线,尿道球部在尿道膜部以下向前走,故穿刺针应自正中线两侧或膜部后方进入前列腺。线阵直肠腔内探头成像的矢状切面,可清楚地看到穿刺针进针的全过程,在穿刺的精确性和减少并发症方面,较用径向扫查的探头为好。

(2)前列腺在穿刺过程中常有"退让"现象。在穿刺前列腺两侧叶时,因穿刺针推压腺体组织,使腺体有顺时针或逆时针旋转的可能,会影响穿刺的准确性。在测定穿刺点与探头表面的距离时,要凭经验加以修正,定位时增加或减少0.5cm。线阵腔内探头对进针时组织的"退让"现象显示甚清晰,术者可根据屏幕上穿刺针的行程和目标的位置随时做出调整。

5. 并发症　血尿一般于1～2d内消失,偶可出现血精,无须处理。

第 **3** 章
chapter 3

泌尿生殖系肿瘤的影像学检查及诊断

第一节　超声检查

一、肾的正常声像图

1. 二维超声

(1)正常肾的形态与内部回声:肾纵断面呈扁卵圆形,肾实质包绕肾窦。肾包膜轮廓清晰、光滑。肾皮质呈均匀的中、低回声,肾锥体呈圆形或三角形低回声区,接近无回声,数量8个,且排列较规则。肾窦包括肾盂、肾盏、血管和脂肪,呈不规则强回声区。肾的横断面呈卵圆形或圆形,肾门部呈马蹄形。同纵断面一样,周缘部分为均匀的中、低回声,中央部分为强回声。肾门部可见肾血管图像。

(2)输尿管:因位置深在、管腔细,一般不易显示。仅可见部分上段(近肾盂段)和下段,呈细长形管状结构。输尿管末端稍隆起,开口于膀胱,大量饮水后可见输尿管节律性喷尿,图像表现为膀胱暗区内,从底部节律性出现左右交叉一冲而过的强光带。肾和输尿管梗阻病变时,喷尿异常。

2. 彩色多普勒　在肾冠状切面上,可显示肾动、静脉血流信号,分别呈红色和蓝色,由肾门区至弓状血管逐级呈树枝状分布。输尿管喷尿时,可于充盈的膀胱内膀胱三角区由两侧交替出现红色尿流信号,喷涌而出。

3. 频谱多普勒　正常肾动脉血流频谱呈双峰波形,谱线较宽。频谱呈迅速上升的收缩期单峰,随之为缓慢下降的舒张期延长段,肾动脉阻力指数(RI)根据年龄不同有一定差异。肾的超声解剖断面与肾的解剖断面基本对应,皮质厚度基本一致。但在新生儿可见明显的分叶,肾皮质的回声强度低于肝或脾的回声强度,肾锥体的回声强度低于肾皮质。肾的集合系统、静脉、动脉以及结缔组织回声形成肾中央部位的强回声群。

正常膀胱声像图在膀胱充盈良好的条件下,膀胱呈无回声区。

二、扫查技术

1. **肾**　肾位于腹后壁,与矢状面和轴断面均有成角。对这种成角关系的理解极有助于选择最好的超声扫查切面以获得相对于肾的真实纵断面和横断面。

右肾的前方有肝,其上极有时甚至是整个肾均可通过肝成像。左肾的前上有脾,往往对肾的显示造成干扰。结肠位于左肾大部分的前方,因此对于左肾成像而言,最佳的成像方位应该是后斜位。对于俯卧位,由于双肾均有腰大肌的衰减,宜作为辅助扫查的体位。

双侧肾都必须横断、纵断多切面地扫查,检查者必须确认肾的所有部位都扫查到。此外,不可忽视斜断面的扫查,此类断面对于肾盂输尿管连接处的检查极有帮助。

右肾的扫查从前侧切面开始,以肝作为声窗。更靠后的扫查对于更清楚地显示右肾下极很有帮助。检查时配合吸气动作有助于移开产生遮盖的肋骨和肠气的干扰。左肾则需要更靠后的扫查。左肾上极可通过脾扫查,但左肾大部分需要通过腰肌扫查。这往往由于腰肌的声衰减造成图像质量下降,但尽量配合体位和呼吸动作可稍提高成像质量。

2. **输尿管**　除非扩张,一般只有输尿管近端和远端可被超声显示,输尿管的大部分均为腹部和盆腔的肠气遮盖。即使在输尿管扩张的情况下,输尿管中、下段的显示也并不是很理想。在侧斜长轴断面上,输尿管上段特别是肾盂输尿管移行处的显示最为清楚。输尿管的下端可通过充盈的膀胱显示。输尿管的喷尿有时可清楚显示,特别是应用彩色多普勒更为清楚。强有力的喷尿可排除输尿管的阻塞。

3. **膀胱**　多方位多角度的扫查对膀胱的显示至关重要。充盈膀胱的横断面和向尾部的倾斜扫查可清晰显示膀胱底部。膀胱扫查中存在以下相对的盲区需要引起重视:膀胱侧壁常规扫查时声束与壁几乎平行;膀胱底位于耻骨联合后方;膀胱前壁往往为多重反射所干扰。这些相对盲区可通过成角扫查和增益调节帮助显示。

4. **尿道**　男性患者,尿道前列腺部可通过经直肠超声清楚显示。尿道膜部可经会阴部扫查显示,阴茎段尿道可用高频线性探头清晰显示。为更清晰显示尿道,有时可向尿道内注射无菌生理盐水扩张尿道显示。

三、肾肿瘤声像图特点

超声对肾肿瘤诊断的主要作用在于判断是单纯性的囊肿还是实质性的肿瘤。必要时超声引导活检是确诊的主要手段。

1. **成年人肾的实质性肿瘤**

(1)等回声肾结节:有些肾细胞癌可呈等回声特点,但其内部由于存在较多的脂肪组织而使组织界面增多,导致回声较杂乱。另外,可见肿瘤浸润性生长对肾结构的破坏。如等回声结构位于肾的中央则需与肥大的肾柱相鉴别。鉴别点在于肾柱与肾皮质回声连续,彩色多普勒超声可显示内部正常的肾血管,鉴别困难时可行核素扫描。左肾侧斜位冠状面扫查可显示由于脾的挤迫形成的左肾局部突起,需与肾占位鉴别。

(2)低回声结节:相当一部分肾细胞癌主要呈低回声。但对于一个体积相对小、边界清晰的低回声结节应考虑嗜酸性粒细胞腺瘤的可能。典型的嗜酸性粒细胞腺瘤径线在 3～6cm,肿瘤内部包含典型的中心星形瘢痕。此种特征性表现在CT上表现得比较清楚,但很少在超声上有如此典型的图像显示。但如果这种特点清楚显示,就必须行超声引导下的活检,因为肾细胞癌与嗜酸性粒细胞腺瘤的手术方式截然不同。

囊肿一般呈无回声或低回声。呈低回声往往是囊肿内部伴出血。囊肿与肾细胞癌的自然病程完全不同,动态观察有助于鉴别。黄色肉芽肿性肾盂肾炎往往导致肾增大,也可形成局限性的低回声区,但这种情况往往伴发钙化。此种声像图虽然令人疑惑,但一般与肿瘤性病变容易区分。

局部的肾盂肾炎、脓肿,也可形成低回声区域,此类炎性的病灶在声像图上往往与实质性肿瘤不容易区别,但紧密结合临床和尿检一般可做出鉴别诊断。

(3)强回声结节和混合性强回声结节:同样,肾细胞癌也可表现为混合性强回声结节,这种回声类型的肾细胞癌就必须与以含高度脂肪和血管成分的血管平滑肌脂肪瘤相鉴别。较小的血管平滑肌脂肪瘤一般均呈强回声结节,这一点与肾细胞癌不同,小的肾细胞癌很少呈强回声改变,因此对于小的血管平滑肌脂肪瘤,超声一般均可做出确切的诊断。对于较大的混合性强回声型肿瘤的鉴别就有赖于CT 和活检鉴别。

(4)肾肿瘤内部的钙化:肿瘤内部的钙化区域可由其强回声伴声影的特点识别。良、恶性肿瘤均可伴有钙化。肿瘤边缘或周边的钙化既可见于肾细胞癌,也可见于单纯囊肿或包虫囊肿。鉴别点在于良性的钙化往往边缘清晰锐利、菲薄。而恶性的钙化往往成不规则的增厚区域,当有较多钙化时,由于有较严重的声衰减,不利于超声成像鉴别。此时有必要以 CT 确诊。

(5)浸润性的肾肿瘤:浸润性的肾病变多发生于淋巴瘤和淀粉样变性病,声像图表现为肾增大,切面形态失常,皮质与髓质分界不清,肾窦的高回声性的脂肪样回声特点消失或模糊。浸润组织本身可呈混合性的回声或低回声特点,一般不会形成强回声特点。确诊有赖于穿刺活检。

2. 儿童肾的实质性肿瘤 儿童肾的实质性肿瘤的发病与年龄密切相关,了解不同肿瘤的好发年龄有助于诊断和鉴别诊断。

(1)中胚层性肾瘤:1 岁内的婴儿,最为常见的是中胚层性肾瘤。声像图表现为边界清楚的均质性低回声肿瘤。除非内部出现坏死，一般很少呈不均匀的回声特点。偶伴同心的低回声或强回声的声晕。生物学特性可伴局部侵犯，但不侵蚀肾门血管和转移。

（2）肾母细胞瘤：>1岁的儿童最常见的肿瘤就是肾母细胞瘤，多出现于5岁前。肾母细胞瘤一般较大，呈边界清楚的强回声特点或周围伴有低回声边界（压缩的肾组织）。根据肿瘤内部伴或不伴坏死、出血、脂肪及钙化，可呈均质性或非均质性。可局部侵犯肾包膜，向肾静脉和下腔静脉播散及远处转移。

（3）肾细胞癌：肾细胞癌在儿童罕见，但还确有发生。发生的年龄最大为9岁，因此，>5岁的儿童如出现实质性肿瘤可以考虑有此可能。声像图特点与成年人类似。

（4）淋巴瘤：一般在病变的晚期累及肾，诊断也较为明确。声像图特点包括①多发低回声结节或强回声结节（少见）；②一单发结节；③浸润性生长；④周围病变向肾局部侵犯。

（5）白血病：白血病累及肾者罕见，呈强回声或低回声肿瘤样病变。常见的病变为浸润性的，导致肾增大，皮质与髓质的界线消失。

（6）透明细胞癌：透明细胞癌声像图特点与肾母细胞瘤类似。

（7）血管平滑肌脂肪瘤：在儿童此种肿瘤少见，声像图特点与成年人类似。

第二节　X线检查

一、X线检查

泌尿系统X线片简称KUB或腹部X线片，是最基本的检查方法。由于泌尿器官与周围组织缺乏良好的自然对比，又有胃肠道内容阴影的重叠，为获得满意的影像，需常规做好检查前清除胃肠道内容的准备工作。通常门诊患者于摄片前应行清洁灌肠。住院患者可嘱检查前2~3d禁服重金属药物，检查前1d进食少渣饮食，检查前晚临睡前服轻泻药。如排便效果不佳，可行清洁灌肠。为避免灌肠留存于结肠内的气体和液体，最好于灌肠后0.5~1h摄X线片。

常规于仰卧位摄片，包括两侧肾、输尿管和膀胱（即自第11胸椎至耻骨联合），在满意的KUB片中可清楚显示两侧肾和腰大肌轮廓。主要用于观察泌尿系区域有无异常密度影（如阳性结石和钙化等）和包块影，也可大致评判肾的大小和形态的改变。

二、X线造影检查

泌尿系统造影检查是泌尿系统疾病诊断的重要手段，目前由于CT和MRI的广泛应用,泌尿系统造影检查主要着重于了解泌尿系统器官内腔情况。诸如肾实质造影、肾动脉狭窄性高血压的静脉尿路造影、腹膜后充气造影、膀胱周围充气造影等均已不多用了。

(一)静脉尿路造影

静脉尿路造影(IUP)又称静脉肾盂造影(IVP),是根据经静脉注射由肾排泄的造影剂使之显影。本法可以清楚显示肾盏、肾盂、输尿管及膀胱内腔的解剖形态,同时也可以了解两肾的排泄功能。

1. 适应证及禁忌证 凡疑有肾、输尿管及膀胱病变者,均可做静脉尿路造影。但由于所用离子型含碘造影剂有一定的毒副作用,下列患者应为禁忌证。

(1)肾功能障碍,尤其是中度或重度肾功能损害者(如血尿素氮＞600mg/L,正常为150mg/L以下)。

(2)有造影剂或其他药物过敏史者。

(3)哮喘、荨麻疹、花粉症(枯草热)和湿疹等过敏性疾病患者。

(4)心脏病,包括充血性心力衰竭、重度心律失常、冠状动脉粥样硬化性心脏病(冠心病)、发绀型先天性心脏病和肺动脉高压等患者。

(5)多发性骨髓瘤患者。

(6)过度恐惧、精神紧张和恶病质患者。

(7)65岁以上高龄者和1岁以下的婴儿。

非离子型造影剂,如阿米派克、碘海醇(欧乃派克)、碘普胺(优维显)、碘帕醇(碘必乐)等,具有与离子型造影剂相等量的碘成分,由于增加了高溶度和高亲水性,降低了毒性和渗透压,从而明显减少和减轻了造影剂的不良反应,因此,对上述患者必须做造影检查时,可选用非离子型造影剂,但这类非离子型造影剂亦非绝对安全,应在密切观察下进行造影检查。此时,也可采取一些预防措施,如注射造影剂前静脉注射地塞米松10～20mg,检查前1～2h口服马来酸氯苯那敏4mg和西咪替丁400mg,检查前3d口服泼尼松(每次50mg,每天3次)。

2. 检查前的准备

(1)查肾功能。

(2)清除肠道内容物,方法同前述摄KUB片前住院患者的准备。

(3)检查前12h(盛夏可6h)禁水、禁食,以增强抗利尿及浓缩作用,增加尿路造影剂的浓度,使显影更满意。

(4)做碘过敏试验(或于造影时先注射同样造影剂1ml,观察15～20min后再注射全量造影剂)。

(5)备好急救设备和药物,如血压计、氧气、地塞米松和肾上腺素等,为发生造影剂不良反应时应用。

3. 造影技术 静脉尿路造影有常规法和各种改进法。

(1)常规法:是最常用的静脉尿路造影法。患者仰卧,先摄 KUB 片(以免尿路结石为造影剂遮盖),然后静脉注射 60％或 76％泛影葡胺 20ml,约于 20s 注完后立即于下腹部加压两侧输尿管,以阻断输尿管尿流使肾盂、肾盏充盈满意,一般于注射造影剂 2～3min 后可见肾小盏显影,于注射完毕后 7～15min 和 25～30min 各摄两肾区 1 片,如显影满意,则解除腹压,立即摄一包括双肾、输尿管及膀胱的全腹部片。如肾盂显影不满意,应酌情增加两肾区摄片次数和延长摄片时间。对疑有肾盂积水者,宜延长摄片时间至 1～2h,少数患者可延长达 4h,此时所谓"无功能肾"亦常可产生极淡的显影(延长摄片时患者可除去腹压,离开检查台)。

儿童由于肾浓缩功能不如成年人,造影剂每千克体重含量比成年人相对要大,一般以 1～1.5ml/kg 计算。亦可参照年龄用量为 1 岁以下 4～6ml,2～6 岁 5～10ml,7～14 岁 10～15ml。注射速度宜快一些,摄片时间亦可提早些。

(2)双剂量法:即静脉注射常规法双倍的造影剂后摄片如常规法,用于肥胖患者和常规法显影欠佳者。

(3)大剂量静脉滴注法:按 2ml/kg 造影剂(最大剂量不超过 140ml)加等量 5％葡萄糖溶液或生理盐水行快速静脉滴注(7～10min 滴完),于开始滴注后 10min、20min、30min 摄包括全泌尿系的腹部片。本法无须禁水,腹部亦不必加压,可明显提高尿路显影效果,可获全尿路(包括肾实质)清楚显影。适用于肾功能差、过度肥胖和腹部不能加压的患者(如腹部包块、创伤等)。常可替代逆行肾盂造影。

(4)肾实质造影法:于 10s 内自静脉注入 40ml 造影剂,注射完毕后 20s 时摄片,可见肾实质显影,显示肾实质内病变,并更明确肾的大小、形态,然后在 5min、10min 及 15min 时摄两肾区片观察肾盏、肾盂的情况。

(5)肾动脉狭窄性高血压的静脉尿路造影法:常采用每分钟连续摄影法,即于20～30s 经静脉注入造影剂 20～40ml,从开始注射后 30s 时摄肾实质显影片,并在6min 内每分钟摄肾盏、肾盂造影片 1 张。正常肾在 3min 片肾盏、肾盂显影良好,而在患肾大多数显影延迟或较淡,少数可在 1min 片上肾盏提早显影,这是因为患肾对水的再吸收功能增强之故。另有稀释静脉肾盂造影(只适用于单侧肾动脉狭窄性高血压),是经静脉快速注入造影剂 40ml 后于 0.5min、3min、5min 及 10min摄两肾区片 1 张,然后在 10～20min 静脉滴注含 40g 尿素的生理盐水 500ml,滴完后每隔 3～5min 摄两肾区片 1 张,直到造影剂变淡为止。通常正常肾在稀释试验后肾盂、肾盏内造影剂几乎完全消失,而患侧肾在造影过程中显影较健侧浓,且稀释试验后造影剂变淡,消失亦较健侧迟缓。由于磁共振血管成像可无创性显示肾动脉,故本方法已不用于肾动脉狭窄。

(二)逆行肾盂造影

逆行肾盂造影是经膀胱镜插入导管至输尿管,注入造影剂使肾盂和输尿管显影。造影剂一般采用 10％～30％泛影葡胺或 12.5％碘化钠(现多用刺激性较小的泛影葡胺),每侧注入 7～10ml,对肾盂积水患者应酌情加量,通常于患者略感腰部酸胀时即停止注药而摄片。注入造影剂应缓慢,压力不可过高,造影剂量不能太多,否则会引起造影剂反流及剧痛。有时可抽出碘造影剂后加用气体阴性造影剂(如空气、氧气等),以更清楚地显示阳性结石和较高密度的病变。对碘过敏患者则单独采用阴性造影剂。本法能清楚显示肾盏、肾盂、输尿管和膀胱内腔的解剖形态,常用于静脉肾盂造影显影不良或不适于静脉肾盂造影患者。禁忌证为有下尿路狭窄或感染,不适于做膀胱镜检查者。

(三)膀胱造影

膀胱造影主要用于膀胱肿瘤、膀胱憩室和前列腺增生等疾病的诊断。

1. **逆行法膀胱造影** 通过尿道将导尿管插入膀胱,注入造影剂后行正位及两侧斜位摄片,采用碘造影剂浓度不宜过高,以免遮盖病变,一般用 3%～6%碘化钠溶液或 10%～15%泛影葡胺 100～300ml,以充盈至膀胱区有胀感为度。通常于完成碘造影后,自导尿管抽尽尿液,再注入气体(空气、氧气或二氧化碳等)充盈膀胱后摄片,可供与碘造影片对照观察病变,并可发现被碘造影剂遮盖的病变。为观察膀胱黏膜的细微病变,尚可做双重对比造影,包括碘、气或钡、气双重对比,具体应用方法较多,如先注入少量(30～50ml)12.5%碘化钠,再注入气体约 200ml,于转动体位 360°后摄片,可显示膀胱黏膜细节。

2. **静脉法(或排泄法)膀胱造影** 用于有尿道狭窄不宜行尿道插管者或同时需检查上泌尿道者,是于常规静脉肾盂造影充盈膀胱后摄膀胱区片。

3. **膀胱周围充气造影** 为显示膀胱壁及膀胱壁与周围组织间有无病变,可行膀胱周围充气造影,即于排尿后自尿道插入导尿管至膀胱,抽尽尿液后在耻骨联合上方正中穿刺,沿耻骨联合后方向下约 1cm 达膀胱周围疏松结缔组织,于抽吸证明不在血管内(无血液吸出)后,缓缓注入空气或氧气约 400ml,转动体位使气体弥散于膀胱周围间隙,另于导尿管注入气体或低浓度碘造影剂 200～300ml 充盈膀胱后摄正位及两侧斜位片。

(四)尿道造影

尿道造影通常用于检查男性尿道病变,如尿道狭窄、瘘管、畸形及肿瘤等。

1. **逆行法尿道造影** 将导尿管插入前尿道,紧控龟头(为防止造影剂流出),缓缓注入 15%～25%泛影葡胺或 12.5%碘化钠溶液,至克服尿道括约肌阻力,有造影剂进入膀胱后,在继续注射过程中摄卧位斜位尿道片。本法可满意显示前尿道,而后尿道常因外括约肌受刺激收缩显影不良,不可误认为尿道狭窄,于造影剂内加少量局部麻醉药,可减少较高浓度造影剂对尿道的刺激,并嘱患者做排尿动作时摄片,则可较满意显示全尿道。

2. **排泄法尿道造影** 此法常在逆行法造影后补做,即通过导尿管注射造影剂至膀胱充满,于排尿过程摄尿道斜位片。本法后尿道显示较好,可补充逆行法的不足,如有尿道感染或重度狭窄,不能做尿道插管或不能通过导尿管注射造影剂至膀胱,也可采用静脉肾盂造影,在膀胱充满造影剂后,排尿时摄尿道片。

3. 金属链膀胱尿道造影 主要为显示尿道的位置及与膀胱的关系,估计尿道的长度。采用长约10cm的金属链(由多个金属小球及金属丝连接而成,每个金属小球直径为2mm)在常规消毒下,纵行切开尿道管前面约10cm,将导尿管连同金属链插入尿道至头部进入膀胱,然后用夹子抵住金属链不让其退回,同时缓缓抽出导尿管,使金属链前部在膀胱内,中部在尿道内,小段尾部在尿道口外,摄片时患者取直立位,两足分开,相距约30cm,使膀胱底部尽量下降至最低位,先在平静状态下摄正、斜位或侧位片,以后嘱患者做排尿动作时再摄1片,以便比较在这两种情况下尿道位置和膀胱关系的不同改变,摄片完毕将金属链抽出。

(五)血管造影

主要有肾动脉造影、肾静脉造影和膀胱动脉造影,以肾动脉造影应用较多。

1. **肾动脉造影**

(1)适应证

①肾血管性疾病:如肾动脉狭窄,肾动脉瘤,肾动静脉瘘,肾血管畸形,肾动、静脉阻塞等。

②肾占位性病变:常规X线、B超、CT、MRI不能确定良、恶性病变;不能确定来源于肾或肾外组织;肾恶性肿瘤行介入治疗前应常规行选择性肾动脉造影。

③不明原因的肾萎缩或血尿。

④其他肾病变,如肾外伤。

(2)禁忌证

①碘过敏者。

②凝血机制障碍者。

③心、肾功能不全者。

④一般情况差者。

⑤穿刺部位感染或急性全身感染者。

(3)造影前的准备

①器械准备:除准备常规血管造影穿刺器械外,应准备合适的导丝及导管;6~7F猪尾导管用于主动脉造影,选择性肾动脉造影可选用较细的5~6F Cobra导管或Simmons导管。超滑黑导丝便于导管超选择至段动脉。如要同时行主动脉造影和选择性肾动脉造影,可用7F血管鞘,便于更换导管。

②患者准备:常规行局部麻醉药及碘过敏试验,穿刺部位备皮。术前行胃肠道准备以清除肠道粪便,可提高摄片质量。造影前肌内注射10ml山莨菪碱,可抑制肠道蠕动,减少运动性伪影。

(4)造影方法

①经腹主动脉肾动脉造影:现多采用经股动脉穿刺途径(如果股动脉狭窄可经肱动脉或锁骨下动脉穿刺)。采用 Seldinger 技术穿刺股动脉,将 6～7F 的带侧孔的猪尾导管置于第 12 胸椎水平处,即腹主动脉的分支上方,试注造影剂调整导管位置,尽量不要将侧孔对准主要分支开口,用高压注射器(压力约 $10kg/cm^2$)以 20～25ml/s 速度注入 76% 造影剂 40～50ml(约 1ml/kg,小儿 1～1.5ml/kg, 1～1.5s 注射完毕),注射造影剂 30s 后开始快速摄片,每秒 1～2 张,共约 6s。若要观察静脉情况,可接着每秒 1 张,延长至 20s。此方法可显示腹主动脉的全貌及肾动脉开口处的病变,适宜于怀疑大动脉炎、肾动脉开口处狭窄等病变的检查。但肾动脉像密度较低,且腹主动脉的其他分支也同时显影,有一定程度的干扰。

②选择性肾动脉造影:可克服经腹主动脉肾动脉造影的缺点,更清楚地显示肾内动脉情况,且使用的造影剂浓度较低、用量较少,但插管技术较复杂,不能显示腹主动脉及肾动脉开口处。采用 Seldinger 技术,经股动脉穿刺插管,用 5～6F 的 Cobra 导管或 Simmons 导管,导管置于主动脉后,扭转导管使其尖端在第 1 腰椎椎体范围小心上下探触主动脉侧壁,当导管进入血管时,抽回血,注入肝素液,试注 2～3ml 造影剂,看清导管是否位于肾动脉内。若不是肾动脉,则退出导管,重复上述操作直至导管进入肾动脉为止。如欲显示肾动脉的近端病变,则导管不宜插入过深。然后接高压注射器注入 50%～60% 泛影葡胺,总量为 15～25ml,5～7ml/s, 开始注射时即行快速摄片,每秒 1～2 张。摄片应包括动脉期、毛细血管期和静脉期,共约 12s。一般摄前后位片,有时为了显示病变段血管,可做斜位投照。对于肾动脉分支的病变,可进一步将导管插入病变的血管分支内,行超选择性血管造影。造影剂总量及流速应酌减,一般总量为 3～6ml,流速为 1.5～3ml/s。本检查需注意在导管探寻肾动脉时,有可能嵌入较细的腰动脉内,因此,若抽不出回血,不可用力回抽,以防损伤血管内膜,发生血管闭塞,因腰动脉有时有分支供应脊髓,有导致截瘫的可能。

如欲同时观察肾盂情况,可在肾动脉造影后 5～10min 再摄 1 张肾盂像。

③药物性血管造影:在血管造影时使用血管活性药物者称为药物性血管造影。常用的缩血管药物为肾上腺素。肾上腺素可使正常的血管收缩,肿瘤新生血管壁因缺乏 α 受体,不与肾上腺素发生反应。注入肾上腺素后,正常区域的血管收缩,注入的造影剂主要流入没有收缩的肿瘤血管,因而可使肿瘤的显示增强。因此,当怀疑肾恶性肿瘤,常规血管造影没有发现肿瘤血管或良、恶性病变鉴别困难时可考虑行药物性血管造影。具体方法是经导管往肾动脉内快速注入肾上腺素 5～10ml (溶于 5～10ml 生理盐水中),再行血管造影。

2. 肾静脉造影　用于肾素采样时定位和肾肿瘤及血管结构不良的诊断。

采用股静脉前壁穿刺法,将导管插入肾静脉主干远端,注入 76% 泛影葡胺约 30ml,流速为 6～8ml/min,压力约为 $10kg/cm^2$,于注射约 5ml 造影剂时开始摄片,开始 3s 每秒 2 张,以后每秒 1 张,摄 3～4s。

3. **膀胱动脉造影** 一般仅适用于:①少数浸润性膀胱肿瘤,其他方法未能诊断者;②了解膀胱肿瘤扩展的范围;③膀胱出血原因不明;④膀胱疾病介入治疗前。由于供应膀胱的各支动脉主要来自髂内动脉分支且都很细,故膀胱动脉造影常做一侧髂内动脉选择性造影。采用 Seldinger 技术,穿刺对侧股动脉,插管至造影侧髂内动脉,以流速 4～5ml/s 注入 76％泛影葡胺 10～12ml 后立即摄片,开始 5s 每秒 2 张,然后每秒 1 张约 5s 至静脉期。如欲行双侧髂内动脉造影,则穿刺膀胱病变较轻一侧的股动脉,先行对侧髂内动脉造影,然后退回导管至同侧髂内动脉造影。也可经股动脉插管至腹主动脉分叉处上方,注射 76％泛影葡胺 20～40ml,使两侧髂内动脉和髂外动脉同时显影,此法操作技术较为简便,但显示更多的盆腔内血管分支,不易辨认病变部血供的细节。

数字减影血管造影(DSA)是常规血管造影与计算机结合的血管造影方法。应用于临床以来,随着其设备性能的改进,显示了明显的优越性,尤其是选择性动脉插管数字减影血管造影(IADSA),现已几乎取代了传统血管造影,如行选择性肾动脉插管 DSA,可按注射流率 5～7ml/s,总量 10～15ml,于开始曝光 1.5～2.0s 后注射造影剂。以每秒 2～6 帧的速度摄影,直至肾静脉显影为止。此外,也有使用经静脉性数字减影血管造影技术(IVDSA),即经外周静脉(肘静脉)或中心静脉(上腔静脉)注入造影剂,待造影剂经肺循环至腹主动脉高峰时期摄影即能获得腹主动脉及其主要分支如肾动脉、髂动脉等图像,主要用于腹主动脉和肾动脉狭窄等病变的筛选检查及肾动脉狭窄扩张成形术后的随访检查。经肘静脉行造影时,以流速 2～3ml/s 注入 76％泛影葡胺 40～60ml 于 12～15s 后开始摄影,经外周静脉穿刺插管至上腔静脉造影时,一般造影剂总量为 30～40ml,流速为 10～15ml/s,注药后 5s 摄影。经外周静脉造影时,由于流速低,短时间内注入的造影剂量有限,经肺循环后常被稀释,不易获得理想的图像,故选择中心静脉造影的方法较好。与选择性动脉数字减影造影相比,静脉法具有创伤小及检查时间短等优点,但显像效果较差,故较少应用。DSA 与传统的血管造影相比,其主要优点有:①可消除不需要观察的组织、器官对血管的干扰,图像清晰,并可做动态研究;②数字化信息可存储并实时显示,指示导管位置,减少术中透视次数,因而减少对患者的辐射损害;③因设备对微量碘信息的敏感性高,可减少造影剂的剂量和浓度;④仅需将选择的影像用多帧照相机摄片,减少胶片的消耗。

三、体层摄影

体层摄影是用于排除重叠影像而使特定的检查层面清楚显影的特殊摄影,如肾体层摄影可以排除胃肠道内气体和内容物的干扰,使肾轮廓及肾造影影像更为清楚,故常与肾造影检查合并应用。

1. 常规体层摄影　患者仰卧,根据胖瘦程度取 6、7、8cm 或 7、8、9cm 水平,摄一组体层片,通过不同层次的体层片,可获完整的肾影像。

2. 厚体层(区域体层)摄影　厚体层摄影是调节 X 线管摆动速度,使其走慢,曝光角度<10°,甚至<5°,这种体层片能获 4～8cm 区域内清楚显影,因此能在一张片内清楚显示全肾影像。

第三节　电子计算机体层扫描

电子计算机体层扫描(CT)是一种快速、无创、准确度高的检查方法,由于具有高于 X 线片 10～20 倍的密度分辨率,且为横断面图像,可清楚显示腹部及腹膜后诸器官,现已广泛应用于泌尿系疾病的检查。

一、肾 CT

肾 CT 扫描可清楚显示肾的轮廓、肾实质密度以及肾周围组织结构,通过增强 CT 并能获得肾盂造影影像,了解肾功能,已取代了腹膜后充气造影、肾实质造影和体层摄影检查,除泌尿系统内腔黏膜的细微病变显示不及造影检查外,基本上可用于常规影像检查。

1. 适应证

(1)临床高度怀疑有肾病,经尿路造影未发现异常者,如尚未影响肾盂、肾盏的肾实质内小肿瘤或向肾外生长的肿瘤。

(2)尿路造影或 B 超检查发现肾占位性病变,但不能定性者;或发现肾区肿块不能分辨是否来自肾者。

(3)肾盂造影发现充盈缺损,需鉴别肿瘤、阴性结石和凝血块者。

(4)肾盂造影显示为"无功能肾",需明确其病因者,如重度肾盂积水、结核、肾癌或多囊肾病等致肾功能损害和先天性单侧无肾或重度肾发育不全等。

(5)明确肾癌的分期,以制订合理的治疗方案。

(6)肾创伤的分类和分级,以及了解其他脏器是否同时受创伤。

(7)肾先天性发育异常,如肾的大小、形态、位置、数目和结构的异常等。

(8)肾血管性病变,如肾梗死,肾静脉栓塞,肾动、静脉畸形,肾动脉狭窄,肾动脉瘤等,尤其适宜于不宜行血管造影时。

2. CT 扫描技术　肾 CT 扫描有平扫和增强扫描,前者除观察肾有无病变外,主要可了解有无结石、新鲜出血和钙化。增强扫描有利于发现平扫为等密度的病变和病变的定性,应作为常规应用,所采用的造影剂同静脉肾盂造影,无论是离子型制剂或非离子型制剂均应为 60%～65% 含碘造影剂,常用量为 60～100ml。对造影剂不良反应有高危因素的患者(即静脉尿路造影所述禁忌证),最好选用非离子型造影剂。

(1)CT 检查前:①了解患者在近期是否服用过钡剂、钙或含金属药物。因胃肠道内有此等高密度内容物可产生伪影干扰肾影像,宜于停用 2～3d 后行 CT 检查。②根据临床申请单要求制订 CT 检查计划,如欲了解有无肾结石、新鲜出血、钙化或血管平滑肌脂肪瘤,则必须先行平扫。③为能清楚辨别肾区附近胃肠道,宜于 CT 扫描前 30min 及 15min 分别口服 2% 泛影葡胺 300～500ml。

患者仰卧,一般先行腹部定位扫描,获得相当于腹部 X 线片的影像,以便制订扫描的平面及范围。

(2)平扫:于平静呼吸时屏气行扫描,常规自上而下扫描包括全肾,如扫描速度较慢,需分次屏气。完成全肾扫描,则应训练患者,保持每次在同等平静呼吸状态下屏气,以保证扫描的连续性。通常以第 12 胸椎椎弓根水平为上界,最好是肾上、下极显示前、后分别有一层明确无肾,层厚和间距分别为 8～10mm,于可疑小病灶处应加做局部薄层扫描,根据病灶大小,层厚和间距可为 3～5mm。

(3)增强扫描:有两种增强方式。①静脉内快速团注法,即以 2ml/s 的速度自肘静脉注入造影剂 100ml,此法应用最广。②快速静脉内滴注法,即于肘静脉或足背静脉,以 1ml/s 滴注造影剂 100～150ml,本法适用于扫描速度较慢的 CT 机,巨块型肾癌的分期和外伤需扩大扫描范围者。扫描方法有普通增强扫描和连续动态扫描。现多采用连续动态扫描,即快速团注造影剂和快速连续扫描。连续动态扫描又分进床式动态扫描和同层动态扫描,前者扫描范围包括整个肾,主要用于发现病变,若 CT 扫描速度能满足在注射开始后 50s、100s 和 5min 快速重复扫描 3 次,则同时可反映病变在皮髓质交界期、皮髓质增强期和肾分泌期增强特征,达到定性诊断的目的。同层动态扫描是根据平扫或普通增强扫描或进床式动态扫描,选定病灶中心平面,在同一层面进行连续扫描以显示病灶在不同时期的增强表现,主要可供研究病灶的增强特征,进行定性诊断。为确保病灶(尤其是小病灶)不受呼吸运动影响而偏离扫描层面,最好采用改良式同层动态扫描,即取病灶中心和其上、下各一层,共 3 层为一组行进床式薄层连续扫描,于上述不同期限重复扫描 3 组,获得不同时期增强特性的图像。

鉴于 CT 的空间分辨率有限,尤其对肾收集系统内细微病变的显示不及肾盂造影,有学者提出 CT 尿路造影检查,即于一次团注 100ml 造影剂行排泄性尿路造影后 2h 内加做肾 CT 扫描,因为兼有尿路造影对发现肾收集系统及输尿管病变的高度敏感性和 CT 对诊断肾实质及肾周病变的高度正确性,可提高发现和诊断泌尿系病变的准确性,是一种经济、方便、准确性高的检查方法,可供泌尿系疾病筛选检查选用。

二、输尿管 CT

输尿管 CT 扫描通常在尿路造影后,疑有输尿管病变时采用,检查前的准备同肾 CT,但为同时充盈中、下腹部小肠和结肠,宜于扫描前 2h 及 30min 分别口服 2%泛影葡胺 500ml,根据尿路造影片所示疑点,拟定扫描范围,并于可疑病变区做重点薄层扫描。通常除输尿管结石需首先平扫显示外,均宜行增强 CT 以清楚显示输尿管形态、位置和肿块性病变,如为充盈输尿管管腔,可于静脉注射造影剂 30~60ml 后 5min 扫描。

三、膀胱 CT

检查前准备基本同输尿管 CT,为使膀胱充分充盈,宜给患者喝足量水或 2%泛影葡胺。在膀胱有胀感时进行扫描,通常平扫后,加做进床式连续动态增强扫描,可更清楚地观察膀胱壁和肿瘤(特别是小肿瘤)的状况。

螺旋 CT 应用于临床以来,对肾病变的诊断质量有明显提高,螺旋 CT 的优点是结合使用连续快速容积扫描和静脉团注对比剂,保证了扫描层面的连续性,可在一次屏气中完成全肾扫描,无呼吸幅度不同导致的层面遗漏;能在肾增强的预定时相扫描,明显改善对血管和病灶增强特征的显示,采用计算机后处理技术可以获得质量优良的多平面和三维重建图像,克服了常规 CT 对肾小肿块、轻微异常和血管性病变的诊断不足。

四、螺旋 CT 检查技术

1. **肾** 先行平扫以确定增强扫描的范围、扫描时间、进床速度、层厚和螺距技术参数,并可观察病变平扫时的密度,了解有无钙化、结石和出血等。通常平扫采用层厚 5~10mm,床进速度为 5~10mm/s,螺距 1~1.5mm,重建间距 5~10mm。

(1)增强扫描:自肘前静脉以压力注射器注射,碘造影剂总量为 100~120ml(碘浓度为 300~370I/ml),注射速率为 2~4ml/s,扫描层厚为 3~8mm,进床速度为 3~8mm/s,螺距为 1~2mm,重建间距为 2~5mm,可根据患者能屏气时间的长短、扫描范围、病变大小及对图像显示细节的要求而定,一般对小病灶或拟做三维重建、多平面重建等后处理者,宜选择小的层厚(3~5mm)和螺距(Pitch≤1),而在扫描范围较大,常需增大螺距乃至增大层厚,扫描时间原则上控制在 30s 内。为对病变更好地做出定性诊断,一般应进行 3 个时相的扫描,即第一时相为注射开始后 30s 皮髓质交界期扫描;第二时相为注射开始后 100s 皮髓质增强期扫描;第三时相为造影剂注射完毕后 3~5min 肾收集系统扫描。

儿童患者因体格较小,螺旋 CT 参数与成年人略有不同,扫描层厚为 2~4mm,进床速度为 2~4mm/s。较大患儿或病灶较大时,以 4mm 间隔重建图像;婴幼儿或病灶较小时,重建间隔为 2mm,造影剂用量按 1.5~2ml/kg 计算。

(2)螺旋 CT 血管造影(SCTA):可用于肾血管性病变的诊断,是于肘前静脉注射造影剂后在肾动脉内造影剂的高峰期行螺旋 CT 扫描获得肾动脉血管影像,SC-

TA前先行平扫,以10mm层厚、2:1螺距扫描,确定肾动脉的位置,然后根据"床进-扫描长度(mm)/可屏气时间"求出进床速度。一般扫描范围自肾上极至肾下极水平,层厚3～5mm,螺距可较大,接近2:1,以1～3mm间隔重建,注射速度为3～4ml/s,造影剂注射时间应与扫描时间等长,扫描延迟时间一般为20～30s或以小剂量试验注射确定最佳延迟扫描时间。

(3)小剂量试验:扫描层面定于肾门水平,以3.5ml/s速度自肘前静脉注入造影剂18～20ml,于注射后7～9s行单层动态扫描,层厚5mm,每2秒扫描1次,共20s,获10幅图像,标定腹主动脉为靶血管,将全部10幅图像进行后处理,绘出靶血管的时间密度曲线,以峰值时间加2s定为最佳延迟扫描时间。

2. 输尿管 扫描范围从耻骨联合下缘向上至肾门水平,层厚为10mm,床移速度为10mm/s,螺距为1～1.5mm,重建间距10mm,对小病变或拟做多平面重建者,宜加5mm薄层扫描,4～5mm重建间距一般为先平扫后加做增强扫描,为观察输尿管管腔充盈情况,宜于造影剂注射完毕后5min扫描。

3. 膀胱 检查前让患者饮适量水或2%的碘造影剂,在有尿意时扫描,扫描范围自耻骨联合上缘向上至膀胱顶部平面以上,一般为平扫后加增强扫描,扫描层厚为3～5mm,床移速度为3～5mm/s,螺距为1。

总之,螺旋CT的应用,避免了扫描层面的遗漏,减少了部分容积效应的影响,成像质量高,能清楚地显示病变的密度改变和增强特性,因而提高了小病灶的检出率和肾病变的定性诊断,由于其扫描快速,能清楚显示肿瘤向肾静脉和下腔静脉的侵犯,有利于小儿的检查、肾肿瘤的分期和快速明确肾创伤的诊断。螺旋CT结合多平面重建和三维重建的优良图像,能更直观地显示病变的大小、位置及与周围组织结构的关系。SCTA主要用于诊断肾动脉狭窄,常需结合多平面重建(MPR)和三维重建[包括最大强度投影(MIP),遮盖表面显示(SSD)、曲面重建(CRI)]做综合判断,CT原始轴位像和MPR是诊断肾动脉狭窄的基本技术,SSD和CRI可在同一幅图像上显示肾动脉全程,但难以准确显示狭窄的程度和范围,MIP像类似血管造影像,并可以分辨血管壁的钙化,为肾动脉狭窄测量与分级的主要依据,不足的是细小动脉内造影剂密度不够高或受肾静脉重叠的影响,对于直径<2mm的副肾动脉难以显示,肾段动脉因受增强的肾皮质干扰成像不良。与"金标准"DSA相比,周存生等报道SCTA诊断肾动脉狭窄的敏感性为94.1%,特异性为100%,阳性预告值及阴性预告值分别为100%、95.5%。Rubin等报道MIP法CTA对>70%肾动脉狭窄的敏感性为92%,特异性为83%。Beregi等采用MIP、SSD和2D MPR相结合检测肾动脉狭窄,敏感性和特异性均有明显提高。SCTA不仅提供血管管腔、管壁和相邻血管与组织结构的病理改变,对钙斑和血栓的显示更佳。但SCTA对判断肾动脉狭窄的程度不如DSA准确,常有高估现象,对>70%的肾动脉狭窄易误诊为闭塞。

近几年来多层螺旋CT(MDCT)应用于临床,为泌尿及生殖系统肿瘤的诊断提供更准确的影像学资料。其优势具有①扫描速度快:与单层或双层螺旋CT相比,MDCT有多排探测器沿Z轴排列,形成两个以上的数据采集系统及两个以上的空间数据通道。依据采集数据,一次扫描可同时重建出多幅图像。并且扫描速度已达亚秒级,如64排螺旋CT扫描时间为每$360°0.5s$,对任何已给定的曝光时间、螺距和准直来讲,MDCT可覆盖的扫描范围是单层螺旋CT的$2n$倍(n是探测器的排数),足以在一次屏气内完成扫描。②Z轴分辨率高:亚秒级64排螺旋CT具有高Z轴分辨率的特点,在各向同性分辨率方面是一个突破,使得容积重建(VR)、最大密度投影(MIP)、薄层MIP、多平面重建(MPR)、曲面重建(CPR)、仿真内镜(CTVE)等图像重建质量大大提高。扫描层厚设定后,图像重建层厚既可预先设定,也可回顾性选择性重建,且不受螺距及算法的影响,为正确诊断奠定了基础。

第四节　磁共振成像检查

磁共振成像(MRI)在泌尿系统疾病的诊断中,目前大多数学者认为其图像分辨率不如CT和超声检查,而且检查时间长和费用昂贵,故为影像检查中的非首选方法。近年来随着MRI新技术的开发和应用,MRI在泌尿系统疾病诊断中的作用逐步提高。

一、常规MRI检查

除MRI检查前的常规准备外,泌尿系统MRI检查前应禁食$4\sim6h$,检查输尿管或膀胱时,于检查前2h饮水适量,以使检查时尿路处于充盈状态。

肾MRI检查常规取横断位T_1WI和T_2WI对应扫描及冠状位T_2WI,有时为了鉴别病变也可用矢状位扫描。膀胱MRI检查常规取矢状位和横断位T_1WI、T_2WI对应扫描,并辅以冠状位T_1WI。先用快速扫描技术采集冠状位、横断位和矢状位定位像,再选用相应的序列和扫描方法做各方位扫描。

1. 横断位扫描　以冠状位图像为定位像,肾扫描范围从左肾上极至右肾下极水平,膀胱扫描范围从耻骨联合下缘至膀胱顶上缘。设定相应的层厚、层间距和扫描层数,并于扫描范围上、下两方设定平行于层向的饱和带。再取横断位像作为定位像,根据需要设定视野(FOV),并校正采集中心。

2. 冠状位扫描　以横断位图像为定位像,扫描范围包括两侧肾和(或)膀胱,设定相应的层厚、层间距和扫描层数,可于扫描范围以外的区域加垂直于层面的饱和带。再取冠状位像作为定位像,根据需要设定视野,并校正采集中心。

3. 矢状位扫描　以横断位图像为定位像,肾扫描时先移动采集中心位置使其位于一侧肾中部,设定相应的层厚、层间距和扫描层数,使扫描范围包括该侧肾;再设置第二采集包,移动采集中心至对侧肾中部,第二采集包与第一采集包成像参数相同;若单独检查膀胱,则将采集中心移至膀胱中央,设定相应的层厚、层间距和扫描层数使扫描范围包括整个膀胱。最后取矢状位像作为定位像,根据需要设定视野,并校正采集中心。

成像序列和参数可根据各自使用的机器性能、拟检查的病变性质及操作者的经验而选用。目前多采用 SE、FSE(TSE)、GE 等序列。成像参数:TR/TE = $400 \sim 600$ms/$10 \sim 25$ms(SE T_1WI),TR/TE = $1800 \sim 2500$ms/$90 \sim 120$ms(SE T_2WI);TR/TE = $3000 \sim 4000$ms/100ms,ETL = $10 \sim 16$(FSE T_2WI);采集矩阵 $256 \times (80 \sim 256)$,$512 \times (160 \sim 512)$,重建矩阵 256×256,512×512,1024×1024;FOV = $320 \sim 350$mm,NSA 为 $2 \sim 4$ 次。层厚 $5 \sim 8$mm,间隔 $10\% \sim 30\%$。

梯度回波序列的磁敏感性高,它对早期出血特别敏感,对于肾创伤的患者采用梯度回波序列有利于病变的检出。肾良性肿瘤如血管平滑肌脂肪瘤,其斑片样脂肪组织与瘤内出血在信号强度上容易混淆,采用梯度回波序列则有利于鉴别。一般各种序列均常规结合脂肪抑制和空间预饱和技术,以提高成像质量。

二、磁共振尿路造影

磁共振尿路造影(MRU)也称 MR 泌尿系统水成像。最早由 Henning 等在 1986 年用重 T_2 快速采集弛豫增强(RARE)序列诊断泌尿系统扩张,其成像原理是基于尿液含大量水分,具有长 T_2 弛豫时间,而含水分较少的周围软组织具有较短的 T_2 弛豫时间。因此,采用重 T_2 加权序列成像时,就可以突出尿液的高信号,并抑制周围组织的信号,从而形成良好的对比,达到 MRU 的效果。随着 MR 扫描机和软件技术的进步,此项技术不断被改进和完善,影像质量明显提高,现已可同时显示肾实质和集合系统,可观察泌尿系统各种不同的异常(包括无梗阻的泌尿道)。

MRU 检查前准备同泌尿系统常规 MRI 检查,但要强调检查前 2h 应让患者饮水适量,以使检查时尿路处于充盈状态(以膀胱有尿意时为度)、对无梗阻或轻度梗阻患者最好加用利尿药和腹部加压输尿管。为消除胃肠道内液体高信号对尿路显示的影响,近有文献提出于检查前 $0.5 \sim 2$h 分次口服钆喷酸葡胺稀释液 300ml(496mg/300ml)或检查前 30min 和 1h 各口服胃肠道阴性造影剂(高铁铵枸橼酸盐与牛奶混合液)300ml。

MRU 目前多采用重 T_2 快速自旋回波(FSE)序列,加脂肪抑制和空间预饱和技术,先做冠状位薄层扫描获得源像,视野要足够大,要包括整个泌尿系统(由肾上极至膀胱下缘),再用最大强度投影(MIP)技术后处理和多平面重建,并用兴趣向量(VIO)编辑进一步处理图像,即可得到尿路的三维旋转影像。另一种方法是采用重 T_2 加权单激发序列,结合厚层投射、屏气成像技术做 MRU 检查,其特点是成像时间很短,几乎无运动伪影产生,提高 MRU 图像质量。

由于 MRU 是由 MIP 重建图像,是许多资源影像叠加而成的,有时会有伪影和欠准确的重建,影响其真实性,因此,必须综合观察 MRU 和资源影像,并结合常规 MRI,才能做出较全面、准确的诊断。

MRU 作为一项新的泌尿系统无创伤性检查方法,具备无须使用造影剂和插管技术、无放射线辐射、安全无并发症、不受尿路梗阻程度和肾功能损害程度的影响等优点,可作为泌尿系统常规检查方法的一种补充,尤其是在 IVU 等其他检查有禁忌证或诊断不明确时,MRU 是理想的替代检查方法。MRU 诊断尿路梗阻存在的敏感性为 100%,特异性为 96%,梗阻水平的定位诊断准确性为 100%,对尿路扩张程度的判断和对梗阻原因的定性诊断准确性为 60%～92%,均与 IVU 检查结果相符。但目前 MRU 图像的空间分辨率还不如直接法 X 线尿路造影,难以显示泌尿系统黏膜微小病变和尿路小结石,亦不能反映肾功能的情况,而且临床应用经验尚不多,对于 MRU 的成像方法和应用价值尚需进一步研究完善。

三、磁共振血管造影

磁共振血管造影(MRA)包括许多不同原理、不同技术的以流动现象为基础的 MR 成像方法,目前比较成熟的有时间飞越法(TOF)和相位对比法(PC)。这两种方法又分为若干不同的型,各种不同型的 MRA 各有优缺点及适用范围,在实际应用中需根据具体情况制定检查程序。在泌尿系统疾病的检查中,MRA 主要用于筛选肾动脉狭窄。目前较常用的扫描技术有 3D PC 法。Gedroyc 等采用 3D PC 法清晰地显示肾主动脉肾外段,诊断肾动脉狭窄的敏感性和特异性分别为 84% 和 92%,但肾内动脉显示不清,肾动脉开口处湍流所致的信号丢失易误诊为轻度肾动脉狭窄。应用 3D PC 法结合 3D TOF 技术,可有效地避免 3D PC 技术判断肾动脉开口处的不足,使诊断肾动脉狭窄的敏感性和特异性由 100% 和 65% 提高到 100% 和 90%,3D PC 法与相控阵线圈相结合检测肾动脉狭窄＞50% 者的敏感性和特异性分别为 90% 和 99%,总正确率高达 97%。MRA 对估价肾动脉狭窄所致肾衰竭有独特的作用,因为此种肾衰竭常为双侧肾动脉重度狭窄或闭塞所致,肾扫描肾图显示差,无法根据灌注的对称性显示双侧病变,DSA 和 CTA 均需使用碘造影剂而有高危险性,因此,MRA 为理想的无创伤检查方法。与 DSA 相比,MRA 的空间分辨力仍不够高,且低于 CTA,显示肾内动脉和管径小的副肾动脉有很大限度,对肾动脉狭窄程度的判断常是过度估计,且有较高的假阳性。总之,MRA 目前尚处于认识阶段,还需要不断发展和提高。随着各种快速成像序列的涌现,特别是平面回波成像(EPI)技术的应用,MRA 将有更为广阔的应用前景。

对比增强 MRA(即 CE-MRA),亦是临床常用检查方法,是经静脉团注造影剂 Gd-DTPA(0.2mmol/kg),于肾动脉充盈高峰期采集数据,经计算机后处理,可获得三维动态血管图像,多采用梯度回波三维稳态进动快速成像序列(3D-Flsp),由于成像时间短,可通过屏气完成,所显示血管图像空间分辨力高,且不受血管腔内复杂血流的影响,是诊断肾血管病变(如肾动脉狭窄),显示肾实质早期灌注和鉴别肾肿瘤性病变的安全、无创伤检查方法。

第五节 放射性核素显像

常用的放射性核素显像方法有肾静态显像、肾动态显像、膀胱-输尿管反流显像、肾功能测定、介入试验、阴囊显像、肾上腺显像、泌尿生殖系统肿瘤显像等。

一、肾静态显像

静脉注射的慢速通过型肾显像剂,经过一定时间在体内达到平衡并被肾小管上皮细胞选择性浓聚于肾实质内,利用显像剂所放出的 γ 射线,通过 γ 照相机或 SPECT 进行肾脏静态平面及断层显像,可以显示肾的位置、大小、形态及放射性分布等,称为肾静态显像。常用的肾静态显像剂为[99m]Tc-DMSA(二巯基丁二酸)和[99m]Tc-GH(葡庚糖酸盐),成年人注射剂量为 185～370MBq(5～10mCi),儿童按 18.5MBq(0.5mCi)/kg 计算。[99m]Tc-DMSA 易与血浆蛋白结合,难以从肾小球滤过,血液流经肾时被肾小管上皮细胞摄取,并与肾内一种重金属结合蛋白相结合而固定于肾内,肾皮质与肾髓质的比值为 22:1。静脉注射后 1h,肾显像剂的 50% 与肾皮质结合,并在 5h 内放射性浓度保持相对稳定,可提供肾的功能结构改变,影像十分清晰,是肾静态显像的首选显像剂。当血清尿素氮(BUN)>17.9mmol/L (50mg/ml),血清肌酐(Scr)>442μmol/L(5mg/dl)时,仍可显示残余的肾组织,较静脉肾盂造影(IVP)灵敏。

^{99m}Tc-GH 也是一种优良的肾显像剂,既能从肾小球滤过也能被肾小管排泌。静脉注射后部分经肾小球滤过,迅速从血液循环中清除,部分被肾小管重吸收并滞留在肾皮质内。注射 1h 后 15%～25%的[99m]Tc-GH 滞留在肾皮质内,并随着时间的延长而逐渐增加。

正常情况下双肾呈蚕豆形,轮廓清晰,边缘整齐,除肾门处放射性略显稀疏外,其余部位分布均匀,两肾也无明显差异。两肾长轴呈"八"字形,位于第 12 胸椎与第 3 腰椎之间,肾门平第 1～2 腰椎,右肾较左肾稍低、稍宽,左肾较右肾稍长。当肾血流障碍、肾功能受损或肾占位性病变时,肾对显像剂的选择性摄取、浓聚的能力就会直接或间接地降低,表现为肾的相应部位出现弥漫性或局限性的放射性分布稀疏或缺损区。

肾静态显像主要用于:①先天性肾解剖异常的诊断;②肾内占位性病变、缺血性病变和破坏性病变的诊断;③了解肾的位置、大小和形态,了解有无位置异常、肾畸形、肾萎缩等;④鉴别上腹部肿块与肾的关系。

二、肾动态显像

肾动态显像包括反映肾血供的灌注显像和反映肾功能的动态显像。以"弹丸"方式静脉注射能被肾小球滤过或被肾小管上皮细胞摄取、浓聚和排泄的放射性显像剂后，使用 γ 照相机或 SPECT 连续采集放射性核素通过腹主动脉、肾的一系列影像，经过计算机系统处理后，可获得肾血流灌注图像、功能动态图像，从而了解肾血流灌注、肾摄取和排泄的动态功能，以及肾形态和上尿路通畅情况。根据双肾的系列动态图像和计算机感兴趣区（ROI）技术，可以绘制出双肾的时间-放射性曲线（相当于肾图曲线），进行定量或半定量分析。利用特殊的计算机软件，还可同时获得总肾和分肾的肾小球滤过率（GRF）与有效肾血浆流量（ERPF）。常用的肾动态显像剂为 ^{99m}Tc-DTPA（二乙三胺五乙酸）、^{99m}Tc-MAG3（巯基乙酰基三甘氨酸）和 ^{99m}Tc-EC（双半胱氨酸），成年人注射剂量为 370～740MBq（10～20mCi）。

^{99m}Tc-DTPA 是最常用的肾动态显像剂，属于肾小球滤过型显像剂，90% 以上由肾小球滤过进入尿液，再通过集合管、肾盂、输尿管到达膀胱，主要用于测定 GRF，肾血流灌注以及肾摄取、通过和排泄功能。^{99m}Tc-MAG 和 ^{99m}Tc-EC 属于肾小管分泌型显像剂，除了可获得很好的肾动态图像外，还可用于计算 ERPF。

正常情况下，在腹主动脉显影后 2～4s 可见双肾同时显影，此为肾内小动脉和毛细血管床的灌注影像，其放射性分布与肾的血供多少有关。2～4min 时肾内放射性分布达到高峰，此时肾影像清晰完整，与肾静态显像基本相同。此后，肾影周边的放射性逐渐减低、变淡，而肾盏、肾盂部位逐渐增高。15～20min 时肾影基本消退，大部分显像剂集中在膀胱内。立位显像时，输尿管一般不显影，但仰卧位时输尿管隐约可见。肾血流障碍、功能受损、占位性病变以及尿路梗阻时，可出现相应的改变。

肾动态显像主要用于：①分肾功能测定，了解患肾的残留功能；②诊断上尿路梗阻；③诊断肾血管性病变，如肾动脉血管狭窄（肾血管性高血压性肾梗死、肾萎缩等）；④肾移植术后的监测；⑤肾内占位性病变良、恶性的判断；⑥了解肾的位置、形态、大小，以及腹部包块与肾的关系；⑦膀胱输尿管尿液反流的判断；⑧了解有无尿瘘。肾动态显像对肾功能的判断明显优于 IVP 检测，当 IVP 不显影时，部分患者肾仍可显影。另外，肾动态显像无明确的禁忌证，对碘造影剂过敏者需了解肾血流、肾功能时，可采用该方法。

三、膀胱-输尿管反流显像

膀胱-输尿管反流显像有直接法（导尿管膀胱灌注显像剂）和间接法（肾动态显像之后）两种方法。当膀胱内充满含有显像剂的液体时，将 γ 照相机或 SPECT 探头对准膀胱及肾区，嘱患者用力憋尿或局部加压后再排尿。与此同时动态监测输尿管、肾及膀胱内的放射性计数和影像的变化,应用计算机勾画双侧输尿管上、中、下段,获得不同感兴趣区的时间-放射性曲线及尿反流量(%),从而判断有无膀胱-输尿管(肾)反流。

正常人憋尿或排尿时,输尿管和肾区均无显像剂出现,当有放射性出现时即视为异常。仅输尿管下段有放射性出现为轻度尿反流;如在输尿管上段有放射性出现,为中度尿反流;如肾区有放射性出现或不憋尿输尿管即可出现放射性,则为重度尿反流。

本法主要用于诊断膀胱输尿管反流和计算膀胱残余尿,其中直接法适用于儿童,结果不受肾功能和肾积水的影响;间接法适用于肾功能良好、无肾积水,并且没有尿失禁的年龄较大、能配合的儿童和成年人。

四、肾功能测定

肾功能测定包括肾图、肾小球滤过率和有效肾血浆流量的测定等,其中最常用的是肾图。

1. 肾图　肾图检查所使用的放射性药物^{131}I-邻碘马尿酸(^{131}I-OIH),与体内代谢产物对氨基马尿酸(PAH)的生物学性质相似,静脉注射后随血供到达肾,以98%的速率被肾清除,其中80%左右由近端肾小管上皮细胞摄取并分泌到肾小管腔内,汇集直接由肾小球滤出的其余的 20%,随尿液流入肾盏、肾盂,进而排出肾。^{131}I-OIH 在肾的聚集速率和从肾排出的速率分别与肾血流量、肾小管功能、肾小球滤过率、尿流量以及尿路通畅情况有关。应用肾图仪可以从体外分别描绘出双肾清除^{131}I-OIH 的时间-放射性曲线(肾图曲线),通过对肾图曲线的形态及其有关参数进行分析,可以反映肾的功能状态及上尿路的通畅情况。肾图曲线的获得,除了使用传统的肾图仪(^{131}I-OIH)外,还可通过肾动态显像所得到的系列肾影像(常用的有^{99m}Tc-DTPA、^{99m}Tc-EC 等),利用计算机的 ROI 技术,获得时间-放射性曲线。后一种方法可以避免使用肾图仪时由于肾定位不准而造成的误差。

正常肾图分为三段,即示踪剂出现段(a)、聚集段(b)和排泄段(c)。a 段是指静脉注射^{131}I-OIH 后迅速出现的上升曲线,持续约 10s,代表肾周围血管床(占60%)、肾内血管床(10%)和肾小管上皮细胞早期摄取(30%)的放射性总和;b 段是继 a 段之后呈斜行上升的曲线,通常 2～4min 达到高峰,主要反映有效肾血浆流量和肾小管的分泌功能;c 段是曲线达到高峰后呈迅速下降的一段,其下降的斜率与尿流量密切相关,主要反映尿路通畅情况及尿流量。常用于肾图半定量分析的指标有峰时(T_b)、半排出时间($C_{1/2}$)、15min 残留率(C_{15})、肾指数(RI)、分浓缩率(MCR)等。常见的异常肾图有急剧上升型、高水平延长线型、抛物线型、低水平延长线型、低水平递减型、阶梯状下降型及两侧对比异常 7 种类型。

肾图检查常用于:①各种疾病情况下肾及分肾功能状态的监测;②观察尿路通

畅情况,尿路梗阻的诊断和鉴别诊断;③动态观察手术、药物等治疗后肾功能的改变;④肾切除术前的肾功能评价与肾移植术后监测;⑤化疗、放疗后肾损害的监测;⑥急性尿闭的鉴别诊断。

2. 肾小球滤过率 GFR 是指单位时间内从肾小球滤过的血浆容量(ml/min)。^{99m}Tc-DT-PA 主要经肾小球滤过而无肾小管的分泌和重吸收,所以肾对它的清除率即等于肾小球滤过率。GFR 测量的方法很多,目前最常用的是肾摄取法。

GFR 是判断总肾和分肾功能的重要指标之一,在肾功能障碍时,GFR 可先于BUN 或肌酐清除率出现改变;通过对肾小球滤过功能的判断,早期发现肾小球功能受损,可作为病情判断、疗效观察及肾移植手术后有无并发症的客观指标;与ERPF 结合,可鉴别肾损害的主要部位,进行肾病的诊断和鉴别诊断;GFR 还可用于肾衰竭程度估计和治疗方案的选择,如 GFR<10ml/min,应立即开始透析治疗。

3. 有效肾血浆流量 ERPF 是指单位时间流经肾的血浆流量。^{131}I-OIH 注入体内后,以 98% 的速率被肾清除,其中 80% 左右由肾小管上皮细胞摄取并分泌至肾小管管腔内,另 20% 由肾小球滤过;而^{99m}Tc-MAG 和^{99m}Tc-EC 不经肾小球滤过,几乎全部从肾小管排泄。由于流经肾单位以外的血流无清除示踪剂的作用,所以肾在单位时间内对血浆中上述示踪剂的清除率相当于肾的有效血浆流量。

ERPF 反映肾血流动力学,也是评价肾功能的重要指标之一,测定 ERPF 有助于判断各种肾病时的功能改变和观察疗效,并可作为肾功能的临床分型依据。肾移植围术期 ERPF 的测定,对监测移植后并发症具有十分重要的价值。

五、介入试验

有些轻度异常所致的功能变化,可能由于机体的代偿机制而掩盖或造成鉴别诊断的困难。利用某些药物的特殊药理作用,通过药物介入的方式可以改变机体的某些功能状态和示踪剂的代谢分布,突出特定疾病的功能特点,从而提高疾病的诊断与鉴别诊断效果。目前常用的介入试验方法有卡托普利(captopril)介入试验和利尿试验。

1. 卡托普利介入试验 卡托普利是一种常用的血管紧张素转化酶抑制药,临床上用于治疗高血压,降压作用迅速。当肾动脉狭窄引起肾血流减低时,肾素分泌增加,血管紧张素Ⅱ增多,直接作用于肾小球出球动脉,靠动脉收缩使灌注压及肾小球滤过压维持在相对正常水平,GRF 可保持正常。当口服卡托普利后,由于抑制了血管紧张素Ⅰ转换为血管紧张素Ⅱ,外周血管阻力降低,出球动脉扩张,进而减低了灌注压和滤过压,结果 GRF 明显卜降。与之相对,健侧肾并不发生上述变化,服用卡托普利前后并无明显改变,因而增加了双侧肾图及肾动态显像时的不对称性,可以更灵敏、更特异地检出单侧肾动脉狭窄所致的肾血管性高血压。^{99m}Tc-DTPA-Captopril 肾动态显像诊断肾血管性高血压的特异性可达

93%～100%(平均为97.8%),灵敏度为48%～94%(平均为81.2%)。另外,对经皮肾动脉成形术(PTRA)的疗效评价也有一定的帮助。

2. 利尿试验 对肾动态显像或肾图呈现梗阻征象的患者应进行利尿试验。尿路梗阻有功能性梗阻和机械性梗阻,临床上需要进行鉴别。利尿药的作用是在最短时间内大量增加尿液,尿流速度加快。功能性梗阻是由于肾盂扩张,张力降低,改变了尿流动力学,使尿流速率减慢,使上尿路出现"梗阻"征象。注射利尿药后,可以明显加速滞留在上尿路尿液的排泄,使肾动态显像或肾图上的梗阻征象得以改善或恢复正常。而机械性梗阻在造成梗阻的原因被解除之前,示踪剂在上尿路的滞留并不会因为注射利尿药而出现明显变化。借助利尿试验,可以鉴别单纯性肾盂扩张与机械性尿路梗阻,监测和随访肾盂积水及成形术后的动态变化。

六、阴囊显像

阴囊显像主要是了解阴囊的血供情况,包括血流灌注和血池分布。睾丸的血供来自睾丸动脉,而阴囊壁的血供由阴囊动脉分支供应。当睾丸发生扭转、炎症、外伤血肿等病变时,其血供会发生不同的改变,通过阴囊血流血池显像可对疾病的诊断和鉴别诊断提供依据。

正常时,动脉相和静脉相可见髂动脉和股动脉影,睾丸和阴囊的显像剂出现较晚,放射性较低,分布大致均匀。血池相阴囊影与下肢相似,两侧均匀对称,阴囊内结构不易分辨,阴茎部位放射性增多。急性睾丸扭转时,患侧动脉相和静脉相放射性正常或轻度增高,血池相睾丸部位呈"冷"区改变;晚期睾丸扭转,在睾丸缺损区周围可出现环状放射性增高,环状征越明显,睾丸救治的机会越少。急性睾丸附睾炎时,动脉相和静脉相均可见阴部血管过度充盈,血流增加,血池相患侧呈"热"区改变。

急性阴囊疼痛的常见原因是急性睾丸扭转和急性附睾炎,单纯从临床上很难加以鉴别,而两者的早期鉴别诊断及处理直接关系到疾病的预后,尤其是急性睾丸扭转时,睾丸的存活率取决于发病至手术之间隔时间的长短,阴囊显像可以早期检出或排除睾丸扭转,因此成为急诊核医学的重要检查项目之一。

七、肾上腺显像

肾上腺显像对了解肾上腺功能状态、确定病变部位、鉴定病变性质、探寻残留复发或转移病灶等,都具有重要的意义和实用价值,是一种灵敏、特异、安全、简便的非创伤性检查方法。肾上腺分为皮质和髓质两部分,两者的组织来源、生理功能以及病变的表现形式和特点均各不相同,因此,肾上腺显像也分为肾上腺皮质显像和肾上腺髓质显像两类。

1. 肾上腺皮质显像 胆固醇是合成肾上腺皮质激素的共同前体,能被肾上腺皮质细胞摄取,摄取的数量和速度与皮质功能有关,因此,静脉注射放射性核素标记的胆固醇或胆固醇类似物可使肾上腺皮质显像。肾上腺的影像不仅可以显示肾上腺皮质的位置、形态、大小,而且还可以反映皮质的功能状态,有助于诊断某些肾上腺疾病。口服地塞米松后,垂体分泌促肾上腺皮质激素(ACTH)的量减少,正常和增生的肾上腺皮质的功能随之降低,但腺瘤的功能多为自主性,不受 ACTH 的影响。因此,观察对地塞米松的反应,可以进一步了解肾上腺-垂体轴是否正常,对肾上腺皮质增生和腺瘤的诊断与鉴别诊断有独特的价值。本方法一般使用[131]I 标记的碘代胆固醇为显像剂,如[131]I-6 碘甲基-19-去甲基胆固醇(NP-59)、[131]I-19-碘化胆固醇(NM-145)等,检查时间需 5～9d。

除少数情况外,正常人于注射显像剂后 5～9d 肾上腺显影清晰。两侧肾上腺位于两肾的上极,大多数情况下右侧肾上腺的放射性高于左侧,位置也稍高于左侧,少数两侧接近。一般右侧肾上腺多呈圆形,左侧多呈椭圆形,放射性分布中心部位较周边部位稍浓。地塞米松抑制试验阳性。常见的异常影像有双侧肾上腺增大,放射性增高,显影提前;两侧影像不对称性失常,一侧放射性明显高于对侧;单侧肾上腺显影;双侧均不显影或影像很淡;肾上腺位置异常等。

肾上腺皮质显像主要用于:①各种肾上腺皮质功能亢进性疾病的病理诊断和定位诊断(如皮质醇增多症、原发性醛固酮增多症、先天性肾上腺增生症等);②了解肾上腺手术后残留腺体的大小和功能,探查术后复发病灶;③监测移植肾上腺组织;④异位肾上腺的定位诊断;⑤肾上腺皮质增生、腺瘤及皮质癌的鉴别诊断。

2. 肾上腺髓质显像 碘苄胍类化合物是一类肾上腺神经元阻滞药,能与肾上腺素能受体结合进入细胞,随后被浓聚在胞质儿茶酚胺储藏颗粒内,具有高度的特异性,其中以间位碘代苄胍对肾上腺髓质的趋向能力最强。临床上常用[131]I 标记的间碘苄胍(^{131}I-MIBG)作为肾上腺髓质显像的显像剂。除了肾上腺髓质外,其他富含交感神经末梢或神经内分泌细胞的组织如腮腺、心肌、脾等,也有较高浓度的聚集。

正常人肾上腺髓质多不显影,仅 10%～20% 显影,影像小而不清晰,两侧大致对称。部分正常人腮腺、脾和心肌显影,为了便于判断和比较显影程度,根据肾上腺髓质或病灶区的放射性分布情况,可将显像图分为 5 级:0 级,不显影;Ⅰ级,稀疏显影;Ⅱ级,较清晰显影;Ⅲ级,清晰显影;Ⅳ级,显著显影。双侧肾上腺显影清晰(Ⅱ级以上显影),提示肾上腺髓质功能增强,常见于肾上腺髓质增生等情况;单侧肾上腺髓质明显显影,特别是在 24h 显像即见较清楚的影像,多提示为嗜铬细胞瘤;对于临床上怀疑为嗜铬细胞瘤的患者,在肾上腺以外的部位出现异常的放射性浓聚区并且能排除各种干扰因素影响者,其浓聚部位可以诊断为异位嗜铬细胞瘤或恶性嗜铬细胞瘤转移灶。

肾上腺髓质显像主要用于:①嗜铬细胞瘤的定位诊断,其灵敏度可达 90% 左右,特异性在95%以上,是定位诊断的首选方法;②恶性嗜铬细胞瘤转移灶的诊断;③交感神经节细胞瘤和交感神经母细胞瘤的诊断。

八、泌尿生殖系统肿瘤显像

核素肿瘤显像不仅提供肿瘤的位置、形态、大小等解剖学资料,更重要的是提供肿瘤组织本身及局部组织器官的功能变化资料,反映血流量和代谢变化。这些信息对肿瘤的定位诊断、鉴别诊断、临床分期、疗效判断和随访观察都有很大价值。与其他影像方法(如超声、CT、MRI等)相比具有一定的优势和特色。

肿瘤显像可以分为非特异性肿瘤阳性显像、特异性肿瘤阳性显像、肿瘤代谢显像等,还有一类显像技术虽然是使用非肿瘤相关示踪剂,但对肿瘤患者临床分期、随诊及治疗监测有特殊的参考价值,主要包括全身骨显像和淋巴显像。

1. 非特异性肿瘤阳性显像　这种显像方法具有方法简便、费用相对较低、应用范围广等特点,因而成为常规核素探测肿瘤的最重要的方式,但往往缺乏特异性。除了恶性肿瘤组织能选择性浓聚外,某些良性病变也能摄取,因此对结果的判断应密切结合临床和其他检查方法。常用的显像剂包括^{201}Tl、^{99m}Tc-MIBI、^{67}Ga-枸橼酸等,它们在肿瘤中聚集的机制尚不十分清楚。

2. 特异性肿瘤阳性显像　特异性肿瘤阳性显像是利用某些放射性药物能选择性地浓集在特定肿瘤细胞某个部位的原理。例如,放射性核素标记的受体配体只与该受体结合(放射受体显像),或放射性标记的抗体只与相应的抗原结合(放射免疫显像,RII),从而可使受体分布丰富或含有特殊抗原的肿瘤组织显影,因此具有高度的特异性。嗜铬细胞瘤富含肾上腺素能受体,而放射性碘标记的间位碘代苄胍能与肾上腺素能受体特异性结合,根据此原理设计的^{131}I-MIBG(间碘苄胍)已常规用于探测嗜铬细胞瘤、恶性嗜铬细胞瘤及其转移病灶、神经母细胞瘤等;血管活性肠肽(VIP)受体广泛分布于全身,除了消化道和神经内分泌肿瘤外,在膀胱癌、结肠癌等肿瘤中也有高度表达,利用^{123}I标记可以对上述肿瘤进行显像诊断;采用^{99m}Tc标记的抗膀胱癌单克隆抗体BDI-1进行膀胱内灌注RII,膀胱癌患者肿瘤阳性率达88.5%,原发性和复发性肿瘤均可获得清晰显像,检出的肿瘤其最小直径仅为0.5cm。

3. 肿瘤代谢显像　肿瘤细胞,特别是恶性肿瘤细胞的分裂增殖比正常细胞快,能量消耗相应增加,而葡萄糖为肿瘤细胞能量的主要来源之一,恶性肿瘤细胞的异常增殖需要葡萄糖的过度利用。根据这个特点,利用正电子发射计算机断层显像仪(PET)和^{18}F标记的脱氧葡萄糖(^{18}F-FDG),可以对肿瘤进行代谢显像。PET在肿瘤学中的应用可以归纳为以下几个方面。①肿瘤诊断:肿瘤的早期诊断,鉴别良、恶性肿瘤;②肿瘤评价:鉴别肿瘤复发或残留病灶与组织坏死或瘢痕形成;③肿瘤分期:根据肿瘤病变的累及范围,为肿瘤分期提供依据;④肿瘤定位:为发现淋巴结等远处转移的患者寻找原发灶;⑤肿瘤监测:评价肿瘤的治疗反应。

4. 全身骨显像 全身骨显像对泌尿生殖系统肿瘤本身的诊断并不具有特殊意义,但某些泌尿生殖系统肿瘤(如前列腺癌)很容易发生骨转移,而肿瘤是否发生转移以及转移范围的确定,对于肿瘤患者的临床分期、确定手术方案、随诊及治疗监测等方面,具有特殊的参考价值,最常用的骨显像剂是^{99m}Tc-MDP(亚甲基二膦酸)。^{99m}Tc-MDP 在骨骼内沉积的多少受到局部血流量和骨骼无机盐代谢及成骨活跃程度等因素的影响。当发生肿瘤骨转移时,由于病灶局部肿瘤组织代谢旺盛、血流丰富,放射性分布呈异常浓聚,并且放射性增高的程度常与病变的性质、范围及恶性程度有关,如恶性骨肿瘤常较良性骨肿瘤呈现更高的放射活性。多发性、形态不一、大小不等、涉及多处骨质尤其是以轴心骨为主的异常放射性浓聚灶,是肿瘤骨转移的典型表现。骨显像是一种非特异性的显像方法,肿瘤患者骨显像出现放射性异常浓聚并不意味着一定是转移性病变,尤其是单发浓聚灶,可能是外伤或其他良性病变所致,应结合临床和其他检查方法综合判断。

第 **4** 章

chapter 4

泌尿生殖系肿瘤的一般治疗

第一节　综合治疗

经过 40 余年的努力,肿瘤的治疗已进入综合治疗的时代,即根据患者的机体状况、肿瘤的病理类型、分期和发展趋向,合理地、有计划地综合应用现有的治疗手段,以期较大幅度地提高治愈率和改善患者的生活质量。

由于肿瘤患者的早期诊断和综合治疗的进展,已使恶性肿瘤诊断后 5 生存率达 50％,某些肿瘤患者的生存率更高。

根据患者的身体状况、肿瘤的病理类型、侵犯范围(病期)和发展趋向,有计划地、合理地应用现有的治疗手段,以期较大幅度地提高治愈率,而且应当改善患者的生活质量。

在进行综合治疗时,必须做到合理、有计划。由于普遍重视开展综合治疗,使睾丸肿瘤、肾母细胞瘤、肾癌、膀胱癌及前列腺癌的治愈率有了很大的提高。

近年来由于新药的不断涌现和集落刺激因子、淋巴因子、隔离环境、成分输血和其他支持治疗的发展,使得临床医师可以将以往的“常规剂量”提高数倍,从而使治愈率有相当幅度的提高,美国医学会发表的儿童肾母细胞瘤 5 年生存率从 1960 年的 33％提高到 1996 年的 92％。

一、综合治疗的目的要明确

肿瘤治疗失败造成患者死亡的原因,仍为局部未控或转移,以及上述原因的各种组合。在处理患者时,应该明确以下几点。

1. 全身状况对治疗的影响　肿瘤患者的全身状况,特别是免疫状况对肿瘤的治疗有很大影响,同时,肿瘤的存在又会严重地影响患者的免疫功能。因此,合理地、辨证地进行治疗是非常需要的。治疗肿瘤时,应争取尽可能除去肿瘤,使患者体力各方面得到恢复,特别是着重患者免疫功能的重建。以后再视情况进行强化治疗,同时,不断提高患者的免疫功能,促进康复。

2. 准确判断病变的范围 治疗患者,首先要确定病变的范围及需要解决的问题,采用不同的综合治疗方法进行针对性的治疗。局限性的病变,尽可能先行手术治疗,再采用其他治疗方法;不能切除或已有播散的病变,则应先采用放疗或化学治疗(简称化疗),待病灶局限、病情稳定后,再手术治疗,术后再采取相应的辅助化疗和预防性照射即比较容易成功。

3. 权衡利弊 合理的治疗不但要提高生存率,而且要提高生活质量,同时要考虑对患者的机体和精神上的影响。根治性手术,要尽可能保留患者的器官和正常生理及功能,大面积放疗及高剂量化疗,能引起发热的生物治疗,相当多的中药都有一定的不良反应,使用时需特别慎重。姑息治疗时,大面积照射和高剂量化疗会给患者带来相反的效果,使患者肿瘤播散更快。

二、治疗方案安排要合理

在充分衡量机体的免疫状况、患者重要脏器的生理功能及局限与播散之间的情况下,制订合理、有计划的综合治疗方案是很重要的。对于某些肿瘤,局部控制相对是个主要问题。局部切除、放疗或化疗都可将其治愈,无须再加用其他治疗,如扩大切除或预防照射都是不必要的。而另一些肿瘤,虽尽量扩大切除或照射都不能消除远处播散的可能,则需要采取必要的全身措施才能达到根治的目的。综合治疗的方法主要有以下几种。

1. 先手术治疗后放疗或化疗 对于局限的肿瘤先手术治疗,根据手术情况加用放疗和(或)化疗,睾丸精原细胞瘤、肾胚胎瘤就是比较成功的例子,即使已有远处转移,手术后加用放疗或化疗,亦能控制病变,达到痊愈。

2. 先化疗或放疗后手术治疗 对于局部已有浸润或区域性转移的肿瘤,可先化疗或放疗以后再行手术治疗。可使治愈率明显提高,同时可以消灭肿瘤四周的亚临床灶,使肿瘤缩小,手术范围缩小,较好地保存患者手术后的生理和生活功能。目前,先期化疗很受重视,在一定程度上代表了一种趋向。膀胱癌的术前放射治疗的指征是肿瘤>4cm或病理为分化差的肿瘤。

对于已无手术机会的患者,应尽可能先行化疗,以避免放疗后引起血管栓塞,使化疗药物难以进入体内,必要时化疗与放疗同时进行。肾癌及软组织肉瘤在手术不彻底时都应做术后放射治疗。多在伤口愈合后立即开始。放射剂量应尽力给予根治量或接近于根治量。

3. 生物治疗 多作为辅助应用提高机体的免疫功能,尚无单用生物疗法可以治愈晚期肿瘤的证明。

第二节 外科治疗

肿瘤外科学是在肿瘤学和外科学的基础上发展起来的一门重要临床学科。当外科学与肿瘤生物学相结合后,肿瘤的外科治疗在观念上有了很大改变,手术作为单一治疗手段的历史已经过去,但在肿瘤的综合治疗中,外科治疗仍占有首要地位,是大多数肿瘤治疗的第一选择。

正确的手术治疗不但可以切除肿瘤,而且可间接改善机体对肿瘤的免疫功能。

恶性肿瘤外科治疗效果的提高,是通过早期发现、早期诊断和早期手术切除来实现的。应正确掌握手术适应证和遵守治疗规范,按照肿瘤的类型及其发展程度确定手术切除范围,而不应盲目地单纯扩大手术切除范围,因为临床上所确定的癌症病例,其中约有 70% 已发生转移,无论手术切除范围如何扩大,治疗的效果总是有限的。但是,可以通过手术切除肿瘤及其邻近正常组织做出正确的临床分期,以便制订合理的综合治疗方案,即使肿瘤已经转移,手术切除原发瘤,也利于化疗、放疗的成功实施,因此,手术在综合治疗中也起着重要的作用。

手术还用于切除转移癌(瘤),对于晚期癌患者,仍可减轻疼痛及因肿瘤发生的其他症状。

肿瘤常发生急症,如出血及泌尿系梗阻、急性肾衰竭等,需要外科紧急手术处理。

总之,当病变仍局限于原发组织及所属区域淋巴结时,应彻底切除肿瘤,才能提高疗效。当术中发现远处的亚临床微小转移灶时,术后必须有计划的、合理的综合治疗,以提高疗效。

外科治疗的一般原则适用于肿瘤治疗,但肿瘤的生物学特性又决定肿瘤外科必须遵循一定的原则。

一、正确的诊断是合理治疗的关键

应用现代影像(B超、CT、ECT、MRI)技术对肿瘤的性质及范围做出准确的判断,便于制订合理的治疗方案。如果肿瘤局限,则可先采用手术治疗,辅以必要的化疗、放疗及免疫治疗;如果肿瘤巨大不能切除且已有播散,则需先行放疗或化疗,再行手术治疗。又如已经固定浸润的前列腺癌,则无须行前列腺根治术,而应行睾丸切除再辅以内分泌治疗;范围广泛的膀胱肿瘤,则应行全膀胱切除及肠代膀胱术。如能在术前做出完整的病理学检查,即肿瘤的性质、生物学行为、病灶范围、浸润深度、淋巴结转移等情况,则可以帮助外科医师对肿瘤做出更为准确的分期及选择不同的手术方式及辅助治疗。各种恶性肿瘤,对放疗或化疗的敏感性不同,因此,病理诊断是十分重要的。如前列腺肉瘤,分类复杂,无论术前、术中及术后其合理的治疗方案均完全依赖病理学诊断;如睾丸肿瘤伴有腹膜后淋巴结转移者,经睾丸切除病理诊断为精原细胞瘤者,术后仅需要补充放疗和(或)化疗即可获得治愈的可能,如病理诊断为胚胎性癌者,则需要再进行腹膜后淋巴结清除术。

二、正确掌握手术治疗的适应证和禁忌证

肿瘤手术有两个目的,即明确诊断和治疗肿瘤。

1. 适应证 在对肿瘤做出明确诊断后,即应决定是否手术及选择何种术式,在某种意义上说,合理的手术可能只有 1 次,因此,应严格掌握适应证。

(1)明确诊断可采用细针吸取细胞、针吸活组织检查、肿瘤组织的切取或切除进行活检,明确诊断及进行临床及病理分期。

(2)根治早期恶性肿瘤:早期恶性肿瘤,因为原发肿瘤局限、对周围组织或器官没有侵犯或侵犯少。通过根治性手术可以及时彻底切除肿瘤,从而达到根治的目的。

(3)治疗某些激素依赖性肿瘤而需做内分泌腺体切除者,如对晚期前列腺癌患者行睾丸切除术。

2. 禁忌证

(1)全身情况差、年老体弱、严重贫血、代谢紊乱,处于恶病质状态,不能在短期内纠正而无法耐受手术者。

(2)合并有严重的心、肺、肝、肾器质性病变或严重传染病不能耐受手术者。

(3)肿瘤广泛转移或广泛外侵并和邻近重要器官固定,且不能连同受累器官或肢体一并切除者。

(4)因肿瘤部位原因,手术切除有困难或易造成重要脏器损伤者。

三、预防恶性肿瘤医源性播散和种植

在对恶性肿瘤进行检查和手术治疗时,应严格遵循"无瘤操作"的原则,防止因不适当的操作造成肿瘤的转移和播散。

1. 术前触诊 对肿瘤的触诊检查,术中对肿瘤部位的探查应轻柔,不应用力过猛或挤压,尽量减少检查次数。例如,小儿胚胎瘤、睾丸肿瘤的触诊及前列腺肿瘤的肛门指诊。

2. 正确选择活检方法 睾丸肿瘤一般不做活检,前列腺活检应按要求进行,诊断性手术与根治性手术衔接得越近越好,尽可能在手术中做冷冻切片。

3. 手术操作 要稳准轻快,尽量采用锐性解剖,少用钝性分离。

(1)术中应先处理手术切除的周围部分,再处理肿瘤邻近部位,要最大限度地切除肿瘤组织,切除范围要包括病变周围一部分正常组织,如膀胱肿瘤切除范围应在肿瘤旁 2cm。肾肿瘤切除时,应将肾周围脂肪囊一并切除。

(2)切除肿瘤时,应先分离阻断血管,移去肿瘤组织,再清理淋巴结,如睾丸肿瘤切除时,应先在腹股沟结扎精索,再切除睾丸。

4. 保护好手术野无瘤区 创面及切缘应采用纱布垫保护,以肿瘤为主的"瘤

区"必须严格隔离。肿瘤不慎被切开或破裂,应及时移去肿瘤组织,用手术巾保护,手术巾湿透时应及时更换。

手术器械应勤更换,特别是接触肿瘤后应及时用蒸馏水冲洗后再用或更换,手术者的手套不应直接接触肿瘤。

四、尽量保留泌尿功能及性功能

1. 双肾肾癌

(1)对较大癌肿的一侧做根治性肾切除术。

(2)对较小一侧的癌肿行部分肾切除、肿瘤局部切除或剜除术。

(3)如两侧病变范围均较局限时,宜行双侧部分肾切除或剜除术。

2. 孤立肾肾癌　无论是先天性或后天性孤立肾肾癌,手术治疗仍然是最佳选择,其目的是尽可能切除肿瘤,保留足够的正常肾组织,争取不用透析而使患者继续存活,如为多发性肿瘤或肿瘤范围较广泛,可进行选择抗癌药物栓塞治疗或根治性肾切除,以及血液透析。

3. 前列腺癌　近10年来,又开展了保留性神经前列腺根治术,术后神经功能障碍由90%减低到30%左右。根治术适用于B期以前的肿瘤,少数B期以上、经过激素治疗降期的病例也可行根治术。手术切除率一般为20%左右。

前列腺癌、膀胱癌行根治性手术治疗时,应最大限度地保留患者的性功能,提高患者的生存质量。

4. 阴茎癌

(1)阴茎部分切除术:根据具体病理情况,肿瘤在冠状沟前、肿瘤以上阴茎皮肤完好,海绵体无肿瘤浸润者,可距肿瘤边缘2cm处做阴茎部分切除(TNMT$_1$期以前、Jackson Ⅰ期)。

(2)阴茎全切除:TNM T$_2$期、Jackson Ⅱ期以上的肿瘤行阴茎全切术。对于可疑或已有淋巴结转移的病例,应当施行Ⅰ期或Ⅱ期淋巴结清扫术。

阴茎癌在切除肿瘤的同时若能保留部分阴茎,则有利于患者的排尿及性功能的维持。

第三节　化学治疗

化学治疗的发展史较短,目前单独应用在多数肿瘤处于姑息性治疗的水平,但对于某些肿瘤已取得相当高的治愈率。因此,大多数学者认为,化学治疗正在从姑息治疗向根治水平过渡。

早在20世纪中期开始用化学药物治疗肿瘤,直到20世纪后期,由于基础理论研究发展迅速,加之新技术的应用,推动了肿瘤各种治疗手段的改进,使肿瘤的诊断和治疗水平都有明显的提高,因此,各种治疗方法的适应证不断扩大,疗效亦明显提高,单一应用手术治疗实体瘤的时代已经过去,综合治疗已成为当前肿瘤治疗的主要方向。化学治疗和手术治疗、放射治疗成为肿瘤治疗的三大手段,其中化学治疗有其自身的优点而受到专业医师的高度重视。

手术治疗和放射治疗通常用于局部肿瘤的治疗,而化学治疗是一种全身性的治疗方法。在肿瘤得到确诊时,有相当一部分肿瘤已发生癌癌的转移,只是大多数病灶微小而不易发现,因此需要使用化疗药物进行全身治疗,以便杀灭扩散的癌细胞。

化学治疗对某些患者有时是唯一的治疗方法,它可以治愈某些癌,且可防止癌的扩散、减慢癌的生长速度以及减轻癌癌引起的症状,即使肿瘤已经发展到不能治愈的程度,化学治疗也有助于延长患者的生存期。一般情况下,化学治疗与放射治疗、手术治疗联合应用,可提高疗效。

一、化学药物治疗的理论基础

近年来,化学治疗在药物的种类或给药途径、适应范围方面都有了很大的发展。

化学治疗肿瘤的药物与临床常用的药物有很大区别,一般要根据细胞增殖周期的不同、作用点及肿瘤倍增时间,巧妙地联合用药以达到最高疗效。

实验证明,人体细胞的代谢、增殖是有一定规律的,细胞的繁殖涉及细胞生长、基因复制以及一个亲代细胞分裂成为两个子代细胞。由于每个子代细胞继续繁殖,所以每次由一个细胞分裂为两个细胞的整个过程可以视为一个细胞的生命周期,细胞群中一般只有部分细胞处于增殖周期。细胞增殖周期分为 4 个阶段,在每个阶段,细胞执行不同的任务:一个细胞分裂为两个子细胞的阶段称为有丝分裂期(M 期)需 1h 左右,有丝分裂期后细胞进入第 1 个间歇期(G_1 期),又称合成前期,在 G_1 期,细胞代谢活跃,体积增大,但它并不直接进行 DNA 复制,而是进行 RNA 的合成历时数小时到数天,G_1 期后,细胞进入 DNA 合成期(S 期)。在 S 期,细胞进行 DNA 复制,其基因增加 1 倍,此期历时需 5～30h。然后细胞进入第 2 个间歇期(G_2),一般需 1～2.5h,并准备分裂。至此细胞完成了一个周期。整个细胞周期时间约为 20h。体内细胞分裂是受严格控制的,不同种类的细胞繁殖速度有很大差别,主要是由细胞周期中合成前期 G_1 期的长短所决定,而它们的 S 期、G_2 期及 M 期的时限并无大的区别。对于分裂缓慢的细胞而言,其 G_1 期的进程并不是一个连续的过程,它们停留在 G_1 期不再继续进展,而是进入静止状态称为 G_0 期。除非有一个外界信号刺激,诱导细胞重新进入 DNA 复制合成期(S 期),才能恢复繁殖能力。

与正常组织相似,各种肿瘤细胞在繁殖分裂速度上也不一样。抗癌药物一般是通过干扰破坏细胞分裂过程的某些环节而杀伤肿瘤细胞达到治疗目的。

二、化疗药物的分类

1. 损伤 DNA 的药物 这类药物以不同方式抑制细胞的分裂增殖,直接破坏细胞的 DNA。其中最大的一组损伤细胞 DNA 的药物是烷化剂,它们使 DNA 成分烷基化,从而导致 DNA 中嘌呤解离,DNA 键断裂或形成交链,从而阻断 DNA 的进一步复制。有的抗生素类抗癌药物不但造成肿瘤细胞 DNA 的断裂,而且可通过抑制 DNA 连接酶而影响 DNA 的修复,这类药物前者包括环磷酰胺、氮芥、噻替哌、白消安等,后者包括博来霉素、丝裂霉素 C、顺铂等。

2. 干扰 DNA 合成的抗代谢药物 该类药物主要是通过干扰细胞 DNA 合成中的一个或数个环节而达到杀伤肿瘤细胞的目的。由于在细胞分裂时,基因必须进行成倍的复制,这些药物阻断了细胞的分裂,导致细胞死亡,这类药物主要包括氟尿嘧啶、巯嘌呤、甲氨蝶呤、阿糖胞苷、多柔比星等。这些药物或是抑制细胞的核酸合成,或是抑制 DNA 本身的合成,以致使细胞 DNA 不能复制,结果导致细胞不能分裂而最终死亡。

3. 其他化疗药物 有几种化学药物是通过影响细胞的其他活动而干扰细胞分裂的,其中有的通过干扰 DNA 切割再接酶的反应达到破坏 DNA 的作用;有的是直接结合到 DNA 上,或通过结合到细胞的微管蛋白上,在细胞有丝分裂期干扰纺锤体的形成而阻断有丝分裂过程。还有的可以降解天冬氨酸,天冬氨酸是合成蛋白质的基本氨基酸,也是肿瘤细胞生长所需的氨基酸,天冬酰胺酶破坏血中的天冬氨酸,从而阻止肿瘤细胞的生长增殖。

三、目前常用的化疗药物

1. 烷化剂 烷化剂直接作用于 DNA 上,防止癌细胞再生。此类药物对慢性白血病、恶性淋巴瘤、霍奇金病、多发性骨髓瘤、肺癌、乳腺癌和卵巢癌具有疗效。烷化剂主要有白消安、顺铂、环磷酰胺(癌得星)、达卡巴嗪、异环磷酰胺、二氯甲二乙胺(盐酸氮芥)和美法仑。

2. 抗代谢药 抗代谢药干扰 DNA 和 RNA 的合成,用于治疗慢性白血病、乳腺癌、卵巢癌、胃癌和结直肠癌。抗代谢药主要有氟尿嘧啶、甲氨蝶呤、阿糖胞苷和安西他滨。

3. 抗肿瘤抗生素 抗肿瘤抗生素通过抑制酶的作用和有丝分裂或改变细胞膜来干扰 DNA。抗肿瘤抗生素为细胞周期非特异性药物,广泛用于对癌症的治疗。抗肿瘤抗生素主要有博来霉素、放线菌素 D、柔红霉素、多柔比星和黄胆素。

4. 植物类抗癌药 植物类抗癌药都是植物碱和天然产品,它们可以抑制有丝分裂或酶的作用,从而防止细胞再生必需的蛋白质合成。植物类抗癌药常与其他抗癌药合用于多种癌瘤的治疗。植物类抗癌药主要有长春碱、长春新碱、三尖杉碱、依托泊苷和替尼泊苷。

5. 杂类 另外一些化疗药物具有不同的作用机制,不属于上面几类,其中包括天冬酰胺酶和维 A 酸。

6. 激素 类固醇质激素用于治疗淋巴瘤、白血病和多发性骨髓瘤等癌症。当激素用于杀死癌细胞或减缓癌细胞生长时,可以把它们看成化疗药物。类固醇皮质激素有泼尼松和地塞米松。性激素用于减缓乳腺癌、前列腺癌和子宫内膜癌的生长。它包括雌激素、抗雌激素、黄体酮和男性激素。性激素的作用方式不同于细胞毒素药物,属于特殊的化疗范畴。

四、合理应用化疗药物

1. 注意给药方法及给药途径 人们把整个增殖周期中对细胞均有杀灭作用的药物称为周期非特异性药物(CCNSA),而把只对某一时期有杀伤作用的药物称为周期特异性药物(CCSA)。

CCNSA 类对肿瘤细胞的作用较强而快,能迅速杀灭癌细胞;CCSA 类一般作用较弱而慢,需要一定时间才能发挥作用。一般来说为了发挥化疗药物的最大效用,CCNSA 应 1 次静脉注射,而 CCSA 则以缓慢静脉滴注、肌内注射或口服为宜。

2. 给药的剂量原则 剂量强度(DI)的概念是由于发现某些肿瘤的疗效与化学治疗在单位时间内的剂量相关,DI 定义是"每周药物按体表面积每平方米的剂量(mg/m^2)",而不计较给药途径。剂量强度的基础是以剂量-反应曲线为线性关系的,因此,剂量越高疗效也越好。不言而喻,这必须是药物敏感的肿瘤。由于患者的机体状况不同、肿瘤的均一性不同,因此在剂量上必须遵循个别对待的基本原则,参考患者肿瘤负荷,骨髓和肝功能、肾功能而决定,因此临床医师的经验很重要。最近已有学者根据药物代谢曲线来具体计算患者的合适剂量,从而达到最大耐量,取得最大疗效并避免不可耐受的毒性。

在制订化学治疗计划和方案时,还应区别治疗的目的是根治还是姑息。如果以姑息为目的,制订具体方案时不应给患者带来很大痛苦和风险,必须衡量治疗可能导致的得失。但在根治治疗时即应最大限度地消灭肿瘤细胞,并采用必要的巩固和强化治疗,以期达到治愈的目的。

3. 用药注意事项

(1)治疗中应根据病情变化和药物不良反应,随时调整治疗用药及进行必要的处理。

(2)用药过程中密切观察血常规、肝功能、肾功能和心电图变化,血常规一般每周检查 1 次或 2 次,直到化学治疗结束后血常规恢复正常为止。肝功能、肾功能应每周检查 1 次。

（3）既往化学治疗、放射治疗后患者骨髓抑制严重者慎用。

（4）严重贫血的患者应先纠正贫血。

（5）年龄＞65岁或一般情况较差者应酌情减量用药。

4. 化学治疗的适应证和禁忌证　选择化学治疗时，必须对患者进行全面了解及周密考虑。首先要明确诊断肿瘤的种类、大小及肿瘤浸润的范围；其次，要根据患者当前需解决的主要矛盾，明确化学治疗的目的及预计可能达到的结果，决定采取局部治疗或是全身治疗。整个过程要有肿瘤治疗的综合治疗观念，即与必要的放射治疗和手术治疗相结合，进行总体安排。

（1）适应证：①对化学治疗敏感的全身性恶性肿瘤；②已无手术治疗和放射治疗指征的播散性晚期肿瘤或术后、放射治疗后复发转移的患者；③具有化学治疗、生物治疗指征的患者，手术前后可辅助化学治疗者。

（2）禁忌证：①白细胞总数$<4.0\times10^9/L$或血小板$<8.0\times10^9/L$；②肝功能、肾功能异常者；③一般情况衰竭或有严重感染的患者；④妊娠妇女，可先行引产或人工流产；⑤过敏体质患者慎用。

第四节　放射治疗

放射治疗学是一个发展极为迅速的学科，自伦琴发现γ射线，到居里夫人发现放射性镭应用于肿瘤治疗，逐渐形成一门独立的学科。目前放射治疗已从最早的X线发展到20世纪50年代^{60}Co，60年代的直线加速器，70年代的快中子和90年代的质子放射治疗和立体定位放射治疗，成为肿瘤治疗的三大重要手段之一。据统计，约有50％的肿瘤患者需要接受放射治疗。

放射治疗是局部治疗手段，其目的有：①以根治治疗为目的的放射治疗主要应用于未发生远处广泛转移的肿瘤患者；②以姑息治疗为目的，主要用来减轻由于原发肿瘤或转移灶而引起的某些症状，对肿瘤进行有效控制，从而减轻患者痛苦，提高生存质量。

一、作用机制

使用高能放射线或粒子辐射治疗疾病称为放射治疗，通常使用的是直线加速器产生的高能射线或由放射性核素^{60}Co，^{131}I，^{198}Au等产生的γ射线、β射线，作用于肿瘤组织细胞，以杀死癌细胞而达到治疗目的。

根据现代生物学和肿瘤放射生物学理论，生物体中任何生理细胞被放射线作用都是传递能量的过程，放射线对病变细胞的作用也是传递能量的过程。组织细胞吸收能量后，各种成分产生电离，每个电离或激发动作传递的能量约可使100个氢键断裂，在不同瞬间继续引起显微结构的不同位置发生千百个激活作用，使另一些稳定大分子也变成不稳定状态,一连串的这种能量传递使显微结构系统许多环节都出现结构有序系统变成紊乱。在继放射线作用于组织细胞散逸能量的物理过程之后出现化学增强机制,即那些被激活的细胞中分子、离子重新组合形成大量的H_2O_2、H^+和OH^-等强氧化剂和大离子集团。激发态的分子也产生次级离子,结果使一种物质转化为另一种物质,在有序大分子系统中出现一环又一环的链式反应,使细胞物质稳定的胶体状态遭到破坏,胶粒和拟脂显微结构的表面聚集许多阴性基因,致使细胞通透性和吸附性发生变化,代谢过程的协调性被破坏。显微结构中层次级的高聚合物质复杂蛋白如核蛋白、脱氧核糖核酸(RNA)和透明质酸等解聚、加速有协调性的酶系统崩溃。由于染色体断裂、核酸合成受到抑制,酶的作用丧失,异常代谢产物的不断增加,对细胞产生毒性作用,终于导致并加速细胞的死亡,病变组织不复存在。

二、影响放射治疗效果的因素

放射治疗效果受许多因素影响,如放射源的选择、照射位置的准确性,照射剂量和时间,以及肿瘤对放射性的敏感性等诸多因素,而后者是难以人为控制的。它是一个极其复杂的过程。根据临床多年经验及研究肿瘤对放射敏感性与以下因素有关。

1. 组织类型　放射敏感性肿瘤如精原细胞瘤、肾母细胞瘤,不敏感的大多数为腺癌,鳞状细胞癌多为中度敏感。

2. 分化程度　分化程度越高,对放射线敏感性越差。

3. 生长形状　外生型比内生型对放射线敏感,浸润型和龟裂型对放射线抗拒。

4. 临床分期　早期肿瘤血供好,氧细胞少,放射线易于杀灭肿瘤细胞。反之,对放射线敏感性就差。

5. 营养状况　可影响到敏感性,营养不佳伴有贫血时对放射线敏感性就差。

6. 年龄　患者越年轻对放射线越敏感。

7. 以往治疗情况　曾行放射治疗又复发或经多次手术、穿刺都会影响放射治疗的敏感性。

当然,这些因素也不是绝对的,有学者观察到一组患者,肿瘤的病种、病程、部位、年龄都相仿的情况下,放射治疗的治疗效果也不一样,因此,放射治疗是一个很复杂的问题。

三、放射治疗的方式

根据应用的放射源的类型以及肿瘤的种类和部位,采用不同的治疗方式,大致分为以下两种。

1. 远距离照射　放射源位于人体外的一定距离,集中照射人体中的某一局部。此种方法需经皮肤和正常组织才能达到肿瘤组织,因而照射剂量受皮肤和正常组织耐受剂量的限制。但这种体外照射仍应用得极为广泛,它可以在门诊治疗,无须住院。用于体外放射治疗的放射线可以来自不同的放射源,它们包括 X 线、直线加速器产生的高能粒子束、放射性核素^{60}Co 产生的 γ 射线等。

2. 近距离照射　将放射源密封直接放置在被治疗的肿瘤邻近部位或直接置于肿瘤组织内,对肿瘤局部区域给予大剂量照射,以尽量减少放射线对正常组织的损伤。它可以在较短时间内给予较大的照射剂量。近年来用于内照射的设备实现了计算机控制的后装化技术。常用放射源为^{192}Ir 和^{125}I、^{32}P 等。因此,近距离照射又称置入体照射、间质照射、腔内照射或简称内照射。进行内照射的患者一般需住院治疗。

四、放射治疗临床应用

1. 适形放射治疗　适形放射治疗是近年来放射治疗中的一个热点,就是使高剂量区分布的形状在三维方向上与病变靶区的形状一致。为达到剂量分布的三维适形,必须满足下述的条件:①在照射方向上,照射野的形状必须与病变靶区的形状一致;②要使靶区内及表面的剂量处处相等,必须要求每一个照射野内诸点的输出剂量率能按要求的方式进行调整。满足第一个条件即为通称的三维适形放射治疗;同时满足上述两个条件的即为调强放射治疗。与常规的体外放射治疗相比具有下列优点:①最大限度地减少对肿瘤周围正常组织和器官的照射,可降低正常组织的近期或后期并发症;②可明显地提高对靶区的照射总量,常规体外照射时前列腺癌安全剂量的上限为 70Gy 左右,用适形放射治疗后的剂量可从 74Gy 递增至 80.4Gy,Mohan 的结果为 75.6Gy 递增至 86.4Gy,适形放射治疗时前列腺癌最高安全剂量可达 87.3Gy;③可明显提高前列腺癌的局部控制率,预后不好的前列腺癌患者做适形放射治疗可提高生存率:照射剂量＜69Gy 组 5 年生存率为 15％,＞69Gy 组 5 年生存率可达 28％。适形放射治疗的应用使得肿瘤的体外放射治疗更加精确,适应证更广泛。

2. 快中子放射治疗　快中子具有相对生物效应较高、较低的氧增比,同时对各时相的癌细胞具有相同的杀伤作用,且使亚致死损伤及潜伏致死损伤很难修复。但快中子射线本身有极强的致损伤作用,治疗后较高的并发症发生率是其应用中需考虑的问题。大多数学者认为快中子与光子混合治疗相对单纯的光子治疗,可提高局部控制率。近年来由于适形技术的应用,使得三维适形混合射线治疗前列腺癌近期疗效较好,不良反应可以接受,但要注意控制中子剂量在 11Gy 以下。

3. 质子放射治疗　高线性能量传递射线质子亦用来治疗前列腺癌,其主要运用了其 Bragg 峰的物理特点,即在峰以外的皮肤剂量和出射剂量都很小,峰的位置和体积都可以调节,其优点是剂量分布好、旁散射少、穿透力强和局部剂量高。质子放射治疗可以显著降低并发症,RTOG≥3 级的急性胃肠道和泌尿生殖道反应<1%,慢性的 3 级反应只占 1%,4 级占 0.2%。将调强技术与质子治疗结合产生质子调强,同样其强度可以调节,并显著减少接受低剂量照射的正常组织体积显示出更好的靶区覆盖和邻近组织结构的保护。

五、放射治疗方案的制订

一般情况下,放射治疗单独治疗肿瘤较少、多与手术治疗和化学治疗联合应用,特别是对肿瘤治疗提倡综合治疗的情况下更是如此。

1. 放射治疗与化学治疗的联合 放射治疗作为有效的局部治疗手段常常能使肿瘤得到控制,而又不致对全身生理产生太大的影响。但放射治疗不能杀灭体内隐蔽的转移灶,也不能保证可以完全清除原发肿瘤及其引流淋巴结内转移灶,如睾丸肿瘤、膀胱癌有腹主动脉旁淋巴结转移的情况。而化学治疗往往对原发瘤的作用有限,它的主要功能在于清除隐蔽的小转移灶。因此,放射治疗和化学治疗结合在肿瘤的治疗上具有理论上的优越性。

但是,值得一提的是,必须看到它们联合的有害一面,在某种情况下有一定的危险性。例如,一些化疗药物具有放射增敏剂的作用,它可以加重放射治疗的局部反应,造成照射野周边组织的严重毒性反应。因此,只有在为了控制局部原发瘤以及同时治疗转移灶时,才需要同时采用放射治疗与化学治疗的联合应用方案。

2. 放射治疗与手术治疗的联合 放射治疗与手术治疗的联合应用治疗恶性肿瘤是联合治疗的最常用方式。在手术前、手术中或手术后都可以进行,主要根据肿瘤的病变程度和范围。

(1)术前放射治疗:适用于局部复发而尚无远处转移的病例,照射范围应包括肿瘤附近的亚临床灶。手术与放射治疗的间隔期为 2 周左右。

由于临床与实验室都证实了术前放射治疗对一些肿瘤有一定效应,加之近年来直线加速器装置和后装技术的应用,进行术前治疗并不增加手术困难,也不增加术后并发症。术前照射可以消灭肿瘤周围的亚临床灶。同时使肿瘤缩小,手术范围也相应缩小,减少对邻近组织的损伤。还可以降低肿瘤细胞活力,从而降低远处转移率。

(2)术中放射治疗:其优点在于能避开附近的重要器官,一次性给予大剂量的照射,大大减少肿瘤邻近组织受射线的损伤,减少并发症。但此种方法必须在加速器机房或其附近的外科手术室内进行肿瘤切除,这种放射治疗在充分暴露肿瘤部位并在直视下进行,对正常组织可以很好地保护,因此很少有放射治疗并发症发生,明显提高治愈率。但由于工作环境要求高,故此法难以推广。

(3)术后放射治疗:此法适用于有肉眼癌残存或按规律肯定有肿瘤残存时,当这种肿瘤对放射线有一定的敏感性时,如肾癌,在手术不彻底时可做术后照射。术后照射治疗与手术的间隔应尽量缩短,即在伤口愈合后立即开始,尽可能采用根治剂量。

六、放射治疗的不良反应

一般来讲,放射治疗是肿瘤进行局部照射,对全身性不良反应较小,只是对肿瘤邻近器官造成程度不一的损伤,如胸腔照射可能引起放射性肺炎,腹部照射可能引起肠炎,这种情况是不可避免的,只能在放射治疗中尽可能对位准确,剂量适中,以减少不良反应。

第五节 生物治疗

20世纪80年代初期,随着细胞生物学、分子生物学及生物工程技术的迅速发展,给肿瘤的生物治疗带来了新的希望,成为20世纪末一个新兴领域——现代生物治疗肿瘤学,引起医学界的高度兴趣,现已成为继手术治疗、放射治疗、化学治疗3种传统技术之外的又一新的治疗手段,被称为肿瘤的第4种治疗方式。

所谓生物治疗,就是通过应用生物制品,特别是生物应答调节剂来调节和加强机体的免疫能力或直接显示细胞毒作用,改变机体对肿瘤的生物状态,从而达到抗病治疗的目的。

生物工程技术的飞速发展为肿瘤治疗领域开创生物治疗的新纪元,形成了生物治疗的四大技术:过继性免疫细胞输注技术、细胞因子技术、单克隆抗体技术和肿瘤疫苗技术。其中,目前应用最多的是细胞因子技术。

一、常用生物应答调节剂

1. 生物应答调节剂的定义 Mitchel C对生物应答调节剂(BRIMS)下过具体定义:一种物质只要具备以下条件之一或几项就可以称为BRIMS。

(1)直接增强宿主的抗肿瘤反应,经免疫刺激增加效应细胞的数量或增加活性或增加可溶性中介物的产生。

(2)增强宿主对细胞毒物质造成损伤的耐受能力。

(3)通过减少抑制性机制而增强宿主对肿瘤的免疫反应。

(4)改变肿瘤细胞膜的特点。

(5)预防或逆转细胞转化或促进不成熟肿瘤细胞的成熟。

(6)借助于生物学手段的一些新方法如基因治疗均可列入此范畴。

2. 常用生物应答调节剂的分类

(1)微生物:如卡介苗。

（2）高等植物的小分子化合物：如马兜铃酸。

（3）多糖类：如香菇多糖、云芝多糖。

（4）合成药物：如左旋咪唑、丙胺肌苷。

（5）高等生物：如胸腺素、干扰素等。

值得指出的是,大多数生物调节因子在体内的抗肿瘤机制还不十分清楚,每种因子可能也不只通过一种机制发挥作用。目前临床使用的大部分生物调节因子治疗肿瘤还属于试验阶段,除个别病例外,尚无资料证明单用生物疗法可以治愈晚期癌症。因此,生物治疗多为辅助应用。它的应用有一定的适应证,其最大治疗效应多见于特别小或治疗时没有发病而具有癌肿高复发率的患者,多在放射治疗、化学治疗后应用。

二、生物应答调节剂的临床应用

1. 卡介苗　卡介苗是一种减毒的牛结核分枝杆菌,它的抗肿瘤机制比较复杂,直接注射于肿瘤内造成非特异性反应,并诱发超敏反应。被卡介苗激活的淋巴细胞和巨噬细胞可以直接通过释放各种细胞介素参与对肿瘤细胞的非特异性杀伤。

卡介苗在肿瘤临床治疗中的最大成功是膀胱内灌注治疗复发性浅表膀胱癌。它可以明显减少肿瘤复发率及尿瘤细胞检测阳性率,从而也减少其后做膀胱切除术以及明显延长患者的生存期。此方法已广泛应用于治疗膀胱原发性或复发性原位癌。

卡介苗膀胱灌注的不良反应主要是有 50% 的患者产生膀胱刺激症状,表现有尿频、尿痛、尿急和血尿。有的可以出现乏力、发热及流行性感冒症状,一般持续 12~24h。卡介苗肿瘤内注射时常发生局部红肿、硬结,最终发生溃疡及坏死。全身可能亦有发热、寒战、肌痛、关节痛等反应。极少数患者可能发生严重的过敏反应。

2. 白细胞介素-2(IL-2)　白细胞介素系单核-巨噬细胞、T 淋巴细胞所分泌的在炎症反应中发挥非特异性免疫调节作用的某些因子的总称。已正式命名的白细胞介素(IL)有 IL-1~IL-15,其中最常用的白细胞介素-2(IL-2),其是在小鼠脾细胞培养上清液中发现的,由 T 细胞或 T 细胞系产生,又名为 T 细胞生长因子。目前应用细胞工程技术所制备和纯化的 IL-2 已用于临床治疗某些肿瘤。

白细胞介素-2 的生物学作用在于直接作用于 B 细胞,促进其增殖、分化和 Ig 分泌,以及通过刺激 T 细胞分泌 I3 细胞增殖和分化因子,同时还可诱导淋巴因子激活的杀伤细胞(LAK)、自然杀伤细胞(NK)、细胞毒性 T 淋巴细胞(CTL)等多种杀伤细胞的分化和效应功能。

近年来临床上使用 IL-2 主要用于试验性治疗晚期黑色素瘤和肾癌。有报道单独使用大剂量 IL-2,通常可以达到 20% 的有效率。偶尔可以使肿瘤完全消退,其生存期明显延长。也有的学者使用 IL-2 与 LAK 细胞联合应用治疗晚期肿瘤,但几项临床试验治疗结果表明,其与单独使用疗效无明显区别。因此,目前认为这种联合应用意义不大。

IL-2 临床推荐量为 20 万~30 万 U/m^2,每周 4d,4 周为 1 个疗程。IL-2 治疗肿瘤的过程中仍可产生严重的毒性反应,其最明显的并发症是毛细血管渗出综合征,从而导致液体潴留、肾功能不全和肺水肿,有的还可以引起贫血、血小板减少、腹泻等,若终止治疗这些毒性反应通常会消失。

3. 干扰素(INF)　干扰素主要由血细胞、成纤维细胞等在细菌、病毒、多核苷酸等刺激物诱导下产生,目前多用基因重组技术生产,其作用于其他细胞,干扰病毒的复制而命名为干扰素(INF)。实验证明,INF 并不能直接杀伤病毒,而是诱导宿主细胞产生数种酶干扰病毒的基因转录或病毒蛋白组分的翻译。根据产生干扰素细胞来源的不同、理化性质和生物学活性的差异,可分为 3 种类型即 INF-α、INF-β、INF-γ。这 3 种干扰素都具有抗病毒、免疫调节及抗细胞繁殖的作用,但目前还不清楚是其中的哪种作用产生抗肿瘤效果。目前已知干扰素除直接抗病毒活性外,还具有其他生物效应,可能直接影响肿瘤的生长。这些效应包括增强 NK 细胞、T 淋巴细胞及巨噬细胞的细胞毒性作用,增强肿瘤细胞及免疫应答细胞表面抗原的表达,促进肿瘤基因的表达及细胞分化以及对各种蛋白质、酶及脂类合成的影响。

INF-γ 在治疗肿瘤方面主要用于白血病、骨髓瘤、肾细胞癌、浅表膀胱癌等。干扰素大多数与手术治疗、化学治疗等联合应用时疗效明显提高。一般对中、低度的恶性肿瘤效果较好。另外,合理使用剂量十分重要,剂量过大或过小都会影响疗效,推荐剂量为 $(1\sim3)\times10^6U/d$。

干扰素较明显的不良反应是高热、寒战。全身症状可以包括血小板减少、肝转氨酶升高,少数患者还可出现神经系统症状。上述大多数不良反应在减少剂量或终止治疗后都可以消失。

4. 肿瘤坏死因子(TNF)　细胞因子是近年来肿瘤生物治疗中最活跃、最有生机的一个领域。细胞因子是由免疫细胞和相关细胞产生的一类调节细胞功能的高活性多功能蛋白质多肽。肿瘤坏死因子是其中细胞因子之一。它是一种在体内具有免疫调节作用的高活性不带糖基的蛋白质,它的抗肿瘤活性为直接杀灭某些肿瘤细胞,在不损伤正常细胞的同时减少另一些肿瘤细胞的增殖率。TNF-α 还能抑制肿瘤的血管形成,因而减少肿瘤细胞必需的血供和氧供。

TNF 可以静脉注射,也可局部直接注射于肿瘤体内,部分肿瘤可获得缓解。推荐量为 $1\sim200\mu g/m^2$,每周 2 次,共 4 周,8 次。其不良反应主要包括发热、寒战、白细胞计数减少等。

以上 INF、IL-2、TNF 都属细胞因子,目前临床已将三者联合应用形成所谓细胞因子调节网络。实践证明,三者联合治疗不仅能减少所用的剂量和所致的不良反应,还能取得各因子单独应用所达不到的良好抗肿瘤效果。但细胞因子抗肿瘤临床应用也存在不少难题,因细胞因子既具有促进又有抑制的机制,往往带有生理和病理的双重作用,这也是今后需研究解决的课题。

三、基因治疗

对肿瘤发生发展过程中基因改变的进一步认识,人们了解到不但有致癌基因而且有抑癌基因。一个肿瘤的形成和发展需要使某些致癌基因活化,又要使某些抑癌基因灭活。所谓基因治疗就是将目的基因用基因转移技术转入靶细胞,使其表达此基因而获得特定的功能,继而发挥对肿瘤的杀伤抑制作用或改变肿瘤细胞的某些生物行为而达到治疗目的。

基因治疗是很有希望的一种生物治疗方法,但仍存在相当多的难题。迄今,基因治疗仍处在实验阶段,在临床上看不到明显疗效。当前,比较有前途的是针对耐药基因的单克隆抗体和其他治疗。

四、肾癌的生物治疗

1. IFN   IFN 是第一个用于临床的重组基因细胞因子,因连接的受体不同分为两型:IFN-α、IFN-β、IFN-τ、IFN-ω 为 I 型,IFN-γ 为 II 型。一般文献中将 IFN-α 的用量分为低剂量≤3MIU/d、中等剂量 5～10MIU/d 和高剂量≥10MIU/d。常用治疗剂量是 9～18MIU/d,皮下注射或肌内注射,每周 3 次。大多数学者建议治疗持续时间至少 3 个月。为增加患者对干扰素的耐受能力,可采用阶梯式递增方案,即开始时用 3 MIU/d×1 周、6MIU/d×1 周,以后改为 9MIU/d×(8～10)周。按照 WHO 评价药物疗效的标准,单独应用 IFN-α 治疗转移性肾癌国外大量临床随机对照研究报道显示其有效率为 10%～20%,平均为 15%,完全缓解(CR)占 3%～5%。部分缓解(PR)的缓解期平均为 4～6 个月。为提高疗效、减少 IFN-α 的不良反应,国外学者进行了 IFN-α 联合其他药物的临床试验研究,目前的研究结果显示,IFN-α+IL-2 可提高对转移性肾癌的有效率,但生存率与单独应用干扰素相比无明显统计学意义,但其却降低了患者的生存质量。长效 IFN-α 也已试用于转移性肾癌的治疗,虽然血浆的半衰期延长,但其疗效无显著提高,不良反应也未减少。随机对照研究结果显示,IFN-γ 对治疗转移性肾癌无效。

2. IL-2   1992 年美国食品药品监督管理局(FDA)批准将 IL-2 用于转移性肾癌的治疗。根据 IL-2 的用量分为大剂量方案和小剂量方案,一般认为对用药剂量达到需要住院监护的程度称为大剂量方案。1995－2000 年美国国立癌症研究所(NCI)系列报道了用大剂量方案[IL-2(6～7.2)×10^5IU/(kg·8h),15min 内静脉注射,第 1~5 天,第 15~19 天,间隔 9 天后重复一次]。治疗 255 例转移性肾癌的结果,CR 占 6.7%(17/255),PR 占 7.8%(20/255),总有效率为 14.4%;部分缓解的患者中位缓解期 20 个月(3~97 个月),完全缓解的患者中位缓解期>80 个月(7~130 个月)。由于应用大剂量 IL-2 方案的不良反应重,甚至有 4%的患者死于用药并发症。Kammula 等总结美国 NCI 用大剂量 IL-2 治疗晚期肿瘤的结果,并对比了每周期平均用药 13 次(155 例)与用药 7 次(809 例)对疗效及不良作用的影响,发现后者 IL-2 用量减少近 50%,但有效率没有降低,不良反应明显减少,没有与 IL-2 相关的死亡病例。为减低不良反应,美国 NCI 提出了小剂量 IL-2 方案:IL-2 250 000IU/kg,皮下注射,5d/周×1 周;IL-2 125 000IU/kg,皮下注射,5d/周×6 周,每 8 周为 1 个周期。2000 年 Huland 等报道雾化吸入 IL-2 治疗肾癌肺转移的 I 期临床试验结果,雾化吸入 IL-2 15MIU/m²,每天 1 次,连续 4 周,用每日雾化吸入量 10%的 IL-2 皮下注射。雾化吸入 IL-2 最大用量达 36MIU/d。雾化吸入主要不良反应是咳嗽。但由于缺乏随机对照研究结果,其确切的疗效尚需进一步验证。

第六节　内分泌治疗

一、治疗机制

1941 年 Huggins 和 Hodges 首次描述用去势或己烯雌酚作为治疗前列腺癌的有效方法,因此获得诺贝尔奖。内分泌治疗是前列腺癌,特别是晚期患者姑息性治疗的主要方法,对大多数患者有效,其可以在疾病诊断后立即开始,也可以推迟到患者晚期症状出现后进行。但有学者建议在出现转移症状前不要用激素治疗,因为激素应用的早晚不影响生存期,移行细胞癌、鳞癌、未分化癌对内分泌治疗无效。

前列腺癌可分为雄激素依赖性前列腺癌和雄激素非依赖性前列腺癌两类,前者是内分泌治疗的基础,而后者的产生则是内分泌治疗失败的原因。近年来国内开展了有关激素受体的研究,主要是雄激素受体及其亚群表达的研究,证实与激素治疗、疾病发展和预后有关。

内分泌治疗的机制是因雄激素减少,前列腺癌细胞发生凋亡而发生的。即当前列腺内雄激素减少后,雄激素的抗凋亡作用被除去,此时细胞内发生一系列的生化反应,野生型 $p53$、$TGF-\beta$ 等基因增加,这些基因均具有促使细胞凋亡的功能而使癌细胞死亡,但睾丸切除后,癌细胞不能全部凋亡,仍有雄激素非依赖性细胞存活下来,所以去势只能暂时缓解,10%~20%的患者能存活 5 年,患者最终死于前列腺癌。

二、常用的治疗方法

(一)激素依赖性前列腺癌的治疗

1. 睾丸切除术 虽是手术,但基础是内分泌治疗。比较简单易行,从雄激素撤除角度讲,应当是最彻底的,它可迅速降低 95% 的睾酮,从而有效地抑制肿瘤,较好地改善症状,是晚期前列腺癌激素治疗的"黄金标准"。单独应用该法的治疗效果并不理想,若与其他治疗合并使用,有效率可达 80% 以上。

2. 非类固醇类雄激素拮抗药 雄激素拮抗药可与内源性雄激素在靶器官竞争受体结合,在细胞质通过与双氢睾酮(DHT)受体蛋白结合,抑制 DHT 进入细胞核,阻断雄激素对前列腺细胞的作用,从而达到治疗目的。雄激素拮抗药主要有类固醇和非类固醇两大类,临床上主要使用非类固醇。

目前临床上使用的主要是氟他胺,商品名为缓退瘤,是一种合成的非类固醇类雄激素拮抗药,半衰期为 5.2h,其能阻止雄激素在靶组织的吸入和(或)阻止雄激素与细胞核的结合,显示强有力的抗雄激素作用。大多数患者与睾丸切除并用,有效率为 70%,不良反应少。常用剂量为每天 750mg,分 3 次饭后服用。其优点是对心血管影响极小。对食欲及性交能力亦无影响。常见不良反应为腹泻,有些患者出现男性乳房女性化。

3. LHRH 类似物(L-HRH-A) 天然促黄体释放激素(L-HRH)由下丘脑分泌,脉冲式作用于腺垂体,使之分泌促黄体素(LH)和促卵泡素(FSH)。LH 促使睾丸 Leydig 细胞分泌睾酮,FSH 作用于睾丸支持细胞,使之产生雄激素结合蛋白。长期大剂量给予 LHRH-A 可造成垂体促性腺激素耗竭,从而使 LHRH 调节功能降低,最后使血液中睾酮降至去势水平,LHRH-A 的作用可维持 3 年之久。动物实验亦证明,L-HRH 对前列腺癌细胞也有直接抑制作用。常用药物有亮丙瑞林(抑那通)是一种缓释制剂,用法为每个月 3.75mg,肌内注射或皮下注射,药效可维持 1 个月。LHRH-A 的主要不良反应是阳痿和性欲丧失;此外,尚可出现面色潮红和男性乳房女性化等。

在用药初期由于睾酮水平的短暂升高,可使转移性症状突然加重,如骨痛和排尿症状加重,偶见椎体转移性病灶加重而致截瘫。因此,在使用这类药物的开始 2 周应密切注意病情变化或采取相应的防范措施。

4. 全雄激素阻断 正常人体内大部分雄激素来自睾丸产生的睾酮,双侧睾丸切除术或 LHRH-A 治疗都可抑制或去除睾丸产生的睾酮,从而阻断来自睾丸产生的雄激素。

人体内的雄激素尚有一部分来自肾上腺。在老年人体内,来自肾上腺的雄激素明显高于正常年轻人。切除睾丸不影响肾上腺产生雄激素,并且睾丸切除后可引起继发性肾上腺皮质网状带雄激素产生增加,其为内分泌治疗效果欠佳或肿瘤复发的原因之一。为了达到全部阻断体内雄激素,提高内分泌治疗的效果和防止LHRH-A 使用的早期不良反应,大多数学者主张联合用药,即全雄激素阻断(TAA)治疗。目前常用的方法有:①睾丸切除＋雌激素治疗,过去较为多用,但因雌激素不良反应较多,目前已很少使用;②睾丸切除＋氟他胺或亮丙瑞林,治疗进展期前列腺癌,患者 PSA 在治疗后明显下降,C 期患者前列腺体积在治疗后明显缩小。

(二)激素非依赖性前列腺癌的治疗

前列腺癌由雄激素依赖性细胞和雄激素非依赖性细胞组成,雄激素阻断可使大多数雄激素依赖性癌细胞死亡而表现内分泌治疗的良好效果,但残留的雄激素非依赖性细胞继续生长而使肿瘤复发,即所谓的肿瘤"逃逸"现象。

前列腺癌异质性的两种最可能的机制是多灶细胞来源和肿瘤细胞基因的不稳定性。经常规激素治疗后复发的前列腺癌可能亦与雄激素受体突变、癌基因激活、抗癌基因失活、细胞因子作用及细胞内环境改变等因素有关。

前列腺癌内分泌治疗一旦失败,患者预后往往较差,PSA 监测是反映内分泌治疗失败的最敏感指标。当 PSA 下降至正常水平而再次开始上升时,则是肿瘤复发的先兆。

激素非依赖性前列腺癌的治疗,目前正处于研究阶段的有生长因子抑制药、免疫治疗、诱导凋亡、调节细胞信号传导及诱导分化等,在临床上使用的为雌莫司汀,其具有雌激素和化学治疗的双重细胞毒作用,前列腺细胞对其有特殊的亲和力,在前列腺中浓度可达血清浓度的 6 倍,其不仅能抑制肿瘤生长,而且能延缓雄激素非依赖性细胞的生长,内分泌治疗失败的晚期前列腺癌患者,采用雌莫司汀治疗仍有超过 30% 的患者取得明显疗效。

(三)其他内分泌治疗方法

这里所讲的其他内分泌治疗方法主要包括间歇性内分泌治疗、新辅助内分泌治疗和辅助内分泌治疗,三者只是在治疗理念上的差异,就方法的选择而言,既可以选用单纯去势,也可以选择最大限度雄激素阻断(MAB)治疗。

1. 间歇性内分泌治疗 在持续性全雄激素阻断治疗过程中,几乎所有患者最终都会进展为雄激素非依赖性肿瘤,因此有学者提出了间歇性雄激素阻断,以延长肿瘤细胞向非激素依赖性细胞转变的时间。方法是患者接受单药治疗或 MAB 治疗直到睾酮下降至去势水平,PSA 降到正常水平以下停止治疗,根据肿瘤进一步发展情况,如 PSA 升高开始下一个治疗周期,如此反复。目前国内推荐停药标准PSA≤0.2μg/L 后,持续 3~6 个月,当 PSA>4μg/L 后开始新一轮治疗。间歇性内分泌治疗的优点包括提高患者生活质量,可能延长雄激素依赖时间,可能有生存优势,降低治疗成本。治疗潜在的风险主要是在治疗间歇期间,前列腺癌可能发展;间歇性内分泌治疗可能加速雄激素非依赖前列腺癌细胞生长。因此,间歇性内分泌治疗是否能代替长期的雄激素阻断治疗还需大量的临床研究。

2. **根治术前的辅助内分泌治疗** 根治性前列腺癌切除术作为早期前列腺癌最有效的治疗手段已被广泛接受,但因患者术前准确的临床分期较困难,文献报道42%～50%的患者术前分期被低估。根治性前列腺癌切除后,手术切缘阳性率及包膜外受侵率高达 25%,而切缘阳性是评估预后的重要指标之一。切缘阳性患者,其术后复发率高达 65%,肿瘤易复发和进展,预后差。因此在根治性前列腺癌切除术前,对前列腺癌患者进行一定时间的内分泌治疗,以减少肿瘤体积、降低临床分期、降低前列腺切缘肿瘤阳性率、延长生存率,同时可将根治术的适应证扩大至 T_3 期。然而,新辅助内分泌治疗并不能降低淋巴结和精囊的浸润。所以,新辅助内分泌治疗适应于 T_1、T_2 或 T_{3a} 期的前列腺癌患者。一般新辅助内分泌治疗的时间为 3 个月,但有许多研究表明长于 3 个月的治疗能显著降低 PSA 升高概率,获得更好的结果。

3. **根治术后的辅助内分泌治疗** 辅助内分泌治疗是指对前列腺癌根治术后的患者,为治疗残余肿瘤及预防复发而进行的内分泌治疗。目的是治疗切缘残余病灶、残余的阳性淋巴结、微小转移病灶,提高长期存活率。术后辅助内分泌治疗可分为术后即刻辅助治疗、PSA 进展期辅助治疗和临床进展期辅助治疗。其主要适应证:①根治术后病理切缘阳性;②术后病理淋巴结阳性;③术后病理证实为 T_3 期;④低于 T_2 期,但伴高危因素。在疗效上,有研究认为早期内分泌治疗可延迟疾病进展,但并不延长存活期。Messing 等报道 98 例根治性前列腺癌切除后淋巴结阳性患者的研究结果,随访 7.1 年,术后立即内分泌治疗组前列腺癌死亡率下降,总生存率提高。但此试验因病例数未达到计划数,死亡率与其他报道有较大出入而受到质疑。

第七节 中医治疗

在中医药宝库里,几千年来就有许多关于癌瘤的记载和论述。中医经典《黄帝内经》描述了肿瘤的病因、症状、诊断治疗和预防。在长期医疗实践中,中医药学积累了丰富的临床治疗经验,形成了独特的理论体系。

近 50 年来,我国应用中医药和中西医结合治疗恶性肿瘤的方法,越来越被广大学者和患者所接受,已成为常规的治疗方法,成为恶性肿瘤综合治疗的有效手段之一。

中医学理论认为肿瘤不是局部性病变,而是首发于局部的全身性疾病,其致病因素较为复杂。往往一种致病因素可以发生不同的肿瘤,而同一种肿瘤又可能是多种致病因素作用的结果,归纳起来则不外乎是外因和内因两大方面。外因主要指的是"六淫"之邪气,内因则主要是阴阳失衡、脏腑失调,气血违和,正气虚弱和七情内伤等。而且内因在肿瘤的发病中起着十分重要的作用。所谓"正气存内,邪不可干","邪之所凑,其气必虚"。一般疾病长期不愈导致邪气盘踞、病情恶变,也是癌症发病的重要原因之一。

中医对肿瘤的主要治疗原则是根据中医的辨证论治而设,主要有如下几种。

1. 以毒攻毒法　此法作用直接,见效快,是中医治疗肿瘤的主要方法之一。它是用有一定毒性,能够攻坚蚀瘤、破瘀散结、消除肿块、杀灭肿瘤细胞的治疗方法。但以毒攻毒之品容易直伤正气,造成正邪俱伤,因此临床上应用此法时应注意正确掌握适应证,准确掌握剂量及使用时间、方法,密切注意药物的不良反应,及时予以处置。并以标本兼顾,因症而异,用好、用活此法。

2. 清热解毒法　该法主要适用于肿瘤症属热毒内结或兼有热象者。主要用味苦性寒,具有解毒清热、消肿散结作用的药物进行治疗。

3. 活血化瘀法　《医林改错》说"肚腹结块,必有形之血"。由于肿瘤形成后压迫周围组织,使之血流不畅,影响药物及免疫活性物质的进入,成为肿瘤发生与发展的重要因素。

应用活血化瘀、消肿散结作用的药物以消散瘤块,提高药物疗效。此法适用于肿瘤兼有瘀血征象者。由于瘀血成因有多种,如因寒热,因气滞,因热结,因积聚之分,使用此法必须辨别因证,配以温寒散凝、理气导滞、益气扶正等药同用,以取得良好效果。

4. 化痰祛湿法　中医记载中认为"痰之为物,随气升降,无处不到,凡人身上、中、下有块者,多是痰"。由于痰的物质基础是湿,所以痰湿并论。此法主要适用于肿块平漫兼有胸腹胀满,四肢困胀,或有胸腔积液、腹水之肿瘤患者。痰湿之性黏腻,容易缠邪,故常与瘀血证夹杂,与热毒相结,须辨证配合活血化瘀、清热解毒之药物使用。

5. 软坚散结法　就是使用有效的中药促使坚硬的肿块软化,使结聚的癌瘤消散的方法。即"坚者削之,结者散之"。软坚是前提,散结是目的。由于肿块结聚原因很多,必须辨证施治。本法适用于痰热结聚者。常用中药如穿山甲、牡蛎、瓦楞子等软坚功能之药物。

6. 扶正固本法　中医学认为癌症的形成发展过程,就是机体内邪正斗争、消长的过程。当邪盛正虚时,瘤邪就得以积聚,正气不足以抗邪,使肿瘤的发展难以控制。扶正固本就是着重扶益正气,固护本源,以增强人体自身的免疫功能,刺激骨髓的造血功能,促进蛋白质等生物活性物质的合成,同时增强放射治疗、化学治疗效果,并减轻其不良反应。常用方法有益气扶正——以脾肺气虚为主者;养阴生津——用于阴虚津亏,面色无华者;温肾壮阳——适用于脾阳或肾阳不足,面色㿠白,腰膝酸软,四肢不温。腹痛便溏之患者,几种方法可单用,亦可几法同用。

7. 外治抗癌法　就是使用具有抗癌止痛作用的中草药制成的膏剂、搽剂等通过药物的渗透作用以清热解毒,消肿散结,祛痛止痛,起到治癌效果。这就是中医癌症的外治与内治相辅相成,有使用范围广、作用快、不良反应少、简便易行的优点。

一般来讲,单独使用中医疗法治疗癌症的情况不多,而是中西医结合,多配合手术治疗、放射治疗、化学治疗,具有减轻或消除不良反应、增强体质和耐受性、促进体力恢复、提高药效等作用。

综上所述,中医中药在治疗癌肿方面有它独特的作用功效,不少医务工作者为之正在努力研究发掘更多更好的方法,目前,主要进展有:①改善临床症状和生存质量,提高生存率;②对化学治疗、放射治疗起减毒、增效的效应;③提高外科治疗效果,减少术后并发症;④预防肿瘤复发、转移,阻断癌前病变。

第八节　基因芯片技术在泌尿生殖系肿瘤治疗中的应用

基因芯片也称 DNA 芯片、DNA 微阵列、寡核苷酸阵列,是指采用原位合成或显微打印手段,将数以万计的 DNA 探针固化于支持物表面上,产生二维 DNA 探针阵列,然后与标记的样品进行杂交,通过 FISH 技术检测杂交信号来实现对生物样品快速、并行、高效地检测或医学诊断,由于常用硅芯片作为固相支持物,且在制备过程运用了计算机芯片的制备技术,所以称为基因芯片技术。

目前肿瘤治疗的挑战之一,是寻找针对病理起源的肿瘤类型的特异性靶向疗法,以达到最大疗效和最小毒性。其中肿瘤的精确分型是关键。相同形态的肿瘤可能具有不同的临床过程和治疗反应。这些肿瘤临床的不同表现提示可能存在着不同亚型。应用基因芯片技术对肿瘤进行分类,可以在基因表达水平上精确区分肿瘤的分子类型,以便更好地预测肿瘤治疗的疗效。因此,基因芯片技术在泌尿生殖系肿瘤的诊断、治疗方面的应用有着广泛的前景。

一、前列腺癌

基因芯片技术不仅可以了解多种已知致癌相关基因在前列腺癌细胞中的表达情况,了解前列腺癌形成、发展和转移的机制,还可以发现表达差异明显的新基因,并进一步结合 RNA 印迹法、原位杂交技术、免疫组化等技术对其进行深入研究。通过基因芯片比较雄激素依赖 CWR22 和非依赖性的 CWR22-R 前列腺肿瘤细胞的基因表达差异情况,发现雄激素去势后 CWR22 细胞中编码细胞增长、代谢、转录、呼吸相关的基因表达减少,从而使细胞处于非增殖状态,而 CWR22-R 细胞却处于增殖状态,激活了 CWR22 细胞中低表达和缺乏的基因。其中诸如编码 SlOOP、FKBP51、PSA、人激肽释放酶等雄激素依赖的基因在 CWR22 细胞中低表达,而在 CWR22-R 细胞中却表达升高,因而研究者认为雄激素非依赖性前列腺肿瘤是重新激活前列腺肿瘤细胞雄激素依赖性通路所致。Bubendorf通过基因芯片检测雄激素依赖CWR22和非依赖性的CWR22-R前列腺肿瘤细胞的基因表达差异情况,发现CWR22-R肿瘤细胞中IGF-BP2和HSP27编码基因过分表达,又通过免疫组化技术比较人雄激素非依赖性肿瘤、雄激素依赖性肿瘤和良性前列腺增生组织切片,也发现雄激素非依赖性肿瘤细胞中IGF-BP2和HSP27含量升高,认为通过两种技术相结合检测肿瘤基因在前列腺中的表达情况,有助于了解前列腺癌的发病机制。Vaarala使用基因芯片研究两种不同的雄激素依赖和非依赖的前列腺LNCaP系基因表达情况,发现在雄激素依赖LNCaP细胞系中一元胺氧化酶A、脂肪酸结合蛋白5基因表达明显增加,进一步使用RNA印迹法和原位杂交技术对一元胺氧化酶A、脂肪酸结合蛋白5基因进行研究,也同样证实上述发现。笔者认为通过基因芯片技术是一种有效的检测新肿瘤标记基因的技术,结合RNA印迹法和原位杂交技术可以进一步了解这些肿瘤标记基因功能及作用。Xu通过cDNA芯片检测前列腺肿瘤和正常前列腺组织标本,发现表达差异明显的未知功能基因$p510s$,通过RNA印迹法和实时PCR(Taq-Man)技术克隆未知基因全长,并通过生物信息运算法则预测出该基因是膜蛋白。基因芯片检测的另一优点就是可以使用聚类分析方法将一些相关的基因挑选出来,聚为一类,根据相关基因的背景信息,从而可以较为完整地了解肿瘤形成的过程。过去研究认为EGR1可能调节前列腺肿瘤的发生和发展,促使肿瘤细胞分裂、浸润、血管形成和转移。使用寡核苷酸芯片检测经腺病毒转染EGR1的前列腺癌细胞株基因表达差异情况,并结合RT-PCR定量分析技术,发现EGR1诱导神经内分泌相关基因(神经细胞特异性烯醇酶、neuro-granin)、$IGF2H$、$PDGF2A$、$TGF2b1$基因表达增加,而上述基因已证实与前列腺肿瘤发生和进展、浸润、血管形成、转移有关,故认为EGR1通过调节神经内分泌相关基因(神经细胞特异性烯醇酶基因、neu-ro-granin)、$IGF-II$、$PDGF-A$、$TGF-b1$,促使前列腺肿瘤发生和进展。通过前列腺肿瘤相关芯片检测,可以根据基因表达不同情况区分正常和恶性上皮、雄激素依赖和非依赖的前列腺肿瘤、药物敏感和耐药的肿瘤。Carlisle使用前列腺肿瘤相关基因芯片比较前列腺癌细胞系8.4和黑色素瘤细胞系$UACC903$基因表达差异情况,发现前列腺肿瘤相关基因芯片具有极高的敏感性和特异性,以及很低的变异度,既可用以区分人体不同的细胞系,又可根据前列腺来源的组织和细胞的基因表达差异情况,用来区分正常和恶性上皮,雄激素依赖和非依赖的前列腺肿瘤、药物敏感和耐药的肿瘤。使用基因芯片技术还可以建立前列腺的"分子解剖"图谱。将前列腺癌组织切除、取出后,用70%乙醇固定,低温埋入聚乙烯二醇复合物,用激光微切割仪器横断前列腺层厚($8\mu m$),横断面代表X、Y轴,其中包括正常前列腺上皮、前列腺肿瘤细胞及癌前病变细胞,而数百个$8\mu m$切片构成Z轴,从而可以准确地了解正常前列腺上皮细胞、癌前病变和肿瘤细胞分布,得到含有基因表达信号的解剖图像,即所谓的"分子解剖"图谱。通过基因芯片检测前列腺冷冻切片基因表达情况,不再是简单地比较两种正常和异常前列腺组织基因表达水平差异,而是根据整个前列腺中正常上皮组织和肿瘤上皮组织基因表达差异情况构造前列腺三维图像,了解肿瘤细胞在前列腺中的分布,从而了解肿瘤形成和演变的机制。

二、肾癌

Moch 使用 cDNA 芯片检测肾癌细胞系 CRL1933 和正常肾细胞基因表达差异情况,发现肾癌细胞中有 89 种表达差异的基因。之后使用免疫组化技术检测 cDNA 芯片中表达明显异常的波形蛋白在肾癌细胞和正常肾细胞中的含量,发现波形蛋白在肾癌细胞中含量明显升高,并与预后相关。笔者认为通过 cDNA 芯片检测技术和免疫组化技术的结合,可以迅速确定肿瘤相关基因,并有助于了解其功能,在肿瘤生物学中应用的前景广阔。

三、肿瘤的治疗

通过基因芯片对肿瘤细胞株、动物模型、病理组织标本的检测不仅可以发现泌尿系肿瘤形成、浸润、转移相关的新基因,从而为药物治疗、基因治疗提供新的靶点,而且还可以减少抗肿瘤药物的研究开发周期,因为癌基因的低表达或抑癌基因的高表达可作为药物治疗有效与否的替代终点。通过前列腺肿瘤相关芯片检测,可以筛选出在前列腺肿瘤中表达升高的基因,迅速确定肿瘤治疗的靶点,而且前列腺肿瘤在雄激素去势往往可以使肿瘤缩小,但是随着时间延续往往容易复发,通过基因芯片技术可以了解与这类雄激素非依赖性前列腺肿瘤发生相关的基因,为药物治疗提供新的靶点。另外,通过基因芯片对使用抗肿瘤药物治疗患者的检测,有助于了解药物作用的基因位点以及引起不良反应作用位点基因的表达来减少不良反应。

总之,基因芯片能为现代医学科学及医学诊断学的发展提供强有力的手段,促使医学从"系统、血管、组织和细胞层次"向"DNA、RNA、蛋白质及其相互作用层次"过渡,并使之快速进入实际应用。基因芯片技术将在泌尿系肿瘤的发病机制研究、诊断和治疗方面得到进一步的应用。

第 **5** 章

泌尿生殖系肿瘤的介入治疗

第一节 肾癌的介入治疗

一、适应证

适用于肾癌术前准备；对无手术指征的肾癌患者行姑息治疗以缓解疼痛、血尿等局部和全身症状。

二、禁忌证

包括碘造影剂过敏患者；严重心、肝、肾功能不全患者以及严重凝血功能障碍患者。

三、介入治疗技术

1. 术前准备

（1）详细了解病史及全面体格检查和影像学检查；血常规、尿常规、粪常规检查；心、肝、肾功能检查和出、凝血时间测定，确定诊断。

（2）向患者及其家属解释手术方法和目的及可能出现的问题，取得患者的合作。

（3）做碘造影剂过敏试验、备皮，术前禁食 4～6h。术前 30min 给予镇静药。

2. 器械和药物准备　准备造影导管及相应的导丝，栓塞材料，如碘化油、吸收性明胶海绵、螺圈或无水乙醇等造影剂、等渗氯化钠注射液和肝素、局部麻醉药、化学治疗药物（常用顺铂、多柔比星及丝裂霉素等）。

3. 操作方法及步骤　对肾肿瘤的处理一般以栓塞为主，单纯的化学治疗灌注疗效不明显。用于肾癌栓塞的物质分为暂时性栓塞和永久性栓塞两种，前者为吸收性明胶海绵等，后者有金属钢圈、聚乙烯醇（lvalon）、2-氰基丙烯酸异丁酯（IBC）以及无水乙醇。一般来说，肾肿瘤术前栓塞多用吸收性明胶海绵，姑息治疗用无水乙醇或螺圈。

对于不能手术的肾癌患者,还可采用碘油加抗癌药物的化疗栓塞方法。栓塞量应根据目的而定,需栓塞完全者,注射栓塞剂直至肾动脉主干及其分支塑形、停止流动为止,肾实质期无肿瘤染色。

四、并发症及处理

导管操作及造影剂过敏所致并发症同一般介入处理。

1. 栓塞后综合征 本症为肾缺血及机体对栓塞物的异物反应和肿瘤变性肿胀及坏死所致。栓塞侧腰腹部疼痛、发热、恶心和呕吐等。一般在 5～7d 消失,用镇痛药、解热药、激素等对症治疗,效果良好。

2. 肾脓肿和败血症 多因操作中消毒不严、栓塞材料有菌或肾原有感染造成。栓塞材料要严格无菌处理。术前和术后可预防性使用抗生素 5～7d。

3. 肾外非靶器官栓塞 如下肢动脉栓塞、肠系膜动脉栓塞等,为肾动脉栓塞的严重并发症,由栓塞物质反流造成。导管头位置正确,选择适宜栓塞剂,注意控制注射速度和在透视监控下推注、复查造影是重要的预防措施。其他偶有栓塞后一过性血压升高,不经处理可于几小时内恢复正常,必要时使用降压药物。

五、疗效评价

直径较大的多血管型肾癌表面往往有曲张纡曲的静脉,极易出血;肾门附近的转移性淋巴结,肾静脉内的癌栓,都会妨碍术中对肾动脉的解剖。术前肾动脉栓塞后,随着动脉供血的减少,其静脉萎陷,动、静脉内形成血栓,手术失血大为减少,被栓塞肿瘤和肾发生水肿,界面显示清楚。可以减少术中出血、经静脉转移和有利于彻底切除肿瘤。肿瘤细胞缺血坏死可提高机体的免疫功能。

动脉栓塞术用于不能切除的肾癌作为姑息治疗时,可使肾癌的进展延缓、患者的生存期延长,解除或缓解症状,明显提高生活质量。已有转移的患者,动脉栓塞术后,转移灶可能缩小消失,可能是由于肿瘤在栓塞后发生梗塞坏死,可刺激增加机体对肿瘤细胞的自身免疫反应。如果能正确地结合手术治疗、放射治疗、化学治疗、免疫治疗和内分泌治疗,其疗效还可进一步提高。

第二节 膀胱癌的介入治疗

一、适应证

1. 拟行手术切除者术前准备。

2. 无手术指征的患者姑息治疗或手术不能切除的膀胱癌患者。

3. 手术后复发的膀胱癌患者。

4. 膀胱癌疼痛或并发不易控制的出血患者。

二、禁忌证

1. 严重肝、肾、心功能不全及碘过敏者不宜采用。

2. 严重凝血功能障碍患者。

3. 骨髓抑制不能耐受化学治疗的患者。

三、介入治疗技术

1. 术前准备

(1)详细了解病史及全面体格检查和影像学检查;血常规、尿常规、粪常规检查;心、肝、肾功能检查和出、凝血时间测定,确定诊断。

(2)向患者及其家属解释手术方法和目的及可能出现的问题,取得患者的合作。

(3)做碘造影剂过敏试验、备皮,术前禁食4~6h。术前30min给予镇静药。

2. 器械和药物准备

(1)器械准备:导管鞘,造影导管及相应的导丝。

(2)药物准备:包括造影剂,等渗氯化钠注射液,肝素,局部麻醉药(1%普鲁卡因或2%利多卡因),栓塞剂有无水乙醇、碘化油、吸收性明胶海绵。

(3)常用药物及剂量:膀胱癌的化学治疗可选用顺铂(DDP)、卡铂、甲氨蝶呤、氟尿嘧啶、长春碱、多柔比星等,常用2~3种化学治疗药物联合应用。血管紧张素Ⅱ可以收缩正常的动脉而肿瘤血管不受影响,增加进入肿瘤组织的药物。如单侧病变,其给药方式以患侧给药为主,为一次性灌注用药的2/3。如属膀胱中部病变,则两侧先后等量各半给药。灌注时间每一侧以稀释的化学治疗药物15min以上缓慢灌注完毕。每隔3~4周重复1次,可进行3~4次或酌情而定。

3. 操作方法及步骤 膀胱接受双侧膀胱支动脉供血,膀胱上动脉发自髂内动脉的分支。多采用单侧股动脉进路,两侧髂内动脉选择性或膀胱供血动脉超选择性插管。一般超选择对侧髂内动脉较易,要进入同侧髂内动脉则要用成襻技术。如超选择同侧髂内动脉困难可同时行对侧股动脉插管,一般少用,为减少损伤应尽量采用单侧插管。如无法进一步超选择膀胱动脉插管,可经髂内动脉主干给药和栓塞,但最好将导管插至髂内动脉脏支以避开较粗大的臀上动脉。已累及盆壁的晚期病例,只需在髂内动脉内给药即可,以保证髂内动脉前、后支化疗药物的合理分布。也可使用阻断对侧髂内动脉主干以及同侧髂内动脉壁支促使盆腔血流再分布,以增加瘤体的药量减少不良反应。亦可保留导管分次给药,一般5~6天1次为1个疗程。保留导管期间,每日应口服阿司匹林650mg。可经左锁骨下动脉穿刺插管至患侧髂内动脉,外接皮下埋置的药盒,定期连续经药盒灌注化学治疗药物。

根据肿瘤部位可行一侧或双侧髂内动脉灌注。栓塞时尽量超选择至肿瘤供血动脉,一般肿瘤较大时膀胱动脉也较粗,可用适量碘化油和丝裂霉素混合乳剂栓塞。然后用吸收性明胶海绵栓塞。如不能超选择至肿瘤供血动脉,则尽量不要用碘化油等远端栓塞剂栓塞。

四、并发症及处理

膀胱癌的髂内动脉灌注化学治疗无严重的特殊的并发症。

术后常规抗感染治疗。栓塞后综合征表现为腹痛、发热、恶心、呕吐。非靶器官栓塞剂反流至下肢动脉,可引起肢体远端栓塞症状。注意适当的药物浓度、给药时间和尽量行高选择性插管,这些症状可以避免。行髂内动脉栓塞有时会发生臀部剧痛,臀部皮肤红斑、溃疡,为臀上动脉缺血引起,一般在 5～6d 后消失,用镇痛药对症治疗即可。

五、疗效评价

对化学治疗不敏感的患者可以辅以放射治疗。化学治疗前曾进行放射治疗的患者,动脉化学治疗灌注的效果多不满意。由于动脉内介入治疗局部浸润型膀胱癌能有效缓解症状,在手术前后提供良好的辅助治疗。目前尚需在药物种类和给药方案的优化组合,解决肿瘤对药物的敏感性和肿瘤耐药方面做深入的研究。

第三节　肾上腺肿瘤的介入治疗

一、适应证

1. 对疑有肾上腺疾病,属功能性、且超声或 CT 不能确定有无病变和诊断腺瘤有困难者;对非功能性需进行确认肿块的性质和部位者。

2. 不能手术切除的肾上腺癌或转移癌患者。

3. 体积较大的肾上腺肿瘤术前栓塞患者。

二、禁忌证

1. 出、凝血时间严重异常者。

2. 心、肺、肝、肾功能严重衰竭者。

3. 肿瘤全身广泛转移者。

4. 碘过敏患者。

三、介入治疗技术

1. 术前准备

(1)血常规及出、凝血时间测定。

(2)碘过敏试验。

(3)会阴局部备皮。

2. 器械和药物准备

(1)器械准备:5～6F 猪尾导管,5～6F 的 RH、LH、Cobra 及牧羊拐导管,动脉开口朝前上者可采用盘曲导管,直头及 J 形导丝,相应穿刺针及导管鞘。

(2)栓塞材料:碘化油乳剂、吸收性明胶海绵、无水乙醇、小型不锈钢圈。

(3)药物准备:丝裂霉素、顺铂、氟尿嘧啶、多柔比星、表柔比星、依托泊苷,选 2～3 种药物联合配伍应用。

3. 操作方法及步骤　采用 Seldinger 法,穿刺右股动脉逆行插管,将猪尾导管送至腹主动脉平第 1～2 腰椎水平,做腹主动脉 DSA 检查,造影剂总量为 40ml,注射速度为 10～15ml/s。观察肾上腺主要动脉的开口部位,以便选择性或超选择性肾上腺动脉插管,并显示肾上腺肿瘤的全貌。再根据病变部位行相应的供血动脉造影,如下部则行同侧肾动脉造影,上部则行同侧膈下动脉造影。当肾动脉显影而肾上腺下动脉显影不理想时,可经导管向肾动脉内注射 $5\mu g$ 肾上腺素,因肾动脉分支发生收缩,而肾上腺动脉不收缩,造影剂可较多地进入肾上腺下动脉,使显影满意。

4. 药物灌注与栓塞

(1)药物灌注化疗:根据血管造影情况,将导管超选入肾上腺肿瘤主要供血动脉内,常用化疗药物为顺铂 60～100mg,氟尿嘧啶 1000～1250mg,丝裂霉素 16～20mg,多柔比星或表柔比星 40～60mg,依托泊苷 160～200mg,选用 2～3 种药物联合应用,每一种药物用 50～100ml 生理盐水稀释,缓慢注射。

(2)栓塞治疗:用吸收性明胶海绵栓塞时,将吸收性明胶海绵剪成细条状(0.1～0.2cm),用造影剂浸泡后顺导管注入;使用无水乙醇栓塞时,可用球囊导管闭塞血流后注入,避免反流。用量根据肿瘤大小而定,一般为 6～8ml。

5. 术后处理及注意事项

(1)静脉滴注抗生素治疗 3d,防止感染。

(2)发热及疼痛者,对症给予解热镇痛药物。

(3)严密观察血压、脉搏变化情况。

(4)功能性肿瘤患者,观察皮质激素和醛固酮水平的改变。

四、并发症及处理

1. 局部发热、疼痛。

2. 持续性呃逆。

3. 儿茶酚胺及醛固酮一过性升高。

出现上述症状者给予对症处理，一般在 2 周内消失。

五、疗效评价

动脉内灌注化学治疗加栓塞术，对不能手术的巨大肿瘤，可以起到缩小肿瘤体积，减轻压迫症状，抑制肿瘤内分泌功能作用，减轻患者痛苦，延长寿命。手术切除前的介入治疗，可减少术中出血，降低肿瘤转移，提高疗效。

第6章 chapter 6

泌尿生殖系肿瘤的腔内镜诊断与治疗

第一节 经皮肾镜技术

一、经皮肾镜技术常用设备及器械

(一)经皮肾镜

经皮肾镜包括硬性经皮肾镜和软性经皮肾镜。

1. 硬性经皮肾镜 硬性经皮肾镜由镜鞘、闭孔器、观察镜、操作件等部件组成。硬性经皮肾镜镜身用金属制成,不能弯曲,长为 20～22cm,其内有光学透镜和 12F 工作槽。镜鞘管径有 16.5～27F 等若干规格,常用的有 24F 和 27F 两种。镜鞘后端侧方设有灌注接口,灌注接口包括入口和出口两种。若采用连续灌注方法,可在低压状态下保持肾盂内手术视野清晰。观察镜与镜体之间成一定的角度,可将镜体后端作为操作接口,以便于硬性操作器械的进出。观察镜的视野角度有 0°、5°、12°、70°等几种;物镜的视野角度应调整在 25°～30°,以便于观察。微创肾镜镜体外径为 10～12F,视角为 10°,操作通道内可置入 6F 手术器械,该镜还配有环状手柄及锥状导入器,这些都为术者的操作提供了极大的方便。

2. 软性经皮肾镜 软性经皮肾镜的镜鞘管径较硬性经皮肾镜的细,常用的规格为 15F 和 18F。软性经皮肾镜需要通过硬性经皮肾镜的镜鞘或通过扩张器放入肾盂,操作孔直径为 5～7.8F。软性经皮肾镜可弯曲,向上可弯曲 150°～210°,向下可弯曲 90°～130°。其优点是可观察肾盂、肾盏的各个部分。

(二)穿刺器械

1. 穿刺针 穿刺针一般均由针鞘和针芯两部分组成。

常用的穿刺针有 PTC 穿刺针和 TLA/PCN 穿刺针,以及 Cope 导入系统。PTC 穿刺针的规格有 G16、G18、G20、G24 几种,常用的规格为 G18,其针鞘可插入直径为 0.889mm(0.035in,1in=2.54cm)的金属导丝。TLA/PCN 穿刺针的规格为 G18,全长 15cm 或 20cm,通常由金属末端呈三角菱形的针芯、针鞘和 Teflon 外鞘(3.6F)组成。当针鞘内径为 4F 时,可通过直径为 0.889～0.965mm(0.035～0.038in)的导丝。Cope 导入系统由规格为 G21 的穿刺针、Cope 扩张器(6.3F)和一个加强套管组成,该针鞘也可通过直径为 0.965mm(0.038in)的导丝,Cope 扩张器(6.3F)内带一个加强套管,其尖端下方有侧窗,可允许直径为 0.965mm(0.038in)的导丝由此侧窗通过。

PTC 穿刺针的优点是可用于肾积水较少时和在 B 超引导下穿刺。而 TLA/PCN 穿刺针或 Cope 导入系统的优点是常用于肾积水较多、X 线定位穿刺和操作较为简单时。

2. 扩张器

(1)筋膜扩张器:筋膜扩张器由不透 X 线的聚乙烯制成,型号规格有 8～30F,每种型号以 2F 递增,长 20～30cm。每根扩张器的尖端逐渐变细,管腔可通过直径为 0.965mm 的导丝。12F 以上的型号配有可剥离的塑料薄鞘作为工作鞘,以通过此鞘入镜进行手术操作,这也是目前国内使用最为普遍的扩张器,我国主要采用 8～20F 型号的筋膜扩张器进行微穿刺经皮肾镜术和肾穿刺造口术。

(2)金属扩张器

①非套叠式金属扩张器:非套叠式金属扩张器由 9～25F 的单根扩张管组成。扩张管呈中空管状,带有球形尖端,可以通过导丝,一般从 12F 开始扩张,然后逐渐递增,但每根扩张管都可经 9F 扩张管套入,扩张至需要的通道大小。这种扩张器的缺点是更换每根扩张管时易出血,目前已经很少使用。

②套叠式金属同轴扩张器:套叠式金属同轴扩张器由一根 8F 带尖端圆钝的中心导杆和周径从 4F 逐渐增至 24F 或 26F 的扩张器组成,形如拉杆天线或老式的单筒望远镜,扩张时无须取出上一次的扩张器,只要按顺序依次推进更大口径的扩张器即可。和非套叠式金属扩张器相比,可以减少手术中出血的情况。

③Amplatz 扩张器:Amplatz 扩张器由聚乙烯或 Teflon 材料制成,型号规格为 8～34F,从 10F 开始,以 2F 逐渐递增扩张,24F 以上的 Amplatz 扩张器的外层均配有一根较短且前端呈斜面的 Teflon 工作鞘,当扩张至所需通道大小即可保留 Teflon 工作鞘于肾集合系统内,然后通过该鞘插入肾镜进行各种操作。主要用于标准的经皮肾镜术的经皮肾通道的扩张和建立。

④同轴胆道扩张器:同轴胆道扩张器由不透 X 线的 Teflon 材料制成,型号规格为 8～18F。从最小的 8F 开始扩张,每次递增 2F,第 1 根扩张器周径 8F、尖端细,可通过直径 0.965mm 的较长导丝。其余扩张器可依次按周径顺序通过,无须取出更换,故可减少出血和扩张器从肾盂脱出。一般常用于小儿经皮肾镜和纤维肾镜的检查和治疗。

⑤气囊导管扩张器:气囊导管扩张器由气囊扩张器、导管和压力表三部分组成。导管长度为 60cm,周径为 9F。气囊位于导管的前端,用加强的尼龙或 Marlex

网制成,长度为4～10cm,充气后直径可达8～10mm。气囊两端各有一个不透X线的标志,气囊膨胀后的压力为911.9～1722.5kPa。在用气囊导管扩张器时,先扩张通道至12F后留置直径为0.965mm的导丝(0.038in),再将24F Amplatz扩张器及其配套的28F Teflon工作鞘套在9F导管上,顺工作导丝送入通道。完成气囊扩张后,将24F扩张器及Teflon工作鞘经扩张气囊推入至肾集合系统内,气囊放气后取出气囊扩张器和24 F Amplatz扩张器,Amplatz扩张器可快速扩展和建立通道。气囊导管扩张器具有出血少、痛苦少的优点,但价格昂贵,不能反复使用。

3. 导丝　均以不锈钢制成,其表面有聚四氟乙烯涂层。目前常用导丝直径为0.889～0.965mm,长度100～145cm。其中斑马导丝性能较好,软硬适中,扩张过程中不易打折扭曲,利于引导扩张,是目前临床上使用较多的导丝。

4. 操作鞘　Teflon操作鞘有一定韧度,既可以保持窦道,又可以适当变形,对肾损伤小。

二、经皮肾镜治疗上尿路肿瘤

1. 适应证
(1)孤立肾患者。
(2)对侧肾功能不全,估计肾切除术后无法代偿的患者。
(3)低分化的移行细胞癌(G_1),且肿瘤局限未浸润周围组织患者。
(4)双侧上尿路移行细胞癌患者。
(5)肾盏、肾盂肿瘤患者。
(6)各种原因导致的无法经输尿管途径切除的近端输尿管肿瘤患者。
(7)全身性疾病不宜行大手术者。

2. 禁忌证
(1)恶性程度高的移行细胞癌或肿瘤浸润周围组织患者。
(2)输尿管下段移行细胞癌患者。
(3)凝血功能障碍患者。
(4)患肾肾功能重度受损或无功能者。
(5)已有远处转移患者。
(6)同时合并有膀胱移行细胞癌或原位癌等多病灶的患者。
(7)肿瘤直径>2cm患者。

G_2级肿瘤、术前检查提示肿瘤无蒂为手术的相对禁忌证,因为G_2级肿瘤术后复发的可能性较大,而无蒂肿瘤患者活检时的病理分级常偏低。对于孤立肾、对侧肾功能不全患者即使病理活检为G_3级,也可行经皮肾镜肿瘤切除术。

3. 麻醉与体位　采用气管插管全身麻醉或脊椎麻醉,患者取截石位,完成输尿管镜检查后改为健侧卧位。

4. 手术步骤

(1)输尿管镜检查:麻醉成功后,患者取截石位,插入膀胱镜,检查膀胱以排除合并膀胱肿瘤的情况。然后改输尿管镜,找到患侧输尿管开口,插入输尿管镜进行输尿管镜检查,进镜至肿瘤部位,钳取肿瘤组织送冷冻活检(有时肿瘤位于肾盏内,输尿管镜无法到达,则在肾穿刺后再取组织活检),退镜,停留 7F 输尿管支架管,停留双腔气囊尿管,并与支架管固定,患者改健侧卧位。

(2)穿刺点的选择:通过术前的影像学检查判断肿瘤位置,对于肿瘤位于肾下盏及肾中盏者,在相应的肾盏并尽可能离肿瘤远的部位穿刺;肿瘤位于肾上盏,则取肾下盏为穿刺点较好;肿瘤位于肾盂或上段输尿管则取肾中盏或肾上盏为穿刺点,这样可以提供良好的手术视野,且肾盏较容易进入输尿管。

(3)穿刺肾盏:用消毒的 B 超穿刺探头,确定穿刺目标,按照第 2 步设计好的穿刺通路,调节引导线及穿刺探头角度,准确测量皮肤表面至穿刺盏的距离,穿刺针为 20～22G PCN 针,长 15～20cm,先在穿刺处皮肤做一小口,约 1cm 长,在超声引导下固定好穿刺探头,将带有针芯的穿刺针插至肾周表面,助手用 50ml 注射器通过之前停留的输尿管支架管持续注入蒸馏水,使肾盂扩张,继续穿刺,当穿刺成功时,在 B 超图像液性暗区内见针尖呈一明亮的回声增强光点,拔出针芯,见尿液流出。

(4)放置导丝:经穿刺针插入导引钢丝,置入肾盂内的金属导丝以无阻力放入为原则,尽可能多放入,导丝放入较长可防止操作过程中导丝滑脱。

(5)扩张通道:拔出穿刺针,用扩张管套在引导钢丝上顺着导丝方向行穿刺道扩张,采用边旋转边推进的办法,使扩张器缓慢进入肾盂,扩张时要固定好导丝,决不能让导丝滑出肾盂外;另外,导丝还要拉直,不能扭曲。逐级扩张至 30F,停留 30F 工作。

(6)寻找肿瘤:先使用软性输尿管镜对各肾盏进行全面检查,然后置入肾镜,找到肿瘤,用活检钳钳取组织进行冷冻活检,待活检病理报告回复后决定手术方式,如符合经皮肾镜肿瘤切除术适应证,则行以下步骤,反之则行肾输尿管全切术。

(7)切除肿瘤:肿瘤的切除范围应包括瘤体、蒂、整个肿瘤,切除后再将基底部及周围 0.5cm 范围内正常黏膜烧灼一遍。对于肿瘤蒂较细的乳头状瘤,可先用抓钳钳除肿瘤,钳取肿瘤表面组织及基底部组织分别送病理活检,最后肿瘤基底部进行电灼或用激光烧灼。而肿瘤蒂较粗、基底部较宽的肿瘤,用抓钳钳除方法可能出血较多,最好使用电切或激光切除,使用前列腺电切镜进行肿瘤电切过程中需注意避免损伤肾的脉管系统。肿瘤切除还可选用软性膀胱镜或标准的肾镜用激光进行肿瘤切除。

(8)留置肾盂引流管:肿瘤切除完全后留置 20～40F 肾盂引流管及双 J 管。

5. 术中及术后注意事项

(1)手术时控制肾盂灌注压<3.92kPa(40cmH$_2$O),术中使用的切除器(如前列腺电切器械)管径必须<24F,这样可保证手术过程中灌注液能从工作面流出,保持肾盂内的低压。

(2)输尿管及肾盂壁较薄,不要试图对位于此处的肿瘤基底部进行深度的切除,否则易造成穿孔。

(3)肾盂灌注液宜使用蒸馏水,因蒸馏水在一定程度上能破坏肿瘤细胞。

(4)术后灌注治疗时灌注液压力不宜超过 2.45kPa。

6. 并发症

(1)出血:术后几乎所有的患者均有不同程度的肉眼血尿,一般在 12~24h 逐渐转清。对于肾盂及输尿管上段的肿瘤,手术时经肾中盏远离肾门的所谓"无血管区"径路穿刺入肾,同时切除肿瘤时尽量避免损伤血管,切除肿瘤后充分止血可避免术后严重的出血。一般少量出血无须处理,也可加用止血药,必要时可夹闭肾盂引流管止血。

(2)胸膜损伤:如从肾上盏或因肾位置较高而经第12肋以上肋间穿刺,操作不慎容易损伤胸膜或肺叶,造成液胸、气胸。在 B 超引导下的穿刺,可较容易确认胸膜是否在穿刺径路上,此意外出现的可能性极小。一旦出现,需中止手术,给予胸腔闭式引流。

(3)肾盂输尿管连接部狭窄:一般出现在肾盂或输尿管上段的肿瘤患者术后,若狭窄严重,可行内镜扩张或狭窄切开术,必要时行肾盂成形术。

(4)肾盏出口狭窄:肾盏内肿瘤,术后有可能发生肾盏出口狭窄,若狭窄严重,可行内镜扩张或狭窄切开术。

(5)肿瘤播散:肿瘤播散包括肿瘤血行转移、输尿管膀胱种植性转移、肾床及手术穿刺口的种植。术中肾盂灌注液压力过高可能造成肿瘤血行转移,因此术中需尽量避免造成肾盂压力过高的情况。术后肾盂灌注治疗可减少输尿管及膀胱种植的可能。

(6)肾动静脉瘘:临床主要症状为术后出现间歇性无痛性全程肉眼血尿,且量较多,肾动脉造影及 DSA 检查是确诊本病的主要方法,一旦出现则在 DSA 监视下行动脉介入栓塞,这是目前治疗肾动静脉瘘最为有效的方法,可避免肾切除。

第二节　输尿管镜技术

一、输尿管镜的分类

(一)输尿管硬镜

输尿管硬镜是目前应用最广泛的输尿管腔内器械,视角多为 5°~10°。根据长度不同可分为输尿管长镜和输尿管短镜。输尿管长镜又称输尿管肾盂镜,长度在 40~46cm,主要用于诊治输尿管和肾盂疾病;输尿管短镜长约 35cm,主要用于诊治输尿管下段的病变或女性患者。根据镜体外径不同可以分为:①输尿管粗镜,周径为 12.5~13.5F;②输尿管细镜,周径为 6.9~9.4F。目前,临床上最常用的是长度为 40~46cm 的输尿管细镜,它带有完整的镜鞘和直径较大的工作通道。进行输尿管镜检查时多用 0°和 12°的观察镜,检查肾盂与肾盏时可用 70°的观察镜。

Olympus Endoeye 电子输尿管镜采用头端芯片技术。与输尿管软镜不同的是,电子输尿管镜直接在手术操作区域获得电子图像信息,图像分辨率高,画质更为清晰,并可进行高温高压灭菌。

(二)输尿管软镜

输尿管软镜有单纯观察和观察治疗兼用型两种,具有主动弯曲和被动弯曲功能。单纯观察型输尿管软镜外形似输尿管导管,由于没有操作通道,只可观察而不能进行治疗,临床少用。主动弯曲型输尿管软镜外径为 8.5~11.9F,长度为 65~70cm,工作通道直径为 2.5~4.0F,视角为 54°~75°,弯度调节为 100°~180°。通过操作手柄的前后推动旋钮,镜头前端可向上弯曲 160°、向下弯曲 100°,可灵活转动,视角为 0°。操作手柄只有一个灌注接口和一个操作接口,用于灌注和取活检。被动弯曲型输尿管软镜外径为 6.5~10F,长度为 65~86cm,器械通道管径直径为 1.2~3.5F,视角为 52°~70°。

二、输尿管镜的插入方法

由于现在所用的输尿管肾镜较细,大多数情况下,F8/9.8 的输尿管肾镜在导丝的引导下可直接插入输尿管,且无须先行输尿管口的扩张。经尿道插入输尿管肾镜,找到输尿管开口并插入导丝,使输尿管镜、壁段输尿管能处于一条直线位置。旋转镜体 180°,其斜面向上与输尿管口上唇相对,用镜端挑起导丝,从而输尿管口上唇也随之抬起、暴露输尿管腔。手持镜体慢慢推入输尿管口内,一旦进入输尿管口将镜体转回令其斜面向下,使输尿管腔位于视野中心,顺其管腔将输尿管镜推进。通过壁段输尿管时可能稍有压力,应均匀用力,在穿过壁段时常有"突破感",随之可见到具有光滑黏膜较宽的输尿管腔。此时将输尿管镜向后侧方推进,再转向前内侧。在推入镜体时一直在直视下进行,用生理盐水灌注液连续冲洗。灌注瓶液面在肾水平上 30cm 处。镜体穿过壁段输尿管时,灌注液速度应减慢,避免压力过大将结石推向肾盂或术后发生胁肋痛、腹痛。

在镜体插入过程中应认清几个重要标志。输尿管镜插至盆腔段输尿管时一般阻力不大,在输尿管跨过髂总动脉时,其走行发生变化,需下压镜尾使镜端上抬后才能看到管腔,同时也能见到输尿管壁出现脉冲搏动,这是髂动脉搏动传导的结果。输尿管镜进入输尿管上段时,可观察到输尿管随呼吸移动,吸气相输尿管有时随横膈和肾下移,输尿管通路可出现角度,呼气相时输尿管伸直,便于镜体推进。输尿管中、下段因相对固定,不能观察到此时变化。输尿管镜推至肾盂输尿管连接处,可看到有环状隆起,进入肾盂后可观察肾盂及肾上盏。

输尿管镜操作成功的关键之一是视野清晰。术间可能由于输尿管屈曲或镜体紧靠输尿管壁而看不到管腔,只要将镜体稍向后退并转换方向或将镜端上下或左右稍微移动,就可以重新找到管腔。操作期间也常因出血、血块或碎石片等影响视野;遇有较大血块或碎石可用异物钳取出,也可用注射器直接通过工作隧道注入生理盐水冲洗,或取 F4 输尿管导管插入超过镜端 1～2cm 引流不断冲洗的生理盐水,往往就能使视野清晰。值得强调的是,只有看清管腔后才能将镜体前推,否则会造成输尿管穿孔等严重并发症。

在操作过程中也常会遇到输尿管扭曲。如输尿管跨过髂血管时,输尿管积水折曲等而增加插入困难。大部分通过轻轻旋转输尿管肾镜可以克服。如操作不当则可造成损伤。因此,设法使扭曲的输尿管变直也是成功的关键。还可以调整检查台,使患者呈头低臀高体位或助手从肋缘下加压,使患侧肾向横膈移位,约 80% 可成功地使输尿管伸直。另外,也可取前端较软或呈 J 形导丝通过弯曲部分,该导丝较硬部分通过弯曲输尿管时可使之伸直。可通过导丝将输尿管导管、套石篮等插入,再将输尿管镜顺其推进。上述处理仍不能进入时,可插入 F7,长 1cm 气囊导管至扭曲输尿管下方,向气囊内注入生理盐水 1ml 使其胀满后,轻轻下拉导管,从而牵引下段输尿管下移而使弯曲段伸直,再将导丝插入。该操作应注意气囊位置(可注入造影剂),不可用力回拉,以免出现套叠,气囊内充液压力不易过大,否则易导致穿孔。

在遇有输尿管狭窄时,输尿管壁可能紧紧束缚镜体前端,强行向前推进就会连同输尿管壁一起套入形成鸟嘴样套叠或造成撕脱、断裂穿孔等。因此,在遇有阻力时切忌用暴力,最好用气囊扩张导管或金属扩张探子扩张狭窄段。可以用 F3 气囊扩张导管(气囊直径 6mm,长 4cm),经输尿管肾镜隧道,直视下使气囊恰好位于狭窄段,向气囊内慢慢注入液体,持续扩张 15～30s。扩张后取出气囊导管,重新插入输尿管镜,通常会较容易地通过狭窄段。采用金属探子扩张法,需要在 X 线监视下和导丝引导下进行。如果扩张后,输尿管镜仍不能通过狭窄段,应放弃操作而改用软性输尿管镜或其他方法。

三、输尿管镜治疗上尿路上皮性肿瘤

1. 适应证

(1)乳头状瘤或低分级、低分期的上尿路移行细胞癌(G_1～G_2 级,T_a～T_1 期)患者。

(2)孤立肾、肾功能不全需保留肾或双侧上尿路肿瘤患者。

(3)高龄或体质差、不能耐受根治性手术者。

2. 麻醉与体位 麻醉方法的选择应考虑患者性别、年龄、有无脊柱疾病及手术难度、手术时间长短和术者手术熟练程度等多种因素。一般选用骶管阻滞、脊椎麻醉、硬膜外阻滞或全身麻醉等。手术体位一般取截石位,完全截石位有利于拉直输尿管。也可采用 Motola 等报道的改良截石位,即健侧下肢抬高,患侧下肢下垂,使远端输尿管前移,有利于输尿管镜的操作。

3. 手术方法 常规置入硬性输尿管镜或软性输尿管镜。为避免反流可能引起的肿瘤转移,术中通常采用低压灌注(<3.92kPa),并应用利尿药以减少肾静脉、肾淋巴管和肾小管冲洗液反流。输尿管中、下段肿瘤,位置相对固定、活动性小且管壁较厚,镜下切除肿瘤相对容易。切除方法可采用肿瘤组织电灼、电切和激光切除。

(1)输尿管镜肿瘤电灼、电切:采用葡萄糖注射液或蒸馏水作为灌洗液。浅表、小的肿瘤或有蒂的肿瘤,可单纯电灼治疗。电灼范围为肿瘤基底部及其周围 2mm 的输尿管黏膜。如不适于单纯电灼的输尿管小肿瘤,则应用输尿管电切镜予以切除,电切环应从肿瘤的远侧基底部开始,将镜鞘固定于肿瘤下方,伸出电切环使其超过肿瘤上界,钩起部分肿瘤,平行移动电切环切除肿瘤,切割方法类似膀胱肿瘤电切。电切环伸过肿瘤后应让肿瘤形态复原后再开始电切,以确保只切除肿瘤组织而不损伤邻近输尿管壁,每次不要切割太深,以免切穿输尿管和损伤邻近器官,但必须切割至肌层。切除肿瘤后,再用电切环轻轻电凝肿瘤基底部和出血点彻底止血。证实无输尿管损伤及尿外渗后置双 J 管引流。

(2)输尿管镜肿瘤激光切除:近年来,钬激光的广泛应用使上尿路浅表肿瘤也可在输尿管镜直视下予以彻底切除,而且很少发生出血。激光切除肿瘤范围同输尿管镜电切,因激光光纤较细,可在细输尿管硬镜或软镜下操作,切除方法是顺输尿管长轴平行切除肿瘤,切除深度至肌层。激光也可用于输尿管软镜切除肾盂或肾盏肿瘤,由于光纤弯曲度不能太大,所以肾下盏肿瘤难以切除。输尿管镜肿瘤可以用电切或激光切除,但有学者建议输尿管肿瘤应以输尿管硬镜电切最好,而肾盂、肾盏肿瘤则采用输尿管软镜予以电灼或激光切除。

4. 并发症

(1)输尿管穿孔:主要是进镜动作粗暴或电切过深所致,中、上段输尿管壁薄,易发生穿孔,远端输尿管壁较厚,穿孔少见。

(2)输尿管狭窄:发生率为 5%～13%。肿瘤较大或输尿管肿瘤呈环状生长,术后更易出现狭窄。术中如估计术后可能出现狭窄,放置两条 4.5F 双 J 管作支架,可减少狭窄并发症的发生。

第三节　尿道电切镜技术

一、尿道电切镜常用器械

经尿道电切的器械主要由带冷光源光导纤维的观察镜、镜鞘、闭孔器、操作把手、电切电极等组成。

(一)观察镜

经尿道电切术多用12°～30°的前斜窥镜。0°～5°窥镜更适合尿道内检查与手术,70°～120°窥镜主要用于膀胱内检查。

(二)镜鞘

据管径粗细分为10.5～28F等不同型号,10.5F及13.5F适用于小儿,24F及26F为成年人常用的型号。根据灌注方式不同,镜鞘可分为连续灌注式和间断灌注式。前者有同步回流通道,可以保护膀胱在低压状态下连续进行手术,从而节约手术时间,减少术中失血量;后者则需不时地排空膀胱。

(三)闭孔器

闭孔器插入到切除镜鞘内,可使镜鞘远程变得平滑,便于将镜鞘放入膀胱内。闭孔器有直型闭孔器、远程可弯型闭孔器及用于观察的安全型闭孔器3种。直型闭孔器最为常用;远程可弯型闭孔器,前端可弯曲,适用于前列腺增生的患者;安全型闭孔器可直视下安全插入。

(四)操作把手

操作把手常用的有以下3种方式。

1. 被动式　在非工作状态时,靠弹簧力量将电切环缩回镜鞘内。切割时要用手挤压弹簧,使电切环伸出镜鞘外,然后松开弹簧,切割环自行缩回即可切割组织。

2. 主动式　在非工作状态时,靠弹簧力量保持电切环位于镜鞘外,切割时靠手主动回拉使电切环缩回镜鞘内进行切割。

上述两种操作把手目前最常用。对技术熟练者,此两种操作把手均可使用。对初学者选用被动式电切镜较为安全,因主动式电切镜电切环位于镜鞘外,放入时易造成尿道或膀胱意外损伤。

3. 齿条和齿轮式　依靠操作把手上的齿条与齿轮来回移动,调节电切环伸出与回缩,完成切割操作,国内很少用。

(五)电切电极

用直径0.25～0.35mm的细钨丝制成。根据原理及治疗目的的不同,有不同类型及角度的电极,如环形电极、球形电极、电片形电极、针形电极等。环形电极最为常用,可用于前列腺和膀胱肿瘤的切除。其中,切除前列腺时用较粗电极;切除膀胱肿瘤用较细的电切环,操作比较精细。环形电极用于电气化;针形及刀形电极用于膀胱颈切开,球形电极可用于较大面积出血的凝血。

二、经尿道膀胱肿瘤电切术

经尿道膀胱肿瘤电切术(TUR-BT)是治疗膀胱表浅非浸润性肿瘤的方法,具有损伤小、恢复快,并能保留膀胱排尿功能等优点。

(一)适应证与禁忌证

1. 适应证

(1)主要适宜于低分级、低分期的膀胱移行细胞癌。所谓低分级是指 G_1 级和 G_2 级分化的肿瘤;低分期是指原位癌 T_{is}、T_a 期、T_1 期、T_2 期肿瘤。

(2)膀胱内非上皮肿瘤,如单发且体积较小也可采用此术式,但应严密随访。

(3)对于部分侵袭性膀胱癌,癌细胞已侵犯膀胱浆膜层或有远处转移,此术式可作为姑息性治疗,以减轻血尿等症状。

2. 禁忌证

(1)严重的心血管疾病患者。

(2)凝血机制明显异常者。

(3)非移行上皮肿瘤(如腺癌、鳞状细胞癌等)患者。

(4)膀胱有急性炎症时。

(5)因各种原因而不能取膀胱截石位者。

(6)有尿道狭窄而不能置入电切镜者。

(二)术前准备

1. 了解患者的全身情况。对患有心血管疾病、糖尿病、呼吸系统疾病等患者,应尽可能在术前予以纠正。

2. 纠正可能存在的凝血机制异常。

3. 做膀胱镜检查,以了解膀胱内肿瘤的情况,必要时需行肿瘤活检。特别注意肿瘤与输尿管口的关系,确认是否可以进行电切术。

4. 准备足够的冲洗液,一般患者可选用5%葡萄糖溶液、甘露醇、1.5%甘氨酸溶液或蒸馏水。

(三)手术步骤

1. 麻醉与体位

(1)麻醉:低位脊椎麻醉一般可以满足绝大多数 TUR-Bt 手术的需求,极少数情况需要全身麻醉。

(2)体位:采用膀胱截石位。

2. 膀胱肿瘤电切基本方法

(1)顺行切除法:即电切环回缩时切除肿瘤组织。切割时先将电切环伸出跨过肿瘤,从肿瘤远侧钩住肿瘤将肿瘤置于电切环与镜鞘之间,然后足踩切割电流开关,同时将电切环收回镜鞘进行切除。

(2)逆行切除法:相当于前列腺电切的推切法,即先将电切环放在肿瘤的近侧,切割时电切环向远侧倒推切除肿瘤及组织的方法。主要用于因肿瘤遮盖,其基底部显露困难的肿瘤。

(3)垂直电切法:即依靠电切镜由上至下或由左向右摆动切除肿瘤的方法。主要用于膀胱顶部肿瘤的切除,也可用于低平、蒂粗、固定而体积较大的肿瘤。

(4)弧形切除法:即在顺行切除的基础上加摆动电切镜进行切除的方法,适合于有弧度的膀胱壁上肿瘤的切除。

3. 不同部位膀胱肿瘤的切除方法和技巧

(1)如肿瘤较小、有蒂、基底较窄,则采用顺行切除法,直接用电切环将其切除,范围应包括肿瘤全部及肿瘤基底部的肌肉层,切除后再将基底部予以电灼止血。

(2)膀胱前壁肿瘤电切,可用手在耻骨联合上方腹部向下压迫膀胱前壁,使该部位的肿瘤下移而便于切除,调节手术台的高低和前后倾斜度也很有助于完成手术。如膀胱内气泡较多影响操作时,应及时将其排出。

(3)膀胱肿瘤位于输尿管开口附近,此时也可电切肿瘤和输尿管壁内段,以达到完整切除肿瘤。但切除的输尿管壁内段长度不应超过总长度的1/3,而且尽量避免烧灼,以免引起输尿管口狭窄。

(4)膀胱顶部肿瘤电切,可先用手将电切环由直角变成钝角,然后将电极伸出一定的长度后采用侧向移动或上下移动进行切割,电极的移动应与膀胱顶部的弧形轮廓相适应。由于这一部位的膀胱壁由腹膜覆盖,膀胱穿孔时又可能进入腹腔,严重者甚至导致腹腔脏器损伤。

(5)膀胱多发肿瘤,应先切除小的或电切环不易到达部位的肿瘤,再切除大的肿瘤,最后电切容易切除部位的肿瘤,如先切除大的肿瘤,可因出血较多、切除时间长或出现其他并发症,而影响其他部位肿瘤切除或遗漏小肿瘤。侧壁肿瘤一般在手术快结束时切除,因先切除两侧壁肿瘤,可能因闭孔神经反射而影响其他部位肿瘤的切除。

(6)膀胱肿瘤电切方法,如肿瘤体积较小(<1cm),且有蒂,可将电切环伸至瘤体蒂的下方,直接从基底部切除肿瘤。如瘤体较大,即使蒂较小,此时不宜直接从基底切除,以免过早切穿膀胱而被迫终止手术。电切时先从肿瘤顶部依次切除,然后再切除基底部,直至深肌层。如肿瘤较大,基底较宽,估计肿瘤血供比较丰富,先切瘤体表面可能引起出血较多,导致视野模糊影响手术操作,此时可先切除瘤体边缘基底部,阻断肿瘤血供,再从瘤体顶部逐渐切除至基底部。

(7)老年膀胱肿瘤患者合并前列腺增生时,应根据患者尿路梗阻是否严重,在向患者详细解释手术目的和必要性并征得患者同意后,可以将膀胱肿瘤和增生腺体一并切除。

4. 手术方法

(1)置入电切镜后,首先应仔细检查整个膀胱,确定肿瘤的位置、大小、数目及分化情况(是否有蒂,是否随冲洗液的流动漂动,表面是否有坏死、钙化灶等)。

(2)从肿瘤表面开始进行切除,逐渐将肿瘤切除。对于较小的有蒂肿瘤可以从根部直接切除。对于有细蒂的大肿瘤,也应先切碎肿瘤,再做根部的切除,以便于将肿瘤取出。

(3)继续切除肿瘤基底部,深度约为半个电切环的厚度,达深肌层。将这部分肿瘤标本收集,另送病理,判断肿瘤分期。

(4)切除肿瘤周围部分正常黏膜,根据肿瘤的大小,范围为1～2个电切环的宽度。

(5)仔细电灼整个切除面,可以超出切除范围1～2个电切环的宽度。

(6)收集切除下的肿瘤标本,检查无活动出血后,退出电切镜。

(7)尿道内放置三腔Foley尿管,止血满意者可不必持续冲洗膀胱,如切除范围较大,可接生理盐水冲洗。

5. 注意事项

(1)切除肿瘤时电切环避免长时间处于通电状态。

(2)保持出水引流通畅,避免膀胱过度充盈。

(3)基底较深的肿瘤,电切时要注意电切到看到肌纤维时及时停止,避免电切过深。

(4)术中注意输尿管开口附近的肿瘤切除后不要过度使用电凝。

(5)退镜前再次检查双侧输尿管开口是否清晰可见。

(四)并发症及处理

1. 术中并发症及处理

(1)电切综合征(TURS):电切过程中,冲洗液通过创面被大量、快速的吸收所导致的以稀释性低钠血症及血容量过多为主的临床综合征,严重者可导致患者死亡。通常见于较大的肿瘤,手术创面大,手术时间长,术中、术后监测处理不及时。表现为意识障碍、心律失常、恶心、呕吐、血压升高,检查可发现血清钠浓度降低。术中一旦手术时间较长,均要考虑TURS的可能。要减慢冲洗速度,急查血清电解质,如血钠较低,应及时补充浓钠,同时可使用呋塞米40mg静脉注射,必要时可多次使用,但要监测血清电解质,及早终止手术。

(2)膀胱穿孔:分为腹膜内型膀胱穿孔和腹膜外型膀胱穿孔。术中一旦发现膀胱穿孔,如视野中看到脂肪组织或发现膀胱肌纤维组织消失,没有基底组织,术中发现腹部膨隆或有腹膜刺激征,均要考虑膀胱穿孔。对腹膜外型膀胱穿孔来说,如果穿孔较小,可以不需要特殊处理,仅留置导尿即可。对一些较大的膀胱穿孔,则需急诊修补穿孔。而腹膜内型膀胱穿孔,几乎均需手术探查修补,尤其是怀疑有肠管损伤者。

(3)输尿管开口损伤:多见于肿瘤靠近输尿管开口,电切肿瘤后电凝使用过多,以预防为主,退镜前检查则很重要。一旦怀疑损伤,建议留置双J管,可以预防输尿管开口狭窄。

(4)膀胱破裂:较少见。通常见于顶壁肿瘤电切时,由膀胱内气泡爆裂导致。一旦发生,全视野模糊一片,看不清任何组织,需急诊手术修补。

(5)闭孔神经反射:在切除膀胱侧壁肿瘤时,由于闭孔神经被电流刺激,引起大腿内收肌群猛烈收缩,致使膀胱穿孔。因此在切除该区域的肿瘤时,应特别谨慎。如果肿瘤位于侧壁,术前可进行闭孔神经封闭,具体方式是于硬膜外麻醉或脊椎麻醉后,令患者半卧,双下肢分开30°,用一般腰椎穿刺针于患侧(肿瘤侧)耻骨结节外、下各2cm,针向外上穿刺,针体与大腿成30°,针尖沿耻骨上缘刺入闭孔,深度为7~12cm,注入1%~2%利多卡因10~20ml;另一种方法是静脉给予氯化琥珀酰胆碱等药物阻断神经冲动的传导。电切侧壁瘤体时一般不会发生闭孔神经反射,往往是电切到肌层时才容易发生。术中通过降低电切电流、间断触发电流等方式可减少闭孔神经反射所致的膀胱穿孔。

2. 术后并发症及处理

(1)出血:一般是较大肿瘤切除后,止血不彻底的缘故,因此术中肿瘤基底部及边缘仔细止血则很重要。此外,术前尿路感染未控制,术后感染引起继发性出血也是常见的出血原因,术前准备也要完善,若有感染,一定要感染控制后再手术。术后膀胱痉挛也是术后出血的常见原因之一,关键是找到膀胱痉挛的原因,及时对因、对症处理,可使用药物控制,如双氯芬酸钠-利多卡因等。如发现膀胱填塞,急诊手术清除血块。保持引流通畅,必要时接持续冲洗,适量使用止血药。

(2)排尿困难:以尿潴留多见,通常是膀胱损伤后收缩无力及损伤后合并尿路感染引起。处理上要保证足够的尿量,常规使用抗生素,对术前有前列腺增生症状的患者早期加用前列腺药物。膀胱颈部的肿瘤电切后可能造成膀胱颈挛缩而引起排尿困难,严重者需二次手术行冷刀切开挛缩之膀胱颈,瘢痕严重者需行瘢痕电切。

(3)腹胀:让患者在床上适当活动,促进肠蠕动,肛门排气后,进食易消化的食物。

(4)不稳定膀胱:患者有频繁的尿意,可使膀胱内压力升高,导致出血,处理上适当给予镇静药,保持引流通畅。

(5)尿道狭窄:为远期并发症。通常由于尿道黏膜损伤后感染引起。处理上使用抗生素,大量饮水预防感染。一旦发生,定期行尿道扩张术。

(6)附睾炎:原因通常为尿道内细菌经射精管及输精管逆行感染所致,可表现为阴囊疼痛、肿胀等。治疗上使用抗生素,抬高阴囊。

(7)深静脉血栓形成:多见于高龄、长期卧床的患者,栓子脱落后可致肺栓塞,引起猝死。主要是预防,要求患者早期活动,止血药物尽量少用或不用。

三、经尿道钬激光膀胱肿瘤切除术

(一)适应证与禁忌证

1. 适应证

(1)小而多发的表浅肿瘤患者。

(2)已达拇指大小的肿瘤患者。

(3)地毯样伸展的 $T_1 \sim T_2$ 期没有转移的肿瘤患者。

2. 禁忌证

(1)严重的心血管疾病患者。

(2)凝血机制明显异常者。

(3)非移行上皮肿瘤(如腺癌、鳞状细胞癌等)患者。

(4)膀胱有急性炎症时。

(5)因各种原因而不能取膀胱截石位者。

(6)有尿道狭窄而不能置入膀胱镜者。

(二)术前准备

1. 了解患者的全身情况。对患有心血管疾病、糖尿病、呼吸系统疾病等患者,应尽可能在术前予以纠正。

2. 纠正可能存在的异常凝血机制。

3. 做膀胱镜检查,以了解膀胱内肿瘤的情况,必要时需行肿瘤活检,特别注意肿瘤与输尿管口的关系。

4. 冲洗液可用甘氨酸溶液、生理盐水。

(三)手术步骤

1. 麻醉与体位

(1)麻醉:局部麻醉或骶管麻醉。

(2)体位:患者取膀胱截石位。

2. 手术方法

(1)置入膀胱镜后,首先应仔细检查整个膀胱,确定肿瘤的位置、大小、数目及分化情况(是否有蒂,是否随冲洗液的流动漂动,表面是否有坏死、钙化灶等)。

(2)从肿瘤表面取活检标本,以免肿瘤过小,激光气化后无足够标本送病理。

(3)将内置激光光纤靠近肿瘤,激光对准肿瘤及其周围 2cm 左右范围的膀胱黏膜,以一定功率(根据不同激光设置)进行汽化、切割,直至膀胱壁可见清晰肌纤维。

(4)将突入膀胱腔内的肿瘤完全切除,将切除下的肿瘤标本收集。

(5)行创面基底及创缘活检,另送病理,判断肿瘤分期。

(6)检查无活动出血后,退出膀胱镜。

(7)尿道内放置三腔 Foley 尿管,止血满意者可不必持续冲洗膀胱,如切除范围较大,可接生理盐水冲洗。

3. **注意事项**　与传统的经尿道膀胱肿瘤电切术相比较,钬激光能量无电场效应,不刺激闭孔神经,可避免闭孔神经反射,因此极少造成膀胱穿孔、尿外渗等严重并发症。但仍应注意术中功率不宜过大,尤其处理膀胱顶部、后壁等肌纤维薄弱处时,功率应<40W;术中膀胱内冲水速度不宜太快,膀胱内液体容量保持在 200ml 左右可有效防止膀胱穿孔。由于汽化层下 1~3mm 的凝固层将逐渐自行坏死脱落,故手术时不必切至深肌层,只需切至浅肌层肌纤维即可。

(四)术中并发症及处理

1. **出血**　术中出血一般是由于肿瘤较大,盲目在瘤体表面止血所致。对于较大肿瘤,应坚持逐层逐段切除的原则,从肿瘤基底部开始切除。对于较大的血管可以预先凝固,减少切除时出血。如激光穿破膀胱壁,有可能损伤盆腔血管,导致大出血,此时应立即行开放手术进行止血。

2. **膀胱穿孔**　与传统的经尿道膀胱肿瘤电切术相比,虽然钬激光不引起闭孔神经反射,极少造成膀胱穿孔,但手术者仍应有处理膀胱穿孔的准备。本手术引起的膀胱穿孔,多是由于在膀胱薄弱部位过于追求彻底切除肿瘤,引起切割过深导致穿孔。

膀胱穿孔可分为腹腔内穿孔和腹膜外穿孔两种类型。膀胱顶部肿瘤如切割过深即可发生腹腔内穿孔。术中应特别注意入水量与出水量是否平衡,腹部是否膨胀,以判断腹膜内有无穿孔。如出现视野中组织突然看不到,膀胱镜毫无阻力进入腹腔,应立即停止各种操作,取出膀胱镜,准备开放手术。手术中找到膀胱穿孔处予以缝合。穿孔小者可不用耻骨上膀胱造口,穿孔大者需行耻骨上膀胱造口。如膀胱顶部肿瘤尚未切净,应同时将肿瘤切除。

腹膜外穿孔无须特殊处理,只要保证术后导尿管引流通畅,确保膀胱空虚,穿孔一般能自行愈合。但应注意穿孔处具体情况。较大的游离穿孔,应行膀胱造影检查。如造影剂大量外溢,说明穿孔大、应立即开放手术缝合穿孔;如造影剂仅少量外溢,可保守治疗,持续引流尿液同时给予抗生素,穿孔多能自愈。

穿孔如能及时发现和治疗,一般均可顺利恢复,不会出现严重后果。

(五)术后并发症及处理

术后出血多是由于肿瘤切除不完全或术中止血不彻底所致。肿瘤切除后,创面不平整,有时出血点隐藏在凹陷的肌纤维间,应仔细查找出血点。晚期出血,一般由组织结痂脱落引起,出血量一般不大,嘱患者多饮水,出血多能停止。出血量较大可放置导尿管,冲洗膀胱,必要时给予止血药和抗生素,即可止血。

第四节　腹腔镜技术

一、腹腔镜技术常用设备及器械

(一)摄像系统

摄像系统是腹腔镜系统的核心部件,决定着腹腔镜成像的效果,其性能是腹腔镜系统档次的最主要决定因素。该系统由腹腔镜、摄像头、摄像机、冷光源和监视器组成,并可外接录像机、光盘刻录机、打印机,甚至计算机等进行图像的存储、剪辑和处理。

1. 腹腔镜　现在使用的腹腔镜大多为 Hopkins 柱状透镜组成的硬质镜,其光传导性能良好并有广角镜头的效果,根据镜体的直径有 2～10mm 多种型号。2mm 腹腔镜因其较细,多称为微型腹腔镜或针镜,根据物镜镜面的角度又有 0°镜和 30°镜、45°镜等前斜腹腔镜。0°镜较易掌握,而 30°镜可达到更加满意的手术显露,目镜可与摄像头连接,侧面有光缆接口。有些 10mm 直径的腹腔镜镜体内有供器械进出的通道,以便进行简单的操作,这类腹腔镜又称操作镜。

2. 摄像头和摄像机　摄像头通过转接口与腹腔镜的目镜相连,摄像头内的电荷耦合器(CCD)将从腹腔镜获取的光信号转变为电信号传入摄像机进行信号处理。摄像头内 CCD 有单个的,称为单晶片摄像机;也有 3 个的,称为三晶片摄像机。数字化的信号处理器能使图像更加清晰和逼真,三维立体腹腔镜的镜体内有两组透镜,同时获取两组信号。经过信号处理器进行加工处理后显示于监视器上,术者通过特制的偏光眼镜观察,可以达到接近实物的立体效果。

3. 冷光源　冷光源发出的强光束经光缆和腹腔镜传入腹腔,为腹腔提供照明,常用的冷光源有卤素灯、金属卤素灯和氙灯。卤素灯色温差,寿命短,但价格便宜;氙灯的色温可达 6000K,寿命长,可达 500h,更适合临床使用,但价格昂贵;金属卤素灯的性能和价格介于卤素灯和氙灯之间。冷光源的光亮度的调节有手动调节和自动调节两种,自动冷光源可与摄像机相连,进而根据图像的情况自动调节光亮度。

4. 监视器和外接记录设备　摄像机输出的图像信号可输入监视器进行同步显示,也可以输出到打印机进行图像打印,还可以输出到录像机、光盘刻录机及计算机等进行同步的连续的图像存储,临床上常用的监视器是 14in 或 20in,甚至更大的彩色监视器,监视器分辨率一定要高于摄像机分辨率。

(二)进腹系统

该系统用于建立手术操作的空间和形成通过腹壁进行手术操作的通道,最常采用的是气腹系统及穿刺套管。

气腹系统是通过向腹腔内注入气体,使腹腔内维持一定的压力,用来建立手术空间。通常选用的建立腹腔空间的气体是二氧化碳,因其不助燃,吸收后易于通过肺排出,即使形成小的气栓也可很快吸收,不至于产生严重后果。安全的腹腔压力是<16mmHg,通常使用的压力在 12~14mmHg,此时,在腹腔空间的任何一个位置的压力都是基本相同的,因此腹腔表面脏器的显露是均匀的。通过改变体位,必要时配合使用牵开器,可以获得满意的手术暴露。气腹系统由气腹机、二氧化碳钢瓶、气腹管、气腹针组成。一般建立手术空间是由气腹针连接气腹管注气的,通常使用的弹簧气腹针都是 Veress 针。而在手术过程中,气腹管则与穿刺套管的侧孔相连而持续注气,以维持腹腔内的压力。

现在临床使用的多是自动气腹机,每分钟流量 10L、16L、20L 和 30L 不等。16L/min 的气体流量即能满足腹腔镜手术的需要,但在手术复杂、穿刺孔较多、套管气密不佳时则可能需要更高的流量。全自动气腹机注气达到预设压力后能停止充气,超过预设压力时除自动停止充气外还能报警,低于预设值时会自动补充。有些气腹机还有自动排气和气体加热功能,安全性能得到提高。

穿刺套管(trocar)是腹腔镜和手术器械从外界进入腹腔的通道,由穿刺锥和套管两部分组成。穿刺锥的前端为三棱形或圆锥形;一种安全型穿刺锥带弹簧保护装置,其刀片藏在其钝性前端的内部,遇到阻力时刀片突出,在突破组织后刀片自动弹回并锁住,即使再遇到阻力也不再突出,以避免腹腔内脏器损伤。穿刺套管带阀门的侧孔可用于注气和排气。活栓型的套管多用于观察孔,利于保护腹腔镜物镜镜面;自动活瓣型的套管多用于操作孔,利于进出器械。Hasson 套管是一种特制的穿刺套管,用于"开放法"进腹,可防止穿刺套管的滑脱和漏气。套管直径有5mm、10mm、12mm、15mm 等规格。2mm 套管用于针镜手术时通过针状手术器械,而 18~20mm 的套管用于扩张穿刺孔以便取出标本或通过大型号的吻合器。转换器用于通过较粗套管进入较细器械时保持气密性。

(三)能源系统

能源系统用于为手术器械提供能源,以在腹腔镜下进行分离、切割、止血等操作。最常用的能源是高频电流,此外还有超声、激光、热能、水刀、气刀等。

1. **高频电刀**　又称高频电流发生器,是腹腔镜手术最常用的切割和凝固设备。单极高频电刀产生的电流经过一个作用电极,将局部组织切开,凝固或边切边凝。单极电刀通过接触身体负极板完成回路。电切的输出有单纯电切和混切,电凝的输出则有点凝和面凝。大多数腹腔镜手术器械可与单极高频电流发生器连接,从而在操作过程中完成电凝。

2. **超声刀**　超声刀是应用超声频率进行机械振荡,使组织内的水分汽化,蛋白氢键断裂、细胞崩解,从而完成切割和凝固,其输出功率可以调整,低功率时用于组织的凝固和止血,高功率则可以完成切割。完成切割的速度与手柄夹持的力度有关,夹得越紧,切割速度越快。超声发生器有与之配套的腹腔镜手术器械。超声手术器械有超声剪、超声剥离刀、超声分离钩和超声凝固球等。

3. Ligasure　中文名称是计算机反馈控制双极电刀系统,是对双极电刀系统改进的成果。Ligasure 能让被切割的血管胶原蛋白和纤维蛋白熔解变性,血管壁熔合形成一透明带,产生永久性管腔闭合。

(四)器械系统

1. 分离钳　有直分离钳和弯分离钳,用于手术中组织的分离,通电时可以对其所夹持的组织进行电凝。

2. 抓钳　用于夹持组织,分为损伤抓钳和无损伤抓钳两类。有的带锁便于固定。有弹簧手柄的抓钳握力小,损伤小,便于左手操作。

3. 剪刀　用于锐性切割组织,有直剪、弯剪、钩剪等。

4. 施夹器和钛夹　用于血管和较小管道组织的夹闭,有大、中、小 3 种。

5. 电凝器　根据其前端的形状称为钩状电凝器、铲状电凝器和球状电凝器。分别用于带电的切割和电凝。

6. 冲洗/吸引器　操作端有两个管口,分别接冲水管和吸引管,操作手柄处有转换开关或活栓,用于冲洗和吸除创口内积血和积液。

7. Hem-O-Lok　用于血管和较大管道组织的夹闭,有大、中、小 3 种。顶端有锁,不易脱落。可用专用器械松解取出。

二、泌尿外科腹腔镜常见手术入路的建立

1. 上尿路手术经腹膜后入路

(1)麻醉与体位:全身麻醉。患者取健侧卧位,升起腰桥,同开放性肾手术。术者站于患者背侧,助手站在术者同侧的下方或对侧,监视器置于术者斜前上方,器械护士及器械台位于患者足侧。

(2)穿刺器(trocar)的位置:一般选用 3 个穿刺点,穿刺器直径分别为 10mm、10mm、5mm。第 1 个穿刺点位于第 12 肋下缘 1cm 与骶棘肌外侧 1cm 或腋后线交界处,第 2 个穿刺点位于髂嵴上方 2cm 或髂前上棘内上方 2cm 左右,第 3 个穿刺点位于腋前线与肋弓下 2cm 交界处。

(3)建立腹膜后间隙的方法

①水囊扩张法:由第 1 穿刺点斜向下切开皮肤 1.5~2.0cm,用小指或示指钝性分离至腰背筋膜,此筋膜较韧,常需用中弯钳穿透并分开腰背筋膜,其下为腹膜后脂肪,在腰背筋膜下与腹膜后脂肪间用示指或小指尖向手术区域分出一腔隙,插入自制的水囊扩张器,用 16 号或 18 号普通导尿管,将 8 号或 7.5 号手套中指与掌部结合部剪断,将尿管插入指套内,用 4 号或 7 号线系紧,注水 300~400ml,持续3~5min 后放出,插入 10mm 的穿刺器,穿刺点切口缝 1 针,缩小穿刺器与皮肤间

的间隙,可以固定穿刺器并防止气体漏出,接通气腹机,注入 CO_2,后腹腔内气腹压保持在 $10\sim15mmHg$,插入腔镜,直视下插入第2、第3个穿刺器。

②手指扩张法:由第1个穿刺通道伸入手指,在腰背筋膜下方向内侧推开腹膜及周围的脂肪组织。

③腹腔镜扩张法(IUPU法):于髂嵴上缘2cm与近腋前线交点处切一约1cm切口,置入气腹针于腹膜后间隙,充气压力至14mmHg后,置入第1个10mm套管针入腹膜后间隙,随后引入腹腔镜,以腹腔镜镜身直接做左右往复运动,行简单扩张即可产生足以开始操作的腹膜后间隙,随后在腹腔镜监视下置入第2、第3个穿刺套管。

2. 上尿路手术经腹腔入路

(1)麻醉与体位:全身麻醉。患者取健侧卧位并后仰30°～45°。术者可根据病变的大小、位置及体型特点,适当调整穿刺点的位置。

(2)建立人工气腹:手术前仔细检查气腹机,确定其功能正常,而且还要检测 CO_2 气瓶,保证其中有足够的 CO_2,气腹机压力设定值为 $12\sim15mmHg$,盲穿法应在置入第1个穿刺器之前建立人工气腹,术者在穿刺点用两把皮钳上提腹壁,将Veress气腹针垂直穿入腹腔内,Veress气腹针的可缩入性针头及精巧的外形有助于避免对腹腔内容物的损伤,通常在气腹针穿过筋膜和腹膜后,即可向前伸出钝性的针芯。气腹针一旦穿入腹腔后,将一支10ml注射器(还有5ml生理盐水)与其接通,注射器内的液体会被吸入腹腔内,这是气腹针到达正确位置的一个标志。确认气腹针位置后,充气管连通气腹针,初始以 $1L/min$ 的流量充气。当气腹仪设定于低流量时,若气腹针置于腹腔内,初始的注入压力应 $<10mmHg$。压力高于此值可能提示气腹针位置不正确或针尖抵于腹壁而造成阻塞,此时应抬高腹壁,同时转动或回撤气腹针。当腹腔内充满气体时,腹部会对称地膨胀,原本叩诊时发出的浊音此时变成鼓音。

(3)穿刺器位点的选择与置入:第1个穿刺器通常选择脐缘,第2个穿刺点在患侧肋缘下腹直肌外缘,第3个穿刺点选腹直肌外侧缘脐下 $5\sim6cm$,如需要第4个穿刺点,可选在腋前线、肋缘与髂前上棘的中点。置入第1个穿刺器有两种方法:①切开法适于有腹腔手术史的患者,选择脐部患侧缘 $1.5\sim2.0cm$ 小切口,用血管钳分开脂肪,看到腹直肌前鞘,弧形切开,纵向分开肌层,提起并切开腹直肌后鞘,切开腹膜外脂肪和腹膜,穿刺器经切口置入,缝闭腹膜与穿刺器之间的间隙,防止漏气。②盲穿法腹腔充气后,穿入第1个穿刺器时,要掌握好力度,并且用持穿刺器的示指抵住腹壁,防止用力过猛,误伤腹腔内组织,穿入腹腔时有突破感及弹簧刀的回缩声。

3. 下尿路手术经腹膜外入路

(1)麻醉与体位:全身麻醉,患者取仰卧位,臀部垫薄枕,头部降低15°～30°,使患者呈头低而下腹部稍高位的稍反弓状。

(2)穿刺器的位置:常规应用 4～5 个穿刺点,第 1 个穿刺点位于脐下,第 2、第 3 穿刺点分别在左右腹直肌旁、脐下 2～3cm 位置,第 2 个穿刺点插入 5mm 穿刺器,第 3 个穿刺点插入 10mm 穿刺器,第 4 个穿刺点在右髂前上棘上内 3～4cm 处,插入 5mm 穿刺器,必要时,在左侧对称位置,穿入第 5 个穿刺器。

(3)腹膜外间隙的建立和操作空间的形成:在脐下缘切一个 2cm 左右的弧形切口,切开皮肤、皮下组织,用甲状腺拉钩牵开,纵行切开腹白线,用血管钳顺肌纤维纵行分开腹直肌,用示指在腹直肌与腹直肌后鞘间进行分离,经此切口插入自制气囊扩张器至腹膜外间隙,注入生理盐水 300～400ml,保留 3～5min,放水后取出自制气囊扩张器,插入 10～12mm 穿刺器,缝合 2 针以固定穿刺器,同时预防气体逸出,充入 CO_2 气体,维持压力在 10～15mmHg,置入腹腔镜,在腹腔镜监视下置入其他穿刺器。

4. 下尿路手术经腹腔入路 一般穿刺 4～5 点,第 1 个穿刺点为脐下缘,先于脐下缘做 2cm 的弧形切口,将气腹针插入腹腔或切开各层组织进入腹腔,注入气体使腹腔有一定压力后,穿刺置入直径 12mm 的穿刺器,放入腹腔镜,于左、右侧腹直肌旁脐下 3cm 处及髂前上棘内侧 3cm 处各放入 2 个穿刺器,在腹腔镜引导下穿刺并分别放入 10mm、5mm、5mm、5mm 穿刺器,固定穿刺器在合适位置。

5. 手术入路的选择原则

(1)经腹腔入路和经腹膜后入路相比,前者空间大、解剖关系清晰;但是,肠管影响手术野暴露,手术时间较长,可能造成腹腔内肠管损伤。

(2)病变体积较大,操作复杂,需多穿刺器手术者选经腹入路。

(3)曾经行腹部手术者多选腹膜外入路,曾经行后腹腔手术者多选经腹腔入路。

(4)术后可能有尿外渗者,多选腹膜外入路。

(5)需兼顾双侧病变或上、下腹病变者,多选经腹腔入路。

三、膀胱全切除-原位新膀胱术

1. 手术适应证 腹腔镜下膀胱全切除-原位新膀胱术的适应证与开放性手术相同,符合以下条件者才能选择新膀胱手术。

(1)尿道断端 2cm 内无肿瘤,即男性膀胱颈以下无肿瘤,女性膀胱三角区以下无肿瘤。

(2)术前腹内压测定＞60cmH_2O,无膈肌裂孔疝、腹壁疝、腹壁肌松弛、盆底肌松弛等影响腹压的病变。

(3)无前尿道狭窄。

(4)尿道括约肌功能良好。

（5）无明显肠道病变，无肠切除史。

（6）肾代偿功能良好。

（7）术中做病理冷冻切片检查，证实尿道远侧断端无肿瘤。

2. 手术步骤

（1）麻醉、体位和套管穿刺位置：按概论所述下尿路经腹腔途径的麻醉、体位及留置穿刺套管位置。

（2）游离输尿管中、下段：腹腔镜下探查腹腔，检查有无损伤，有无腹腔内转移。将视野转向右侧骨盆入口处，将回肠及乙状结肠向左上方牵开后可见搏动的右侧髂外动脉，在髂内、外动脉分叉附近找到输尿管，沿输尿管行程向下剪开腹膜，用无创抓钳将输尿管提起并向下游离至膀胱壁外，暂不切断以减少尿路梗阻时间。左侧输尿管通常被乙状结肠覆盖，需游离乙状结肠外侧的粘连，将其推向内侧显露乙状结肠系膜根部才能找到，用与右侧相同的方法将左侧输尿管游离至膀胱壁外。一般应在完成右侧盆腔淋巴结清扫后，再将视野转向左侧，游离左侧输尿管并同时行左侧淋巴结清扫。

（3）盆腔淋巴结清扫：沿髂外动脉表面剪开腹膜及髂血管鞘，远端至血管穿出腹壁外，近端至左、右髂总动脉分叉位置。用超声刀切断跨过髂外动脉位置的输精管，自远端至近端清除髂外动脉前面及上外后方的淋巴组织，同时在髂外动脉的内下方找到髂外静脉。沿髂外静脉内下缘小心游离找到骨盆内侧壁，用吸引管找到闭孔神经及闭孔动脉、闭孔静脉。用 LigaSure 切断闭孔动、静脉，注意保护闭孔神经，沿髂内动脉向下游离，找到脐动脉，用 LigaSure 切断脐动脉，用超声刀分离髂内、外血管分叉处及闭孔神经周围淋巴、脂肪组织。继续沿右髂总动脉向上游离至左、右髂总动脉分叉处，清除右髂总血管周围及分叉下方的淋巴组织。用相同的方法行左侧盆腔淋巴结清扫。

（4）游离输精管、精囊及前列腺后面：将肠管推向头侧，第二助手用抓钳将直肠向上牵引，显露膀胱直肠陷凹，此时可见膀胱后面有上、下两道弓状隆起。第二道弓状隆起为输精管壶腹部及精囊位置标志，用电凝钩横行切开弓状隆起处腹膜，使腹膜开口与两侧已切开的腹膜相连。游离输精管后切断，在输精管外下方侧分离找到精囊，紧贴精囊外下方游离至前列腺基底部外侧，精囊底部外侧有精囊动脉，需电凝或超声凝固后切断。将左右输精管、精囊向前牵引，在其下方2～3mm处横行切开狄氏筋膜，钝性分离前列腺后方至直肠尿道肌。

（5）游离膀胱前壁：将腹腔镜视野移至前腹壁，可见脐正中韧带及其两侧的旁正中韧带，如经导尿管注入生理盐水可帮助判断膀胱轮廓及其前方的腹膜反折。切断脐正中韧带、旁正中韧带及腹膜反折，与两侧已切开的腹膜会合。向下钝性分离膀胱前间隙，显露耻骨前列腺韧带及盆侧筋膜反折。

（6）缝扎阴茎背深静脉复合体：用电凝钩切开两侧盆侧筋膜反折和耻骨前列腺

韧带,显露前列腺尖部两侧,用 2-0 Dexon 线由右向左缝扎阴茎背深静脉复合体。

(7)游离膀胱侧韧带及前列腺侧韧带:将输尿管下段提起,在膀胱壁外位置上 Hem-o-Lok 夹后切断或用 LigaSure 电凝后切断。提起膀胱顶部,用超声刀或结扎速(LigaSure)分离膀胱侧韧带,到达前列腺基底部时将精囊提起帮助定位,紧贴前列腺外侧分离前列腺侧韧带。

(8)离断尿道,切除膀胱前列腺:在缝扎线的近端切断阴茎背深静脉复合体,向下分离至前列腺尖部。紧贴前列腺尖部剪开尿道前壁,将导尿管拉起,用钳夹紧导尿管,在钳的远端剪断后向上牵引,剪断尿道后壁。将前列腺尖部翻起,显露其后方的尿道直肠肌,紧贴前列腺将其剪断,将膀胱前列腺完全游离。创面彻底止血,经尿道重新插入 20 号 Foley 导尿管,气囊内注水 20ml,用纱布压迫创面,牵拉 Foley 导尿管,以减少创面渗血。

(9)形成储尿囊:在下腹正中线上做 5～6cm 切口,取出标本。将左、右输尿管下段从切口引出,插入 8F 硅胶管引流尿液。将回肠拉至切口外,在距回、盲肠交界 15cm 的近侧,隔离 50cm 回肠段,纵行剖开后"M"形折叠,用 3-0 Dexon 线做连续内翻缝合,形成储尿囊。

(10)输尿管再植:在储尿囊后顶部两侧各戳一小口,将输尿管断端修剪成斜口,末段插入储尿囊内 1cm,用 4-0 Dexon 线缝合 5～6 针以固定输尿管外膜肌层及储尿囊开口全层,输尿管支架引流由储尿囊前壁穿出。

(11)储尿囊-尿道吻合:于储尿囊底部切开约 0.8cm 的小孔,将 Foley 导尿管拉出切口。将其尖端与储尿囊开口处下方缝一条牵引线,牵拉导尿管将储尿囊放入腹腔,缝合腹壁切口,再次气腹,腹腔镜下用 2-0 Dexon 线缝合储尿囊-尿道 6 针,逐针结扎,第 1 针结扎时可利用导尿管牵引减少张力,吻合后壁 3 针后,剪去牵引线,将导尿管插入储尿囊后再缝合前壁。检查无渗漏后放置盆腔引流。

3. 术中注意事项

(1)套管位置选择应根据患者高矮适当调整。体型矮小者,第 1 个套管应定脐部以上,其他套管也应相对上移,以免操作通道靠得太近而影响操作。体型高大者则应在脐下置入第 1 套管,其他套管要适当下移,避免因位置太高使器械不能到达前列腺尖端。

(2)手术者与第一助手各使用一侧的操作通道,可使术者及助手都在舒适的体位下操作,还可坐在凳子上手术,方便手足的配合,增加操作的精确性及稳定性。

(3)分离膀胱前列腺后面时,要先认真辨认两个弓状隆起的位置,准确的定位对找到输精管及精囊非常重要。注意精囊外侧的精囊动脉,剪开狄氏筋膜时应避免损伤后方的直肠。

(4)分离膀胱前间隙时,应认真辨认前腹壁与膀胱交界处的腹膜反折位置,如不能确定可充盈膀胱以帮助定位。

（5）处理阴茎背深静脉复合体时，应先剪开盆侧筋膜反折及耻骨前列腺韧带，显露前列腺尖部两侧，便于缝扎。如发生较明显出血时可牵拉 Foley 导尿管，借助气囊压迫止血，待膀胱侧韧带、前列腺侧韧带全部分离后，再处理背深静脉可减少出血。

（6）尿道切断位置应尽量靠近前列腺尖端，断端尽可能整齐。

4. 术后并发症及处理

（1）肠道并发症：由于术中隔离肠管后重新进行肠吻合，可能发生肠瘘、吻合口狭窄、粘连性肠梗阻等并发症，同时应注意回肠穿过输尿管与新膀胱之间的间隙所引起的内疝。如发生肠瘘应引流盆腔及腹腔，3～4 周不能自行愈合者，应再次手术修补。不完全性肠梗阻可先做胃肠减压的保守性治疗，如不能缓解则需手术松解。内疝可同时引起肠梗阻及输尿管梗阻，应及时进行再次手术复位。

（2）新膀胱并发症：新膀胱可发生尿瘘、尿失禁、排尿困难、尿潴留等并发症。术后早期如发生新膀胱渗漏，盆腔引流液多，可牵引气囊导尿管，保证通畅引流新膀胱，多可自行愈合。拔除导尿管后应严密观察患者排尿情况，如有尿失禁应指导患者进行盆底肌训练，即反复收缩及松弛包括括约肌在内的盆底肌，达到增强外括约肌收缩力、紧闭尿道的目的。经数月的训练，大多数患者能恢复控尿。如术后发生排尿困难，残余尿量逐渐增多，应做膀胱尿道造影及膀胱尿道镜检查，如发现有膀胱尿道吻合口瘢痕狭窄，可做内切开术；如因腹肌无力引起的残余尿增多，可采用定期自我导尿。

（3）输尿管并发症：输尿管新膀胱吻合可能发生梗阻、尿瘘及尿液反流等并发症，如支架引流管过早脱落后继发梗阻，可行经皮肾穿刺重新置入引流管。轻度膀胱输尿管反流不需要特殊处理，如因反流导致反复尿路感染、肾盂输尿管扩张积液，应再次做抗反流输尿管吻合。

下篇

各论

第**7**章
chapter 7
肾肿瘤

第一节　肾肿瘤的分类

　　肾肿瘤的分类有许多种方法,各种分类方法所采用的标准和依据不尽相同。1970 年,Deming 和 Harvard 将肾肿瘤分为肾包膜肿瘤、成熟肾实质肿瘤、不成熟肾实质肿瘤、肾盂上皮性肿瘤、囊肿血管肿瘤、神经源性肿瘤、异质组织肿瘤、间质衍生物、肾旁或肾周实质肿瘤和继发肿瘤 11 种类型,这种分类方法较为复杂。1980 年 Glenn 将所有肿瘤和新生物包括在内的肾肿瘤的简化分类方法,简化为良性肿瘤、肾盂肿瘤、肾旁肿瘤、胚胎肿瘤、肾癌和其他恶性肿瘤 6 种。随着科技的不断发展,人们对肾肿瘤的进一步认识,WHO 于 1998 年在以前的分类基础上制定了新的分类系统(表 7-1),该分类系统在国际上应用广泛。

表 7-1　1998 年 WHO 肾肿瘤分类标准

肾实质上皮性肿瘤	肾盂上皮性肿瘤
良性-腺瘤	良性-乳头状瘤
乳头状腺瘤	移行细胞乳头状瘤
嗜酸细胞腺瘤	内翻性乳头状瘤
后肾腺瘤	恶性-癌
恶性-癌	移行细胞癌
肾细胞癌	鳞状细胞癌
透明细胞癌	肾盂腺癌
肾乳头状腺癌	肾髓质癌
嫌色细胞癌	肾盂未分化癌
集合管癌	癌肉瘤
未分类的肾细胞癌	

肾母细胞性病变	肾小球旁细胞瘤
肾母细胞瘤（Wilms 瘤）	恶性肿瘤
肾源性残余	恶性软组织肿瘤
肾母细胞瘤病	**其他肿瘤**
中胚层肾瘤	类癌
其他儿童期肿瘤	小细胞癌
透明细胞肉瘤	原始神经外胚叶瘤
横纹肌肉瘤	骨化性肾肿瘤
神经母细胞瘤	肾错构瘤
肾小管增生	肾皮质错构瘤
黄色肉芽肿性肾盂肾炎	肾盂错构瘤
软斑病	肾源性腺纤维瘤
胆脂瘤	肾内畸胎瘤
炎性假瘤	恶性淋巴瘤
肾上腺残余	恶性黑色素瘤
肾盂肾源性腺瘤	**继发性肿瘤**
其他	**肿瘤样病变**
非上皮性肿瘤	肾发育不良
良性肿瘤	血管畸形
血管平滑肌脂肪瘤（错构瘤）	囊肿
平滑肌瘤	囊性肾瘤
脂肪瘤	良性囊性肾瘤
肾髓质间质细胞瘤	囊性、部分分化的肾母细胞瘤
血管瘤	恶性囊性肾瘤
淋巴管瘤	

2004 年 WHO 依据肾肿瘤组织形态学、免疫表型、遗传学的特点，结合肾肿瘤患者的临床表现以及影像学改变推出了第 3 版肾肿瘤病理分类标准（表 7-2）。该分类系统结合了分子生物学以及免疫组织化学方面的进展，对肾肿瘤的分类更加细化，更贴近于真实反映每个肿瘤的临床特点。新的分型标准已得到国际上广大病理和泌尿外科医师们的认可。

表 7-2　2004 年 WHO 肾肿瘤病理组织学分类标准

肾细胞肿瘤	Bellini 集合管癌
肾透明细胞癌	肾髓质癌
多房囊性肾透明细胞癌	染色体 Xp11 易位性癌
肾乳头状腺癌	成神经细胞瘤相关性癌
肾嫌色细胞癌	黏液性管状和梭形细胞癌

（续　表）

未分类的肾细胞癌	平滑肌瘤
乳头状腺瘤	血管瘤
肾嗜酸细胞瘤	淋巴管瘤
后肾肿瘤	肾小球旁细胞瘤
后肾腺瘤	肾髓质间质细胞瘤
后肾腺纤维瘤	神经鞘瘤（施万细胞瘤）
后肾间质瘤	孤立性纤维肿瘤
肾母细胞性肿瘤	**间叶和上皮混合性肿瘤**
肾源性残余	囊性肾瘤
肾母细胞瘤（Wilms 瘤）	混合性上皮间质瘤
部分囊状分化的肾母细胞瘤	滑膜肉瘤
间叶性肿瘤	**神经内分泌肿瘤**
主要发生于儿童	类癌
透明细胞肉瘤	神经内分泌癌
横纹肌肉瘤	原始神经外胚叶肿瘤
先天性中胚层肾瘤	成神经细胞瘤
儿童期骨化性肾肿瘤	嗜铬细胞瘤
主要发生于成年人	**淋巴造血组织肿瘤**
平滑肌肉瘤（包括肾静脉）	淋巴瘤
血管肉瘤	白血病
横纹肌肉瘤	浆细胞瘤
恶性纤维组织细胞瘤	**生殖细胞肿瘤**
血管周细胞瘤	畸胎瘤
骨肉瘤	绒毛膜癌
血管平滑肌脂肪瘤（错构瘤）	**转移性肿瘤**
上皮样血管平滑肌脂肪瘤	

第二节　肾细胞癌

肾细胞癌（RCC）是起源于肾实质泌尿小管上皮系统的恶性肿瘤，又称肾腺癌，简称为肾癌，占肾恶性肿瘤的 80%～90%。包括起源于泌尿小管不同部位的各种肾细胞癌亚型，但不包括来源于肾间质及肾盂上皮的各种肿瘤。

肾细胞癌在我国泌尿系恶性肿瘤中的发病率占第 2 位，仅次于膀胱肿瘤，占成年人恶性肿瘤的 2%～3%，同时也是成年人肾最常见的实性肿瘤，但在小儿恶性肿瘤中高达 20%，是小儿常见的恶性肿瘤之一。发病率随年龄的增加而增加，患者年龄大多超过 40 岁,高发年龄在 50—70 岁,男:女约为2:1,各年龄段均有发病。大部分是散发性肾细胞癌,据估计有 4% 左右的是家族性肾癌。

一、病因

肾细胞癌的病因尚不清楚。大量的流行病学调查发现,肾细胞癌与吸烟、肥胖、职业、经济文化背景、高血压、输血史、糖尿病、放射、药物、利尿药、饮酒、食物、家族史等因素有关。现在唯一公认的环境危险因素是吸烟,但相对危险性并不高,为 1.4~2.5。一些特殊类型的肾细胞癌有明确的遗传因素,如染色体 3p25-26 的 *VHL* 基因与透明细胞癌、*c-met* 基因与Ⅰ型乳头状透明细胞癌、*FH* 基因与Ⅱ型乳头状肾细胞癌及 *BHD* 基因与嫌色细胞癌有关。

二、病理

绝大多数肾细胞癌发生于一侧肾,常为单个肿瘤,10%~20% 为多发病灶。多发病灶病例常见于遗传性肾细胞癌及肾乳头状腺癌的患者。肿瘤多位于肾上、下两极,瘤体大小差异较大,直径平均为 7cm,常有假包膜与周围肾组织相隔。双侧肾先后或同时发病者仅占散发性肾细胞癌的 2%~4%。

(一)肾细胞癌的病理分级

肾细胞癌的预后因素包括原发肿瘤的病理分期、淋巴结受累情况、核分级和组织学类型。核分级是肾细胞癌最重要的预后因素之一,Fuhrman 分级法是目前人们普遍采用的一种核分级系统,见表 7-3。

表 7-3　Fuhrman 肾细胞癌的核分级体系

级别	核大小	核外观	核仁
1 级	10mm	圆形,均匀	无核仁或很小
2 级	15mm	轻微的不规则	400 倍镜下可见
3 级	20mm	中度或显著不规则	核仁大,100 倍镜下可见
4 级	>20mm	与 3 级相似,可见分叶核、多核或奇异核明显	明显,大量染色质粗大块状

(二)WHO 肾细胞癌的病理分型

WHO 肾细胞癌的病理分型见表 7-4。

表 7-4　WHO 肾细胞癌的病理分型

1981 年	1998 年	2004 年
肾透明细胞癌	肾透明细胞癌	肾透明细胞癌
肾乳头状腺癌	肾乳头状腺癌	肾乳头状腺癌
肾颗粒细胞癌	肾嫌色细胞癌	肾嫌色细胞癌
肾肉瘤样癌	肾集合管癌	Bellini 集合管癌
肾未分化癌	未分类肾细胞癌	肾髓质癌
		多房囊性肾透明细胞癌 Xp11 易位性肾细胞癌或成神经细胞瘤伴发的癌、黏液性管状和梭形细胞癌、未分类肾细胞癌

(三)常见肾细胞癌的病理特点

1. **肾透明细胞癌(CCRCC)**　肾透明细胞癌是最常见的病理亚型,占肾肿瘤的 60%～85%。这种肿瘤特征性表现是 3 号染色体短臂(3p)遗传物质的丢失。

(1)大体检查:①典型的肾透明细胞癌表现为肾实质区圆形实性肿物,而且经常突出于正常肾轮廓之外,与周围肾组织界限清楚,可见假性包膜;②切面通常为五彩状,由质地较软的鲜黄色肿瘤实质以及灰白色的水肿性间质、出血区、坏死区及囊性变构成,偶见钙化或骨化。

(2)组织病理学:①典型的透明细胞为圆形或多边形,胞质中含有大量糖原和脂质,有些肿瘤中出现很多含有大量线粒体及嗜酸性胞质的颗粒细胞,包膜清楚;②肿瘤细胞呈巢状和腺泡状结构;③组织中可见薄壁血管构成的网状间隔,因此肾透明细胞癌是富于血管的肿瘤;④有 2%～5% 的肾透明细胞癌可出现肉瘤状结构的肿瘤成分,肉瘤样变中见到瘤巨细胞,提示预后不良。

(3)常用的免疫组织化学抗体:CK8、CK18、vimentin、CD10 和 EMA 阳性。

2. **肾乳头状腺癌(PRCC)**　肾乳头状腺癌又称嗜色细胞瘤,占肾肿瘤的 10%～15%。细胞遗传学上的特征性表现为 7 号与 17 号染色体三体及 Y 染色体丢失。

(1)大体检查:乳头状腺癌通常表现为边界清楚的淡褐色或棕褐色球状肿物,约 2/3 的患者具有明显的出血和坏死。切面质脆或颗粒状,体积较大的肿瘤周围常常有致密纤维组织包绕,约 1/3 患者出现钙化。

(2)组织病理学:肿瘤细胞呈乳头状或小管状结构,乳头核心可见泡沫状巨噬细胞和胆固醇结晶。根据组织病理学改变,Delahunt 和 Eble 将其分为Ⅰ型和Ⅱ型。①Ⅰ型,肿瘤细胞较小,胞质稀少呈嗜碱性,细胞核一致,小而近圆形,核仁小或无法见到;②Ⅱ型,肿瘤细胞较大,胞质丰富、嗜酸性,瘤细胞核排列成假复层结构,体积大,圆形,常见明显的核仁。

(3)常用的免疫组织化学抗体:肾乳头状腺癌 CK7 呈阳性,且Ⅰ型较Ⅱ型阳性率为高。

3. 肾嫌色细胞癌(CRCC) 肾嫌色细胞癌占 3%～5%,此类肿瘤的典型表现为相对透明的胞质,形成精致的网状,类似"植物细胞",因其细胞嫌色特征而得名。嫌色细胞癌的遗传学标志是多条染色体丢失。

(1)大体检查:肿瘤无包膜但边界清楚,圆形、实性、棕褐色或褐色肿瘤,大小4～20cm,切面呈均一的褐色,可见坏死,出血灶少见,不易出现大的囊性变。

(2)组织病理学:①肿瘤呈实性结构,可见钙化及厚纤维间隔;②瘤体中血管为厚壁血管,瘤细胞体积大,呈三角形,胞质透明略呈网状,细胞膜非常清晰(嫌色细胞),亦可见嗜酸性胞质的瘤细胞;③核周空晕是此型的特征之一,并可见双核细胞。Hale 胶体铁染色使肿瘤细胞质呈蓝色。

(3)常用的免疫组织化学抗体:CK 阳性,vimentin 阴性,CMA 弥漫阳性,lec-tins 和 parvalbumin 阳性,肾细胞癌抗原弱阳性,CD10 阴性。另外,胞质呈 Hale 胶体铁阳性反应。

4. 集合管癌 分为 Bellini 集合管癌和肾髓质癌。Bellini 集合管癌是指来源于 Bellini 集合管的恶性上皮性肿瘤;肾髓质癌是一种相对新型的 RCC 亚型,具有特征性的镰刀样细胞。

(1)大体检查:肿瘤通常位于肾髓质中部,常常扩张至肾皮质和肾门组织;典型表现为边缘浸润性且切面灰白伴有中央坏死;常与肾盂相连。

(2)组织病理学:组织学上可见不规则的小管状结构和肿瘤细胞巢索,细胞高度异型性;有助于诊断的组织特点是有时被覆管腔的肿瘤细胞出现鞋钉样外观。肾髓质癌镜下呈低分化的、片状分布的肿瘤,瘤细胞排列呈腺样囊性结构,瘤体内可见较多的中性粒细胞浸润,同时可见镰状红细胞。

(3)常用的免疫组织化学抗体:Bellini 集合管癌低分子量角蛋白、高分子量角蛋白(如 34βE12、CK19)阳性,vimentin 阳性,CD10 阴性;肾髓质癌可表达低分子量角蛋白(CAM5.2),但不表达高分子量角蛋白(34βE12 等)。

(四)肾癌的临床及病理分期

1. 肾细胞癌 2002 年 AJCC 的 TNM 分期 肾细胞癌的临床分期主要依赖于体格检查和影像学诊断。目前推荐使用的肾细胞癌的临床分期为 2002 年美国抗癌联合委员会(AJCC)提出的 TNM 分期系统的修订版(表 7-5,表 7-6)。

表 7-5　2002 年 AJCC 肾癌的 TNM 分期

分　期	标　准
原发肿瘤（T）	
T_X	原发肿瘤无法评估
T_0	未发现原发肿瘤
T_1	肿瘤局限于肾内，最大径≤7cm
T_{1a}	肿瘤局限于肾内，肿瘤最大径≤4cm
T_{1b}	肿瘤局限于肾内，4cm＜肿瘤最大径≤7cm
T_2	肿瘤局限于肾内，最大径＞7cm
T_3	肿瘤侵及主要静脉、肾上腺、肾周围组织，但未超过肾周筋膜
T_{3a}	肿瘤浸润肾上腺或肾周脂肪组织和（或）肾窦脂肪组织，但未超过肾周筋膜
T_{3b}	肉眼见肿瘤侵入肾静脉或肾静脉段分支（含肌层）或膈下下腔静脉
T_{3c}	肉眼见肿瘤侵入膈上、下腔静脉或侵犯静脉壁
T_4	肿瘤浸润超过肾周筋膜
区域淋巴结（N）	
N_X	区域淋巴结转移无法评估
N_0	无区域淋巴结转移
N_1	单个区域淋巴结转移
N_2	一个以上区域淋巴结转移
远处转移（M）	
M_X	远处转移无法评估
M_0	无远处转移
M_1	有远处转移

表 7-6　2002 年 AJCC 肾癌临床分期

分期	肿瘤情况		
Ⅰ	T_1	N_0	M_0
Ⅱ	T_2	N_0	M_0
Ⅲ	T_1	N_1	M_0
	T_2	N_1	M_0
	T_3	N_1	M_0
	T_{3a}	N_0	M_0
	T_{3a}	N_1	M_0
	T_{3b}	N_0	M_0
	T_{3b}	N_1	M_0
	T_{3c}	N_0	M_0

（续 表）

分期	肿瘤情况		
	T_{3c}	N_1	M_0
IV	T_4	N_0	M_0
	T_4	N_1	M_0
	任何 T	N_2	M_0
	任何 T	任何 N	M_1

2002 年 AJCC 病理分期中评价 N 分期时，要求所检测淋巴结数目至少应包括 8 个被切除的淋巴结，如果淋巴结病理检查结果均为阴性或仅有 1 个阳性，被检测淋巴结数目<8 个，则不能评价为 N_0 或 N_1。但如果病理确定淋巴结转移数目≥2 个，N 分期不受检测淋巴结数目的影响，确定为 N_2。

2. 肾细胞癌 2010 年 AJCC 的 TNM 分期 2009 年 AJCC 将 TNM 分期修订成第 7 版，2010 年 1 月 1 日开始使用。与 2002 年第 6 版相比，有一些改动，包括：①T_2 病变分为 T_{2a}（>7cm 和≤10cm）及 T_{2b}（>10cm）；②肿瘤直接连续侵犯同侧肾上腺归为 T_4，如肿瘤非直接连续侵犯同侧肾上腺则归为 M_1；③淋巴结的侵犯简化为 N_0 及 N_1。

根据原发肿瘤的大小及浸润范围、有无区域淋巴结受累、有无远处转移进行如下分期，见表 7-7，表 7-8。

表 7-7 2010 年 AJCC 肾癌的 TNM 分期

分 期	标 准
原发肿瘤（T）	
T_X	原发肿瘤无法评估
T_0	无原发肿瘤的证据
T_1	肿瘤局限于肾内，最大径≤7cm
	T_{1a} 肿瘤局限于肾内，肿瘤最大径≤4cm
	T_{1b} 肿瘤局限于肾内，4cm<肿瘤最大径≤7cm
T_2	肿瘤局限于肾内，最大径>7cm
	T_{2a} 肿瘤局限于肾内，7cm<肿瘤最大径≤10cm
	T_{2b} 肿瘤局限于肾内，肿瘤最大径>10cm
T_3	肿瘤侵入大静脉或肾周围组织，但未侵入同侧肾上腺，未超过 Gerota 筋膜
	T_{3a} 肿瘤大体上侵入肾静脉或其分支（静脉壁有平滑肌的分支），或肿瘤浸润肾周和（或）肾窦脂肪，但未超过 Gerota 筋膜
	T_{3b} 肿瘤大体上侵入横膈下的腔静脉
	T_{3c} 肿瘤大体上侵入横膈上的腔静脉或侵犯腔静脉的管壁

（续　表）

分　期	标　准
T_4	肿瘤浸润超过 Gerota 筋膜（包括连续地浸润同侧肾上腺）
区域淋巴结（N）	指肾门、腔静脉、主动脉腔静脉间、主动脉等部位淋巴结
N_x	区域淋巴结无法评估
N_0	无区域淋巴结转移
N_1	区域淋巴结转移
远处转移（M）	包括骨、肝、肺、脑及远处淋巴结等部位的转移
M_0	无远处转移（如无病理 M_0，则用临床 M 来完成分期组）
M_1	远处转移

表 7-8　解剖分期或预后分组

临　床				病　理			
分组	T	N	M	分组	T	N	M
I	T_1	N_0	M_0	I	T_1	N_0	M_0
II	T_2	N_0	M_0	II	T_2	N_0	M_0
III	T_1 或 T_2	N_1	M_0	III	T_1 或 T_2	N_1	M_0
	T_3	N_0 或 N_1	M_0		T_3	N_0 或 N_1	M_0
IV	T_4	任何 N	M_0	IV	T_4	任何 N	M_0
	任何 T	任何 N	M_1		任何 T	任何 N	M_1

注：为注明特殊患者的 TNM 或 pTNM 分期，有时会加上后缀"m"及前缀"y""r""a"。尽管不影响分期组，但是提示这些患者需要独立处理。①后缀"m"表明在一个部位有多个原发性肿瘤，记为 pT(m)NM。②前缀"y"表明患者的分期是在初始的综合治疗中或之后完成的，cTNM 或 pTNM 分期前加上前缀"y"。ycTNM 分期或 ypTNM 分期是在检查时肿瘤实际的扩散程度，前缀"y"不是对肿瘤在综合治疗前的预测。临床分期前加前缀"y"以表示分期是在新辅助治疗后但手术前完成的；病理分期前加前缀"y"以表示分期是在新辅助治疗及手术后完成的。③前缀"r"表明是对经过一段无病间期后的复发肿瘤的分期，记为 rTNM。④前缀"a"表明分期是在尸检时进行的，记为 aTNM

3. 静脉瘤栓分型　肾细胞癌侵入肾静脉并延伸至下腔静脉在临床上并不少见。RCC 下腔静脉瘤栓的发生率为 $4\% \sim 19\%$，其中 $0.3\% \sim 1.0\%$ 的瘤栓可扩展至右心房。

根据静脉瘤栓的长度范围将静脉瘤栓分为不同级别或类型，目前尚无统一的分类方法。Wilkinson 等将下腔静脉瘤栓分为肾静脉型、下腔静脉膈下型、下腔静脉膈上型 3 型。Libertino 等将其分为下腔静脉膈下型和下腔静脉膈上型。下腔静脉膈下型又可分为肝静脉上型和肝静脉下型；下腔静脉膈上型又分为心包内型和心内型。美国 Mayo 医学中心（Mayo Clinic）将其分为五级：0 级，瘤栓局限在肾静脉内；Ⅰ级，瘤栓顶端距肾静脉开口处≤2cm；Ⅱ级，瘤栓位于肝静脉水平以下的下腔静脉内，瘤栓顶端距肾静脉开口处＞2cm；Ⅲ级，瘤栓在肝内下腔静脉，膈肌以下；Ⅳ级(肝上型)，瘤栓位于膈肌以上下腔静脉内。中华医学会泌尿外科学分会制定的《肾细胞癌诊治指南》推荐采用美国 Mayo 医学中心的五级分类法。

随着瘤栓分级的提高，手术难度及手术危险性、死亡率明显上升。但下腔静脉瘤栓最有效的方法是手术切除，手术方式应根据分级的不同选择下腔静脉壁切开取栓、下腔静脉部分切除及体外循环下行下腔静脉瘤栓取出术。文献报道手术死亡率为 6%～9%。对于仅表现为肾或下腔静脉瘤栓而无淋巴结转移和全身转移的 RCC 患者，在根治性肾切除术的同时行下腔静脉瘤栓取出术，术后 5 年生存率可达 54%～68%。

三、临床表现

早期可无任何症状，晚期典型症状为肉眼血尿、腰痛及腹部肿块(肾癌三联征)。

1. 血尿　最常见的症状，系肿瘤侵犯肾盂或肾盏黏膜引起，通常表现为间歇、无痛、全程性肉眼血尿。

2. 肿块　肿块坚硬，表面光滑，无明显触痛。

3. 疼痛　肾区多有钝痛，如血尿较严重，凝集成块堵塞输尿管，可发生绞痛。

4. 发热　部分患者有持续性低热或有间歇性突然体温升高，多示预后不良。

5. 贫血　继发出血及晚期恶病质引起。

6. 精索静脉曲张　肿瘤侵入肾门区压迫精索内静脉所致，多见于右侧。

7. 胃肠道症状　食欲缺乏、恶心、呕吐。

10%～40%的患者出现副瘤综合征，肾肿瘤可产生多种激素样物质，成为一系列全身症状的原因，如体重减轻、发热和贫血等；13%的肾细胞癌患者出现高钙血症；高血压和红细胞增多症也是常见的副瘤综合征症状；一些患者还表现为 Cushing 综合征、高血糖、神经肌肉病变、淀粉样变性、溢乳症、凝血功能障碍等副瘤综合征。

四、诊断

肾细胞癌临床表现多变，造成诊断困难。近 20 余年医学影像学飞速发展，尤其是超声检查应用极广，已常规用于健康检查。无症状肾细胞癌已占所有住院肾细胞癌患者的 50%左右，有报道 2/3 局限在肾以内的肾细胞癌是偶然发现的，称为偶发肾细胞癌，诊断较早。

(一)影像学诊断

各种影像学检查可为肾肿瘤的临床诊断、评价肾细胞癌的临床分期、判断是否可选择手术治疗、决定手术方式及手术入路等提供重要的参考依据。

1. B 超检查 B 超检查是诊断肾细胞癌最常用的检查方法。B 超声图表现：①小肿瘤肾轮廓可无明显改变；较大的肾肿瘤其肾轮廓可局限性增大，肾轮廓失去正常形态，与周围组织分界较清楚，浸润周围组织，造成粘连边界不清。②小肾细胞癌常表现为高回声或低回声，周围可见低回声环，为肿瘤周围假包膜；中等大的肿瘤多为低回声、不均匀；较大的肾细胞癌内回声极不均匀，由于肿瘤内有出血、坏死、液化，可出现不规则的无回声暗区。③肿瘤压迫肾盂时，可出现肾盂变形移位，甚至中断。④肾细胞癌早期多无肾周血管受侵，中、晚期可出现肾静脉内或下腔静脉内瘤栓形成，表现为管腔阻塞，呈低回声。⑤中、晚期肾细胞癌在肾门旁、腹膜后见有大小不等、圆形或椭圆形低回声结节，均匀，多为淋巴结转移。

2. CT 检查 CT 为肾细胞癌首选诊断方法，典型的肾细胞癌呈圆形、椭圆形或不规则占位，平扫时肾细胞癌的密度略低于肾实质，也可高于正常肾实质的密度。增强扫描时，肾细胞癌的密度明显低于正常肾实质。肾静脉或下腔静脉内发生癌栓时，在静脉中可见低密度区，增强时可见管腔中断或腔内有充盈缺损。直径 >2cm 的淋巴结多为肿瘤转移淋巴结。

3. MRI 检查 对肾肿瘤分期判定的准确性略优于 CT，特别在静脉瘤栓大小、范围以及脑转移的判定方面 MRI 优于 CT。MRI 的对比分辨力高于 CT，不需要对比剂即可将血液与栓子区分开来，T_1WI 能很好地显示肾的解剖结构，与周围组织器官的关系，因肾的中、低信号与周围高信号强度的肾周脂肪形成鲜明对比，肾皮质、肾髓质常在 T_1WI 能清楚显示皮质的信号强度高于髓质。矢状位和冠状位 T_2WI 和 T_2WI 对确定肾肿瘤的范围和肿瘤是否来源于肾有较大价值。同时亦对肾细胞癌外侵扩散的范围及分期有较大价值。肾细胞癌的 MR 信号变化多种多样，甚至与肾皮质的信号相似，且小的肾细胞癌有时无法检出，因而 MRI 不宜作为肾细胞癌诊断的首选影像方法，但是当 CT 或其他检查难于确定肾肿瘤的性质时，MRI 对确定肿瘤的来源与性质有一定价值。

4. PET-CT 正电子发射断层扫描（PET）和 PET-CT 也可用于肾细胞癌的诊断、分期和鉴别诊断。但由于肾细胞癌血供较丰富，肿瘤组织缺氧较轻，细胞膜葡萄糖转运体-1（GLUT-1）表达较低，线粒体内己糖激酶活性较低，肿瘤组织葡萄糖代谢水平相对较低。此外，肾细胞癌组织内 6-PO$_4$-脱氧葡萄糖（FDG-6-PO$_4$）分解酶过高，可导致肿瘤组织摄取脱氧葡萄糖（FDG）较低或不摄取，加之静脉注射 [18]F 标记脱氧葡萄糖（[18]F-FDG）后约 50% 未经代谢直接由肾排泄，FDG 不被肾小管重吸收，放射性药物浓聚在肾集合系统，影响肾病变的显示，因此，多组研究表明 ^{18}F-FDG PET 对肾原发肿瘤的诊断准确度不如 CT，但对肾细胞癌的淋巴结转移和远处转移要优于 CT、MRI、超声、X 线片及骨显像等其他传统影像检查方法，且转移淋巴结很少出现假阴性。

5. **核素骨显像** 发现骨转移病变比 X 线片早 3～6 个月。骨转移常见部位为躯干骨、四肢骨、颅骨。其有退行性骨关节病、陈旧性骨折等病变时,核素骨显像可出现假阳性。对于孤立性的骨放射性浓聚或稀疏区需行 X 线断层摄片、CT 或 MRI 扫描证实确认是否有骨质破坏,以明确是否有骨转移。研究发现,行为状态好、无骨骼系统转移证据和骨痛症状的患者,发生骨转移的危险非常低,有上述症状患者,骨转移发生率超过 10%,推荐骨扫描用于有骨转移证据或有骨病症状的患者。

6. **核素肾显像** 是肾小球滤过率测定、肾静态显像和肾断层显像的总称,它既能显示肾的血供、形态和在腹部的位置,又能提供多项肾功能指标,对肾肿瘤的定位准确率近似于 MRI 而优于 B 超和 CT。核素肾显像有助于:①准确显示肾占位性病变的位置,对鉴别肾占位性病变的良、恶性有参考价值;②鉴别腹膜后肿物为肾内或肾外;③明确尿漏的存在与否及其情况;④可对肾功能做定量分析。

(二)细胞学诊断

肾肿瘤的诊断中,穿刺活检行细胞学检查或病理检查的假阴性率为 15%,假阳性率为 2.5%。穿刺活检的并发症发生率<5%,包括出血、感染、动静脉瘘和气胸;此外,穿刺针道肿瘤种植率<0.01%,穿刺活检死亡率<0.031%。由于 CT 和 MRI 诊断肾肿瘤的准确性高达 95% 以上,而穿刺活检的敏感性及特异性为 80%～95%,穿刺活检约有 17.5% 的误诊率(假阴性率和假阳性率);此外,须考虑穿刺活检可能带来的并发症,甚至是严重并发症等问题。CT 和 MRI 诊断肾肿瘤存在较大困难的往往是小肿瘤,而对此类患者可以考虑选择保留肾单位的手术或定期随诊观察,通过保留肾单位手术即可达到明确诊断目的,也可通过外科手术达到治疗目的,通过定期随访,对比影像学检查的结果也可以帮助明确诊断。所以,中华医学会泌尿外科学分会制定的《肾细胞癌诊治指南》中认为肾穿刺活检对肾细胞癌的诊断价值有限,不推荐作为肾细胞癌患者的常规检查项目。对影像学诊断难以判定性质的小肿瘤患者,可以选择行保留肾单位手术或定期(1～3 个月)随诊检查。对不能手术治疗的晚期肾肿瘤须化学治疗或其他治疗的患者,治疗前为明确诊断,可选择肾穿刺活检获取病理诊断。

(三)实验室检查

实验室检查结果一般不作为肾细胞癌诊断的直接证据,但可为肾细胞癌诊断、制订治疗方案及预后判定提供参考依据。血清尿素氮、肌酐主要用于评价肾功能状况;肝功能、全血细胞计数、血红蛋白、血钙、血糖、红细胞沉降率、碱性磷酸酶和乳酸脱氢酶等指标的异常及治疗前后变化可为评价疗效、判断预后提供参考依据。

五、鉴别诊断

1. **肾囊肿** 典型的肾囊肿从影像检查上很容易与肾癌相鉴别,但囊肿内有出血或感染时,往往容易误诊为肿瘤。而有些肾透明细胞癌内部均匀,呈很弱的低回声,在体检筛查时容易被误诊为肾囊肿。对于囊壁不规则增厚、中心密度高的良性肾囊肿,单独应用某一种检查方法进行鉴别比较困难,往往需综合分析、判断,必要时可在B超引导下行穿刺活检。

2. 肾腺瘤 肾腺瘤是一种体积小且明显良性的肾皮质性病变。大多单发,约有25%为多发,绝大多数患者没有症状,因其大小不足1cm,大部分无法经影像学检查发现。肾腺瘤不易与肾小肿瘤相鉴别。目前肾腺瘤还是一种病理学诊断。

3. 肾错构瘤 肾细胞癌与肾错构瘤的鉴别要点在于肾细胞癌内无脂肪组织而肾错构瘤内有脂肪组织。但少数情况下,肾细胞癌组织也会含有脂肪组织,造成误诊。另外,含脂肪组织少的肾错构瘤被误诊为肾细胞癌。对于此种情况需加做CT薄层平扫,必要时穿刺活检。

4. 肾淋巴瘤 原发性肾淋巴瘤少见,大多数为全身淋巴瘤的局部侵犯,肾是淋巴结外淋巴瘤好发部位之一。肾淋巴瘤在影像学上缺乏特点,一般呈多发结节状肿块或弥漫性浸润肾,偶尔有多个小结节的融合形成单发病灶,但肾外形增大,腹膜后淋巴结受累。作为全身淋巴瘤的一部分,肾淋巴瘤常伴有脾、肝等部位的淋巴瘤,因此出现上述症状时应虑到肾淋巴瘤的可能。

5. 肾盂移行细胞癌 肾细胞癌与肾盂移行细胞癌的鉴别要点有:①CT上肾细胞癌典型的多血管,在无坏死和囊性变时,比肾盂移行细胞癌增强更明显;②肾盂移行细胞癌一般位于肾中部,可向肾实质内侵袭,而肾细胞癌往往位于肾外周而向内侵袭肾窦;③肾盂移行细胞癌尿细胞学检查可能阳性,而肾细胞癌检查一般为阴性,病变局限于肾;④肾盂移行细胞癌早期即有肉眼血尿,而肾细胞癌必须肿瘤侵犯肾盂、肾盏以后才见血尿;⑤肾细胞癌的诊断主要依靠CT,而肾盂移行细胞癌诊断依靠排泄性泌尿系造影或逆行泌尿系造影。

6. 肾黄色肉芽肿 肾黄色肉芽肿局灶性有时难与肾细胞癌相鉴别,但这些患者一般都有感染症状,肾区可触及痛性包块,尿中有大量白细胞或脓性尿。只要仔细观察,鉴别诊断并不困难。

六、手术治疗

对体能状态良好、低危险因素(表7-9)的肾肿瘤患者应首选外科手术治疗。

表7-9 影响转移性肾癌预后的危险因素评分

影响因素	异常标准
乳酸脱氢酶(LDH)水平	>正常上限1.5倍
血红蛋白	女性<11.5g/L,男性<13g/L
校正血钙水平	2.5mmol/L(>10mg/dl)
初始诊断到开始全身治疗的时间间隔	<1年

影响因素	异常标准
Karnofsky 体力状态评分	≤70 分
器官远处转移	≥2 个

注:低危,0;中危,1～2 个危险因素;高危,≥3 个危险因素。预后不良患者的定义为拥有＞3 项生存期较短预测因子的患者

(一)保留肾单位手术

保留肾单位手术是保留肾的手术总称,包括肾极切除术、肾楔形切除术、肾横断半肾切除术、肾肿瘤剜除术等。近年来,随着手术技巧不断地完善、一些新的诊断技术在临床上的普及,使得一些早期无症状的肾细胞癌在 B 超、CT 及 MRI 等常规检查中被发现,这种肿瘤只需要施行保留肾单位的手术,尤其是那些肿瘤位置表浅的更容易施行该手术。临床报道对上述患者施行保留肾单位的肿瘤切除手术,随访结果发现这些患者的生存率与根治性手术后的生存率相比无显著差异。

1. 诊断 对那些将要接受保留肾单位手术的肾细胞癌患者,在手术前要进行系统性的评估,其中包括详细的过去史和系统的体格检查、实验室检查和辅助检查等。实验室检查包括肾功能、肝功能、血常规和尿常规等。辅助检查包括 X 线胸片、腹部 CT 等。根据患者的病情可以选择骨扫描、胸腔和头颅 CT 等检查以排除肾细胞癌是否有远处和局部的转移。

保留肾单位手术比肾细胞癌根治术需要更加详细地了解肾的临床局部解剖和肿瘤局部情况。动脉造影对了解肿瘤的动脉血供、正常肾组织的动脉血供和选择哪种手术方式、手术切除范围等有一定帮助。对那些较大的生长在肾中心位置的肿瘤进行选择性肾静脉造影,可以发现肾内静脉中是否有癌栓以及保留肾单位手术后剩余的肾是否有足够的静脉系统进行静脉的回流等。

目前由于螺旋 CT 和计算机技术越来越多地应用于临床后,使得临床医师能够得到肾任何平面的血管和软组织的 3D 影像图,通过计算机图像处理后能够得到清晰的肾血管、肿瘤瘤灶和周围正常肾组织之间关系的图像,能够很好地指导临床医师制订手术方案。

2. 手术适应证

(1)绝对适应证:肾细胞癌发生于解剖性或功能性的孤立肾,根治性肾切除术将会导致肾功能不全或尿毒症的患者,如先天性孤立肾、对侧肾功能不全或无功能者以及双侧肾细胞癌等患者。

(2)相对适应证:肾细胞癌对侧肾存在某些良性疾病(如肾结石、慢性肾盂肾炎等)或其他可能导致肾功能恶化的疾病(如高血压、糖尿病、肾动脉狭窄等)的患者。

(3)可选择适应证:临床分期 T_{1a} 期(肿瘤≤4cm);肿瘤位于肾周边,单发的无

症状肾细胞癌;对侧肾功能正常者可选择实施保留肾单位手术。

　　3. 手术方法

　　(1)肾极切除术

　　①充分游离肾,用心耳钳或门静脉钳阻断肾蒂,将生理盐水冰屑外敷肾,做局部低温处理。

　　②肿瘤靠近或达到肾表面者,需连同覆盖在肾上、下极的肾包膜一并切除。参考手术前 KUB＋IVP、CT 及 MRI 等影像学检查,计划切除平面,在距离肿瘤 0.5～1.0cm 处横断肾。肿瘤远离肾包膜者,可于扪到肿瘤的部分沿肾凸缘切开包膜,将其钝性剥离翻开,然后横断肾。

　　③肾创面的血管断端用 4-0 可吸收线做 U 形缝合结扎。皮质和髓质交界处的弓状血管做 U 形缝合,应在较坚实的髓质打结。叶间血管的缝合应穿过附近的肾盏或肾盂,以增强对缝线的支持。肾盏漏斗部的断端宜用 4-0 可吸收线做连续缝合。

　　④开放肾蒂钳,结扎出血点。创面渗血用纱布压迫止血,若仍有渗血,可用压碎的肌肉贴敷,并用包膜覆盖。用丝线缝合肾包膜,若包膜已切除,则用肾周脂肪或游离腹膜覆盖缝合。

　　(2)肾楔形切除术

　　①游离肾,用心耳钳或门静脉钳阻断肾蒂血流,用生理盐水冰屑做肾局部低温处理,在距离肾肿瘤 0.5～1.0cm 处做包膜环形切口,切开肾实质。小心将切缘保持在离肿瘤 0.5～1.0cm 处。若已进入肾窦,应将切除的组织与肾窦疏松组织的血管以及引流系统细心分离,以免将其损伤。若切除的组织与肾盏相连,需分离该肾盏,在漏斗部将其横断。

　　②肾创面的血管断端用 4-0 可吸收线做 U 形缝扎,肾盏肾盂切缘用 4-0 可吸收线连续缝合。开放肾蒂血流。肾创面彻底止血。用带蒂大网膜或游离腹膜覆盖肾创面,并用缝线将其固定于肾包膜创缘。

　　(3)肾横断半肾切除术

　　①切口及显露肾:经第 11 肋间切口,逐层切开各层组织直到显露肾。

　　②切除部分肾:分离出肾蒂,用无损伤性血管钳夹住肾动、静脉,暂时阻断肾血流。在拟肾部分切除的一极,纵行切开肾包膜,用手术刀柄将其翻转并钝性分离至正常肾组织。注意肾包膜菲薄,极易分破,操作时应十分轻柔。于正常肾组织上切除部分肾,切面做横行切断。

　　③断面止血:断面上可见到多个肾实质内的血管断端,均用细针 0 号丝线逐一贯穿缝扎。然后放松血管钳,再一次仔细缝扎断面上的出血点,注意缝线不可过深,以免穿过肾盂或肾盏在其腔内形成异物。对一般性渗血可用热盐水纱布暂时压迫止血。

④缝合肾盂、肾盏:断面彻底止血后,用 3-0 或 4-0 可吸收线缝合肾盂或肾盏断端。可用间断缝合法,亦可用连续缝合法。

⑤覆盖断面:肾断面敷以吸收性明胶海绵或压碎的自体肌肉组织,然后用 0 号丝线间断缝合肾包膜,肾的断面也可用腹膜覆盖创面。

⑥关闭切口:冲洗切口,放置负压吸引球 1 个,关闭肾周筋膜并将其前后两层缝合关闭以固定肾,再逐层缝合关闭切口。

(4)肾肿瘤剜除术

①患者取侧卧位,做第 12 肋切口,显露肾,分离至肾蒂,以便必要时阻断肾蒂血流。

②助手持肾,帮助显露及压迫止血。术者用小圆刀环绕肿瘤凸起部分的周围切开肾包膜,用刀柄或脑膜剥离器钝性分离覆盖在肿瘤组织上的肾皮质,达到肿瘤包膜外的假包膜,沿包膜外剜出肿瘤。

③用 4-0 可吸收线缝扎肾创面血管断端,较小的出血点用纱布压迫止血。用抗癌药浸泡创面 5min,然后用生理盐水将手术创面洗干净。若仍有少量渗血,可用压碎的肌肉贴敷肾创面。

④将肾复位,取带蒂肾周脂肪填入肾创面,并用缝线将其固定于肾包膜,伤口放置多孔引流管,缝合各层组织以关闭切口。

4.手术技巧

(1)手术一般采用第 11 肋或第 12 肋下切口。对那些特别大的肾细胞癌或肾上极的肿瘤通常采用胸-腹联合切口,对肾动脉进行部分开放可以控制肾创面的出血。

(2)术前仔细读片,对于肿瘤大小、位置及侵入肾实质深度等要有全面立体的空间概念,尤其是与集合系统、肾门血管及输尿管关系有深刻了解,以便术中掌握切除范围、深度及避免重要结构损伤。

(3)切除过程中应注意肿瘤及其表面部分正常肾实质的一并切除,少用电凝或超声刀,应采用冷切割技术,剪刀或刀片剪切距肿物 0.2～0.4cm 的肾实质;从肿物周围均匀向深部切除,有利于保留更多的肾实质和防止肿瘤穿破。

(4)切除过程中助手一边用生理盐水冲洗一边用吸引器抽吸,可以保持术野的动态清晰,更好地辨认精细解剖细节,在缝合过程中亦可运用。以往的文献要求连同肿瘤周围 1～2cm 正常肾实质切除,近年来的文献仅强调肿瘤周围少量正常肾实质的切除,这样更接近实际操作的要求,且控瘤效果相同,可以保留更多正常的肾实质,从而保护肾功能。

(5)一般来讲,切开的创面缝合修复应注意两个层面:第一层对肾实质创面的点状出血(动脉及静脉)缝扎止血及切开的集合系统修复;第二层对切开的肾实质创面彻底关闭,作用是加强第一层的缝合效果,并对创面的渗血进一步处理。

(6)肿瘤切除过程中,除非行半肾或横断肾切除,创面大的血管出血可不必钳夹止血,待全部切除后,用4-0可吸收线进行点状缝扎,可避免周围实质或集合系统损伤。切除肿瘤后,对创面先行动、静脉的单独缝扎止血,冲洗创面可清晰显示有无集合系统的切开,对于开放的集合系统用4-0可吸收线间断或连续关闭缝合。切开肾实质创面用2-0可吸收线间断性褥式、U形或8字缝合、对合关闭。应注意进针的深度和间距,确保创面止血对合,既要消灭无效腔,又要避免过度缝扎破坏集合系统。打结时注意用力均匀,勿切割肾组织。缝合完毕后,开放肾动脉后仔细检查有无出血,缝合的针眼处渗血一般无须处理。创面过于宽大,缝合困难时可在创面填塞网膜、脂肪或腹膜。

(二)肾根治性切除手术

局部进展性肾细胞癌首选治疗方法为根治性肾切除术,而对转移到淋巴结或血管的癌栓治疗则需根据病变程度选择是否切除。早期的研究主张在做根治性肾切除术的同时做区域性或扩大淋巴结清扫术,而最近的研究结果认为区域性或扩大淋巴结清扫术对淋巴结阴性患者只对判定肿瘤的临床病理分期有实际意义。而淋巴结阳性患者进行区域性或扩大淋巴结清扫只对少部分患者有益,由于这部分患者大多已经伴有微小肿瘤的远处转移,手术后需要接受联合免疫治疗或化学治疗。

1. **诊断** 手术前必须进行X线胸片、腹部CT、骨扫描在内的多项检查以评估肿瘤有无转移,其中骨扫描仅用于伴有骨痛或血清碱性磷酸酶增高的患者。

2. **手术适应证** 根治性肾切除术的适应证为局限性肾细胞癌患者,对于发生转移的患者,有时也可施行根治性肾切除术,以缓解局部症状或作为进一步进行免疫调节治疗的基础,或同单一转移灶一并切除。肾细胞癌有肾静脉和(或)下腔静脉癌栓不是根治术的禁忌证,只要无淋巴结或远处转移,术后也可获得较长的无瘤生存期,但术前必须了解静脉内癌栓的情况,以便手术切除。

3. **手术步骤及手术技巧**

(1)切口选择:根据肿瘤大小、位置、有无腔静脉癌栓形成及癌栓上界位置选择适宜的切口。一般采用第11肋切口,该切口不易损伤胸膜,不进入腹腔,术后恢复较快。第11肋切口(切除第11肋骨)对显露肾上极十分满意,适用于肾中、上部肿瘤。上腹部横行切口对显露肾中、下极肿瘤较满意。经腹腔途径有助于首先结扎肾蒂血管。肿瘤巨大、较固定或腔静脉癌栓位置较高者,可采用胸-腹联合切口。

(2)采用第11肋间切口时,取后倾斜45°侧卧位,切口自脐上2cm,腹直肌外缘斜向外上方,达第11肋间前段。切口前段可切开腹直肌前、后鞘,必要时可以切断腹直肌。于腹膜后向内侧游离达到主动脉或下腔静脉。

(3)处理肾蒂:根据经验按肿瘤的大小和肾血管的关系将肾动、静脉分别或集束双重结扎并切断。若分别结扎肾血管,应先结扎动脉。如果先结扎静脉,由于动脉血流继续流入、压力升高,更促进癌细胞从丰富的侧支循环扩散。集束双重结扎避免了操作过程中由于挤压导致肿瘤细胞播散或癌栓脱落,从而降低癌细胞的血行转移或淋巴转移的机会,同时手术中出血量少,有利于患者围术期的恢复。于靠近肾盂处结扎输尿管,暂不切断。

(4)清除淋巴结:左侧清除腹主动脉旁淋巴脂肪组织,右侧清除腔静脉周围淋巴脂肪组织。范围从肾蒂上缘向下至肠系膜下动脉水平。淋巴结清除亦可在切除肾及肿瘤后进行。

(5)分离肾以及脂肪囊:在肾周筋膜后层与腰肌间进行游离,于肾下极下方切断肾脂肪囊,然后将肾轻轻向下牵引,并向上分离。遇到静脉侧支应予以结扎、切断。分离肾上极如遇到坚韧的条索状组织时应分别予以钳夹、切断、结扎,切勿粗暴的钝性分离。游离肾下极,分离输尿管时,尽可能在低位将其结扎、切断。精索静脉宜于在输尿管断端附近将其结扎、切断。如系肾上极肿瘤,有的要将肾上腺一并切除。在分离过程中,切勿损伤肾包膜,以免造成癌细胞的播散。

(6)整块切除肾、肿瘤、肾脂肪囊及肾蒂淋巴组织,创面用抗癌药物溶液浸泡5min,如剥离创面有渗血,放置烟管引流。缝合切口。

4. 淋巴结清扫范围 区域淋巴结清扫范围包括:①右侧从右膈肌脚,沿下腔静脉周围向下达腹主动脉分叉处的淋巴结及右侧肾淋巴引流区域范围内的腹膜后淋巴结;②左侧从左膈肌脚,沿腹主动脉周围向下达腹主动脉分叉处的淋巴结及左侧肾淋巴引流区域范围内的腹膜后淋巴结。扩大淋巴结清扫范围在区域淋巴结清扫范围基础上加腹主动脉和下腔静脉间淋巴结及患肾对侧腹主动脉或下腔静脉前后淋巴结。

(三)下腔静脉瘤栓取出术

1. 诊断 准确了解下腔静脉瘤栓累及范围和程度对制订手术方案十分关键。常规的螺旋 CT 扫描和腹部超声检查通常可以了解肾静脉和下腔静脉的瘤栓大体情况,但对于瘤栓头端延伸范围检查不准确。经食管超声心动图和经腹彩色超声偶尔可用于这方面的评价。MRI 是既能够了解瘤栓存在与否,又能准确评价瘤栓头端在腔静脉中的延伸,许多医学中心将其作为首选诊断方法。肾动脉造影仍然是肾细胞癌合并下腔静脉瘤栓手术前一项很有价值的方法,但具有创伤性,必须使用造影剂,单纯顺行的造影检查对于完全性下腔静脉阻断的患者检查有局限性,目前常用于 MRI 检查不能确定或有 MRI 检查禁忌的患者。

2. 手术适应证 大多数学者认为 TNM 分期、瘤栓长度、瘤栓是否浸润静脉壁与预后有直接关系。建议对临床分期为 $T_{3b}N_0M_0$ 的患者行下腔静脉瘤栓取出术。不推荐对 CT 或 MRI 扫描检查提示有下腔静脉壁浸润或伴有淋巴转移或远处转移的患者行此手术。

3. 手术方法及手术技巧 对怀疑有肾静脉、下腔静脉瘤栓的患者,手术前应明确瘤栓上、下极的位置。如果肿瘤仅伸到肾静脉的远端,则只要在肾静脉瘤栓近端结扎肾静脉即可。如果瘤栓长入下腔静脉,则根据肾静脉瘤栓的不同类型进行相应的处理。

(1)肾周瘤栓:瘤栓位于肾静脉开口附近的下腔静脉内。分离、结扎、切断肾动脉、输尿管,肾周筋膜外游离肾,仅留肾静脉与下腔静脉相连。由于瘤栓远端位于肾静脉开口附近,无须游离出较长段下腔静脉。用哈巴狗钳同时阻断对侧肾静脉及瘤栓近、远端下腔静脉。然后袖口状切开下腔静脉,即可取出瘤栓,腔静脉切口用 5-0 血管缝线缝合。

(2)肝下瘤栓:瘤栓上界位于肝主要静脉以下,需要游离较长段下腔静脉。切开肝右三角韧带、冠状韧带,将肝移向左侧腹腔,分离、结扎肝小静脉,显露肝主要静脉水平之下的下腔静脉。游离肾,切断肾动脉及输尿管,仅保留肾静脉与下腔静脉相连。用 Satinsky 钳于瘤栓上方阻断下腔静脉,用止血带阻断对侧肾静脉及瘤栓下方之下腔静脉。环状切开肾静脉开口处,必要时切开下腔静脉,轻轻分离瘤栓,将其与肾肿瘤一并切除。腔静脉切口用 5-0 血管缝线缝合。在缝合下腔静脉前,先松开远端腔静脉止血带,使下腔静脉充盈,排出空气以免发生空气栓塞。再松开近端腔静脉 Satinsky 钳,最后松开对侧肾静脉止血带。若瘤栓与下腔静脉粘连,无法分离,则需要切除受累的下腔静脉,用人造血管进行血管重建手术,同时处理对侧肾静脉。

(3)肝后及肝上瘤栓:指位于肝主要静脉以上的瘤栓。如果瘤栓上界在右心房以上,可予以右心房下阻断下腔静脉,切开下腔静脉取瘤栓。先游离肝,切断镰状韧带、三角韧带、冠状韧带,分离、结扎肝小静脉,充分显露肝后面的下腔静脉。切开下腔静脉邻近之膈肌,用血管止血带于瘤栓上方暂时阻断下腔静脉。如侧支循环未充分建立,阻断下腔静脉会导致下肢静脉内血液淤积,使得回心血量大大减少,引起体循环障碍。此时应于腹主动脉裂孔处阻断腹主动脉。用止血带套住心包内之下腔静脉,于瘤栓上方阻断下腔静脉。同时阻断对侧肾静脉,用无损伤钳阻断肝门,记录肝门阻断时间。常温下肝耐受热缺血时间为 15～30min。于肝静脉水平切开下腔静脉,切口向下延长绕过患肾静脉开口处。从下腔静脉切口处插入 F20 号气囊导尿管,向上至瘤栓顶部上方,用生理盐水充胀导尿管的气囊,然后轻轻将瘤栓拖出。瘤栓拖出后清洗下腔静脉。用 Satinsky 钳钳住下腔静脉切口,Allis 钳钳夹切口对侧缘的下腔静脉壁,以防止下腔静脉从 Satinsky 钳下滑脱。先松开左肾静脉止血带、肝门止血钳,间断开放 Satinsky 钳,排出下腔静脉内空气。然后松开腹主动脉,下腔静脉远侧、近侧止血带。肾静脉切口及下腔静脉切口用 5-0 血管缝线缝合。

(4)心肺分流、心脏停搏下取瘤栓:如果侧支循环还不足以代偿阻断膈上的下腔静脉或瘤栓已经延伸到右心房,则需要使用心肺分流。经右心耳插管到上腔静脉,经股静脉插管至髂总静脉起始部稍上的下腔静脉,经股动脉或升主动脉插管提供动脉血循环。常规阻断门静脉,减少取瘤栓时的出血。瘤栓取出后,将瘤栓上方的止血带调整至肝静脉下,开放门静脉,这样缝合下腔静脉时,可使血液经肝静脉回流。

上述方法需要阻断门静脉,而且阻断时间一般不超过 20min,因此,如估计手术时间较长或瘤栓已经到达右心房,最好采用心肺分流体外循环、心脏停搏的情况下取瘤栓。大脑常温下缺血 5～6min 即可造成不可逆损害,常需降低体温以延长耐受缺血时间。当体温降至 18℃ 时,就可以开始阻断循环,能够获得 45～60min的低温手术时间。手术切口大多采用胸-腹联合正中切口,从胸骨切迹至耻骨联合上,锯开胸骨,显露心包。先分离、结扎肾动脉、输尿管,游离肾。打开心包,右心房、主动脉弓插管,开始心肺分流后,将患者体温降至 18℃,但体温接近 20℃ 时即可夹住主动脉,输入 500ml 冷心脏停搏液使心脏停搏。使用体外循环机,将患者95% 血液引流到泵内,而不流入任何器官,从而使手术视野保持无出血状态。环绕肾静脉开口切开下腔静脉,如果瘤栓扩展至右心房则同时切开右心房。瘤栓与腔静脉无粘连,则很容易将瘤栓完全拖出。但大多数情况下瘤栓与下腔静脉有少许粘连可通过上、下切口分块取出,亦可借助气囊导尿管将瘤栓拖出。将所有瘤栓取出后,用 5-0 血管缝线缝合下腔静脉及右心房切口。开始心肺分流,缓慢复温,随着复温,心脏颤动可自行停止。但是,大多数情况下需电除颤。心脏复搏后,泵内储存血液逐渐回流至患者体内。拔出导管后使用鱼精蛋白中和肝素,同时用血小板及冷冻血浆防止术后出血。

(四)腹腔镜肾部分切除术

腹腔镜手术已广泛应用于多种泌尿生殖系疾病的外科治疗,已是局限性肾细胞癌外科治疗的常规术式。

腹腔镜手术方式包括腹腔镜肾部分切除术和腹腔镜根治性肾切除术。

手术入路包括经腹腔途径和经后腹腔途径。究竟采用何种途径主要根据手术医师的经验和熟练程度。经腹腔途径具有手术野广、解剖标志明显等优点,但对腹腔有一定的干扰,有致肠损伤、肠麻痹和腹膜炎的危险,且腹腔有手术、外伤史或粘连时限制了腹腔镜的应用。而经后腹腔途径尽管操作空间相对较小、周围脂肪多、缺乏清晰的解剖标志、对技术要求高,但此途径可直接、迅速进入手术野,分离组织少、损伤轻,对腹腔脏器干扰少,避免腹腔污染,尤其是引流物(血液、尿液)局限于后腹腔是其特有的优势。

切除范围及标准同开放性手术。与开放性手术相比,腹腔镜根治性肾切除术具有住院时间短、术后恢复快、切口瘢痕小、减少镇痛药物的使用等优势,长期随访结果显示两种术式疗效等同。一般认为腹腔镜手术适用于 $T_{1～2}$ 期的局限性肾细胞癌患者,对熟练掌握腹腔镜技术的医师也可将 T_{3a} 期肿瘤列为腹腔镜手术适应证;此外,瘤栓局限在肾静脉内的肾细胞癌患者也可行腹腔镜根治性肾切除术;还有学者主张对伴有远处转移的肾细胞癌患者应用腹腔镜手术切除原发病灶。随着临床研究的不断深入,腹腔镜手术的相对适应证将会随之改变。

为了评估是否存在手术禁忌证,术前应仔细询问病史和全面查体。腹腔镜手术需要控制通气,不能耐受全身麻醉的患者不适合。既往腹部手术不是手术禁忌证,但是影响手术入路的选择、体位和套管穿刺部位。手术需建立气腹,限制通气,减少回心血量,严重的心肺疾病患者有发生并发症的危险。慢性阻塞性肺疾病患者有可能无法代谢气腹造成的高碳酸血症,因此需降低气腹压力或使用其他充气源,或转为开放性手术。肥胖也不是腹腔镜手术的禁忌证,但是脂肪的厚度和腹壁结构的厚度增加操作困难,手术并发症发生率较其他人高。对于凝血功能障碍的患者,应与内科医师协作处理。妊娠患者行腹腔镜手术时应十分谨慎。有既往病史的患者进行实验室检查和影像学检查,手术前需要行心电图和 X 线胸片检查,肺功能检查用于有呼吸系统疾病以及病史或体检异常者。建议术前检查血型,复杂性重建手术还要交叉配血。是否胃肠道准备,根据手术类型、是否有肠粘连可能及医师的习惯。

除上述评价外,对肿瘤患者行腹部 CT 和胸部 X 线评价有无转移病灶。血清钙或碱性磷酸酶升高和有骨痛患者行骨扫描。若有腔静脉瘤栓,需行相应的检查以对静脉系统评估。肾细胞癌根治术患者通过血肌酐水平和增强 CT 评价对侧肾功能。对于可疑患者应行肾功能检查和 24h 肌酐清除率检查。肾功能不全者应考虑肾部分切除术。

1. 手术适应证　绝对适应证为孤立肾、双侧肾细胞癌或对侧肾功能不全的患者;相对适应证为同时患有可能影响肾功能的疾病,如高血压、糖尿病、痛风等肾细胞癌患者。一般选择肿瘤位置表浅、位于肾周、以外生为主、直径<4cm 的患者。

2. 手术禁忌证　绝对禁忌证包括伴有肾静脉或腔静脉瘤栓、多发肾细胞癌以及位置深、居于肾中央的肾细胞癌。相对禁忌证为保留患侧肾有手术史或出血倾向者。

3. 手术步骤

(1)腹膜后途径

①进入后腹腔后沿腰方肌外缘纵行切开侧椎筋膜和腰方肌筋膜,进入腰肌前间隙(腰方肌、腰大肌表面与肾脂肪囊之间的间隙),用超声刀充分游离此间隙至膈肌下方,向内游离时右侧手术先找到腔静脉,而左侧手术先找到生殖腺静脉或输尿管,作为解剖标志向上分离、找到肾蒂,超声刀锐性清除肾门处脂肪组织,沿肾动脉搏动打开血管鞘膜,结合吸引器和直角钳钝性分离,充分显露肾动脉。

②以超声刀或电刀在肿瘤附近切开脂肪囊,沿肾实质表面分离肾实质与肾周脂肪之间的间隙,可结合锐性和钝性分离,充分显露肿瘤和周围肾实质。

③置入小"哈巴狗"血管夹，以直角钳夹持阻断肾动脉，记录肾热缺血时间。

④距离肿瘤边缘0.5cm从正常肾实质切割，将肿瘤切除。

⑤检查创面，仔细止血。如出血较多，用吸引器清除血块以显露出血部位，用双极电凝或腔内缝合止血或止血纱块压迫创面止血。

⑥如见损伤集合系统，则用可吸收缝线修补破损。

⑦用2-0人工可吸收缝线"8"字缝合肾实质缺损处，创面勿留无效腔。

⑧移开"哈巴狗"血管夹，开放肾动脉。检查并确认创面无活动性出血后记录肾热缺血时间。

⑨以标本袋取出肿瘤，肾周留置引流管一根，拔除套管，关闭切口。

（2）经腹腔途径

①进入腹腔后，游离结肠旁沟，将结肠向内侧推移、牵引，显露肾。

②分离右肾上极时切开三角韧带和镰状韧带前缘，再游离肾结肠韧带，使肾与肝面游离。在肾内侧将十二指肠外侧缘游离后向内侧牵拉。分离左肾上极时切开脾肾韧带，显露整个肾。

③在肾下极处找到输尿管，沿输尿管向上游离至肾门，分离、显露肾动脉。

④后续步骤及处理同后腹腔途径。

4. 术中注意事项及手术技巧

（1）保持切缘阴性是该手术成败的关键。如术中发现肿瘤边界不清，怀疑浸润受累时，可在肿瘤切除术后在切缘取活检快速冷冻切片，如切缘阳性，则改行根治性肾切除。另外，标本切除后可剖开标本，观察所切除肿瘤边界是否完整以决定是否术中快速冷冻。

（2）对非外生型肾细胞癌，有条件者术中可利用腹腔镜软性超声探头协助手术。

（3）分离肾动脉时应紧靠腰大肌游离，如过于靠近肾门，有可能将肾动脉分支误认为肾动脉主干阻断，造成术中难以控制的出血。

（4）术中如切除较深，损伤集合系统，则需以人工可吸收缝线修补破损。

（5）控制出血是该手术的重点。控制肾蒂血管可用"哈巴狗"血管钳只阻断肾动脉或肾动、静脉同时阻断，还可以使用腹腔镜Satinsky钳整个夹闭肾蒂血管。防止出血最好的办法是确切缝合创面，如肾缺损较多，可在肾实质缺损处填塞事先已用可吸收缝线束扎好的止血纱块，以闭合无效腔、减小缝合张力；也可在创面喷洒生物止血胶或止血粉预防出血。另有使用Hem-O-Lok锁扣减张缝合，可以避免缝线张力过大引起的肾实质撕裂，同时可代替镜下打结，节省手术时间。

（6）肾细胞癌行腹腔镜肾部分切除术时因打开肾周筋膜及肾脂肪囊，肿瘤种植转移风险高于腹腔镜根治性肾切除。术中尽量避免挤压、破坏瘤体，标本袋质量应可靠，完整取出肿瘤。

(7)阻断肾蒂时,肾热缺血时间一般要求控制在 30min 之内。已有研究证实热缺血时间超过 60min,肾功能数周之后才能恢复,超过 120min 肾功能多不可逆性损伤。因此,对于初学者,预计术中热缺血时间超过 30min 者应采用肾低温技术。目前腹腔镜下肾低温技术主要有 3 种途径。①经肾包膜途径:将游离后的肾套入一袋子中,袋口在肾门处收紧,阻断肾蒂后将袋子底部自一套管拖出,向袋内注入冰屑,肾降温 10min 后再行手术。该法效果确切,但需要较大的空间,且后腹腔途径手术时操作困难。行后腹腔镜肾部分切除时可尝试使用冰盐水实现肾低温:自5mm 套管伸入一条肾造口管,经之注入冰盐水,结合吸引器抽吸循环,方法简单,降温效果满意。②术前患侧逆行插入输尿管导管,术中逆行灌注冷生理盐水,该法也可实现肾低温,同时还可经输尿管导管注入亚甲蓝溶液,协助判断有无集合系统损伤。该法简单,但增加手术时间。③经肾动脉途径:术前经股动脉插管至肾动脉,肾动脉阻断后持续灌注 4℃林格液实现肾低温。该法风险高,不建议使用。

5. **术后处理** 术后卧床休息 2～3d,预防性使用抗生素,伤口引流少于 10ml、无漏尿及发热者可以拔除引流管,肠道功能恢复后可以恢复饮食。

6. **并发症预防及处理** 腹腔镜肾部分切除术的并发症主要有术中或术后出血、尿漏和肾衰竭。

(1)出血:术中难以控制的出血是中转开放手术的主要原因,在切除肿瘤前充分显露肾动脉主干,有效控制肾动脉可减少术中出血。肿物切除后确切的缝合、创腔填塞及使用生物止血制剂可减少术后出血机会,如术后出血经保守治疗无效时可考虑选择性肾动脉介入栓塞,必要时再次手术。

(2)尿漏:术中误伤集合系统或输尿管及损伤后缝合修补欠佳可引起尿漏。有效控制出血,在肿瘤深部小心操作,发现损伤后及时以可吸收缝线确切修补以及使用显微蛋白凝胶等可减少尿漏发生率。一旦出现尿性囊肿可经皮穿刺置管或留置输尿管内支架管引流,多可解决。

(3)急性肾衰竭:多见于孤立肾或对侧肾功能不佳者,术后患者出现蛋白尿提示肾小球功能受损。保持热缺血时间不超过 30min,术前 30min 使用肌苷、甘露醇等可以减少急性肾衰竭发生率。

(五)腹腔镜肾根治性切除术

1. **手术适应证** 局限性肾细胞癌(分期 T_1～$T_2N_0M_0$),但应除外可行肾部分切除的小肾细胞癌。

2. **手术禁忌证** 肿瘤已侵犯肾静脉和下腔静脉为手术禁忌证,肾周有粘连或同侧手术史者为相对手术禁忌证。

3. **手术步骤**

(1)经腹腔途径

①显露腹膜后间隙:进入腹腔后,若切除左肾,则用电凝钩或剪刀切开降结肠

外侧的后腹膜,切开范围为下至乙状结肠外侧,上至脾外上方,将脾、胰尾、结肠脾曲及降结肠推向内侧,显露其后方的肾筋膜;若切除右肾,用电凝钩或剪刀切开升结肠外侧的后腹膜,右侧切口范围为下至盲肠外侧,上至结肠肝曲、肝三角韧带、右侧前冠状韧带及肝结肠韧带,将结肠肝曲及其背面的十二指肠降段一起推向内侧,显露其后方的下腔静脉。

②游离肾蒂血管:处理左侧时,在胰腺下外侧剪开肾筋膜,可以很快找到肾静脉,如定位有困难可先找到生殖血管并向上跟踪,或沿肾上腺中央静脉向下寻找,可见肾静脉。用弯头血管钳游离肾静脉后用 7 号丝线将其提起,暂不结扎,以避免肾淤血肿胀。在肾静脉下方血管搏动明显的位置剪开血管鞘,找到腹主动脉,沿腹主动脉表面向上游离找到肾动脉。处理右侧时,沿下腔静脉外侧找到肾静脉,用弯头血管钳游离肾静脉,用 7 号丝线将其提起(暂不结扎),在肾静脉后方寻找搏动的肾动脉。离断肾血管既往常用钛夹阻断,但目前已大多应用 Hem-O-Lok 夹,先离断肾动脉,需留置 3 个 Hem-O-Lok 夹(近心端 2 个,远心端 1 个),在此之间剪断肾动脉,然后同法处理肾静脉。也可用线性切割吻合器同时处理肾动、静脉。

③游离输尿管:在肾下极平面,腰大肌内侧寻找,一般可见到生殖血管,将其推向内侧,输尿管通常位于血管的外侧深面,输尿管的蠕动有助于与生殖血管鉴别。确定输尿管后,将其游离,上一个钛夹,但暂不切断,用抓钳向外侧挑起,用电凝钩或超声刀游离其内侧的小血管及淋巴管直至肾盂内侧、肾蒂下方。

④游离肾周脂肪囊及肾:处理完肾蒂血管后,继续向上游离肾上极及肾上腺内侧,左侧沿腹主动脉旁向上分离,右侧沿下腔静脉外侧向上分离,如肿瘤位于肾中、下部,估计肾上腺无侵犯,则可保留肾上腺。

在肾上腺下面分离肾筋膜及脂肪囊,左侧如需保留肾上腺,离断肾静脉位置应在肾上腺中央静脉远端。如果肿瘤位于肾上极或肾上腺已受肿瘤侵犯,应同时切除肾上腺。肾上腺动脉可用超声刀切断。分离肾筋膜外侧及后面,将肾、肿瘤及脂肪囊整块切除。提起输尿管,继续向下游离到进入盆腔位置,上 Hem-O-Lok 夹 2 个,在两个 Hem-O-Lok 夹之间剪断。

⑤同侧淋巴结清扫:清除肾门旁及大血管旁脂肪及淋巴结,左侧应包括腹主动脉与下腔静脉之间的淋巴结,右侧为下腔静脉旁淋巴结。

⑥取出切除的标本:可采用整块取出法或粉碎取出法。

整块取出法:将肾置入塑料袋内,根据其大小扩大第一或第二套管切口,一般为 5～6cm,将其完整取出。

粉碎取出法:由于恶性肿瘤有发生腹腔内种植转移的危险,如要粉碎后取出,必须用特制的坚韧器官袋,这种器官袋由双层塑料及一层尼龙做成,癌细胞不能漏出。器官袋经第一或第二套管置入,在腹腔内张开袋口,将标本置入袋内,然后收紧袋口,并将其拉出腹壁外,使器官袋紧贴腹壁,在腹腔镜监视下,用组织粉碎器将其粉碎后取出。

(2)经后腹腔途径

①肾筋膜外游离:在腹腔镜下辨认腰大肌,沿腰大肌筋膜与 Gerota 筋膜后层间隙向中线分离,上至膈下,下至肾下极,内侧至腹主动脉或下腔静脉,使肾筋膜完全与腰大肌分离,形成扩大的手术空间。

②肾动脉的处理:在肾下极内侧位置剪开 Gerota 筋膜,找到输尿管,用 Hem-O-Lok 夹阻断输尿管,沿输尿管向上游离至肾盂。在肾盂前方找到肾动脉,用直角钳或吸引器钝性分离出肾动脉,靠近根部处理肾动脉,用 3 个 Hem-O-Lok 夹阻断肾动脉后剪断(近心端 2 个,远心端 1 个)。再游离肾门其他组织,肾动脉周围的小血管或淋巴管可直接利用超声刀离断。

③肾静脉的处理:动脉切断后,继续向前分离找到肾静脉。如行左肾切除应先处理汇入左肾静脉的肾上腺中央静脉及生殖静脉,游离足够长度的静脉后,同处理肾动脉一样留置 Hem-O-Lok 夹后离断。

④肾上腺静脉的处理:右侧手术时可在暴露下腔静脉时显露肾上腺中央静脉,两枚 Hem-O-Lok 夹阻断肾上腺中央后离断。左侧手术时,如保留肾上腺则应在其远端结扎、切断肾静脉,如同时切除肾上腺则先处理肾上腺中央静脉,然后再处理肾静脉。

⑤肾的游离:切断肾蒂后,继续向上游离肾上极,利用超声刀游离内侧面时,如肿瘤位于肾上极,须同时切除肾上腺,则在肾上腺内侧游离;如不需要切除肾上腺,则在其外侧游离。继续游离肾及其筋膜的前面,仔细辨认后腹膜反折及肾筋膜的界限,在此间隙将肾筋膜从后腹膜分离。

⑥输尿管的处理:将输尿管提起,向下游离至髂血管水平,用 Hem-O-Lok 夹钳夹后切断。至此,切除的肾、肾上腺及输尿管完全游离。

⑦同侧淋巴结清扫:清除肾门旁及大血管旁脂肪及淋巴结,左侧应包括腹主动脉与下腔静脉之间的淋巴结。右侧为下腔静脉旁淋巴结。

⑧肾的取出:将完全游离、切除的肾、肾上腺及输尿管一并装入异物袋中,扩大腋后线肋缘下切口,将标本完整取出。

4. 术中注意事项及手术技巧

(1)严格按照恶性肿瘤手术原则进行,先处理血管,避免挤压肿瘤,在肾筋膜以外分离并整块切除肾及肿瘤,术中如发现器械被肿瘤污染,应马上更换。标本最好整块取出,以利于病理分期,同时要注意避免异物袋渗漏,以减少种植转移及穿刺孔肿瘤转移,如果用粉碎取出法则应保证器官袋不渗漏或破损。

(2)如术中发现肿瘤侵犯下腔静脉或粘连明显难以在腹腔镜下切除时,则应及时中转开放手术。

(3)由于肿瘤可能影响操作空间,在肾筋膜外分离肾内侧时容易造成大血管损伤,术中要仔细操作,如有大出血应先局部压迫,再立即中转手术。

(4)对于肾上极的肿瘤,要同时将肾上腺切除。

(5)阻断肾血流时应先处理完肾动脉后再处理肾静脉,这样可以避免肾淤血,既可以减少术中出血,又可使肾体积缩小,使得后腹腔操作空间相对增大,同时可减小标本取出时的辅助切口。

(6)在腹腔镜直视下可以发现增大的淋巴结并给予清扫。但是,腹腔镜下淋巴结的清扫范围有限,因此必须严格按照手术指征进行手术,以免手术切除不完全。

5. 术后处理　术后伤口引流少于10ml者可以拔除引流管,患者能下床活动后可拔除尿管,肠道功能恢复后可恢复饮食,术后1个月复查肾功能,评估对侧肾功能。

6. 并发症预防及处理

(1)出血:肾蒂大血管血管夹脱落或结扎松脱是术中大出血的主要原因,异位血管和肾上腺血管处理不当也是大出血的原因之一。由于腹腔镜下视野有限,操作空间狭小,发生大出血时应镇定,并努力寻出出血点,重新止血,必要时当机立断,立即转开放手术止血。术后较大的出血或经保守治疗不能控制的出血,应及时再次手术止血。预防大出血的主要方法是游离肾蒂血管时,要充分仔细,至少要留置3个Hem-O-Lok夹(近心端2个,远心端1个),必要时用丝线结扎,结扎完成后,要避免在结扎血管周围盲目操作。同时要处理好腰动脉、异位血管和肾上腺血管。

(2)术后肠麻痹、粘连性肠梗阻:因经腹途径干扰肠道所致,术中应尽量避免过度牵拉肠管,术后出现肠麻痹,应积极给予对症处理,促进胃肠功能恢复。对于肠梗阻,首先应内科保守治疗,如无效果,再行手术治疗。

(3)感染:感染是各种手术术后常见的并发症之一,术中严格掌握无菌原则,手术器械的严格消毒等措施可以最大限度地预防感染的发生。术后适当地应用抗生素预防感染也很有必要。

(4)腹膜损伤:虽然腹膜损伤在短时间内可造成压力平衡,但是气腹影响患者呼吸,挤压腹膜后腔使之变小,影响手术视野及操作,因此,应尽量避免。腹膜后气腹形成及水囊扩张时,应充分扩大腹膜后间隙,必要时可在手指辅助下置管。

(5)肿瘤复发:腹腔镜肾细胞癌根治性切除术后5年无复发生存率为92%,5年肿瘤特异生存率为98%,与传统开放手术远期效果相似。术中先处理肾蒂、阻断输尿管、减少肿瘤的挤压、在肾筋膜外游离是减少肿瘤扩散、减少复发的重要步骤。

(6)纵隔气肿:如果气腹压力过高,有引发纵隔气肿的可能性。术中应保持腹膜后气腹压力≤15mmHg。

七、手术后辅助治疗

肾细胞癌对放射治疗、化学治疗均不敏感,对于高危肾细胞癌,大多数患者需要手术后辅助治疗。

(一)免疫治疗

免疫治疗(IFN、IL-2等)是以激发机体的免疫功能,达到控制和杀灭肿瘤细胞的一种治疗方法。肾细胞癌细胞的特殊生物学特性使肾细胞癌成为对免疫治疗有效的肿瘤之一。

1. 适应证　高危肾细胞癌术后辅助免疫治疗。IFN是第一个用于临床的重组基因细胞因子,常用治疗剂量是9～18MIU,皮下注射或肌内注射,每周3次。多建议治疗持续时间至少3个月。为增加患者对干扰素的耐受能力,可采用阶梯式递增方案,即开始时用3MIU/d×1周、6MIU/d×1周,以后改为9MIU/d×(8～10)周。IL-2主要由成熟的T淋巴细胞产生,是一种具有抗肿瘤作用的小分子免疫活性蛋白质因子,通过诱导和激活机体免疫活性细胞杀伤癌细胞。IFN-α、IL-2是目前使用较广泛的肾细胞癌免疫治疗方法。部分报道高危肾细胞癌术后辅助IFN、IL-2治疗有效,但效率不甚理想;另有报道联合使用IFN、IL-2在高危肾细胞癌术后辅助治疗中无效且有增多不良反应的趋势。目前尚无高危肾细胞癌术后辅助免疫治疗标准治疗方案。

2. 局限性肾细胞癌手术后辅助免疫治疗的临床意义　局限性肾细胞癌根治性肾切除术后尚无标准辅助治疗方案。目前的研究尚未发现手术后辅助免疫治疗可降低复发转移可能性的循证医学证据,因此对于局限性肾细胞癌不建议手术后辅助免疫治疗。

(二)靶向治疗

2005年FDA正式批准索拉非尼用于治疗晚期肾癌,随后舒尼替尼、西罗莫司及贝伐单抗相继被批准成为晚期肾癌的一线治疗,依维莫司被批准用于血管内皮生长因子受体抑制药或酪氨酸激酶抑制药治疗失败后的二线治疗。

1. 多激酶抑制药

(1)索拉非尼:商品名"多吉美",是一种口服小分子多靶点酪氨酸酶抑制药。具有广谱的抗肿瘤作用与明显的抗血管生成作用及降低微血管密度(MVD)的作用。推荐剂量为0.4g,每天2次。该药耐受良好,不良反应主要是无力、腹泻、皮疹、脱发和手足皮肤反应。一项903例常规治疗失败的晚期肾细胞癌患者的Ⅲ期临床试验表明索拉非尼组比安慰剂组中位生存期延长。美国FDA 2005年批准本品用于治疗进展期肾细胞癌患者。

(2)苹果酸舒尼替尼:商品名"索坦",是一种新的、口服的多靶点酪氨酸激酶抑制药,具有抗肿瘤和抗血管生成的双重作用。推荐剂量为50mg,每天1次,用4

周,休息 2 周。主要不良反应为疲乏、食欲减退、恶心、腹泻、口腔炎、水肿、血小板减少,头发变色与皮肤黄染。一项随机Ⅲ期临床对照试验,比较了舒尼替尼和干扰素的一线治疗肾细胞癌的有效性和安全性,舒尼替尼组的客观反应率、中位无进展生存期、治疗相关死亡率和不良反应退出率均明显优于应用干扰素组。美国 FDA 2006 年批准该药用于治疗进展期肾癌患者。

2. 西罗莫司(mTOR)抑制药 替西罗莫司(CCI-779)是一种新型的治疗肾细胞癌的靶向药物,特异地抑制西罗莫司激酶,替西罗莫司是哺乳动物西罗莫司靶蛋白抑制药,对于预后差的肾细胞癌患者,NCCN 将其作为 1 类证据推荐。替西罗莫司与 IFN 比较的Ⅲ期临床试验结果显示,单药组与 IFN 比较,明显延长中位总生存期。推荐剂量为 25mg,静脉注射,每周 1 次。常见不良反应有皮疹、乏力、口腔溃疡、恶心、水肿及食欲降低等。Ⅲ期临床试验表明西罗莫司组较干扰素显著延长患者的无进展生存期。美国 FDA2007 年批准本品用于治疗进展期肾细胞癌患者。

依维莫司(RAD001),是一种新型的口服 mTOR 酪氨酸激酶抑制药,推荐剂量为 10mg,每天 1 次,一项Ⅱ期临床试验表明依维莫司治疗肾细胞癌有效,23% 的初治患者部分缓解,38% 的患者病情稳定,中位无病进展期 11.2 个月。最常见的不良反应包括口腔炎症、丧失精力、腹泻、食欲缺乏、呼吸急促、咳嗽、恶心、呕吐、红疹及发热。2009 年 FDA 批准依维莫司片剂作为一线治疗药物用于治疗那些使用索拉非尼或舒尼替尼治疗失败的晚期肾细胞癌患者。

3. 抗血管生成药物 贝伐单抗(BV)是一种重组人源化、人鼠嵌合抗血管内皮生长因子(VEGF)的单克隆抗体。它特异地阻断 VEGF 的生物效应,抑制肿瘤血管新生,延缓肿瘤生长和转移。推荐剂量为 10mg/kg,静脉注射,每 2 周 1 次,常见不良反应有疲劳、乏力等。一项Ⅱ期临床试验表明,贝伐单抗组较安慰剂组在中位无进展生存期上并未显示出优势;另一项随机双盲Ⅲ期临床试验表明,贝伐单抗联合干扰素组比单用干扰素组中位无病生存期长,总反应率高。欧盟 2007 年 12 月批准本品用于治疗进展期肾癌。

(三)其他保守治疗

随着保留肾单位手术在临床中的应用价值为人们所接受,消融治疗越来越被大家提倡。消融技术包括很多治疗方法,如冷冻消融术、射频消融术、微波加热术等。这些治疗方法不仅达到了治疗肿瘤保留肾功能的目的,还可以减轻疼痛、降低死亡率和减少住院时间。目前消融治疗的理想适应证包括:高龄或有明显的并发症、不适合行传统的外科治疗、保留肾单位手术局部复发者、肿瘤多发不适合肾部分切除术的遗传性肾细胞癌患者。有些情况下传统的肾部分切除术辅以消融术可能是最佳治疗方法。一些患者虽不符合上述条件,如有治疗意愿,也可考虑消融治疗。肿瘤 >3.5cm 者疗效不可靠,因此,肿瘤大小也是重要的参考因素。然而,长期的疗效还有待于确立,初步研究表明局部复发率较高,而且不能获得精确的组织病理学分期。

1. **冷冻治疗** 冷冻治疗破坏组织的基本原理包括通过直接的细胞损伤和延迟的微循环衰竭破坏肿瘤组织。首先,冷冻细胞引起细胞内外渗透压的变化和细胞内冰晶形成,引起细胞器和细胞膜的致死性损伤。延迟的微循环衰竭发生于冻融周期中的缓慢融化阶段,导致循环停止,细胞缺氧。微循环衰竭进一步发展产生一连串的反应:血管收缩,上皮细胞破坏导致血管壁通透性增加,间质水肿、血小板聚集以及微血栓形成并最终致血管淤血和闭塞。反复的快速冷冻-缓慢解冻能损伤肿瘤细胞,最终导致肿瘤坏死。肾肿瘤冷冻消融术的组织学变化为坏死的特征性改变,已经在猪的活体肾实质中证明只有温度在-19.4℃时,肾实质才能完全坏死。在-20℃时球状冷冻区边缘的作用范围为3.1mm,因此,在临床实践中,常规地将球状冷冻区延伸至超过肿瘤边缘约1cm。与前列腺的冷冻治疗相比,肾在解剖上更适合冷冻治疗。前列腺直接毗邻直肠及直肠括约肌,而且前列腺癌常是隐匿的多灶性癌症,相反,肾细胞癌通常表现为单发病灶,通过超声能够很容易地检查肾肿瘤,所以能够保证球状冷冻区完全覆盖肿瘤边缘及周围正常组织,而且精确度和可靠性更高。肾肿瘤的冷冻治疗可以在开腹、经腹腔镜和经皮穿刺下进行,无论采用何种方式,只要能够精确定位并安全穿刺,可达到相同疗效。冷冻治疗的并发症包括尿瘘形成,术后出血,周围结构如集合系统、肠道、肝等损伤。用CT和MRI评价术后患者身体状况,但是影像学检查的不足之处是大多数冷冻治疗病灶不能在影像学上完全消失。目前冷冻治疗是研究最为成熟的消融技术之一。根据有限的临床经验,冷冻治疗虽能够局部控制肿瘤,但与接受传统性肾部分切除的肾小肿瘤患者相比复发率高,仍无法达到传统外科切除术的效果。

2. **射频消融术** 与肾冷冻治疗相比,射频消融术还处于发展的早期阶段,理论上,>45℃就能够导致不可逆的损伤,而当温度高达55~60℃时,细胞迅速死亡。射频消融技术的原理是应用高频电流发生器可以诱发离子的激发、产生高频振动和摩擦力并产生热能,引起细胞内蛋白质变形、细胞膜裂解等致死性损伤,这些效果可在组织温度>41℃时观察到,并随温度的升高和治疗时间的延长而显著增强。射频消融的缺点是很难实时监测治疗过程,并没有真正形成类似"球状冷冻区"。同冷冻治疗一样,治疗成功后长期随访中没有发现肿瘤部位有造影剂增强。绝大多数近期报道指出射频消融治疗的局部复发率低,但是有一些患者为控制局部复发,需接受重复治疗。射频消融治疗的并发症包括急性肾衰竭、肾盂输尿管连接部狭窄、坏死性胰腺炎和腰部神经根病,所以要严格选择病例。虽然目前射频消融治疗肿瘤的效果不及冷冻治疗,但是其将来可能会有很好的应用前景。

3. **高能聚焦超声(HIFU)** 采用高聚能超声探头对靶组织发射聚集超声波,使靶组织内产生高温,直接杀死肿瘤细胞。HIFU具有在深部肿瘤内聚集又较少影响周围正常组织等优点,为体内深部肿瘤的非侵入性局部治疗增添了一种新方法。HIFU 的作用机制包括热固化效应、空化作用、机械效应和超声生化等。目前虽表明 HIFU 是一种安全有效的治疗方法,但尚需进一步评价这种新技术。

八、预后及手术后随访

影响肾细胞癌预后的最主要因素是病理分期,此外,组织学分级、患者的行为状态评分、症状、肿瘤中是否有组织坏死、一些生化指标的异常和变化等因素也与肾细胞癌的预后有关。既往认为肾细胞癌的预后与组织学类型有关,肾乳头状腺癌和肾嫌色细胞癌的预后好于肾透明细胞癌;肾乳头状腺癌 I 型的预后好于 II 型;肾集合管癌较肾透明细胞癌预后差。

肾细胞癌患者术后随访的主要目的是检查肿瘤是否有复发、转移和新生的肿瘤发生。肾细胞癌的随访方案为,在手术后第 1 年内每 3 个月复查 1 次。除全身体检外,应做血常规、肾功能、肝功能、尿常规、X 线胸片、B 超等检查。如发现复发,应做腹部 CT、MRI 及放射性核素骨扫描。若 1 年内无复发,可逐渐延长随访时间,如第 2 年可每 6 个月复查 1 次,第 3～5 年每年复查 1 次。一般来讲,术后的随访应当是终身的。

第三节　特殊类型肾恶性肿瘤

一、囊性肾细胞癌

在 1998 年 WHO 肾细胞癌的分类中将囊相关性细胞癌分为两型:一为肾囊肿瘤变型;二为囊性肾细胞癌。前者甚为少见,此处仅叙述囊性肾细胞癌。囊性肾细胞癌可见癌组织中出现大小不等的多发性囊肿,故也称为多房囊性肾细胞癌(MCRCC)。

多房囊性肾细胞癌具有低分期、低分级和预后良好的特点。发病率占肾细胞癌的 2.3%～3.1%,男性较女性多见。囊性肾细胞癌患者的发病年龄较高,罕有低于 30 岁者。而 MCRCC 患者发病的平均年龄比非 MCRCC 患者低,且 MCRCC 男性患者的平均年龄比女性患者低。由于肾囊肿的发病率是随年龄的增长逐渐升高的,因此高龄,尤其是男性患者多房囊性肾肿瘤良性的可能性大。

(一)病理生理

MCRCC 多发于肾两极,病理表现为大小不一的多房性肿物,房间互不相通,囊内充满新鲜和陈旧的血液。囊壁覆以一层或多层肿瘤细胞,囊间也为肿瘤细胞。病理类型多为肾透明细胞癌。

(二)临床表现

大多数患者在无症状时被偶然发现。有腰痛、乏力、消瘦、红细胞沉降率增快等。据统计,主诉血尿者占 41.5%,腹部肿块者占 34.1%,侧腹部疼痛者占12.2%。

(三)诊断

诊断时需要结合患者的临床特点和检查结果综合分析。

1. B超检查 B超特点为囊肿壁厚薄不均,囊内呈多房分隔,房间隔的壁也厚薄不均,囊内无回声区充满密集的点状弱回声,此为坏死组织碎屑和新鲜的及陈旧的出血。肿瘤为少血流性,彩色超声检查可见少量或无血流信号。

2. CT检查 平扫下为囊肿边界不规则,囊壁厚并伴有钙化,房间隔壁不规则,厚度>1mm,或有实性的区域位于囊壁的附属处,囊壁内有实性组织迹象或囊肿壁受到外面的包块压迫;或者囊肿呈多房性,有许多分隔,并同实性部分相连,可看到增强的软组织块影。大部分囊性肾细胞癌经CT增强扫描后,表现为单房或多房性生长的肿瘤,囊壁厚且明显增强。

3. 囊肿穿刺细胞学检查 肾囊肿穿刺检查不但可以获得囊液进行分析,做细胞学检查,还可以注入造影剂,观察囊壁是否光滑,囊内有无结节。若穿刺检查发现其中蛋白、乳酸脱氢酶及脂肪成分异常增高,提示恶性的可能性大。但由于通过穿刺获得的组织较少,对诊断的帮助也有限。经皮肾镜检查不但可以直接观察囊腔内结构,还可以取囊液及囊壁组织进行检查,据报道效果较好。

(四)鉴别诊断

1. 多囊肾病 成人型多囊肾病在病理上其囊壁衬以嗜酸性上皮细胞,可变形呈扁平状、泪滴状或鞋钉状。其发病缓慢,往往为双侧,有家族史,B超、IVU、CT检查可鉴别。

2. 肾细胞癌囊性变 肾细胞癌囊性变是由于癌组织的坏死、出血致使局部囊性变,囊性变周围见到残留的较明显的癌组织,且核分裂级别高。影像学上可见肾癌伴出血的特征。

(五)治疗

诊断明确的恶性肾囊性肿物或 MCRCC 可进行手术治疗。对于诊断困难的患者,如 Bosniak 分类在Ⅲ级或以上者,可于术中行冷冻病理检查或行保留肾组织的手术而使患者获益。

MCRCC 外科治疗效果好。保留肾的手术适用于<3cm 且位于肾边缘的肾细胞癌,但也有学者认为当肿瘤直径≤4cm 时,保留肾组织的术式与根治性肾切除术的预后一致。因 MCRCC 多发于肾两极,且肿瘤较小时不易确诊,所以对 MCRCC 或疑似患者应行保留肾单位的外科手术治疗。

(六)预后

多房囊性肾细胞癌一般预后良好。肿瘤的预后主要与细胞核分级和病理分期有关,而与肿瘤大小无关。判断多房囊性肾细胞癌预后良好的因素可能为:患者多为偶发癌,肿瘤病理分期与分级低,细胞核多是双倍体。

二、双侧散发性肾细胞癌

双侧散发性肾细胞癌(BSRTs)是肾细胞癌中的少见类型,占肾细胞癌总发病率的 $1\%\sim4\%$。根据发病时间将其分为同步发生和非同步发生两类。一般认为,1 年内双肾发生肿瘤者为同步双侧肾细胞癌,间隔 >1 年者为非同步肾细胞癌。有研究显示,非同步双侧肾细胞癌的发病年龄明显小于同步双侧肾细胞癌,单侧肾细胞癌患者发生对侧肾肿瘤的危险性随着年龄的降低而增加。

(一)临床表现

双侧散发性肾细胞癌是散发性肾细胞癌的特殊类型,临床表现与单发散发性肾细胞癌相似。

(二)诊断及鉴别诊断

双侧散发性肾细胞癌的诊断一般不难,特别注意与遗传性肾细胞癌相鉴别。

(三)治疗

1. 同步双侧散发性肾细胞癌的治疗方式包括双侧肾部分切除、一侧肾部分切除、对侧根治性肾切除术和双肾根治性切除术后辅以血液透析治疗。

2. 对于是否行保留肾单位手术,需综合评价患者的年龄、肿瘤是否转移、是否侵犯周围组织和患者的一般身体状况来决定。

3. 由于一次性手术治疗双侧肾肿瘤对患者打击大、风险高、不利于术后恢复,有学者主张分次手术。

4. 对非同步双侧散发性肾细胞癌,其处理很大程度上依赖于第一次手术的方式和结果。如第一次为肾部分切除术,第二次手术可以根据肿瘤本身的情况,灵活采用根治性肾切除或肾部分切除术;当第一次为根治性肾切除术时,第二次手术在保留肾功能方面会有很大难度。

5. 当双侧肾细胞癌无法手术时,可以联合应用热疗、射频消融和免疫治疗等方法对患者行姑息治疗,以缓解症状、延长生存时间。

(四)预后

一般认为,双侧肾细胞癌的预后不佳。同步双侧散发性肾细胞癌的 5 年生存率为 48%,非同步双侧散发性肾细胞癌的 5 年生存率为 38%,对于早期发现、早期治疗的双侧肾细胞癌患者,5 年生存率较高。因为肾细胞癌术后有 $4\%\sim15\%$ 的患者发生对侧肾肿瘤。所以,要加强对肾细胞癌患者的终身随访。

三、肾母细胞瘤

肾母细胞瘤又称肾胚胎瘤、Wilms 瘤,是小儿泌尿外科常见的恶性肿瘤,占小儿恶性实体瘤的 80%。90% 见于 7 岁以前,诊断时平均年龄为 15 个月。女性略多见,少数成年人及老年人亦可发生。肿瘤起源于后肾母细胞。所有双侧及 15%～20%的单侧肾母细胞瘤与遗传有关。遗传性双侧肾母细胞瘤患者的后代患肿瘤的概率达30%,而单侧仅为5%。发病数在性别及侧别相差不大。双侧者占 1.4%～10.3%。

(一)发生学及胚胎学

肾母细胞瘤是由于后肾胚胎基细胞未能正常分化为肾小球和肾小管,同时出现异常增生形成的恶性肿瘤,肾母细胞复合体可能是肿瘤的携带状态,被认为是一种癌前病变,并继发演变为肾母细胞瘤。根据生殖细胞中是否出现有肿瘤的突变表现,可将肿瘤分为遗传性肾母细胞瘤和非遗传性肾母细胞瘤两大类。若为遗传性肾母细胞瘤,则肿瘤发生更早,易表现为家族性、双侧性或多中心性发生,常伴有虹膜缺如和泌尿生殖系统的畸形。

在30%～40%的肾母细胞瘤切除组织标本中可见有持续存在的异常肾胚质细胞残存灶,这些胚胎细胞具有分化成为肾母细胞瘤的潜能,当受到第2次刺激时,上述细胞即可演变为肿瘤细胞,因而在肾母细胞瘤的发病中起着重要的作用,这也部分解释了肿瘤的发病高峰期为3—4岁的原因,提示肾母细胞瘤并非是一种先天性的肿瘤。

(二)病理生理

肾母细胞瘤可发生于肾实质的任何部位,增长迅速,直径常>5cm,有时可达 10cm。切面为均匀实性,呈灰白色,常有灶状的出血和坏死及囊性变,罕见肿瘤完全呈囊性。肿瘤边界清楚,被假性包膜包绕,假性包膜由受压的肾组织和肾周组织形成。肾母细胞瘤是由胚胎性肾组织发生的,由分化不等的未分化胚芽组织、上皮和间质组成的恶性混合瘤,某些病例含两种甚至只含一种成分。上皮成分常呈小管或囊性结构,被覆原始的柱状或立方形细胞。肾母细胞瘤的上皮也可形成肾小管样结构或向肾外组织分化,形成黏液上皮、鳞状上皮、神经上皮或分泌上皮,间质可向任何类型的软组织分化,疏松黏液样和成纤维细胞型梭形细胞间质最为常见。也可向平滑肌、骨骼肌、脂肪、软骨、骨组织以及神经组织分化。以囊性为主的肾母细胞瘤间隔中含有胚芽组织及其他肾母细胞瘤组织成分,称为部分囊性分化的肾母细胞瘤。分化性上皮和间质成分混合构成的肿瘤被称为畸胎瘤样肾母细胞瘤。

(三)分期

1. 肾母细胞瘤的 NWT 分期　见表 7-10。

表 7-10 肾母细胞瘤的 NWT 分期

分期	表现
Ⅰ期	肿瘤局限在肾内并可完全切除,肾包膜完整,术前或术中无破溃,切缘无肿瘤残存
Ⅱ期	肿瘤超出肾,但能完整切除
Ⅲ期	腹部有非血源性肿瘤残存,包括肾门或主动脉旁淋巴结受侵犯,腹腔内有广泛肿瘤转移,腹膜有肿瘤种植,肉眼或镜下切缘有肿瘤未能完整切除
Ⅳ期	存在血行转移
Ⅴ期	双侧病变

2. 肾母细胞瘤的 TNM 分期　见表 7-11。

表 7-11 肾母细胞瘤的 TNM 分期

原发肿瘤(T)		区域淋巴结(N)	
T_X	原发肿瘤不能确定	N_X	无法估计区域淋巴结转移
T_0	无原发肿瘤证据	N_0	无区域淋巴结转移
T_1	单侧肿瘤面积≤80cm^2(包括肾)	N_1	有区域淋巴结转移
T_2	单侧肿瘤面积>80cm^2(包括肾)	远处转移(M)	
T_3	治疗前单侧肿瘤破裂	M_0	无远处转移
T_4	双侧肿瘤	M_1	有远处转移

(四)临床表现

1. 腹部肿块　为最常见症状。肿块位于上腹季肋部一侧,表面光滑、中等硬度、无压痛,一般不超过中线,可有一定活动度。少数巨大肿瘤超过中线,无活动度。

2. 血尿　1/3 患者有镜下血尿,肉眼血尿少见。

3. 其他表现　腹痛、高血压、红细胞增多症、低热及消瘦等。偶有肿瘤破溃者可表现为急腹症。罕见有因肿瘤压迫引起的左精索静脉曲张。以转移瘤就诊的患者不常见。

(五)诊断

临床上常根据患儿的发病年龄、腹部肿物及伴发畸形等症状和体征做出诊断,同时影像学检查特别是 X 线检查和腹部 B 超在肾母细胞瘤的诊断中亦具有重要的价值。

1. X 线检查　X 线片可有患侧肾区软组织影,偶见钙化位于肿瘤边缘。

2. B 超检查　可了解肿块大小、有无腹膜后淋巴结转移及肾静脉、腔静脉瘤栓,并可区分肿块为囊性还是实性。

3. CT描述 可显示肾内肿瘤的范围,辨认肾周和主动脉旁淋巴结是否受侵犯及对侧肾情况。

4. 静脉尿路造影 2/3患者显示肾盂、肾盏受压、移位、拉长及变形;1/3患者因肾被严重压缩、肾盂被肿瘤充满或肾动脉闭塞而不显影。

(六)鉴别诊断

1. 先天性中胚性肾瘤 多见于3个月以内婴儿。组织结构分为平滑肌瘤型和细胞型,治疗为肾切除。如3个月以上小儿,属细胞型者,按肾母细胞瘤FH类型做术后化学治疗。

2. 神经母细胞瘤 是小儿最常见的恶性实体瘤,为交感神经节肿瘤。主要压迫肾,也可长入肾。表现为腹部结节状肿块,坚硬,靠近中线。80%~95%的患儿尿儿茶酚胺代谢产物(VMA和HVA)增高,可帮助确诊。

(七)治疗

1. 手术治疗 对于单侧肾母细胞瘤,即使已出现肺转移,一旦确诊应尽早手术切除。实施肿瘤切除前常规取组织病理检查,以免误诊,分清肿瘤组织分化程度(组织结构良好型、组织结构不良型),为术后放射治疗、化学治疗提供病理依据;同时应仔细探查肿瘤波及范围、有无转移灶、腹膜后淋巴结、肾血管及对侧肾有无肿瘤。对Ⅰ~Ⅱ期肿瘤应完全切除,Ⅲ期肿瘤尽可能完全切除。对于晚期肿瘤,如试图彻底切除肿瘤可能有很大风险,故不宜过分强调完全切除,术后化学治疗和放射治疗可清除残余瘤组织。

2. 化学治疗 联合化学治疗显著提高肾母细胞瘤患者的存活率。必要的术前化学治疗和坚持术后规律化学治疗是很重要的治疗手段。

(1)长春新碱(VCR)、放线菌素D(ACTD)、多柔比星可用于肾母细胞瘤的各型、各期。

①长春新碱:每周1~2mg/m²,连用10周,然后每2周静脉注射1次作为维持量,可用至完成化学治疗期。单次极量为2mg,1岁以下剂量为1mg/m²。(体表面积=kg×0.035+0.1)。

②放线菌素D:每日15μg/kg,连用5d;或每日12μg/kg,连用7d为1个疗程。第1个疗程与第2个疗程间隔6周,以后每3个月为1个疗程。单次极量为400μg,1岁以下的婴儿为每日8μg/kg,连用5d。

③多柔比星:与VCR、ACTD配合用于组织结构良好型肾母细胞瘤Ⅲ、Ⅳ期和组织结构不良型肾母细胞瘤各期。多柔比星40~60mg/m²,分为2~3次静脉注射,间隔4周可重复。年龄<5岁累积量必须<300mg/m²;>5岁累积量≤400mg/m²。2岁以下小儿慎用。

(2)二线药物有顺铂(DDP)80~100mg/m²(分为4~5d)溶于生理盐水200ml中静脉滴注,1个月可重复。依托泊苷(VP-16)50mg/(m²·d),溶于生理盐水

200ml 中静脉滴注,连用 5d,每次滴注时间不少于 30min。

(3)术前化学治疗用于巨大肿瘤或经 B 超、CT 检查出腔静脉广泛瘤栓者,化学治疗 4～12 周可使肿瘤缩小,以便于手术切除。

(4)术后化学治疗:组织结构良好型肾母细胞瘤,Ⅰ期,VCR＋ACTD,6 个月为 1 个疗程;Ⅱ期,VCR＋ACTD,15 个月为 1 个疗程;Ⅲ期,VCR＋ACTD＋ADM,15 个月为 1 个疗程,ACTD 与 ADM 间隔 1.5 个月,两药交替应用;Ⅳ～Ⅴ期,VCR＋ACTD＋ADM＋DDP,15 个月为 1 个疗程,后 3 种药每个月用 1 种,顺序交换。组织结构不良型肾母细胞瘤,Ⅰ期,VCR＋ACTD,15 个月为 1 个疗程;Ⅱ～Ⅳ期,同组织结构良好型肾母细胞瘤;Ⅳ期,如无 ACTD,可用 DDP 或 VP-16 替代。

3. 放射治疗　术前放射治疗适用于曾用化学治疗而肿瘤缩小不明显的巨大肾母细胞瘤。6～8d 给予 800～1200cGy,2 周内肿瘤缩小后再行手术。术后放射治疗开始时间应不晚于术后第 10 天,否则局部肿瘤复发机会增加。肿瘤局限于肾内的 2 岁以内的婴幼儿可不做放射治疗。

(八)预后

影响肾母细胞瘤预后的主要因素为组织分化程度、分期、复发、血行转移或淋巴结转移以及是否合理综合治疗。组织结构良好型肾母细胞瘤Ⅰ～Ⅳ期 6 年生存率分别可达 96％、93％、83％、65％;组织结构不良型肾母细胞瘤期 6 年生存率为 89％,Ⅱ～Ⅳ期 6 年生存率为 50％,由于合理采用手术治疗、放射治疗、化学治疗等综合治疗手段,双侧肾母细胞瘤的远期生存率已明显提高。

四、肾淋巴瘤

原发性肾淋巴瘤少见,因为肾实质内不含淋巴组织。继发性淋巴瘤通常由非霍奇金淋巴瘤引起,尤其易发生在晚期患者。

(一)病理生理

肾淋巴瘤最常见的病理表现为肾实质内多发淋巴瘤浸润结节,亦有肾周围浸润。单个病灶往往较大,一部分肾淋巴瘤无结节而为肾内广泛浸润。双侧肾侵犯是单侧侵犯的 3 倍。

(二)临床表现

通常淋巴瘤早期症状隐匿,浅表淋巴结肿大是最常见的早期症状。在非霍奇金淋巴瘤患者中颈部淋巴结肿大最多见,其次为腹股沟、腋窝等处淋巴结。出现肝、脾等结外器官受累提示疾病已处于晚期。当淋巴瘤和白血病侵犯肾时,可能出现腰痛、血尿或进行性肾衰竭,此外还有发热、乏力和体重减轻等淋巴瘤 B 症候群也常见。部分患者以肾病综合征为首发症状,早期无淋巴结肿大时易漏诊、误诊,但是肾病综合征一般随淋巴瘤恶化或缓解变化。当出现巨大的腹膜后淋巴结,肝、脾大或后腹腔非典型位置出现肿大淋巴结时,应怀疑肾淋巴瘤的可能。右侧肾细胞癌的主要淋巴结转移区域在主动脉和腔静脉之间的区域,左侧肾细胞癌在主动脉旁区域,肿大淋巴结的中心在这些区域以外时,应想到淋巴瘤的可能。原发性肾淋巴瘤的临床表现类似肾细胞癌。

(三)诊断

CT 扫描是诊断肾淋巴瘤和检测治疗效果的影像学方法。平扫时淋巴瘤与正常肾实质比较,CT 值略低。注射造影剂后,肿瘤与肾实质分界模糊,或显示轻度斑片状或非均匀的强化征象,CT 值增加 10～30HU。约 50% 的患者,肾淋巴瘤表现为多发的结节肿块,肾实质由于结节增生而膨大和变形。25% 的肾淋巴瘤是由发生在邻近淋巴结的淋巴瘤种植生长所致,肾常受推移。没有被侵犯的肾保留其正常结构及排泄功能。10% 的患者,淋巴瘤的弥漫浸润导致肾普遍肿大和肾功能下降。其他的表现包括肾周围间隙的弥漫浸润、肾窦的孤立浸润和包括邻近尿路及单侧肾病变。

肾淋巴瘤的血管造影表现为低血供。如果怀疑是淋巴瘤或白血病侵犯肾,应考虑行穿刺活检以获得病理诊断,尽量避免手术,如手术探查,术中应优先行活检和冷冻切片检查。如果确诊为淋巴瘤,应保留肾,同时进行全面的肿瘤分期以避免二次手术。

(四)鉴别诊断

1. 肾转移瘤　等密度或稍低密度肿块,可单发,亦可双侧多发,在动脉期肿块中度强化。

2. 肾癌　肿瘤多为单发,少数可多发。肾肿块多为明显强化,约 20% 的肾细胞癌可发生囊变、坏死而表现为囊性改变。实性肿块当发生淋巴结转移时,难与淋巴瘤鉴别。

(五)治疗及预后

肾淋巴瘤的治疗通常需要以化学治疗为主的综合治疗。对于极罕见的原发性肾淋巴瘤,肾切除联合全身化学治疗是最佳的治疗方法。本病的预后不佳。

第四节　常见的肾良性肿瘤

一、肾血管平滑肌脂肪瘤

肾血管平滑肌脂肪瘤又名肾错构瘤,是一种良性疾病,起源于肾间质细胞,由大量成熟的脂肪组织、平滑肌组织和厚壁血管组成。

肾血管平滑肌脂肪瘤的发病率为 1/5000～1/1500,女性多发,高发年龄为 40－60 岁,青春期前很少发病。超过 50% 的肾血管平滑肌脂肪瘤是在非特异性症状腹部超声检查中无意间发现的。有 20%～30%肾的血管平滑肌脂肪瘤合并有结节性硬化综合征,约有 50%的结节性硬化综合征的患者发生肾血管平滑肌脂肪瘤。我国肾血管平滑肌脂肪瘤合并结节性硬化者较国外少见,其中,散发的肾血管平滑肌脂肪瘤约占 80%。

(一)病理生理

散发的肾血管平滑肌脂肪瘤多为单侧发生的单个肿瘤,体积较小。而与结节性硬化伴发的肿瘤则常双侧、多中心发生,体积较大,且易发生出血。瘤组织与肾组织间无包膜但界限清晰,有时可见局部浸润,肿瘤通常为金黄色,但颜色随着平滑肌和血管含量的不同而变化。

(二)临床表现

肾血管平滑肌脂肪瘤常见的症状和体征包括腰部疼痛、血尿、腹部肿块和低血容量性休克,后者常因没有及时诊断和治疗而死亡。肾血管平滑肌脂肪瘤所致的腹膜后大出血,又称为 Wunderlich 综合征,多达 10%的肾血管平滑肌脂肪瘤患者会发生这种严重并发症。大的肾血管平滑肌脂肪瘤可以突然破裂,出现腹内大出血、休克、急性腹痛、腹部有肿物,必须立即急诊手术切除肾或选择性肾动脉栓塞。一些患者还会有隐蔽性表现如贫血和高血压等。有时大的肾血管平滑肌脂肪瘤可压迫十二指肠、胃,引起消化道症状。肾血管平滑肌脂肪瘤患者还会表现出结节性硬化临床特点。结节性硬化综合征也称 Bourneville 病,临床特点是癫痫、智力发育迟缓,面颊部皮质腺瘤、视网膜晶状体瘤及肾、脑等脏器血管平滑肌脂肪瘤。腹膜后淋巴结、肝或脾也可含有此肿瘤,提示为多中心性而不是转移。

(三)诊断

因绝大多数患者无明显症状,多为检查时发现,诊断主要依靠影像学检查。

1. B超检查　肾血管平滑肌脂肪瘤典型的 B 超表现为边缘清晰、后伴声影的高回声肿物,不能作为特异性诊断。肿瘤也可以无强回声,原因是瘤内肌肉成分多或瘤内有出血。

2. CT 扫描　肾血管平滑肌脂肪瘤 CT 表现为低密度区,CT 值为负。

3. MRI检查　肾血管平滑肌脂肪瘤内的脂肪成分在 T_1 加权像表现为强信号,T_2 加权像表现为低强度信号。

4. 血管造影　血管呈囊状动脉瘤样扩张、葡萄状,具有诊断意义。

(四)鉴别诊断

主要与脂肪含量异常的肾母细胞瘤、肾脂肪肉瘤、肾嗜酸细胞瘤、含脂肪的肾细胞癌,大的肾细胞癌浸润周围脂肪等相鉴别。肾血管造影有不规则的肿瘤血管,多数为小动脉瘤,无肾细胞癌常见的动、静脉瘘。

(五)治疗

肿瘤<4cm 或双肾均有肿瘤时,采用严密观察下的保守治疗,肿瘤>4cm,可考虑选择性肾动脉栓塞术、肿瘤剜出术或部分肾切除术,一般不宜行肾切除术。如瘤体较大或伴有严重出血者应行肾切除。另外,术前不能排除恶性病变者,术中应行快速冷冻切片,若证实已有恶性病变者,应行根治性肾切除术。

(六)预后

预后良好。

二、肾嗜酸细胞瘤

肾嗜酸细胞瘤是一种肾良性上皮性肿瘤,占所有肾实质肿瘤的 $3\%\sim7\%$。肿瘤由胞质嗜酸性的大细胞构成,其内线粒体丰富,可能来源于集合管的插入细胞。

肾嗜酸细胞腺瘤一般为单发,约 6% 可为双侧病变。很少发生转移,但复发率较高($4\%\sim13\%$)。发病年龄范围较广,一般 70 岁前后为发病高峰期,男性为女性的 $2\sim3$ 倍。大多数为散发病例,但也有明确的家族性聚集发病现象。

(一)病理生理

肾嗜酸细胞瘤大体表现为境界清晰,质地均一,无包膜。多数呈棕色,少数呈褐色或淡黄色。很容易见到中央瘢痕,但缺乏明显的坏死或血管过度形成。光镜下,肿瘤细胞排列呈实性巢索状,或呈腺泡、小管或微囊结构。间质细胞少,并常有透明变性。大多数肿瘤细胞呈多角形或圆形,胞质中含有丰富的嗜酸性颗粒。罕见核分裂象,无病理性核分裂象。偶见肿瘤组织长入肾周脂肪组织或有血管浸润。超微结构显示细胞内含有大量线粒体,它们的形状和大小正常,仅有极少数具有多形性。胞质内其他细胞器稀少且不明显,无肾嫌色细胞癌所见的胞质内的微囊泡。

(二)临床表现

几乎 80% 的患者无症状,为偶然发现。不典型的临床表现包括血尿、可以扪及的肿块或腰痛、腹痛。

(三)诊断及鉴别诊断

大多数肾嗜酸细胞瘤通过临床手段和影像学方法无法与恶性的遗传性肾细胞癌相鉴别。通过 CT 看到的星状中央瘢痕和通过血管造影观察的轮辐状供血动脉可提示肾嗜酸细胞瘤的诊断,但诊断价值比较低。肾嗜酸细胞瘤磁共振成像特征为界限清楚的被膜,中央星状瘢痕和 T_1、T_2 像的特征性信号,这些只是支持诊断,并不能确定诊断。与遗传性肾细胞癌、肾血管平滑肌脂肪瘤和肾囊肿相比,肾嗜酸细胞瘤线粒体吸收核试剂锝(^{99m}Tc)司它比较多,因此核扫描可能有助于诊断,但尚未得到证实,其临床价值有待确定。有时免疫组化结果对肾嗜酸细胞瘤的诊断具有一定的诊断意义。

(四)治疗

由于术前一般诊断不确定,需要强调的是:①无论是采取消融治疗、肾部分切除术或是根治性肾切除术,取决于其临床特征。如果考虑是肾嗜酸细胞瘤,无论肿瘤大小和部位,即使肿瘤是多中心、双侧、复发性的,也应考虑保留肾组织手术;②尽管肾嗜酸细胞瘤在消融治疗前进行组织检查,但诊断不明确,因此要求患者长期随诊;③有家族史者要优先考虑保留肾单位治疗。倘若一侧肾病变,对侧肾功能良好,肾嗜酸细胞瘤可能合并肾细胞癌,理想的治疗是根治性肾切除;④如果是年轻人,肿瘤直径<4cm且位于肾的一极,则可考虑肾部分切除术;⑤如患者年老体弱、手术高危者,可等待观察。

三、肾球旁细胞瘤

肾球旁细胞瘤又称肾素瘤、血管外皮细胞瘤。是来源于球旁细胞、分泌肾素的良性肿瘤。本病多见于年轻人,尤其好发于女性,发病高峰期为 20—40 岁。

(一)病理生理

肾球旁细胞瘤多为单侧发生,位于肾皮质。大体上,肿瘤为实性,边界清楚,包膜完整,呈黄褐色,切面灰白,有弹性。大多数病灶<3cm。光镜下,多角形肿瘤细胞组成的不规则条索分布于疏松黏液样间质中。小管状及小囊腔结构常见,血管常常很丰富,有时可见淋巴细胞浸润。Bowie 染色、PAS 和甲苯胺蓝染色呈阳性。电镜下特征性表现为含有大量的菱形肾素原颗粒。免疫组化示Ⅷ因子及相关抗原强阳性,renin、Actin、vimentin 和 CD34 阳性。

(二)临床表现

肾球旁细胞瘤临床表现多为肾素分泌过多引起的高血压、低血钾及其相关症状,如头痛、烦渴、多尿及神经肌肉症状等。

(三)诊断

1. 内分泌及生化检查示高肾素血症、高醛固酮血症及低血钾。

2. B超检查示中等回声团块,CT 表现为软组织密度肿物。分侧取肾静脉血测定肾素水平对肿瘤定位有一定意义,患侧血肾素水平常数倍于健侧。

3. 术前可通过穿刺活检明确诊断。

4. 所有出现明确的高肾素血症、高血压的患者,在排除肾动脉疾病后均须考虑肾球旁细胞的可能。

(四)鉴别诊断

1. **原发性醛固酮增多症** 原发性醛固酮增多症血肾素水平降低,而肾球旁细胞瘤血肾素水平升高。

2. **肾动脉狭窄** 一般肾动脉狭窄时血浆肾素活性升高比较少或不升高,而肾球旁细胞血浆肾素水平可升高 1～8 倍。此外,肾动脉狭窄的血醛固酮升高和血钾降低都比较轻,也没有低钾性碱中毒。去氧皮质酮试验可以鉴别肾动脉狭窄。肾动脉狭窄在给予去氧皮质酮后,其可抑制醛固酮分泌,而肾球旁细胞瘤则无反应。

(五)治疗

肾球旁细胞瘤一般为良性,肿瘤体积较小,确诊后应行肿瘤切除术。几乎所有患者都可以通过外科手术治愈,血压恢复正常,其他症状消失。血压一般 2～3 周或以后恢复正常,有近 10% 的患者在其手术后血压仍然偏高,可能与长期高血压导致的肾血管慢性改变有关。

第五节　常见的肾囊性疾病

一、多囊肾病

多囊肾病是一种遗传性肾疾病,其特点是肾实质中有无数的大小不等的囊肿,肾体积增大,表面呈高低不平的囊性突起,使肾表现为多囊性改变。一般分为常染色体显性遗传型多囊肾病(ADPKD)和常染色体隐性遗传型多囊肾病(ARPKD)。

多囊肾病的病因是在胚胎发育期,肾曲细管与肾集合管或肾直细管与肾盏,在全部或部分连接前,肾发育中止,使尿液排泄受到障碍,肾小球和肾细管产生潴留性的囊肿。

多囊肾病病理表现为肾表面为大小不等的囊泡,囊壁与囊壁及肾盂之间互不相通,囊壁内面为立方形上皮细胞覆盖,肾小球呈玻璃样变,肾小动脉管壁硬化,故常有高血压症状。肾功能随年龄增长而逐步减退。

(一)常染色体显性遗传型多囊肾病

ADPKD 又称为成人型多囊肾病,是最常见的遗传疾病之一。发病率为 1/500～1/1000,其外显率近乎 100%,这使所有 >80 岁的携带者均显示出本病的某些征象。主要表现为双侧肾皮质和肾髓质多发囊肿形成,并进行性增大,肾随之增大伴肾功能逐渐下降,同时伴有肝囊肿、卵巢囊肿、颅内动脉瘤、心脏瓣膜异常及结肠憩室等,因此是一种系统性疾病。

1. 临床表现

(1)疼痛:最常见的早期症状是背部和胁腹部疼痛,性质可为钝痛、胀痛或肾绞痛。急性疼痛突然加剧常提示结石、血块引起尿路梗阻或囊肿破裂出血或合并感染,慢性疼痛为增大的肾或囊肿牵拉肾包膜、肾蒂血管等。

(2)血尿:30%～50% 患者有血尿病史,程度不一,多为自发性的,也可为剧烈活动后血尿。

(3)感染:患者可发生尿路感染,以女性居多。感染发生于肾实质和囊肿时,表现为体温升高、寒战、腰痛、尿路刺激症状。

(4)结石:约有 1/5 的患者合并结石。

(5)肿块:当肾增大到一定程度后,可在腹部扪及,触诊肾质地较紧密,表面可呈结节状,随呼吸而移动,合并感染时可伴有压痛。

(6)高血压:是早期常见表现之一,有时为某些患者的首发症状,约有 60% 的患者在肾功能损害之前出现高血压,高血压是促进肾功能恶化的危险因素之一。

(7)肾功能不全:囊肿随年龄增长可进行性增大,进一步压迫本已缺乏的肾实质,从而使患者逐渐出现肾衰竭。

(8)肾外表现:作为一种多系统全身性疾病,可累及肝、脾、胰、卵巢及结肠等,其中肝囊肿最常见,发生率为30%～40%。除了上述囊肿性病变外,心血管系统可伴发左心室肥大、二尖瓣脱垂、主动脉闭锁不全、颅内动脉瘤等。颅内动脉瘤危害最大,发生率为4%～16%,是最常见的死亡原因之一。

最常见的并发症包括尿路感染、肾结石、囊肿钙化和囊肿肾细胞癌。

2. 诊断　ADPKD目前临床尚无统一的诊断标准。主要的诊断依据为肾皮质、髓质布满无数液性囊肿,明确的ADPKD表现,基因连锁分析结果阳性。辅助诊断依据为是否存在多囊肝、肾功能不全、腹部疝、心脏瓣膜异常、胰腺囊肿、颅内动脉瘤、精囊囊肿等。如有家族史、高血压、肾功能损害及伴有多囊肝、胰腺囊肿、颅内动脉瘤等,诊断并不困难。

(1)实验室检查:①早期患者尿常规无异常,中、晚期可见不同程度的血尿,但红细胞管型不常见,部分患者可出现轻度蛋白尿。如伴结石和感染时,也可有脓尿出现。②在病程早期即可出现肾浓缩功能受损表现,此表现的出现要早于肾小球滤过率降低。当囊肿数目增多,肾增大,肾浓缩功能受损更加明显。③最大尿渗透压测量是肾功能受损的敏感指标,与肾功能不全程度一致。④随着肾代偿能力的丧失,血肌酐进行性升高。

(2)影像学检查:①腹部X线片显示肾影增大,外形不规则。若囊肿感染或有肾周围炎,肾影及腰大肌影不清晰。②IVU检查具有特征性,表现为有多个囊肿及由此引起的肾肿大,外形不规则,并且因为囊肿压迫肾盏、漏斗和肾盂,呈蜘蛛状,肾盏扁平而宽,肾盏颈拉长变细,常呈弯曲状。③B超检查示双肾有为数众多的液性暗区,若囊肿太小,也会见到无数异常的小回声复合体布满肾实质。④CT扫描显示双肾增大,外形呈分叶状,有多数充满液体的薄壁囊肿。由于囊肿取代功能性组织,故在肝、肾的超声检查和CT扫描中可显示典型的"虫蚀"状。

因此在静脉尿路造影未显示典型改变之前,这些检查可作为该病早期诊断的手段。家族史可以协助诊断。应尽量避免尿路器械检查,以免继发感染。

3. 鉴别诊断　需与ADPKD相鉴别的是尚未造成足够肾实质损害、导致尿毒症的单个或多发性囊肿。由于本病的自然史和100%的显性率,所以必须筛查家族成员。

4. 治疗

(1)对症及支持治疗

①注意休息,不吃巧克力,不喝咖啡,避免服用非甾体消炎药。

②无症状患者可以如正常人饮食起居,不必过多地限制活动。

③病程晚期推荐低蛋白饮食,以减轻肾代谢负担。

④肾明显肿大者,应注意防止腰、腹部外伤,以免发生肾囊肿破裂。

⑤高血压时,应限制钠盐摄入,选择降压药物治疗。首选的降压药物是血管紧张素转换酶抑制药。

⑥当有血尿时,首先应减少活动或卧床休息,尽快明确血尿原因,并给予相应治疗,一般减少活动或卧床休息即可。血液透析患者有反复发作的血尿,应用小分子肝素或无肝素透析,严重血尿不能控制时可采用肾动脉栓塞或肾切除。

⑦肾实质或囊内感染,应采取积极的抗感染等措施。病原菌以大肠埃希菌,葡萄球菌为主,也有可能为厌氧菌感染。应用广谱抗生素如青霉素、头孢菌素类、喹诺酮类药物,感染严重时,可以联合用药。若确定为囊内感染,施行 B 超引导下穿刺引流及囊液细菌学检查,确定病原菌,有利于抗生素的选用。

⑧多囊肾病合并梗阻性结石难以单独处理结石,由于囊肿的压迫、囊肿的数目多,肾盏扩张程度和肾内的通道不如所希望的那样通畅,碎石或内镜取石都有技术上的困难。任何器械操作都可能引起囊肿感染,结石是反复感染的主要原因,使感染不易控制。因此,患者不能自行排出结石时则应考虑手术治疗。

⑨对于 18-35 岁有动脉瘤家族史的 ADPKD 患者,应行 MRI 或血管造影检查。

⑩对无症状的颅内动脉瘤,肿瘤直径＜1cm 者可继续观察,如肿瘤直径＞1cm,尤其有脑症状者,因有动脉瘤破裂危险,应考虑手术治疗。

(2)囊肿减压术

①目的:保护余下的正常肾单位免遭挤压和进一步损害,使肾缺血状况有所改善,部分肾单位的功能得到恢复,延缓疾病的发展。

②适应证:它对表浅且较大的囊肿,尤其伴有顽固性疼痛、进展性高血压或进展性肾功能不全者,疗效不错。如病情进展加快、症状明显、肾功能下降、血压持续性升高,应及早施行手术。

③禁忌证:对于年龄较大、血压持续升高或以舒张期血压升高为主者,并发心、脑血管等重要脏器的损害,或血浆肌酐、尿素氮明显升高,肌酐清除率明显下降,肾功能完全失代偿并经积极治疗难以恢复者,不宜手术治疗。晚期患者减压治疗已无意义,手术可加重肾功能损害,两侧手术间隔时间以 3～6 个月为宜。多囊肝不宜同时处理。

④优点:其优点为对早、中期患者有降低血压、减轻疼痛、改善肾功能、提高生命质量、延缓进入肾衰竭终末期等作用。

⑤手术效果:取决于病例的选择,对无意中发现的无症状者一般不做手术治疗,应定期检查和随访。

⑥注意事项:手术时用冰盐水局部冲洗降温以减轻灼热对肾的损害。囊肿减

压时大囊肿必须减压,小囊肿和深层囊肿也不摒弃。

(3)透析治疗:患者如进入肾衰竭终末期,应按尿毒症相应的治疗原则处理,透析治疗是必需的。由于肾和肝大,不宜腹膜透析,而应采用血液透析。多囊肾囊壁能产生大量的红细胞生成素,患者一般无贫血,因此血液透析能维持较长时间,疗效较佳。患者的血细胞比容和血黏度相对较高,易形成血栓,故应采取相应措施避免瘘管堵塞。

(4)肾移植:晚期多囊肾病患者适宜时可做同种异体肾移植术。若供肾来自亲属,必须确定供者不是风险患者,最好应用基因诊断技术确定。多囊肾病患者同时伴发的疾病如脑动脉瘤、胰腺囊肿或胰腺瘤、结肠憩室等,增加术后处理的困难,影响移植效果。患肾是否切除至今仍有分歧。大多数学者认为以下情况应考虑肾移植前切除患肾:①严重的出血或感染;②伴重度高血压;③伴发肾肿瘤;④压迫下腔静脉;⑤难以控制的疼痛。

5. 预后 有无症状及发病年龄对患者的预后有较大关系。女性患者在病程早期并不妨碍妊娠及生育过程,但病程晚期则易并发高血压。约 50% 的具有 PKD1 基因突变的患者在 55-60 岁发展到尿毒症,而非 PKD1 基因突变者要到 70 岁才发生。

(二)常染色体隐性遗传型多囊肾病(ARPKD)

ARPKD 又称婴儿型多囊肾病(IPKD),主要发生于婴幼儿,临床上少见,可同时见于兄弟姐妹中而父母则无表现。大多数患儿在生后不久死亡,极少数较轻类型的患者可存活至儿童期或成年。ARPKD 是常染色体隐性遗传性疾病,其致病基因位于 6 号染色体。

1. 分型 Blyth 和 Ochenden(1971)将 ARPKD 分为围生期型、新生儿型、婴儿型及少年型 4 种类型。

(1)围生期型:围生期时已有严重的肾囊性病变,90% 的集合管受累,并有少量门静脉周围纤维增生。死亡于围生期。

(2)新生儿型:出生后 1 个月出现症状,肾囊肿病变累及 60% 的集合小管,伴轻度门静脉周围纤维增生。几个月后由于肾衰竭而死亡。

(3)婴儿型:出生后 3~6 个月出现症状,肾囊性病变累及 25% 的肾小管,表现为双肾肿大,肝、脾大伴中度门静脉周围纤维增生。于儿童期因肾衰竭死亡。

(4)少年型:肾损害相对轻微,仅有 10% 以下的肾小管发生囊性变,肝门静脉区严重纤维性变。一般于 20 岁左右因肝并发症、门静脉高压死亡,偶见肾衰竭。

2. 临床表现 ARPKD 因发病时期及类型而不完全相同。起病极早者,出生时即肝、肾明显肿大,腹部膨胀。婴儿期除患肾程度进展外,常有贫血、肾性胃萎缩和高血压,生长发育不良。6 月龄前确诊者,大多数死亡,预后极不佳。存活到学龄儿童,则肝损害明显,门静脉周围纤维化程度增加,可发生门静脉高压、肝功能不全和食管-胃底静脉曲张明显。继发于门静脉高压的脾大和脾功能亢进表现为白细胞、血小板计数减少和贫血。有时伴有肝内主要胆管扩张(Caroli征)。

3. 诊断 通过病史、体检及影像学检查,一般均能做出诊断,其中当怀疑ARPKD时,应仔细询问三代家族史,应符合常染色体隐性遗传的特点。B超检查示围生期型子宫内羊水过少,对胎儿和新生儿显像可见增大的肾,呈均质的高回声,尤其与肝回声相比更明显。正常新生儿肾、肝内回声相同。随患病时间延长,肾功能损害加重,ARPDK肾会缩小而不是增大。IVU表现为肾影延迟显像,而肾盏、肾盂、输尿管不显影。

4. 鉴别诊断 本病应与双肾积水、多囊性肾发育异常、先天性肝纤维增生和肾母细胞瘤鉴别:①双肾积水在儿童常因肾、输尿管、膀胱或尿道畸形为多见;②多囊性肾发育异常不伴有肝病变;③先天性肝纤维增生症无肾病变;④肾母细胞瘤大多为单侧,双侧仅占5%~10%,肾功能存在,B超表现为不均质肿块,髓质为低回声。为进一步明确诊断可CT扫描证实。

5. 治疗 ARPKD目前无特殊治疗方法,预后极为不良。出现高血压及水肿时应限制钠盐摄入,应用降压药、襻利尿药等。门静脉高压引起上消化道出血常危及生命。由于患儿常有肾功能不全和感染,不宜施行引流术。由于肾、肝同时损害,血液透析和肾移植往往亦不能达到预期的治疗效果。

二、单纯性肾囊肿

单纯性肾囊肿是最常见的肾良性疾病,发病率在肾囊性疾病中居首位,占所有无症状肾肿物的70%以上。可分为单发性及多发性。男、女比例约为2:1,发病率随年龄的增加而增加,常见于50岁以上的成年人而罕见于儿童。绝大多数为非遗传性疾病,仅极少数为遗传病,可能系常染色体显性遗传。

(一)发病机制

单纯性肾囊肿的发病机制尚不十分明确。研究认为囊肿可能是由肾小管憩室发展而来。随年龄增长,远曲小管和集合管憩室增加,所以单纯性肾囊肿的发生率亦随之增加。

(二)病理生理

单纯性肾囊肿多数为单发,也可为多发。单纯性肾囊肿多发生于肾实质,尤其以肾皮质多见。囊肿一般孤立呈球形,囊壁薄而光滑,薄层纤维组织覆以一层扁平上皮构成,外观呈淡蓝色,多数不分隔,约95%含有清亮的琥珀色液体。偶可见囊壁钙化。约5%的囊肿含血性囊液,其中50%的囊壁上可能有乳头状癌,应予重视。

(三)临床表现

单纯性肾囊肿常偶然被发现,大多数肾囊肿无临床症状,较大肾囊肿才引起症状。主要临床表现为腹侧或背侧腰痛。当出现并发症时症状明显。若囊内出血使囊壁突然伸张，包膜受压，可出现腰部剧痛；继发感染时除疼痛加重外，伴体温升高。如较大囊肿压迫肾盂或输尿管，可出现肾积水等相应临床症状。

(四)诊断

单纯性肾囊肿往往是因其他原因做检查而被发现。B超检查对诊断有极大帮助，应作为首选检查方法。CT扫描对B超检查不能确定者有价值。当B超检查、CT扫描等不能做出诊断或疑有恶变时，可在B超或CT引导下穿刺，对囊液进行细胞学和生物化学检查。

(1)B超检查和CT扫描：是目前主要的诊断手段。典型的B超表现为边缘清晰的无回声区，囊壁光滑呈强回声。如果囊壁显示不规则回声，应警惕恶变的可能。如果囊壁继发感染，B超下囊壁增厚，囊内可有细回声。如果囊内出血，回声增强。B超鉴别囊性和实质性占位病变的正确率达98%。CT扫描对B超检查不能确定者有价值。囊肿内出血或感染时呈现不均质增强，CT值增加。静脉肾盂造影能显示囊肿压迫肾实质或输尿管的程度，并可了解囊肿和集合系统间的关系。为治疗提供依据。

(2)囊肿穿刺囊液检查：囊壁继发肿瘤时，囊液为血性或暗褐色，脂肪及其他成分明显增高。细胞学检查常查见癌细胞。肿瘤标志物CA-50水平增高。炎性囊液呈浑浊暗色，脂肪及蛋白质含量中度增加，淀粉酶和LDH显著增高。可有炎性细胞，细菌培养可查见致病细菌。抽出囊液后可注入造影剂，进一步了解囊壁情况，判断是否有肿瘤存在。

(五)鉴别诊断

通过B超、CT扫描等影像学检查，单纯性肾囊肿绝大多数有异于其他肾病而易于鉴别。但有时需与肾肿瘤特别是肾积水鉴别。

肾细胞癌血尿常见，B超显示肾外形不规则，呈实质性回声，如肾细胞癌液化、坏死可显示大小不等、性状不规则的液化区；肾静脉造影示肾盂、肾盏受压变形。CT表现为CT值略低于或接近正常肾实质。强化扫描显示肾细胞癌CT值增强，但低于正常肾实质。肿瘤与正常肾组织间可有较明显的分界，但界限不规则。肾肿瘤如有坏死、液化，可显示大小不等的低密区。肾血管平滑肌脂肪瘤的CT表现随肿瘤中脂肪和血管的多少而表现不同，但特征性的表现是因肿瘤中存在脂肪组织，CT值可显示负值。

临床上单纯性肾囊肿，特别是多发性肾囊肿易与肾积水混淆，B超、CT检查难以将两种疾病区别。静脉肾盂造影或逆行肾盂造影是鉴别两种疾病的首选方法。

(六)治疗

1. 单纯性肾囊肿发展缓慢，对肾功能很少造成损害。但大多数患者为老年患者，所以近来治疗趋于保守。对囊肿体积小的患者无明显不适，囊肿未造成对肾盂、输尿管的压迫,无干扰恶变等,一般不主张手术。可定期 B 超随诊,如发现囊肿合并感染,可用抗生素治疗观察,如感染不能控制或怀疑有恶变时应首选手术治疗。

2. 囊肿直径＞4cm,可于超声引导下穿刺引流囊液,抽吸囊液后注射 95％乙醇或四环素等,治疗成功率＞90％,但复发率可达 30％～78％,但对于高龄患者,仍可作为一种治疗的选择。

3. 对反复感染怀疑恶性变或因囊肿部位等原因而不宜行穿刺治疗的患者,应尽量切除囊壁,残留囊壁应用苯酚等加以处理。对恶性变者根据具体情况行肾切除或部分肾切除术。

三、获得性肾囊肿

获得性肾囊肿囊肿大小、数目不等,为单房性或多房性,主要集中于肾盂附近或肾皮质、肾髓质交界处。囊液清,囊内可伴出血或肿瘤,出血后向肾盂或腹膜后间隙穿破,成为最突出的表现。肾外观呈晚期肾萎缩表现。显微镜检查可见肾小球硬化、肾小管萎缩和间质纤维化等典型的终末期肾病变。大多数囊肿显示单纯性滞留囊肿,囊壁为扁平上皮或立方上皮。囊肿上皮可增生,呈多层和乳头状突出。在囊壁或囊腔内常有草酸钙结晶。可同时伴有肾细胞腺瘤或肾细胞腺癌。获得性肾囊肿在尿毒症人群中的患病率和严重性的增加,提示肾囊肿形成是由于肾衰竭所致。轻度至中度肾囊肿患者有获得性肾囊肿,肾囊肿在肾移植后消退以及囊肿形成与肾功能不全发生的时间有关等,均进一步说明了这一点。获得性肾囊肿的病因尚未完全明确,可能与来自透析设备内的物质、草酸钙结晶堵塞肾小管,慢性肾衰竭时毒性物质积聚以及肾缺血等因素有关。本病好发于男性。患者年龄及肾衰竭与本病发生有关。透析时间及方式与本病的关系报道不一。本病常伴发肿瘤,但往往在尸体解剖时意外发现。恶性肿瘤不常见,未见发生转移者。一旦肾功能重建或停止透析,囊肿能自行消退。

获得性肾囊肿发病隐匿,血尿往往是首发症状。急性疼痛提示腹膜后出血。大多数患者无持续性症状。CT 扫描与 B 超检查能确定诊断。尤其是 CT 扫描,能区分获得性多数肾囊肿与多个单侧性肾囊肿。

获得性肾囊肿可应用肾动脉栓塞以控制出血;大囊肿伴明显腰痛者可穿刺抽液,并做细胞学检查;一般情况下尽可能不做肾切除术。

四、髓质海绵肾

(一)病因

发病原因不明。曾提出感染或阻塞是该病病因,现认为感染是继发的。许多学者将该病看成是肾髓质的先天畸形。

（二）发病机制

髓质海绵肾是先天性、可能有遗传倾向的良性肾髓质囊性病变。临床上不常见，常于40岁以后被发现，常被误诊为肾结石和尿路感染。该病虽为散发，但有家族发病倾向的报道，同一家族有2人以上或几代人发病。

（三）病理生理

髓质海绵肾是先天性常染色体隐性缺陷。特征是远端集合管扩张，形成小囊和囊样空腔。扩张的集合管与近端正常之集合管相通，与肾盏相连处直径正常或相对缩小。结石、感染和肾内梗阻等并发症常见，肾其余部分结构和发育正常。一般为双侧性，80%患者部分或所有乳头受累；有单侧性或仅累及一个乳头者。肾小管液在该处积聚，导致感染和结石。肾大小正常或轻度增大，伴钙盐沉着者占50%。

（四）临床表现

髓质海绵肾临床病变局限，轻微者可不产生临床症状。常见临床表现为反复发作的肉眼或镜下血尿、尿路感染症状、腰痛、肾绞痛及排石史，个别患者表现为无痛性肉眼血尿。临床症状系因扩张小囊中尿液滞留继发感染、出血或结石所致。肾小球滤过率下降，肾浓缩功能降低，尿酸化不足或有肾小管酸中毒。就总体而言，肾功能尚属正常，很少发展到终末期肾衰竭。预后一般良好。临床上常被误诊为肾结石及尿路感染，在进一步检查时被发现。

吸收性高钙尿症是髓质海绵肾最常见的异常，发生率为59%。肾排泄钙增多所致之高尿钙症仅占18%，提示髓质海绵肾与肾结石患者有相同的代谢异常。尿路结石患者中髓质海绵肾发生率为3.6%～13%。

（五）诊断

髓质海绵肾腹部X线片显示钙化或结石位于肾小盏的锥体部，呈簇状、放射状或多数性粟粒状。逆行肾盂造影常不能显示其特征，静脉尿路造影显示肾盂、肾盏正常或肾盏增宽，杯口扩大突出，于其外侧见到造影剂在扩大的肾小管内呈扇形、花束形、葡萄串状和镶嵌状阴影。囊腔间部相通。由于结石密度均匀，边缘不整齐，环绕于肾盂、肾盏周围的多数囊腔似菜花状。大剂量静脉尿路造影更能清晰显示上述特点。

髓质海绵肾患者常因出现尿路结石或尿路感染症状，行放射学检查时被发现。静脉尿路造影和腹部X线片可显示本病特征而被确诊。

（六）鉴别诊断

本病需与肾钙盐沉着、已愈合的肾乳头坏死及肾结核等鉴别。肾结核一般为单侧性，早期静脉尿路造影显示肾盏呈虫蚀样改变，细菌学检查可发现结核杆菌。肾乳头坏死愈合期可合并钙化，通过其典型肾盏变形、感染及肾功能损害，加以鉴别。肾钙盐沉着表现为肾集合管内及其周围弥散性钙盐沉着，较髓质海绵肾更为广泛,晚期可影响全肾而不伴有肾功能减退,且无肾小管扩张和囊腔形成等特征性改变。此外,同时有原发性甲状旁腺功能亢进或肾小管酸中毒的症状、体征,依此可资鉴别。

(七)治疗

髓质海绵肾主要针对并发症进行治疗,双侧髓质海绵肾无特殊临床症状、无并发症时无须特殊治疗,可定期随访,若出现并发症时则按不同情况予以处理。伴发肾结石者应多饮水,保持每天尿量超过 2000ml,以减轻钙盐沉着。高钙尿症患者应长期服用噻嗪类利尿药;尿钙正常的尿结石患者,可口服磷酸盐类药物。单侧或节段性病变,可考虑行肾切除或部分肾切除术,以消除结石和尿路感染原因。由于髓质海绵肾一般为双侧性,只有在全面仔细地检查证实病变确系单侧性,而对侧肾功能正常时,手术方能施行。此外,要预防和治疗感染、肾小管酸中毒等。

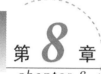

第 **8** 章
chapter 8
肾上腺肿瘤

第一节　肾上腺解剖和生理概述

　　肾上腺是人体内非常重要的内分泌腺体器官之一,腺体内不同组织细胞分泌不同的激素以维持人体正常的生理功能。因此,肾上腺的不同组织细胞发生病变会引起人体的不同病理状态。了解肾上腺的解剖和生理对于肾上腺肿瘤的诊断、鉴别诊断和治疗具有重要意义。

一、肾上腺解剖

(一)肾上腺大体解剖

　　肾上腺位于两肾的内上方,与肾共同包在肾筋膜内。肾上腺左右各一,表面呈棕黄色。左侧肾上腺呈半月形或椭圆形;右侧扁平,呈三角形或圆锥形。肾上腺长4～6cm,宽 2～3cm,厚 0.3～0.6cm,左侧较右侧略大;正常肾上腺重 4～6g。男、女之间亦有差别,男性较女性约重 11%。肾上腺由两个不同来源的皮质和髓质组织组成。皮质源于中胚层腔上皮细胞,髓质源于神经嵴细胞,属外胚层。皮质包绕髓质,合为一体。皮质和髓质的组织结构不同,分泌不同的激素发挥不同的功能。

　　肾上腺在双侧肾的内前上方,平第 1 腰椎椎体,相当于第 11 肋水平,右侧肾上腺比左侧稍高。右肾上腺上邻肋膈角,肾面与肾上极相接,前外侧方为肝右叶,内侧则为下腔静脉及十二指肠,左肾上腺较靠近中线,后方靠膈,底面缘于肾上极内侧,内面为腹主动脉,前方上 1/3 与小网膜腔的腹膜相靠,下 1/3 与胰体和脾血管相接。

(二)肾上腺血液供应、神经支配及淋巴回流

　　1. 肾上腺血液供应　肾上腺动脉的来源有 3 部分:①肾上腺上动脉为膈下动脉的分支,分为 3～4 支入肾上腺;②肾上腺的中动脉大多数由腹主动脉直接发出,少数可由膈下动脉或腹腔动脉发出;③肾上腺下动脉为肾动脉的分支,在异位肾上腺移植中常利用该支血管。

2. 肾上腺神经支配　位于 $T_{10} \sim L_2$ 水平的脊髓内神经元发出交感神经节前纤维,进入内侧的交感神经干,再从交感神经干分出,通过腹腔神经丛,随肾上腺小动脉进入肾上腺髓质,神经末梢呈突触形式包绕嗜铬细胞。少许副交感神经以相同的径路进入肾上腺髓质。

3. 肾上腺淋巴回流　肾上腺的淋巴系统仅存在于被膜,皮质内小梁及大静脉的结缔组织内,肾上腺淋巴管直接或伴同肾的淋巴管回流入主动脉旁淋巴结。

(三)肾上腺组织学

1. 肾上腺皮质　肾上腺皮质由外向内分为球状带、束状带和网状带。肾上腺皮质细胞为上皮细胞,细胞质嗜碱性,含有抗坏血酸及胆固醇,后者被认为是皮质激素的前身。球状带细胞分泌盐皮质激素,束状带和网状带则主要分泌糖皮质激素和脱氢异雄酮及其硫化物。

2. 肾上腺髓质　肾上腺髓质位于肾上腺的中央,在皮质内面,与皮质交接并无明显界限,呈参差不齐状。髓质主要由高度分化的嗜铬细胞组成,呈圆柱状排列,圆柱体外有动脉型毛细血管通过,圆柱体中央有静脉型毛细血管通过。在人类髓质内分泌颗粒以肾上腺素颗粒为主,约占 85%。绝大多数嗜铬细胞存在于肾上腺髓质内,但少数肾上腺外嗜铬细胞可存在于交感神经节附近或其内。

二、肾上腺皮质激素的释放和调节

肾上腺皮质激素通常指糖皮质激素及盐皮质激素,均属类固醇激素,故生物作用机制相同,影响蛋白质的合成,产生相应激素的生物效应。不同组织对同一激素产生不同效应,取决于该组织内激素调控基因的特异性。

(一)糖皮质激素的释放和调节

1. 物质代谢的调节作用

(1)糖代谢:糖皮质激素能增强糖异生,抑制外周组织对葡萄糖的利用,具有显著的升血糖效应。糖皮质激素分泌过多,可使血糖升高,甚至出现糖尿,引起类固醇性糖尿病;肾上腺皮质功能低下时,可出现低血糖。

(2)蛋白质代谢:糖皮质激素可促进肝外组织(尤其是肌肉组织)的蛋白质分解。糖皮质激素分泌过多或长期使用糖皮质激素时,可引起生长停滞、肌肉消瘦、皮肤变薄、骨质疏松、伤口不易愈合、淋巴组织萎缩等现象。

(3)脂肪代谢:糖皮质激素对不同部位脂肪的作用不同,它可使四肢脂肪组织分解,而面部和躯干脂肪合成增多。肾上腺皮质功能亢进或长期大量使用糖皮质激素,出现脂肪的异常分布,即面部、肩部、背部及腹部的脂肪合成增加,四肢的脂肪组织分解增强,出现"向心性肥胖"的特殊体型。

2. 对水、盐代谢的作用　糖皮质激素有弱的保钠排钾作用。糖皮质激素还可增加肾小球血流量,使肾小球滤过作用增强,从而促进水的排泄。皮质功能减退致水排出障碍,严重时可出现"水中毒",此时若补充适量的糖皮质激素可使症状缓解。

3. 对其他器官组织的作用

(1)血细胞:能使血液中中性粒细胞、血小板和红细胞数量增加,而使淋巴细胞和嗜碱性粒细胞减少。故临床上可用糖皮质激素治疗血小板减少性紫癜、淋巴肉瘤和淋巴细胞白血病。

(2)心血管系统:糖皮质激素能提高血管平滑肌对儿茶酚胺类物质的敏感性,对维持正常血压有重要意义。

(3)神经系统:可提高中枢神经系统的兴奋性。小剂量可引起欣快感,大剂量则可引起注意力不集中、烦躁、失眠,严重时可出现幻觉等。

(4)消化系统:糖皮质激素可以促进胃液、胃蛋白酶等的分泌,抑制胃黏膜的保护和修复功能,因此长期大剂量应用可诱发或加剧溃疡病。糖皮质激素分泌降低时,可出现消化功能障碍。

4. 在应激反应中的作用 糖皮质激素对应激反应起重要作用,在机体面对严重或持久的不良刺激时,糖皮质激素的分泌可增加数倍乃至几十倍,使机体能迅速适应内、外环境的急剧变化,度过危机。

5. 其他作用 糖皮质激素可促进血管紧张素原的形成并加强去甲肾上腺素对小动脉的收缩作用,因此有升高血压、抗休克的作用。

(二)盐皮质激素的释放和调节

机体最重要的盐皮质激素是醛固酮,其次还有 11-去氧皮质酮、皮质酮和皮质醇。盐皮质激素的主要作用是维持正常的血容量及血钠浓度,作用于肾远曲小管和集合管的上皮细胞,促进这些细胞对原尿中 Na^+ 的重吸收,排出 K^+ 和 H^-。盐皮质激素还可作用于汗腺、唾液腺及大、小肠的上皮细胞,起到潴钠排钾作用。

(三)肾上腺性激素的释放和调节

肾上腺皮质所分泌的雄激素和雌激素量很小,也不受性别影响。成年人肾上腺直接分泌的睾酮约为 $100\mu g/d$,约占女性睾酮日产量的 50%,仅占男性睾酮日产量的 2%。这个量的雄激素对青春期的发动有重要意义,使男、女少年出现早期的阴毛和腋毛,并通过正反馈机制,促进下丘脑-垂体-性腺轴的成熟,使得青春发育期真正开始。

三、肾上腺髓质激素的释放和调节

(一)肾上腺髓质激素的生理作用

肾上腺髓质主要由含儿茶酚胺颗粒的嗜铬细胞组成,产生肾上腺素和去甲肾上腺素。肾上腺素和去甲肾上腺素通过和靶细胞膜上的特异受体结合而发挥作用。肾上腺受体有 α 和 β 两类。α 受体又可分为 $α_1$、$α_2$ 等亚型,甚至有 $α_1A$、$α_1B$ 和

$\alpha_1 D$ 等亚型。β 受体又分为 β_1 和 β_2 等亚型。β_1 受体主要存在于心脏和脂肪组织，β_2 受体存在于支气管平滑肌和血管。

肾上腺素和去甲肾上腺素对机体多器官、多系统都有影响。其中对能量代谢的影响最为明显：增加氧耗量，影响糖代谢，使糖原、蛋白质和脂肪分解加速，血糖升高，并可刺激下丘脑和垂体引起 ACTH 和促甲状腺素分泌，通过兴奋 α 受体抑制胰岛素的分泌，促进胰高血糖素、GH 和 ACTH 的分泌。

(二)肾上腺髓质激素分泌的调节

肾上腺髓质受神经体液的调节，交感神经刺激可引起肾上腺髓质儿茶酚胺的分泌增加。如血压下降时，来自压力感受器的传入信号减少，中枢对交感肾上腺系统的张力性抑制作用变弱，交感活动随之增强，引起肾上腺髓质分泌儿茶酚胺增多。此外，应激、情绪激动、冷刺激、热刺激、窒息、低血糖等均可刺激肾上腺髓质分泌儿茶酚胺。

第二节　嗜铬细胞瘤

嗜铬细胞瘤(PHEO)是一种神经内分泌肿瘤，来源于神经外胚层神经嵴的嗜铬细胞，能够自主合成、分泌和分解代谢儿茶酚胺，并借此引起症状。嗜铬细胞瘤主要分布于肾上腺髓质、沿椎前和椎旁走行的交感神经链、膀胱和头颈部副交感神经节等，传统上将起源于肾上腺外的嗜铬细胞瘤称为肾上腺外嗜铬细胞瘤或异位嗜铬细胞瘤。2004 年 WHO 将嗜铬细胞瘤定义为来源于肾上腺髓质的产生儿茶酚胺的嗜铬细胞的肿瘤，即肾上腺内副神经节瘤；而将交感神经和副交感神经节来源者定义为肾上腺外副神经节瘤(PGL)。因此，嗜铬细胞瘤特指肾上腺嗜铬细胞瘤，而将传统概念的肾上腺外或异位嗜铬细胞瘤统称为副神经节瘤。交感神经副神经节瘤一般具有儿茶酚胺的分泌功能，而副交感神经副神经节瘤则多无功能性。

一、病因

嗜铬细胞瘤的病因尚不清楚。胚胎早期交感神经元细胞起源于神经嵴和神经管，是交感神经母细胞和嗜铬细胞的共同前体。大多数嗜铬细胞移行至胚胎肾上腺皮质内，形成胚胎肾上腺髓质，另一部分嗜铬母细胞交感神经母细胞移行至椎旁或主动脉前交感神经节，形成肾上腺外嗜铬细胞。在某种特殊情况下，这些同源的神经外胚层细胞可以发生相应的肿瘤。近年研究表明，30% 的患者有家族遗传背景，并已明确致病基因：Von HiPPel-Lindau 病（VHL 病）（*VHL* 基因突变）、多发内分泌肿瘤 1 型（MEN-1）（*MEN*-1 基因突变）、多发内分泌肿瘤 2 型（MEN-2）（*RET* 基因突变）、家族性 PHEO-PGL 综合征（*SDHD*、*SDHB* 或 *SDHC* 基因突变）、神经纤维瘤病-1 型（*NF*-1 基因突变）。成年人散发性 PHEO/PGL 基因突变率约为 24%,儿童可达 36%。

二、病理生理

95% 以上的副神经节瘤位于腹部和盆腔,最常见部位为腹主动脉旁、肾门附近、下腔静脉旁等;其次为盆腔、膀胱副神经节瘤占膀胱肿瘤的 0.5%,占副神经节瘤的 10%;再次为头颈和胸腔纵隔。15%~24% 的患者可多发。

典型嗜铬细胞瘤直径 3~5cm,但也可 >10cm,平均重量 40~100g(5~3500g)。2004 年 WHO 的肾上腺肿瘤组织分类将嗜铬细胞相关肿瘤分为肾上腺髓质肿瘤和肾上腺外副神经节瘤两大类;前者包括良、恶性嗜铬细胞瘤和混合型嗜铬细胞瘤或副神经节瘤;后者包括肾上腺外交感神经和副交感神经节瘤等。恶性 PGL 发病率为 30%~40%,肾上腺恶性嗜铬细胞瘤发病率为 10%。儿童多发者和肾上腺外者占 30%~43%,其中恶性者占 26%~35%。转移部位多见于淋巴结、肝、肺、骨等器官。但病理组织学特征本身不能预测恶性或转移。

三、临床表现

PHEO 表现各异,主要取决于肿瘤释放儿茶酚胺的多少以及个体对儿茶酚胺的敏感性。高血压是嗜铬细胞瘤最常见的临床症状,发生率为 80%~90%,50%~60% 为持续性,40%~50% 为发作性,10%~20% 的患者可出现直立性低血压,5% 的患者血压正常,而伴有典型的发作性头痛、心悸、多汗三联症的发生率为 50% 以上。发作频率可每日 3~4 次,也可数月 1 次,持续数分钟或数天。由于儿茶酚胺的作用或合并遗传相关综合征,患者可同时伴有其他系统表现。

(一)心血管系统

心血管系统症状较为常见,除高血压外尚可表现为危及生命的严重症状如高血压危象、低血压休克、急性心力衰竭、心肌梗死、心律失常、心肌病等。

1. 高血压危象　发作性高血压为 PHEO 的典型症状,诱因可为体位变化、运动、进食、情绪波动、排尿、妊娠和分娩、直接刺激肿瘤等,也可由于某些药物(麻醉药、三环类抗抑郁药、组胺、造影剂等),这些因素可刺激肿瘤迅速释放大量儿茶酚胺,使血压短期内骤升,血压甚至可达 260/120mmHg 以上,同时可伴剧烈头痛、恶心、呕吐、视物模糊、抽搐等,可并发急性心肌梗死、急性心力衰竭、高血压脑病、脑血管意外等。高血压危象也可由于未给予 α 受体阻滞药而单用 β 受体阻滞药诱发。

2. 低血压和休克　直立性低血压的发生率为 10%~20%。少数患者有严重的低血压甚至休克,多出现于发作性高血压之后或应用某些药物如甲氧氯普胺(胃复安)、地塞米松等。可伴晕厥,约 2% 的患者可以此为主要表现。低血压原因不明,低血容量、外周血管对儿茶酚胺敏感性降低、肿瘤分泌儿茶酚胺的类型和比例

(肾上腺素为主兴奋 β 受体扩张血管)、心脏收缩功能受损等可能与之相关。

3. 心律失常 由于大量儿茶酚胺对 β 受体的刺激可出现多种心律失常,以窦性心动过速为常见。当心律失常呈发作性并伴有大汗、高血压、焦虑、苍白等表现时,应考虑 PHEO 的可能。

4. 儿茶酚胺介导的心肌炎和心肌病 儿茶酚胺介导的冠状动脉痉挛、心动过速致心肌缺血和儿茶酚胺及代谢产物的直接毒性作用等可能引起无菌性心肌炎和心肌病,主要是扩张型心肌病,也有报道梗阻性肥厚型心肌病及近期发现的 Ta-ko-tsubo 心肌病等。表现为急性心力衰竭和肺水肿。但这种心肌病为可逆性,给予适当的药物治疗或切除肿瘤后可恢复。

5. 心肌缺血和心肌梗死 可表现为胸痛、心动过速、大汗、焦虑等,心电图及心肌酶可提供相关证据,但患者同时还有儿茶酚胺增多其他表现如严重高血压、大汗、面色苍白等。

(二)呼吸系统

急性肺水肿有时可作为首诊因素出现,或因麻醉、手术或药物等诱发。多为心源性,也可因儿茶酚胺致肺毛细血管压及其通透性增加、肺内中性粒细胞聚集等非心源性因素引起。

(三)神经系统

脑血管意外可见于发作性高血压期间,特别是高血压危象。脑出血较常见,尚有蛛网膜下腔出血的报道。PHEO 也可表现为脑缺血性改变,主要由于高血压脑病、脑血管痉挛、发作后低血压休克、儿茶酚胺心肌病或心肌梗死引起的血栓形成等因素。临床表现为头痛、恶心、呕吐、神志改变、偏瘫等。如果年轻人出现上述症状并无明确原因者应考虑 PHEO 的可能。

(四)消化系统

多种原因可致急腹症的发生,包括以下几个方面。

1. 肿瘤破裂可引起剧烈腹痛、呕吐 由于突然的大量的儿茶酚胺的释放,多同时伴有高血压危象、低血压、休克、多器官功能衰竭等。

2. 消化道穿孔 儿茶酚胺的刺激使肠系膜血管痉挛,肠管缺血、坏死,出现消化道出血、穿孔、腹膜炎。

3. 便秘、麻痹性肠梗阻 儿茶酚胺抑制肠蠕动、平滑肌松弛,导致便秘、腹胀、肠梗阻、巨结肠。

4. 腹泻 由于肿瘤分泌血管活性肠肽等致肠分泌增加,严重的腹泻可引起脱水、酸中毒、低血钾等。

5. 急性胆囊炎、胰腺炎 胆囊收缩力减弱、胆汁及胰液排泄障碍所致。

(五)泌尿系统

长期的高血压及儿茶酚胺的作用,肾血管痉挛、肾梗死,肾血管病变、肾功能受损,晚期可有慢性肾衰竭。罕见情况有报道以急性肾衰竭为主诉者,乃因横纹肌溶解所致。

膀胱 PHEO 主要表现为排尿时高血压发作或血尿。

(六)内分泌系统

家族性 PHEO 尚可同时或先后发生甲状腺髓样癌、甲状旁腺功能亢进症、垂体瘤、胰腺肿瘤、皮肤病变等相应疾病的临床症状和体征。肿瘤分泌 ACTH 者还可表现为库欣综合征。

(七)其他

部分患者可有糖尿病、糖耐量减低、电解质紊乱、低血钾等代谢紊乱,也有表现为发热、白细胞数增加等类似感染性疾病者。尚有患者因高血压眼底视网膜病变、出血、渗出、视盘水肿、视神经萎缩、视力下降甚至失明就诊者。另外,约 25% 的 PHEO/PGL 患者是偶然检查发现的,约 5% 的患者并没有高血压。

四、诊断

嗜铬细胞瘤的诊断主要是根据临床表现、对可疑患者的筛查、定性诊断、药物试验、影像学检查等,对有遗传倾向者尚需基因筛查。

(一)可疑病例的筛查指征

1. 伴有头痛、心悸、多汗等"三联征"的高血压。

2. 顽固性高血压。

3. 血压易变不稳定者。

4. 麻醉、手术、血管造影检查、妊娠中血压升高或波动剧烈者,不能解释的低血压。

5. PHEO/PGL 家族遗传背景者。

6. 肾上腺偶发瘤。

7. 特发性扩张型心肌病。

(二)实验室生化检查

血浆和尿液儿茶酚胺及其代谢产物的生化检测仍是目前定性诊断的主要方法。嗜铬细胞瘤的儿茶酚胺呈"间歇性"分泌入血,直接检测儿茶酚胺易出现假阴性,但儿茶酚胺在 PHEO/PGL 细胞内的代谢呈持续性,近年研究发现肾上腺素或去甲肾上腺素在嗜铬细胞内经儿茶酚胺-氧-转甲基酶分别代谢为甲基福林(MN)和甲基去甲福林(NMN)而持续释放入血,诊断敏感性优于儿茶酚胺的测定。

1. 24 小时儿茶酚胺 2%~5% 的儿茶酚胺以原形从尿中排出,正常人尿儿茶酚胺的排泄呈昼夜周期性变化,日间或活动时排泄增加,80% 为去甲肾上腺素,20% 为肾上腺素。正常值各实验室因测试方法不同而各异。PCC/PGL 患者的儿茶酚胺的排泄则失去这种节律性,任何时段均增高,往往达正常的 2~3 倍甚至 10

倍以上。但少数发作性高血压患者,可能短时释放增加,需收集发作时一段时间(2~4h)的尿液检测,并收集次日相应时段和活动状态条件下的尿液对比,升高3倍以上有诊断意义。应连续留取2~3d的尿检测。

尿儿茶酚胺仍是国内目前临床上的主要生化检查手段,敏感性为84%、特异性为81%,假阴性率为14%。检查结果阴性而临床高度可疑者建议重复多次和(或)高血压发作时留尿测定,阴性不能排除诊断。

检测结果受多种因素影响:如创伤、寒冷、焦虑、疼痛等应激反应,贫血、甲状腺功能减退、心肌梗死、充血性心力衰竭、呼吸功能衰竭等疾病状态,尼古丁、巧克力、咖啡等饮食因素,α受体阻滞药、甲基多巴、左旋多巴、拉贝洛尔、三环类抗抑郁等药物因素等。留取尿液标本时注意避免。

2. 24h尿香草基扁桃酸(VMA) 是去甲肾上腺素和肾上腺素的代谢终产物,正常值< $35\mu mol/24h$。虽然特异性高达95%,但敏感性低(46%~67%),假阴性率高(41%)。不宜单独用于初筛,联合儿茶酚胺可能提高诊断准确率。

3. 血和尿的甲氧基肾上腺素(MNs) MNs是儿茶酚胺的甲氧基代谢产物,主要包括间羟去甲肾上腺素(NMN)、间羟肾上腺素(MN)多巴胺的甲氧基产物是甲氧酪胺。儿茶酚胺在PHEO/PGL肿瘤细胞内的代谢呈持续性,其中间产物MNs以"渗漏"形式持续释放入血,进入循环的MNs为游离形式,主要来源于PHEO/PGL肿瘤细胞;经消化道、脾、胰的相关酶修饰为硫酸盐结合的MNs,消化道等本身也可合成大量的硫酸盐结合的NMN,故结合型MNs特异性略差。血浆和尿的MNs的诊断敏感性优于儿茶酚胺的测定。血浆游离MNs敏感性和特异性高,假阴性率仅为1.4%,适用于高危人群的筛查和监测,阴性者见于小肿瘤或仅分泌多巴胺者。尿总MNs可能预测恶性PHEO/PGL手术后的肿瘤负荷。

由于MNs直接反映了嗜铬细胞瘤内儿茶酚胺的代谢水平,并且比儿茶酚胺的半衰期更长,敏感性和特异性均高于尿儿茶酚胺,在国外已成为一线首选的筛查方法。

4. 血浆儿茶酚胺浓度 由于儿茶酚胺在血中的半衰期短(80~150s),受多种生理、病理因素及药物的影响,并且仅代表一个点的分泌情况,难以反映肿瘤的真实分泌状态,实际临床应用价值不大,但在诊断相关药理试验有意义。

5. 嗜铬粒蛋白A(CgA) 一种酸溶性蛋白,与去甲肾上腺素一同在交感神经末梢颗粒中合成、储存和释放。良恶性、功能性与非功能性PHEO/PGL者CgA均有表达分泌,但显著升高者提示恶性可能。其分泌和检测不受药物因素等影响,但肾功能的轻度受损即可致其血清浓度异常升高。CgA的诊断敏感性可达83%~86%,特异性为96%~98%(肌酐清除率>80ml/min)。

(三)药物试验

分为激发试验和抑制试验两类。适用于临床疑诊,但血压正常或较长时间无发作,缺乏生化检查证据者(儿茶酚胺轻至中度升高)。但是由于试验有一定的危险,对持续性高血压或年龄较大的患者,不宜做此试验,以免发生心脑血管意外。近年来由于生化检查如MNs等敏感性几乎接近100%,而药理试验的敏感性和特异性均差,现已少用,特别是激发实验。

1. 激发试验

(1)胰高血糖素激发试验:曾经较为常用。基本原理是胰高血糖素可以直接作用于肾上腺髓质和嗜铬细胞瘤,促进儿茶酚胺的释放。停降压药1周、镇静药2d,空腹10h以上。一侧肘静脉建立静脉通道,接"三通"管,用于输液和抽血。血压稳定后静脉快速注射胰高血糖素1mg,注药前和注药后每隔1min测血压、心率1次,共10次,注药前和注药后3min采血测儿茶酚胺,注射药物前1d和当天留24h尿测儿茶酚胺及其代谢物。如血浆儿茶酚胺浓度升高3倍以上或血压升高35/25mmHg以上为阳性反应,可诊断嗜铬细胞瘤。其特异性虽被认为100%,但敏感性仅为30%,并且可能发生脑出血、心肌梗死等严重并发症,有学者建议从临床常规中摒弃。

(2)其他:组胺、酪胺、甲氧氯普胺等药物的激发试验,方法基本同胰高糖素激发试验,已基本不用。

2. 抑制试验

(1)可乐定抑制实验:可乐定可通过激活中枢的α_2肾上腺素能受体,抑制神经源性因素所致的儿茶酚胺释放,可抑制焦虑、紧张等交感神经兴奋引起的儿茶酚胺释放,但对PHEO/PGL无抑制作用。试验前禁用β受体阻滞药和利尿药2周,当日禁服降压药,服药前30min留置静脉穿刺套管,平卧休息,口服可乐定0.3mg/70kg,服药前30min和服药后1h、2h、3h各抽血测定血浆儿茶酚胺。正常人及原发性高血压患者的儿茶酚胺可被抑制到正常范围或抑制至少50%。其敏感性和特异性分别为87%～97%和67%～99%,但最近有研究认为敏感性仅为20%。

(2)酚妥拉明抑制试验:酚妥拉明是非选择性α肾上腺素受体拮抗药,可以阻断儿茶酚胺的收缩血管作用,降低血压。通过血压降低的程度鉴别高血压是否为PHEO/PGL释放过量儿茶酚胺所致。安静平卧20～30min,每2～3分钟测血压、心率1次,当血压≥170/110mmHg并稳定后,酚妥拉明5mg入壶注射,注药后每30秒测血压、心率1次,至3min;每1分钟测1次至10min;15min、20min时分别再测1次。如用药2～3min血压下降35/25mmHg,且持续3～5min或以上为阳性,提示PHEO/PGL。本试验易受多种药物、生理和病理因素影响,并可能出现低血压、休克,需慎用。

如果血浆游离MN和MNs升高达正常值上限升高4倍以上,诊断PCC/PGL的可能几乎100%。临床疑诊但生化检查未达诊断标准的灰区结果应标化取样条件,必要时可考虑行可乐定抑制试验。

(四)影像学检查

影像学检查包括解剖影像学检查和功能影像学检查。

1. 超声检查(B-US) 超声诊断 PHEO 的敏感性为 83%～89%,但特异性差,仅约 60%。易受胃肠道气体等影响,对腹部多发 PGL 的显示不佳等限制其应用。由于其价廉、无辐射、便捷等原因,可选择用于孕妇、婴幼儿以及颈部 PGL 患者。

典型的声像学表现为肾上腺区圆形或椭圆形肿物,形态规则,界限清晰,瘤体周围包绕有回声增强带。内部回声可为中等回声、高回声、低回声或无回声,均质或不均,因常伴有出血、坏死等而表现不同,甚至可为厚壁多房囊性结构等。

2. CT 扫描 CT 平扫＋增强为首选的影像学检查方法。2～5mm 层厚的 CT 扫描可探及肾上腺 0.5～1.0cm 和肾上腺外 1.0～2.0cm 的病变,敏感性分别为 93%～100%和 90%,特异性为 70%。左右扫描范围应包括腹部和盆腔,目的在于检出肾上腺和(或)肾上腺外多发病变;如为阴性,扫描胸部和头颈部。

典型表现为卵圆形边界清楚的软组织密度肿物,多位于肾上腺或腹膜后下腔静脉与腹主动脉之间肾门至祖克坎德尔体(主动脉分叉处的副神经节)水平,平扫 CT 值类似于肝或肌肉,>10HU(40～50HU),显著增强是其特点,提示血供极其丰富。肿瘤多>3cm,甚至 20cm 以上,但也可 1～2cm,小的肿瘤密度多均匀,而体积较大者则不均。大多数(96%)具有低密度坏死或囊性变区。有文献报道造影剂可能诱发高血压发作,扫描时需注意。

3. 磁共振检查 MRI 的敏感性和特异性与 CT 相仿,但价格略高,扫描时间略长。但其无放射性和造影剂过敏之虞,适用于孕妇、儿童及对 CT 造影剂过敏者。MRI 显示肿瘤与周围组织如血管的关系优于 CT。以下情况代替 CT 作为首选定位或补充检查:①儿童、孕妇或其他需减少放射性暴露者;②对 CT 造影剂过敏者;③生化检查证实儿茶酚胺升高而 CT 扫描阴性者;④肿瘤与周围大血管密切,评价有无血管侵犯。

T_1WI 低信号、T_2WI 高信号、迅速持久的显著强化为其典型表现,T_1WI 信号等于或低于肝、肾、肌肉等,如有出血可为高信号;丰富的血供和高密度的毛细血管网使其 T_2WI 呈现特征性的"电灯泡"样高信号,高于肝、肾甚至脂肪。

4. 间碘苄胍(MIBG) 显像 MIBG 是合成的去甲肾上腺素类似物,可通过去甲肾上腺素能转运系统进入交感-肾上腺髓质组织细胞的囊泡,[131]I 或 [123]I 标记的 MIBG 可使摄取组织显影,正常情况下心肌、脾、肝、肾盂、输尿管、膀胱、肺、腮腺等交感神经分布丰富的组织器官显影。[131]I-MIBG 和 ^{123}I-MIBG 可同时对嗜铬细胞瘤进行解剖和功能的双重定位,二者特异性均达 95%～100%,敏感性分别为 77%～90%和 83%～100%。但对 PGL 和恶性嗜铬细胞瘤敏感性较低(71%和 56%)。假阳性罕见于肾上腺皮质癌和某些感染性疾病如放线菌病;假阴性见于某些药物影响(如三环类抗抑郁药、钙拮抗药、可卡因等)和肿瘤坏死。

5. 生长抑素受体显像 生长抑素受体为 G 蛋白偶联的跨膜蛋白,有 5 种亚型。1、2、5 型广泛表达于不同的神经内分泌肿瘤,其中 73% 的 PHEO/PGL 亦有表达(主要是 2 型和 4 型)。奥曲肽为生长抑素类似物,与生长抑素受体的亲和性依次为 2、5、3 型,对 1、4 型受体没有亲和性。^{111}In-DTPA-奥曲肽和^{123}I-酪氨酸 3-奥曲肽显像敏感性不及 MIBG,但对恶性或转移性病灶的敏感性优于 MIBG(87% vs 57%)。

6. PET 显像 与 MIBG 和^{111}In-DTPA-奥曲肽显像相比,PET 的辐射性低,空间分辨率好为其优点。^{18}F-FDG-PET、^{11}C-对羟基麻黄碱-PET、^{11}C-肾上腺素-PET、^{18}F-DOPA-PET 和^{18}F-DA-PET 均有报道用于 PHEO/PGL 的功能定位诊断。^{18}F-FDG-PET 探测转移病灶优于 MIBG,但特异性差。^{18}F-DA-PET,敏感性和特异性达 100%,但只有是少数中心多巴胺标记底物,但由于 PET-CT 良好的分辨率,与 MIBG 等核素显像相比,具有明显的优势,是将来的发展方向。

B 超、CT、MRI 等作为解剖影像学检查手段,临床常用。MIBG、奥曲肽显像、PET 或 PET-CT 等功能影像由于设备受限、检查烦琐,一般不作为初筛检查,定性、定位明确者无须常规选用。功能影像检查的意义:①确诊定位并利于鉴别诊断;②检出多发或转移病灶;③检出 CT 或 MRI 未能定位的 PHEO 或 PGL。

(五)遗传性综合征的诊断和基因筛查

约 1/3 的 PHEO 或 PGL 患者有遗传因素参与。

遗传性综合征和基因筛查的意义在于:①主动监测肿瘤复发或多发;②及早发现其他受累系统病变;③监测无症状的亲属,早期发现肿瘤;④致命性肿瘤的预防如 RET 突变患儿的甲状腺预防性切除。

下列情况应考虑遗传疾病:①PHEO 或 PGL 家族史者;②双侧、多发或肾上腺外 PHEO;③年轻患者(<20 岁);④患者及其亲属具有其他系统病变,如脑、眼、耳、甲状腺、甲状旁腺、肾、颈部、胰腺、附睾、皮肤。

遗传性综合征的筛查是嗜铬细胞瘤诊治的重要工作之一,包括如下内容。

1. 家族史的问询。

2. 系统临床体征和辅助检查:①皮肤病变(NF-Ⅰ);②甲状腺病变和血降钙素升高(MEN-Ⅱ);③影像学腹部检查肾、胰腺、其他腹部肿瘤,术前常规眼底视网膜检查、脑脊髓 MRI 检查(VHL 病)。

3. 有条件的单位和患者选择基因筛查。

五、鉴别诊断

尽管诊断 PHEO/PGL 的方法不断进步,但其诊断从最初出现症状仍被延误 3 年以上。最主要的原因是症状往往是非特异性的,虽然头痛、心悸、出汗三联症同时出现时诊断特异性可达90％,但是多种疾病均可有与PHEO/PGL类似的特点,有报道约90％的具有PHEO某些"症状"表现者最终被诊断为其他疾病。因此,诊断时需要鉴别的因素复杂多样,主要包括以下几个方面。

1. 药物因素 服用苯丙胺、可卡因、麻黄碱、异丙肾上腺素、间羟胺、单胺氧化酶抑制药、可乐定突然停药等均可导致儿茶酚胺过量增多。

2. 引起儿茶酚胺增多和高血压的疾病 甲状腺功能亢进、蛛网膜下腔出血、颅后窝肿瘤、癫痫发作、更年期综合征等。

3. 原发性高血压 某些原发性高血压可伴有心悸、多汗、焦虑等,交感神经兴奋,儿茶酚胺也可轻度升高,可乐定抑制试验及相关影像学检查可鉴别。

4. PHEO/PGL其他系统 表现急性心力衰竭、肺水肿、心律失常、冠状动脉粥样硬化性心脏病、消化系统急诊、甲状腺髓样癌、甲状旁腺功能亢进、糖尿病、库欣综合征等。

对于上述情况,临床上在鉴别时关键是要想到PHEO/PGL的可能,详细的病史询问、仔细地查体、体征、儿茶酚胺及其代谢产物、影像学检查等可鉴别。

六、治疗

嗜铬细胞瘤的治疗是手术切除,良性者多可治愈;恶性者,手术也是首选,尽可能切除肿瘤,辅助放射性核素治疗或放化学治疗等。对不能切除者需要长期给予α肾上腺素受体拮抗药和β肾上腺素受体拮抗药等药物治疗,控制高血压。

(一)术前药物准备

嗜铬细胞瘤术前充分的准备是手术成功的关键,可使手术死亡率<3％。术前药物准备的目标在于阻断过量儿茶酚胺的作用,维持正常血压、心率或心律,改善心脏和其他脏器的功能;纠正有效血容量不足;防止手术、麻醉诱发儿茶酚胺的大量释放所致的血压剧烈波动,减少急性心力衰竭、肺水肿等严重并发症的发生。

1. α肾上腺素受体拮抗药

(1)酚苄明:最常用的长效非选择性α肾上腺素受体拮抗药,初始剂量为10mg/d,根据血压调整剂量,逐渐递增;直至血压控制。平均0.5~1mg/kg,大多数患者需每天40~80mg,有些患者甚至更高。有文献报道最大剂量每天400mg方可满意控制血压和发作者。药物剂量恰当的标准是:发作性症状控制、血压正常或至少<160/90mmHg,或出现明显的不良反应如心动过速、直立性低血压(80/45mmHg)、鼻塞、恶心、口干、复视等。小儿初始剂量为0.2mg/kg(<10mg),每日4次,以0.2mg/kg递增。

(2)其他:也可选用哌唑嗪(2~5mg,每日2~3次)、特拉唑嗪(2~5mg/d)、多沙唑嗪(2~16mg/d)等,均为选择性突触后α₁肾上腺素受体拮抗药,因可能引起较严重的直立性低血压,服药时应平卧休息或睡前服用,以免跌伤发生意外。剂量应从 0.5～1mg 开始,逐渐增加。

(3)乌拉地尔(压宁定):具有中枢和外周双重作用,可阻断突触后 α_1 受体和外周 α_2 受体,以前者为主。此外,它还可阻断中枢 5-羟色胺受体,降低延髓血管调节中枢的交感反馈作用,降低血压,对心率无明显影响。剂量为每日 30～90mg,分 3 次口服。

α 肾上腺素受体拮抗药用药期间增加含盐液体的摄入,以减少直立性低血压的发生,并有助于扩容。

2. β 肾上腺素受体拮抗药 服用 α 肾上腺素受体拮抗药后,β 肾上腺素能相对增强而引起心动过速或心律失常。β 肾上腺素受体拮抗药可阻断心肌 β 受体,减慢心率和心搏出量,降低血压。但其应用并非常规,仅当儿茶酚胺或 α 肾上腺素受体拮抗药介导的心动过速(>100～120/min)或室上性心律失常时需加用 β 受体拮抗药。但 β 受体拮抗药必须在 α 受体拮抗药使用 2～3d 后,因单用前者可阻断肾上腺素兴奋 β_2 受体扩张血管的作用而可能诱发高血压危象、心肌梗死、肺水肿等致命的并发症。以选择性的 β_1 受体拮抗药如阿替洛尔、美托洛尔等为佳,使心率控制在<90/min。

3. 钙拮抗药 阻滞细胞钙离子内流,能抑制嗜铬细胞瘤释放儿茶酚胺。钙拮抗药还能够阻断去甲肾上腺素介导的钙离子内流入血管平滑肌细胞内,直接扩张外周小动脉和冠状动脉,降低血压、增加冠脉血流灌注,预防和改善心肌受损及心律失常,其疗效几乎与 α 肾上腺素受体拮抗药相当,但不会引起直立性低血压。尚有报道钙拮抗药可避免肿瘤切除术肾上腺静脉结扎后血压的骤降。钙拮抗药适用于下列情况:①单用 α 肾上腺素受体拮抗药血压控制不满意者,联合应用以提高疗效,并可减少前者剂量。②α 肾上腺素受体拮抗药严重不良反应患者不能耐受者,替代之。③血压正常或仅间歇升高,替代 α 肾上腺素受体拮抗药,以免后者引起低血压或直立性低血压。

常用药物为硝苯地平,剂量为 10～30mg/d。

4. 血管紧张素转化酶抑制药 去甲肾上腺素可直接作用于肾小球入球小动脉 α 受体,影响球旁细胞肾素分泌,在低血容量、直立性低血压和高儿茶酚胺的刺激下,产生高肾素血症,使血管紧张素 II 生成增加,使部分 PHEO/PGL 患者对 α 肾上腺素受体拮抗药效果不佳,用血管紧张素转换酶抑制药如卡托普利(12.5～25mg,每日 2 次)有效。

5. 儿茶酚胺合成抑制药 α-甲基酪氨酸为酪氨酸羟化酶抑制药,即阻断儿茶酚胺合成的限速酶,使血儿茶酚胺浓度减少,降低血压。但不良反应较大,国内少用。

6. 高血压危象的药物治疗 嗜铬细胞瘤高血压危象是一种需紧急处理的危重状态,首先将患者床头抬高,保持其安静,建立静脉通道。药物选择如下。

（1）酚妥拉明：短效的非选择性 α 肾上腺素受体拮抗药,作用迅速,但半衰期短。静脉给药,常用于高血压危象或术中控制血压。首剂 1mg,然后每 5 分钟给予 2～5mg,直至血压满意控制后静脉滴注以维持血压;也可静脉泵入。

（2）硝普钠：直接作用于血管平滑肌,扩张血管,降低外周血管张力。用药后 5min 起效,停药后仅维持 2～15min。一般从小剂量开始,逐渐增加至 50～200μg/min,静脉泵入。只能以 5% 葡萄糖临时配制,避光,12h 内用完。连续长期应用可能致氰化物中毒,孕妇禁用,以免流产或胎儿死亡。

（3）严重心动过速者可给予 β 肾上腺素受体拮抗药。

7. 血容量的补充　嗜铬细胞瘤患者处于持续的血管收缩状态,血容量下降。药物准备期间增加含盐液体的摄入,可减少直立性低血压的发生,并有助于扩容。一般不需要静脉输液,但急诊等特殊情况可予以补液及胶体溶液的补充,恢复血容量。减少低血压、休克的发生率,但需注意监测心功能、预防心力衰竭。

8. 术前药物准备的时间和标准　推荐至少 10～14d,发作频繁者需 4～6 周。以下几点提示术前药物充分:①血压稳定在 120/80mmHg 左右或稍高,心率<80～100/min。②无阵发性血压升高、心悸、多汗等现象。③体重呈增加趋势,血细胞比容<45%。④轻度鼻塞,四肢末端发凉感消失或有温暖感,甲床红润等表明微循环灌注良好。

（二）手术治疗

手术切除是嗜铬细胞瘤最有效的治疗方法。手术的基本原则是:完整的肿瘤切除,避免肿瘤破裂、溢出、残留,操作轻柔,注意静脉引流和动脉血供的控制,彻底止血。可选择开放手术和腹腔镜手术,关键在于肿瘤的大小、部位、与血管的关系、局部有无浸润以及术者的经验等。

术前应做充分的药物准备,术中有效控制血压。嗜铬细胞瘤瘤体血供极其丰富,易出血,术前需充分备血。全身麻醉,深静脉及动脉置管,必要时应置入心内漂浮导管,动态实时监测血压、中心静脉压等血流动力学指标。手术早期适量补入 1000～1500ml 液体,以及时扩充血容量。术中与麻醉医师的沟通非常重要,即使有充分的药物准备,术中血压的剧烈波动有时也难以避免。手术操作刺激肿瘤可使血压骤升,需要使用短效的硝普钠、硝酸甘油或酚妥拉明迅速降血压,停药后血压又可迅速回升。起效快,控制灵活。在离断主要静脉血管后,血压可骤降,甚至测不出,此时需停用降压药,短时间内加快补液速度,增加补液量,同时备用多巴胺、去甲肾上腺素作为升压药。在上述操作前通知麻醉医师,使其有充分的时间做相应准备,以维持术中血流动力学的稳定,确保手术安全。术中积极扩容的同时,密切关注心肺功能变化,谨防心力衰竭。术中如出现心动过速等心律失常可给予艾司洛尔等 β 肾上腺素受体拮抗药,利多卡因也是比较常用的药物。

单侧散发的 PHEO 推荐肾上腺切除。双侧、家族性或具有遗传背景者推荐保留正常肾上腺组织,基于如下原因:避免皮质激素终身替代、家族性 PHEO 恶性罕见(2%),但需注意残留肾上腺肿瘤复发,发生率为 10%～17%。PHEO 的肿瘤切除并保留正常肾上腺皮质是可能的,即使是巨大的嗜铬细胞瘤,也往往存在有"相当体积"的正常肾上腺"贴"在肿瘤表面,其原因在于 PHEO 起源于肾上腺髓质,皮质多未被破坏。大多数情况下,保留这些肾上腺组织在技术上是可行的。

1. 开放手术　右肾上腺嗜铬细胞瘤的手术过程如下。

(1)取右上腹肋缘下斜切口。逐层切开皮肤、皮下、肌肉组织及腹膜后进入腹腔,置入自动拉钩暴露。

(2)用生理盐水润湿纱布垫包裹右侧结肠并向中线侧牵开,在升结肠肝曲处距肠壁边缘 0.5～1cm 切开附着其外侧的后(侧)腹膜,向中线侧连同结肠系膜一并游离,轻轻牵引并一直向中线侧分离,显露右肾上极及内侧区域,显露过程中会遇到结肠深面、腔静脉表面的十二指肠,应特别小心,避免损伤。

(3)结肠肝曲向中线侧分离,分离过程中可见覆盖于腔静脉表面的十二指肠降部,用 Kocher 方法锐性分离其与下腔静脉的粘连,完全显露腔静脉,上方至肝门下方,下方至肾门血管水平。

(4)沿右侧肝下缘横行切开覆盖于肾周筋膜表面的后腹膜及肾周脂肪,可初步暴露右肾上腺区域肿瘤的上极区域。再视粘连具体情形及难易程度分别分离两个平面间隙,即肾上腺与肾上极间的平面、肾上腺内侧与下腔静脉间的平面。这两个平面的分离常需交替进行,逐步获得清晰及安全的分离空间。该过程中有时需要一起切开横结肠上方与肝间的韧带或粘连,游离横结肠起始部。

(5)仔细辨认右肾上极部位,在右肾上极与肾上腺外侧(或下外侧)间切开肾周脂肪囊(或 Gerota 筋膜),通常情况下肿瘤大部分位于肾上极内侧,切开处起于该处,其间为疏松脂肪纤维组织,向外侧上方及深面垂直进行,可分离肾上腺及肿瘤的外侧大部。

(6)右肾上腺及肿瘤部分位于腔静脉后方,并推挤右肾静脉向后下方移位,为保护右肾静脉,宜分离右肾静脉后用血管吊带牵拉保护,并可获得肾上腺底部的良好暴露(注:并非所有情形都需要游离肾静脉,只有肿瘤较大并向下方肾门血管方向生长,为尽量避免肾血管损伤才需要)。

(7)用血管拉钩及吊带牵引肾静脉并加以保护,用 Ligasure 分离肾上腺肿瘤基底及外侧与肾上极间的平面间隙,以及肾上内侧与下腔静脉间的平面间隙,逐步游离肾上腺肿瘤。

(8)沿肾上腺肿瘤内侧下方与腔静脉间分离,注意寻找从腔静脉侧后方发出的肾上腺中央静脉,分离后用 Ligasure 封闭切割,此过程中遇到的一些小的静脉分支亦需仔细分离后结扎(钛夹)。

(9)继续向内上方分离,可见肿瘤与肾上腺间有一明确界限,将肿瘤及周围部分肾上腺切除,保留大部分肾上腺,残端缝扎止血。冲洗创面后,检查无活动出血,留置 Fr22 胶管一根引流。

2. 腹腔镜手术　后腹腔镜肾上腺肿瘤左侧切除术。

(1)麻醉和体位

①患者气管插管,吸入全身麻醉。

②患者取右侧卧位,腰部垫起。

(2)手术过程

①先标记出置入 Trocar 的位置:A 点在髂前上棘腋中线上 1.5cm 处,B 点在第 12 肋与腋后线交界下 1cm 处,C 点在腋前线与第 12 肋尖平面交界处。自 A 点或 B 点先切开皮肤 2cm,血管钳钝性分离、穿通入腰肌群并进入腰背筋膜后,先用示指钝性分离腹膜外间隙,再置入自制气囊扩张器(用指套和肛管制作),打入气体700~800ml 并保持 2min 后,腹膜后间隙制作完成。然后在手指引导下或从该点置入观察镜直视下置入另外 2 个 Trocar。

②在腹膜后间隙首先可看到较多黄色颗粒状脂肪,为扩大操作空间,更清晰显露解剖标志物,先从上方膈顶处片状清除腹膜外脂肪,清除后可清晰显露腹膜反折、肾周筋膜(或肾前筋膜)。为下一步切开肾周筋膜与腹膜反折交汇处暴露做准备。

③切开肾周筋膜与腹膜反折处(纵行切开),自膈顶一直至肾门下方 2cm 处,切开后可见肾周筋膜与肾脂肪囊间有疏松的白色丝状纤维组织,间或分离一些小的滋养血管,用超声刀仔细分离该平面。

④向中线侧充分游离后,可见肾上腺(金黄色扁平状)及其内侧方的肿瘤,充分游离直至腹主动脉侧方。

⑤用分离钳轻夹肾 Gerota 筋膜上极,向内下牵引后,分离肾上极后方与腰大肌表面间的平面间隙,自膈顶直至肾门平面,该步骤完成后可显露肾上腺肿瘤中上极及包裹肾周脂肪大部分。

⑥在肾上腺外侧与肾周脂肪间用超声刀直接切开一个平面,以分离肾上腺外侧平面,该平面内小的血管均可用超声刀切割止血。如果患者较为肥胖,该步骤也可先行在肾上极外方切除大部分肾周脂肪后再分离肾上腺外侧,可获得更为清晰或宽大的手术空间。

⑦用分离钳夹持肾上腺周围脂肪后垂直提起,可见肾上腺及肿瘤已大部分游离,仅剩下方(底部)未处理。如欲完整切除肾上腺,在该处用吸引器、超声刀钝性＋锐性分离,可逐步显露中央静脉后切除。如果要保留部分肾上腺,可在肿瘤稍下方肾上腺腺体处切断。

⑧降低气腹机压力,检查创面有无渗血(约 2min),用标本袋装入后取出切口,置创面引流管一根,关闭切口。

3. 术后处理 由于嗜铬细胞瘤所致恶性高血压对心血管功能的损害,对过量负荷及低血容量代偿能力差。于 ICU 监护 24~48h,持续的心电图、动脉压、中心静脉压等监测,及时发现并处理可能的心血管和代谢相关并发症。儿茶酚胺水平的下降及应激,术后高血压、低血压、低血糖较常见,应常规适量扩容和 5% 葡萄糖液补充,维持正平衡。

术后如血压仍高,可能系残留嗜铬细胞瘤、补液过多、肾动脉损伤狭窄或合并原发性高血压等,应进一步检查处理。术后复查尿儿茶酚胺,如在正常范围且血压恢复正常,可视为治愈。

(三)放射性核素治疗

恶性 PHEO/PGL 无法手术切除或多发转移者,以及术后有残留病灶者,可考虑放射性核素治疗,但前提是 MIBG 或生长抑素受体显像阳性。目的在于缓解儿茶酚胺过度分泌和病灶转移产生的症状,如高血压、骨转移造成的疼痛等,提高生活质量,延长生存。最常用的药物是[131]I-MIBG,其治疗效应与每克肿瘤组织吸收剂量和肿瘤体积密切相关,肿瘤直径应<2cm 以保证[131]I-MIBG 的良好摄取。对于较大的肿瘤,应先手术切除再行治疗,可以起到清除残留病灶和预防转移的作用。大剂量[131]I-MIBG 治疗能延长生存期,缓解症状;短期内效果良好,症状有效率为 75%,激素有效率为 45%,肿瘤体积部分缓解率为 30%,完全缓解率为 5%。但长期疗效欠佳,2 年内几乎均有复发或转移,没有治愈者。中等剂量[131]I-MIBG 重复治疗能有效缓解症状和延长生存期,且安全可靠、耐受性良好。

由于恶性嗜铬细胞瘤生长抑素受体过度表达,用放射性核素标记生长抑素类似物奥曲肽可特异性结合于受体而起到治疗作用,但疗效尚难评价。

放射性核素治疗的主要不良反应是骨髓抑制、不育、其他恶性肿瘤机会增加等。

(四)放射治疗、化学治疗及靶向治疗

外放射治疗仅用于无法手术切除的肿瘤和缓解骨转移所致疼痛,但可能加重高血压。对于 MIBG 和生长抑素受体表达阴性以及转移性 PHEO/PGL 迅速进展者,应首先考虑化学治疗,常用 CVD 方案(环磷酰胺、长春新碱、氮烯唑胺),有效率约为 50%,但大多数患者于 2 年内复发。对症状缓解有益,但对于长期生存可能并无帮助。联合 MIBG 可能提高疗效。最近有文献报道抗血管生成靶向药物舒尼替尼(sunitinib)对治疗恶性 PHEO/PGL 有效,这可能是将来治疗的新方向。

七、预后

PHEO/PGL 的预后与年龄、良恶性、有无家族史及治疗早晚等有关。一般手术后 1 周儿茶酚胺恢复正常,大多数患者 1 个月内血压降至正常。良性者 5 年生存率>95%,但约 50% 患者仍可持续高血压,其原因可能合并原发性高血压、肾血

管因素或儿茶酚胺的心血管并发症,但常规抗高血压药物容易控制,如果难以控制者需注意肿瘤多发或残留之可能。复发率为 6.5%～17%,复发者恶性率约为50%,家族性、儿童、多发性、肾上腺外及右侧者更易复发。恶性 PHEO/PGL 的预后较差,不可治愈,5 年生存率约为 50%。肝、肺转移较骨转移者预后差,其中约50% 的患者于 1～3 年死亡。

病理检查难于鉴别嗜铬细胞瘤的良恶性,临床主要依据其出现转移诊断为恶性嗜铬细胞瘤,因此术后长期随访有重要意义,同时还可监测有无肿瘤残留、复发,并可发现遗传性综合征的其他系统病变,对于 SDHB 突变者更应密切随诊,因其恶变率可高达 60% 以上。

肿瘤复发或转移的平均时间为 5～6 年,也可于 20 年以上才出现,复发多表现为血压再次增高。术后随访应严密监测血压,第 1 年每周 1 次,然后每个月 1 次;儿茶酚胺及其代谢产物第 1 年每 3 个月监测 1 次,然后每年 1 次;影像学检查至少每年 1 次。单侧散发病例至少随访 10 年,SDHB 突变、PGL 肿瘤巨大、家族性或遗传性 PHEO/PGL 等高危群体应终身随访。

第三节 醛固酮增多症

经典的醛固酮增多症是指不同原因造成肾上腺皮质球状带分泌过量的醛固酮,临床表现为特征性的高血压和低血钾的临床综合征。其中由于肾上腺皮质球状带自身发生病变导致的醛固酮症称为原发性醛固酮增多症(PHA,简称原醛症)。由 Conn 首先报道,故又称为 Conn 综合征。而由于肾上腺皮质以外的因素导致肾素-血管紧张素系统兴奋,使醛固酮分泌过多所导致的醛固酮症则称为继发性醛固酮增多症(SHA,简称继醛症)。由于目前诊断性试验已经可以定量测定肾素-血管紧张素-醛固酮系统的各个成分,现代意义上原发性醛固酮增多症的概念为血和尿中醛固酮水平增高,血浆肾素活性(PRA)被抑制,有高血压表现的综合征。

一、醛固酮增多症的分类

(一)原发性醛固酮增多症

1. 肾上腺皮质醛固酮瘤　是原发性醛固酮增多症中最常见的一种类型,该类型与 Conn 综合征为同一概念,约占原醛症的 60% 以上,95% 为单侧,极少数为双侧或多发。肿瘤直径平均在 2cm 以下,呈球形,有包膜,切面呈金黄色。肿瘤周围的肾上腺组织,无论同侧或对侧一般呈萎缩的病理改变,但都不很严重,患者血浆皮质醇水平并不降低。切除肿瘤后,醛固酮分泌增多现象均能纠正。

2. 特发性醛固酮增多症　特发性醛固酮增多症发病率仅次于醛固酮病,占原醛症的 20%～30%,也是原醛症的主要类型之一,在儿童原发性醛固酮增多症中最为常见,病变部位表现为双侧肾上腺皮质球状带弥漫性或局灶性增生。近年来,随着影像学技术和内分泌生化检查等诊断手段的提高,其发现率也逐渐有升高趋势,其发病机制尚不明确,可能不在肾上腺本身,而可能与下丘脑垂体分泌的阿片促黑激素皮质素原(POMC)产物刺激肾上腺皮质球状带增生有关。与肾上腺皮质醛固酮瘤相比,特发性醛固酮增多症临床症状较严重,且手术效果不确切,须辅以药物治疗,其血中醛固酮浓度与 ACTH 昼夜节律不相平行。

3. 原发性肾上腺皮质增生　此类原醛症极为少见,约占 0.5%,在组织学上类似特发性双侧肾上腺皮质增生,但内分泌和生化测定结果酷似肾上腺皮质腺瘤,但临床症状不及腺瘤型严重。其病因可能仍在其肾上腺本身,做一侧肾上腺切除或肾上腺次全切除疗效较好。

4. 糖皮质激素可抑制的醛固酮增多症　临床上罕见,有家族史,为常染色体显性遗传。与 17α-羟化酶缺乏有关,导致皮质醇合成障碍,促进 ACTH 分泌增加,因去氧皮质酮从醛固酮合成不受影响,导致醛固酮合成及分泌增加。由于 17-羟化酶缺乏也影响性激素合成,严重者可合并性腺功能低下,男性生殖器发育不良,女性闭经和缺乏第二性征。长期应用地塞米松治疗可纠正肾素、醛固酮的分泌,高血压和低血钾可获得控制。

5. 肾上腺皮质癌　肾上腺恶性醛固酮肿瘤极为少见,占原醛症的 1%,肿瘤一般都在 5cm 以上,极易血行转移,预后极差。肿瘤细胞除分泌大量醛固酮外,往往同时还分泌糖皮质激素和雄激素,引起相应的生化改变和临床症状,此类患者手术后易复发,预后较差。平均生存期为 6 个月左右。

6. 肾上腺外产生醛固酮的肿瘤　极为罕见,为肾上腺外自主分泌醛固酮的肿瘤,见于卵巢癌和肾癌,这是胚胎发育过程中残留在器官上的肾上腺组织发生恶性肿瘤,肿瘤组织能分泌醛固酮。它对 ACTH 和血管紧张素Ⅱ都不起反应,是唯一为完全自主性分泌醛固酮的病变。

(二)继发性醛固酮增多症

继发性醛固酮增多症是指由于肾上腺外的因素引起的肾素-血管紧张素系统激活,肾素分泌增多而导致醛固酮分泌增加,引起一系列高血压、低血钾、水肿等症状的一组疾病。继发性醛固酮增多症的特征有:①具有较高的肾素活性;②伴随其他疾病。

1. 肾素原发性增多所致的继发性醛固酮增多症

(1)Bartter 综合征:主要表现为高血浆肾素活性、高血醛固酮水平、低血钾、低血压或正常血压、水肿及碱中毒等系列综合征。病理显示该类综合征患者肾小球球旁细胞明显增多,表明多种因素导致球旁细胞病理性增生所致。Bartter 综合征治疗以应用非甾体消炎药为主,其疗效较好。吲哚美辛(消炎痛)应用较为广泛,可抑制前列腺素刺激的肾素增高,效果尚可。

（2）肾素瘤：亦称球旁细胞瘤，是来自于肾小球入球小动脉球旁细胞的一种良性肿瘤，可功能性分泌大量肾素而导致继发性醛固酮增多症。可通过肾动脉造影（DSA）、CT、MRI等影像学手段明确其部位，尽快手术治疗，可取得较好疗效。肾母细胞瘤有时也会分泌大量肾素而导致继发性醛固酮增多症。

（3）肾性高血压：单侧或双侧肾动脉主干或分支狭窄使肾血流减少，刺激球旁细胞分泌肾素，导致醛固酮分泌增多，是常见的继发性高血压病因，如不及时治疗会导致肾功能急剧恶化。肾动脉狭窄有多种病因，临床上其高血压呈恶性进程，伴有较重的眼底损害，部分患者伴低血钾和碱中毒，为高肾素继发性醛固酮增多所致。DSA是诊断肾动脉狭窄的金标准，彩超、MRI和肾图等也是较好的非创伤性检查，其灵敏性和特异性也较高。治疗主要以外科治疗、血管成形治疗（经皮经血管球囊扩张）为主，药物治疗为辅。

2. 全身有效循环血量下降所致高肾素活性的继发性醛固酮增多症 此类疾病有多种，如肾病综合征、肾小管性酸中毒、心力衰竭、肝硬化合并腹水及各种肾小管疾病等，其机制是全身有效循环血量或实际血容量减少，刺激肾素释放而导致的醛固酮继发性增多，这类疾病多种多样，以内科疾病为主，治疗亦以纠正原发疾病为主，相应对症处理继发性醛固酮增多症所导致的高血压、低血钾等综合征。

3. 假性醛固酮增多症 亦称 Liddle 综合征，为一家族性遗传性疾病，因先天性肾远曲小管回吸收 Na^+ 增多，肾小管电解质转运系统失衡。Na^+-K^+、Na^+-H^+ 交换过度，导致高血压、低血钾及碱中毒，由于低钾，肾素和醛固酮活性均受抑制。此称为假性醛固酮增多症。螺内酯对此症无效，应用氨苯蝶啶加低钠饮食可起较好效果。

二、病理生理

醛固酮是作为一种皮质激素参与体内水、电解质的调节，其主要生理作用是促进肾远曲小管钠离子的重吸收和钾离子的排泄，即通过 Na^+-K^+ 交换来实现的。正常生理性的醛固酮分泌主要依靠3个方面的因素来调节：肾素-血管紧张素-醛固酮轴、血清钾、ACTH和醛固酮刺激因子。这3种因素中起主要作用的是肾素-血管紧张素-醛固酮轴。

原发性醛固酮增多症的一系列病理生理改变均是由于肾上腺皮质分泌过量的醛固酮所致，从而出现高血钠、低血钾、代谢性碱中毒等一系列电解质紊乱和酸碱失衡现象以及肾素-血管紧张素被抑制现象。

当体内醛固酮分泌过多，使肾远曲小管和集合管 Na^+ 重吸收明显增多，尿中 Na^+ 排出减少，体内 Na^+ 潴留，导致体内水钠潴留，血容量增加，出现高钠血症。

当远曲小管中 Na^+ 被重吸收后，肾小管腔内液的电离状态为负性，肾小管细胞内的 K^+、H^+ 等阳离子即顺着电化学梯度至肾小管腔内而随尿液排出，随着大量

Na^+的重吸收,大量K^+的被动排出,造成体内缺钾,患者则表现为严重的低血钾。

由于醛固酮过量分泌,尿中长期过量丢失K^+,细胞外液中K^+浓度下降,迫使细胞内K^+转移至细胞外,以交换Na^+和H^+进入细胞内,导致细胞外碱中毒和细胞内酸中毒。远曲小管中Na^+-K^+交换仍继续进行,抑制Na^+-H^+交换,肾小管细胞内分泌H^+减少,尿液呈中性或弱碱性而不呈酸性。

当水钠潴留,血容量增加到一定程度,Na^+代谢出现"脱逸现象",Na^+在近曲小管的重吸收减少。由于醛固酮的过多分泌,循环血量增加,反而可使肾素的分泌受到抑制,导致患者的肾素-血管紧张素活性降低。

三、临床表现

(一)高血压

高血压是主要和最先出现的症状,早期通常是轻度增高,随着病情发展,血压可逐渐升高,一般为中等或稍严重水平,恶性高血压少见,病程长时舒张压升高更明显,血压一般在$20\sim32/12\sim19kPa$($150\sim240/90\sim145mmHg$)。头痛、疲劳、视物模糊是高血压常见临床症状,都表现不太严重,眼底变化也较轻。而对一般抗高血压药物反应差是本病另一大特征。一般无水肿现象,长期病程可导致心、脑、肾等器官并发症。

(二)低血钾

在高血压患者中常出现低血钾或不能解释尿钾排出增多时,应考虑原醛症的可能。低血钾常出现以下症状:①肌无力及肌麻痹,轻者患者常自觉四肢无力、头重足轻,重者可发展到周期性瘫痪、下肢瘫痪,严重者可发生呼吸困难;②心律失常,期前收缩或阵发性心动过速,以及由于低血钾而引起的心电图改变,如出现 U波等;③长期低血钾也影响胰岛素的分泌和作用,约25%的原醛症患者空腹血糖升高。

(三)失钾性肾病

由于长期低血钾,导致肾小管上皮空泡样变性,对水的重吸收能力下降,尿浓缩功能减退,出现烦渴、多饮、多尿、夜尿增多等现象,每日尿量可达3000ml以上,尿比重下降。在病程早期,肾小管的病理变化尚不足以影响肾功能,在病程后期,继发肾小球与肾间质退行性病变,肾功能难以恢复,导致慢性肾功能不全,甚至肾衰竭。

(四)碱中毒表现

大量醛固酮作用下,Na^+-K^+交换被促进,因而尿钾多,尿液接近中性或碱性。细胞外液钾大量丢失,细胞内钾也丧失,Na^+由细胞内排出的效能明显减低,于是细胞内Na^+及H^+增加,细胞内 pH 下降,细胞外液H^+相对减少,呈现碱中毒表现。细胞外液碱中毒时,Ca^{2+}减少,可出现肢端麻木、手足搐搦。醛固酮还可促进镁的排泄,尿镁增多,血镁降低,更易引起或加重手足搐搦和痛性肌痉挛,Trousseau 及 Chvostek 征阳性。

四、诊断

原发性醛固酮增多症的诊断分 3 个部分:第一是筛选诊断,第二是确定诊断,第三是鉴别原发性醛固酮增多症的各类亚型,以选择治疗方法。

(一)筛选诊断

临床上有以下情况时要考虑筛查:①儿童、青少年患有高血压;②高血压经治疗后效果不明显者;③高血压伴有自发性低血钾或容易促发低血钾者;④高血压患者出现周期性肌无力或麻痹,在麻痹发作以后仍有低血钾或心电图有低血钾表现者;⑤原发性醛固酮增多症患者一级亲属高血压者。

必须注意,因检测方法不同,各实验室有其自己的血浆肾素活性和醛固酮的正常值。检测包括以下项目。

1. 电解质测定　当怀疑原醛症时,先测血钠、钾浓度和 24h 尿钾排出量,血浆或 24h 尿醛固酮浓度和血浆肾素活性。但血钾正常者,不能排除原醛症。文献报道,有 7%～38% 的原醛症患者血钾正常或在正常值的低限(3.6mmol/L)以上。但原醛症患者为盐皮质激素依赖性高血压,肾排钾现象是恒定的,24h 尿钾一般都超过 30mmol/L。对高血压患者经常采取两项治疗措施:一是限钠饮食;二是应用利尿药。前者钠的摄入量减少,可能是血钾正常的主要原因;而后者则是促发尿钾排出增多并引起低钾血症。但在非盐皮质激素依赖性高血压患者中,应用利尿药治疗后血钾很少会降到 3.0mmol/L 水平以下。为此,患者可采取以下方法筛选:①停止应用利尿药,饮食不限钠,给予补钾治疗。2 周后再测定血钾和尿钾,原醛症患者对补钾有相对拮抗性,即补钾后血钾不上升或上升很少,而尿钾排出更多。②利尿药继续应用,测定 24h 尿醛固酮排出量或血浆醛固酮浓度和血浆肾素活性。如尿醛固酮排出量不多或轻度增多,不能完全排除原醛症。因部分病例醛固酮分泌呈间歇现象,故要多次测定。又因醛固酮瘤细胞和正常皮质球状带细胞一样,醛固酮的分泌受血钾水平的影响。低血钾能起抑制分泌作用。对于血钾甚低而尿醛固酮增高不多的患者,需补钾使血钾提高后再行测定。

2. 激素测定　血浆肾素、醛固酮测定和血浆醛固酮/血浆肾素活性比值(PAC/PRA)。几乎所有原醛症患者和近 30% 的原发性高血压患者,其血浆肾素活性低于正常水平。因此必须注意,血浆肾素低并非原醛症所独有的现象。

在限钠和利尿的状态下,测定站立位 4h 后血浆肾素活性的水平。正常肾素或高肾素性高血压患者,血浆肾素应超过 2.46mol/(L·h);在低肾素性高血压及原醛症患者,肾素活性不会超过 2.46mol/(L·h)。测定之前必须停用螺内酯 6 周,停用血管紧张素转换酶抑制药 2 周。

在测定血浆肾素的同时,进行血浆醛固酮/肾素活性比值(PAC/PRA)的测定。患者无须停用降压药物(螺内酯除外),静卧位抽取外周血测定。在疾病早期,PAC/PRA 及血浆肾素活性均可在正常值范围,只有当血浆肾素活性极度抑制时,PAC/PRA 才明显上升,但两者比例早期即出现改变,较为灵敏,故用于疾病的筛查。当 PAC>415pmol/L(15ng/dl)以及 PAC/PRA>30,原醛症可疑,应进一步证实原醛症。因原发性高血压和原醛症的比值有重叠现象。由于 PAC/PRA 测定存在着一定的假阳性率,故当出现患者 PAC/PRA 比率符合可疑原醛症时,就必须通过以下方法来确认原醛症的诊断,以免造成误诊。

(二)确定诊断

1. 盐负荷试验 原发性醛固酮增多症患者对此试验敏感性、特异性均高。具体方法:试验前留取 24h 尿测醛固酮、钾、钠及皮质醇,同时抽血测醛固酮、钾、钠、皮质醇及肾素活性,试验开始后患者每日增加 NaCl 6~9g,共 3~5d,最后 1d 同样检测上述指标。如为原发性醛固酮增多症患者,则血醛固酮在 554pmol/L(20μg/dl)以上,尿醛固酮在 38.8nmol/24h(14μg/24h)以上,而此试验中正常人的肾素-血管紧张素-醛固酮系统被抑制,醛固酮分泌应显著减少。

2. 肾素活性刺激试验 对于原发性醛同酮增多症患者而言,此试验敏感性和特异性不如盐负荷试验,只有当严重高血压不宜行盐负荷试验时,方采用此试验。具体方法:给予低钠饮食或呋塞米 40mg/d,共 3~5d,造成低钠和血容量不足,测定其肾素活性增加应在 1.64nmol/(L·h)以上。

3. 氟氢可的松抑制试验 在临床需确认原醛症诊断时,目前国际上一般认为氟氢松抑制试验最为可信。具体方法为:给予氟氢可的松(0.1mg,每天 4 次)及氯化钠缓释药物(30mmol,每天 3 次),同时给予患者高盐饮食[确保尿钠 3mmol/(kg·24h)]并适当(保持血钾在 4mmol/L),4d 天后于早上 10 时直立位抽血,如果直立位血浆肾素活性<1(ml·h),上午 10 时氟氢可的松血浆浓度测得值低于 7 时测得值,而且上午 10 时血浆醛固酮水平>166pmol/L(6ng/dl)者为阳性。

综上所述,一位可疑为原醛症的高血压患者,通过上述检查,如证实其血和尿醛固酮水平增高且不受高钠抑制、有自发性低血钾伴尿钾排出增多、血浆肾素活性水平降低且不兴奋、糖皮质激素分泌正常,则原醛症的诊断即可基本确立。

(三)功能定位和亚型判定

功能分侧定位非常重要,是决定治疗方案的基础。推荐有条件的单位选择肾上腺静脉取血(AVS):AVS 是分侧定位原发性醛固酮增多症的"金标准",敏感性和特异性分别为 95% 和 100%,并发症发生率<2.5%。根据 24 肽促肾上腺皮质激素给予与否分为两种方法,各有优缺点:促肾上腺皮质激素能够强烈刺激醛固酮分泌,有助于放大双侧肾上腺之间醛固酮水平的差异,准确性高,但操作要求高,容易失败。不给予药物而直接取血者准确性稍差,但仍在 90% 以上,且方法简单可

靠,推荐作为 AVS 的操作方法。AVS 失败率为 5%～10%。

皮质醇校正的醛固酮比值高低两侧之比＞2,确定为单侧优势分泌,手术效果将良好。试验结果分析要注意插管的位置是否正确:①两侧肾上腺静脉的皮质醇浓度之比应＜1.5,接近 1;②肾上腺静脉内与下腔静脉的皮质醇浓度之比应＞1.5。

AVS 为有创检查,费用高,仅推荐于原发性醛固酮增多症的确诊、拟行手术治疗,但 CT 显示为"正常"肾上腺、单侧肢体增厚、单侧小腺瘤(＜1cm)、双侧腺瘤等。对于年龄＜40 岁者,如 CT 扫描为明显的单侧孤立肾上腺腺瘤,不推荐 AVS,而应直接手术。

原醛症亚型众多,因为醛固酮腺瘤、单侧肾上腺增生与特发性醛固酮增多症、家族性醛固酮增多症的治疗方法不同(醛固酮腺瘤须手术切除瘤体;而特发性醛固酮增多症可以采用药物防预治疗;家族性醛固酮增多症可以通过小剂量地塞米松治疗,维持正常状态),故在原醛症的确认诊断后,还需要进一步检查,以明确其病因,区分其亚型。

1. 醛固酮腺瘤和特发性醛固酮增多症 在临床工作中主要区别醛固酮腺瘤和特发性醛固酮增多症两种亚型,临床上一般采用鉴别试验(体位试验、赛庚啶试验)、影像学检查(B 超、CT)、肾上腺静脉导管术这三类方法对两种亚型鉴别。

(1)体位试验:患者清晨未起床时采取血标本,起床后站立 4h,再采取血标本测定两次血标本中的醛固酮、皮质醇、18-OHP、肾素活性和血钾并进行比较。特发性醛固酮增多症患者立体位时其血肾素活性、醛固酮分泌均升高(至少升高 33%);而醛固酮腺瘤患者体位试验前后变化不大。

(2)赛庚啶试验:给予患者口服赛庚啶 8mg,于服药前后 30min 和服药后 60min、90min、120min 分别抽血检测醛固酮值。如血浆醛固酮值下降 0.11nmol/L 以上则该患者为特发性醛固酮增多症。如血浆醛固酮值无明显变化,则为醛固酮腺瘤。

(3)影像学检查:①肾上腺 B 超扫描检查。简便易行,费用便宜,为临床上常用的肾上腺肿瘤筛查和定位诊断方法。文献报道熟练和有经验的医师可在 B 超上发现直径＞1.3cm 的皮质醛固酮瘤,1cm 以下者则显示正确率可能不足 50%。②肾上腺计算机断层扫描检查。CT 扫描可辨别直径 0.8～1cm 的腺瘤。当发现一侧肾上腺内有直径＞1cm 的肿瘤对诊断醛固酮瘤有较大价值。当腺瘤突出肾上腺一侧支末端时,表现为类似带柄的"樱桃"征;当腺瘤突出于肾上腺内外支夹角中时,表现为类似于"草莓"征。腺瘤在平扫和增强密度均低于肾上腺组织,但肾上腺组织增强后密度增加明显,而瘤体组织仅轻度增加可产生明显对比,提高诊断率。特发性肾上腺皮质增生则显示为双侧肾上腺增大或呈结节样的改变。目前已在临床使用的高分辨率 CT 以及薄层扫描技术(层厚 0.3cm),检出率高。皮质腺癌一般体积都较大(直径一般＞5cm),瘤体内多有钙化或液化区,通常都合并脏器的转移灶发现。③肾上腺 MRI 扫描检查,与 CT 相似,无放射性,适用于孕妇等患者,但较贵。④^{131}I 胆固醇肾上腺扫描。注射^{131}I-6-B 磺甲基-19-去甲胆固醇后,观察双侧肾上腺放射性碘浓集现象,在一般医院的放射免疫室都能完成该项检查。如一侧肾上腺区放射性碘浓集,则提示有腺瘤可能;双侧浓集提示双侧腺瘤或增生性改变。⑤肾上腺静脉导管术。超选择性地行两侧肾上腺静脉插管,并分侧收集导管的血标本进行醛固酮的测定。一侧肾上静脉血醛固酮是对侧的 2 倍以上或两侧浓度相差 5.548mol/L 时,数值高的一侧为醛固酮腺瘤。如两侧肾上腺静脉中血醛固酮浓度均增高,但浓度相差 20％～50％,可诊断为特发性肾上腺皮质增生。此法检验醛固酮含量的正确率较高,但作为常规检查仍有一定争议。部分患者 CT 显示为单侧肾上腺腺瘤患者,经肾上腺静脉导管术检查后,发现存在对侧肾上结节性增生即为特发性醛固酮增多症患者,并非单纯醛固酮腺瘤。但该检查方法仍属于有创性检查,应严格掌握检查适应证,不宜作为常规检查项目。

2. 醛固酮腺瘤和家族性醛固酮增多症　ACTH 兴奋试验,如原醛症患者发病年龄小,临床症状较轻,体位试验时血浆醛固酮水平无明显升高且有家族因素时,应怀疑是家族性醛固酮增多症,可用 ACTH 兴奋试验和地塞米松抑制试验以证实。ACTH 兴奋试验步骤:患者静脉滴注 ACTH 后,醛固酮分泌呈过度增高反应。地塞米松抑制试验:每日给予患者地塞米松 2mg,数日后升高的醛固酮可降至正常水平,3 周后患者血压可恢复到正常,低血钾亦能得到显著改善。其小剂量地塞米松治疗(0.5mg/24h)可维持正常状态。醛固酮腺瘤和特发性醛固酮增多症患者只能被地塞米松一过性地抑制,抑制时间短,由此可以与家族性醛固酮增多症相鉴别。

3. 家族性醛固酮增多症　该病是一种常染色体显性遗传疾病,家族性醛固酮增多症(FH-Ⅰ):发病年龄早,其中 50％＜18 岁者为中、重度高血压。18％的家族性醛固酮增多症并发脑血管意外(32 岁±11 岁),其中 70％为脑出血,病死率为61％。家族性醛固酮增多症的早期诊断具有重要意义。诊断性检查包括直系遗传分析以鉴别 *CYP11B1/CYP11B2* 嵌合基因的存在;收集 24h 尿以证实皮质醇 C-18 氧化代谢产物是否过度分泌(如 18-羟皮质醇、18-氧化皮质醇);以及地塞米松抑制试验。虽然 C-18 杂合固醇也见于醛固酮腺瘤,*CYP1181/CYP1182* 嵌合基因则未曾在这些肿瘤中发现过。推荐下列原发性醛固酮增多症患者行 FH 筛查:①确诊时年龄＜20 岁;②家族性者;③年龄＜40 岁合并脑血管意外者。检查方法:推荐 DNA 印迹法或长-PCR 法检测 *CYP11B1/CYP11B2* 基因。FH-Ⅱ:2 名以上原发性醛固酮增多症家庭成员,长-PCR 法排除 FH-Ⅰ者。

综上所述,对原醛症亚型的区分,主要通过 CT 和 B 超,辅以 MRI、肾上腺静脉导管或^{131}I 胆固醇肾上腺扫描,一般都能获得较为明确的诊断。

近年来,随着医学影像学的发展和向基层的推广,越来越多的原醛症患者在 B 超或 CT 检查时意外地发现肾上腺占位,但还尚未出现激素增多导致的临床症状,表现为正常血压、正常血钾或处于临界高值,称为临床前醛固酮增多症,在临床工作中要注意不能漏诊这部分患者。

五、鉴别诊断

临床上还有一些疾病表现为高血压、低血钾,在确诊和治疗原发性醛固酮增多症前需要进行鉴别诊断。

(一)原发性高血压和继发性醛固酮增多症

原发性高血压和继发性醛固酮增多症:①原醛症为低肾素、高醛固酮,而高血压和继发性醛固酮增多症为高肾素、高醛固酮;②醛固酮抑制试验,普通高血压患者的肾素-血管紧张素-醛固酮系统受到抑制,醛固酮分泌减少,而原醛症患者不被抑制;③停用利尿药,给予补钾,2 周后再查血钾、尿钾。原醛症患者对补钾有相对抗拒性,即补钾后血钾不上升或上升很少。

(二)腺瘤型与特发性增生

腺瘤型与特发性增生:①腺瘤型对体位试验醛固酮增加不明显,而增生型明显增加;②腺瘤型患者对 ACTH 较敏感,而增生型其醛固酮分泌与 ACTH 不平行;③腺瘤型盐皮质激素产生多于增生型,因此有明显的血压异常,而血钾浓度较低;④影像学检查,腺瘤型常为单侧,而增生型多为双侧病变。

(三)皮质癌

皮质癌:①肿瘤直径>5cm;②CT 示瘤体内部明显钙化;③可以分泌过量的雄激素和皮质醇;④明确诊断时已发生转移。

(四)肾性高血压

该类患者由于肾缺血引起肾素-血管紧张素产生增多,导致继发性醛固酮增多,出现低血钾。但其血压较原醛症高,舒张压往往可达 130～140mmHg,病情进展快,短期则出现视网膜损害、肾功能减退、氮质血症及尿毒症;肾动脉狭窄可听到血管杂音;其肾素-血管紧张素系统活性增高尤其有意义;肾动脉造影有动脉狭窄征象,放射性肾图及 IVP 示患侧肾功能减退,肾缩小。

(五)肾病

1. **失盐性肾病**　主要由于肾盂肾炎致肾髓质高渗状态损害,引起肾潴钠障碍,尿钠排出过多而引起低血钠和低血容量,继发性醛固酮增多,低血钾。可表现出高血压和低血钾,但其肾功能损害明显,往往伴有酸中毒,血钠偏低,低钠试验显示肾不能潴钠。

2. **Liddle 综合征(假性醛固酮增多症)**　系家族性遗传性疾病,因肾小管电解质转运系统失衡,Na^+-K^+、Na^+-H^+ 交换过度,远曲小管回吸收钠增多产生高血压、低血钾和碱中毒。因低钾、高钠、肾素和醛固酮受到抑制,对螺内酯无反应,而对氨苯蝶啶加低钠饮食反应良好,因而与功能性盐皮质激素过多症有区别。

3. Bartter 综合征 由肾小球旁细胞增生所致,因分泌过量肾素,继发性醛固酮升高导致低血钾,但无高血压。有家族性,且其肾素活性高。

(六)功能性盐皮质激素过多症

为一种临床上少见的常染色体隐性遗传病,仅见于儿童和青少年。患者体内醛固酮及所有已知的盐皮质激素水平均极低甚至缺如,找不到盐皮质激素过多的实验室依据。但有高血压、低血钾性碱中毒、血浆肾素活性极低,螺内酯可拮抗高血压和低血钾等提示存在盐皮质激素作用。给予小剂量氢化可的松既可激发盐皮质激素增多效应,而盐皮质激素过多症又可被小剂量地塞米松所抑制,提示其中发挥作用的皮质激素是皮质醇。对于青少年患者,排除 11β-羟化酶、11α-羟化酶缺陷、17-羟类固醇排出量降低,则应高度怀疑本症。

六、治疗

(一)药物治疗

原发性醛固醇增多症药物治疗的适应证有:①特发性肾上腺皮质增生;②有手术禁忌证的腺瘤型患者;③手术前准备;④不能切除的肾上腺皮质癌;⑤糖皮质激素可控制的原醛症。

原发性醛固醇增多症治疗常用药物:①螺内酯 200～400mg/d,分 3 次口服,它有拮抗醛固酮的作用,起保钾、排钠作用;②阿米洛利,可控制症状,每日用量为15～30mg,口服;③其他药物如血管紧张素转换酶抑制药、钙通道阻滞药也可选用,而米托坦(双氯苯二氯乙烷)只适用于不能手术或手术后复发的肾上腺皮质癌患者,可使肾上腺皮质组织坏死萎缩。

(二)手术治疗

原发性醛固酮增多症以外科手术治疗为主,大部分原醛症(占 70% 以上的醛固酮瘤)均可通过手术切除病变瘤体或一侧肾上腺而获得满意疗效。肾上腺皮质腺瘤、单侧肾上腺增生、肾上腺皮质癌或异位肿瘤、不能耐受长期药物治疗者可选择手术治疗。

1. 手术前准备 术前须对原发性醛固酮增多症患者做充分准备,纠正其水、电解质紊乱和酸碱失衡状态,调整血钾升至正常,适当降低血压。各种病因原醛症,其准备时间、手术方式并不强求一致。

(1)纠正电解质紊乱:恢复正常血钾。螺内酯,作为醛固酮拮抗药,具有潴钾排钠作用。初始剂量为 200～400mg/24h,分次口服,同时予以补钾药每日 4～6g,服药后 1～2 周血钾可逐步正常,血压也逐步平稳下降。对血压高、电解质紊乱较严重者,不仅要使其血钾恢复正常,还须多次心电图检查直至其低钾图形消失,方可考虑手术。

（2）降血压：降低血压方能使患者安全度过围术期。一般来说，电解质纠正过程，血压即开始趋于下降。螺内酯应用 1 周后血压无变化即应辅以降压药物。患者如长期高血压且伴有心血管损害，则更应早期应用降压药物。患者可服依那普利、卡托普利等血管紧张素转换酶抑制药和硝苯地平等钙拮抗药，这些钙拮抗药可以通过参加抑制醛固酮合成的一些环节来降低醛固酮的分泌，同时也可以抑制血管平滑肌的收缩，降低血管阻力。

（3）补充皮质激素：由于病程所致，醛固酮瘤同侧及对侧肾上腺皮质存在有轻度萎缩现象，因此对肾上腺醛固酮瘤患者手术前应适当补充一定量的糖皮质激素。一般术前选用甲泼尼龙 80mg 肌内注射，术中静脉滴注琥珀酰氢化可的松 100～200mg，术后相应补充氢化可的松并梯次减少。如果瘤体体积小、病程短，术前临床症状不明显，也可不予补充。尤其应注意防止因糖皮质激素补充不足造成的肾上腺危象，对肾上腺全切除或次全切除患者要注意终身激素替代治疗。

2. 手术方式及手术技巧

（1）开放性手术：开放手术可以选择第 11 肋间切口或经第 12 肋切口，也可选择经腹切口。可根据腺瘤大小及病情具体情况，分别选择腺瘤剜除术、腺瘤及部分肾上腺切除术、肾上腺一侧切除术、肾上腺次全切除术、肾上腺全切除术。一侧腺瘤剜除术应动作轻，避免肾上腺水肿、渗血；部分肾上腺切除术，剩余的肾上腺应妥善止血，切缘行扣锁缝合；一侧肾上腺切除术，应先从外侧与上极游离肾上腺，最后处理内侧和肾上腺静脉；肾上腺未能明确病因者，术中行双侧肾上腺组织快速冷冻切片检查，视病理结果而定。

（2）腹腔镜手术：与开放手术相比，腹腔镜手术具有损伤小、出血少、恢复快等优点，特别是对于体积小、位置深、暴露困难的肾上腺，经腹腔镜肾上腺手术更被认为是金标准术式。腹腔镜下肾上腺切除术主要通过经腹腔和经腹膜后两种手术路径。经腹膜后路径比经腹腔路径出血量、术后疼痛更少、患者恢复更快，但对手术者的要求更高，因为缺乏熟悉的标志以及更为狭小的操作空间等因素。术中注意腹腔镜下先暴露上半部分肾，在肾内上方深处寻找到肾上腺组织和醛固酮瘤体，分离时应注意严格止血，如出现出血不易控制，特别是可疑肾上腺静脉结夹滑脱或损伤腔静脉时，应及时转为开放手术。

在肾上腺切除术中使用显微腹腔镜器械，只需 2 个直径 2mm 和 1 个直径 5mm 的操作孔径对患者的创伤更小。微创手术切除肾上腺的开展，患者恢复快，大大缩短了住院时间，国外更是出现了门诊腹腔镜下肾上腺切除术，而且报道的病例中无须二次入院手术的病例，深受患者欢迎。

3. 手术后处理　术后第 1 天停钾盐、螺内酯和降压药物，如血压波动，则加用或调整药物。术后最初几周推荐钠盐丰富的饮食，以免对侧肾上腺被长期抑制、醛固酮分泌不足导致高钾血症。

七、随访

术后短期内复查血浆醛固酮/肾素活性比值(ARR)并评估血压,术后 3 个月后可行氟氢可的松抑制试验以了解原发性醛固酮增多症是否治愈。随访每 6 个月 1 次,连续 2 年以上,药物治疗者长期随访。

第四节　皮质醇增多症

皮质醇增多症,即皮质醇症,又称库欣综合征,是最常见的肾上腺皮质疾病,系肾上腺皮质长期分泌过量糖皮质激素所引起的一系列临床综合征。主要包括向心性肥胖、高血压、面部多血症、紫纹、痤疮等,多因丘脑、垂体病变,极少是肺支气管、胸腺等部位的良、恶性肿瘤导致长期分泌过量皮质醇而引起。皮质醇增多症由美国神经外科医师 Harvey Cushing 于 1912 年首先描述。

一、病因及发病机制

皮质醇增多症可分为外源性(医源性)皮质醇增多症和内源性皮质醇增多症,外源性皮质醇增多症最常见。内源性皮质醇增多症又分为促肾上腺皮质激素(ACTH)依赖性皮质醇增多症和 ACTH 非依赖性皮质醇增多症两大类。在ACTH 依赖性皮质醇增多症中,又分垂体性皮质醇增多症即库欣病和异位 ACTH综合征,表现为双侧肾上腺皮质弥漫性增生或结节样增生,在 ACTH 非依赖性皮质醇增多症中,主要包括肾上腺皮质腺瘤和肾上腺皮质腺癌。

(一)ACTH 依赖性皮质醇增多症

1. 库欣病　库欣病是专门指垂体性双侧肾上腺皮质增生,主要由于垂体分泌过量的 ACTH 刺激肾上腺皮质过度增生,产生大量的糖皮质激素所致。患者体内皮质醇量虽增高,但不能发挥正常的负反馈作用,使垂体减少 ACTH 的分泌量,往往需要较高浓度的皮质醇才能抑制 ACTH。皮质醇的分泌失去正常的昼夜节律,对低血糖、手术及创伤等也失去应激反应。

库欣病患者大多数存在着自主或相对自主地分泌 ACTH 的垂体腺瘤。垂体ACTH 瘤周围的正常垂体组织中 ACTH 分泌细胞呈退化变性,表现为细胞体积增大,胞质内 ACTH 分泌颗粒明显减少,并出现透明变性,这种细胞称为 Crooke细胞。自主分泌皮质醇的肾上腺肿瘤患者垂体 ACTH 分泌细胞亦会发生上述改变。库欣病患者测定血中促肾上腺皮质激素释放激素(CRH)浓度低于正常人,说明垂体 ACTH 瘤是自主性的。

垂体 ACTH 瘤绝大多数为良性腺瘤,其中85%～90%以上为直径<10mm 的

微腺瘤,只有极小部分为较大的腺瘤。因此,大多数库欣病患者在 X 线及 CT 检查中无法发现垂体占位性病变及蝶鞍改变。大部分垂体 ACTH 瘤为嗜碱细胞瘤。

这类患者占库欣病患者的比例极小,表现为垂体 ACTH 细胞的弥漫性、簇状增生或形成多个结节,这种结节与微腺瘤很难区分。垂体 ACTH 细胞增生的原因可能是由于下丘脑本身或下丘脑上级神经中枢的原因,致使下丘脑分泌过多的CRH,刺激垂体分泌 ACTH 的细胞增生,使 ACTH 分泌量增加。另外,下丘脑以外的异位肿瘤分泌过量的 CRH 或具有 CRH 类似活性的物质也可致垂体 ACTH分泌细胞增生,从而过量分泌 ACTH。

2. 异位 ACTH 综合征　是指垂体以外的肿瘤组织分泌大量 ACTH 或ACTH 类似物质,刺激肾上腺皮质增生,分泌过量皮质激素所引起的一系列综合征。

能引起异位 ACTH 综合征的肿瘤种类很多,最常见的有小细胞性肺癌(50%),其次为胸腺瘤、胰岛细胞瘤及支气管类癌,其他还有甲状腺髓状瘤、嗜铬细胞瘤、神经节瘤、神经节旁瘤、神经母细胞瘤、胃肠道恶性肿瘤、卵巢瘤或睾丸肿瘤等。

(二)ACTH 非依赖性皮质醇增多症

ACTH 非依赖性皮质醇增多症患者主要为肾上腺肿瘤患者,包括肾上腺皮质腺瘤及腺癌,其皮质醇分泌是自主性的,因而下丘脑 CRH 及腺垂体 ACTH 分泌均处于抑制状态,体内 ACTH 含量低下,并由此导致肿瘤之外的同侧及对侧的肾上腺皮质处于萎缩状态。肾上腺腺瘤的细胞比较单一,只分泌糖皮质激素。而肾上腺腺癌细胞则不仅大量分泌糖皮质激素,还可分泌过量的雄性激素。有些患者甚至醛固酮、脱氧皮质醇及雌二醇的分泌量也可明显高于正常。

另有部分肾上腺皮质增生患者其体内 ACTH 的分泌受抑制,不能被大剂量地塞米松试验所抑制,呈自主性分泌,也归于此类。发病机制不详。有学者认为其最初也是 ACTH 分泌过多,兴奋肾上腺使肾上腺皮质增生,在此基础上形成肾上腺结节,变成自主性分泌皮质醇的疾病。最终,大量分泌的皮质醇反过来又抑制垂体ACTH 的分泌。

二、临床表现

皮质醇增多症多见于女性,可发生于任何年龄,小至婴儿,大至 70 岁以上,多在 15－30 岁发病。女:男为(3～8):1。皮质醇增多时,无论由于垂体性肾上腺皮质增生,抑或肾上腺皮质腺瘤、腺癌,其共同特点是肾上腺糖皮质激素分泌过多。一旦体内皮质醇长期合成和分泌过量,就能引起一系列典型的临床综合征。

(一)向心性肥胖

肥胖是本病的主要症状之一,也是最早出现的症状。患者往往于数年内呈进行性肥胖。多见轻至中度肥胖,典型症状为满月脸、水牛背、悬垂腹和锁骨上窝脂肪垫。主要原因是皮质醇分泌过多引起脂肪代谢异常和脂肪异常分布。

(二)高血压和低血钾

皮质醇具有保钠排钾作用。机体内总钠增多,血容量扩大。血压升高,一般为轻至中度升高,特点是收缩压与舒张压均增高,少数患者血压严重升高,可能导致心力衰竭、高血压脑病、脑血管意外等严重并发症;尿钾排出增多,可有低血钾、高尿钾及轻度碱中毒。

(三)皮肤变化

由于患者体内雄激素增多的缘故,促进红细胞生成,血红蛋白增高,加之皮质醇升高促进皮肤胶原蛋白的过度分解,使得患者头面部皮肤菲薄、细嫩、温暖、潮湿、油腻,皮下血管明显可见,呈多血质面容。另外,由于肥胖,皮肤张力增加。毛细血管脆性增加,在下腹部两侧、大腿前和内侧、股部、臀部、腋窝等处常常出现粗大的紫红色条纹,称为紫纹。

(四)骨质疏松与肌肉消瘦

体内糖皮质激素的增高除增加葡萄糖异生外,还抑制脂肪合成,促进蛋白分解,尤其胶原蛋白分解断裂;相反,蛋白合成代谢下降,使机体长期处于负氮平衡状态,骨质疏松、肌肉萎缩、紫纹均与此有关。肌肉萎缩的程度取决于病程的长短及雄激素水平,病程短、雄激素水平高时,肌肉病变则减缓。骨质疏松与糖皮质激素抑制骨基质蛋白的形成有关。糖皮质激素过量可促进骨内蛋白分解,阻碍其合成,于是成骨细胞不能组成有机骨基质,患者骨消耗而得不到补充。骨质疏松还与糖皮质激素抑制维生素 D 的作用有关,使肠道钙吸收减少,尿钙排泄增加。

患者常诉腰背痛、骨痛、身高缩短。因骨质疏松最显著的部位是脊柱,特别是胸椎,严重时会发生胸、腰椎压缩骨折,甚至变成驼背。其他骨骼如肋骨、颅骨也可呈明显的疏松现象。骨分解加速,肠道吸收钙又减少,患者尿钙的排出量大大增加,因此患者并发泌尿系结石或胆道结石的发病率较高。

(五)糖尿病及耐糖量降低

过多的糖皮质激素可促进糖原异生,约 50% 患者有糖耐量异常,约 20% 的患者患有糖尿病。这种糖尿病患者的血糖与尿糖水平均不甚严重。其特点在于对胰岛素治疗有对抗性,而不是胰岛素缺乏,因而胰岛素治疗不敏感。皮质醇增多症患者,如原有糖尿病发病的遗传因素,则更容易表现出显性糖尿病即真性糖尿病。

(六)生长发育障碍

儿童期患皮质醇增多症常导致生长停滞、青春期延迟,这是由于过多的皮质醇抑制垂体生长激素的分泌。

(七)性功能紊乱与副性征的变化

高皮质醇血症不仅直接影响性腺功能,还可抑制下丘脑促性腺激素释放激素的分泌。成年女性患者表现为月经不规则、稀少或闭经,甚至不育,痤疮,胡须,体毛浓密等。成年男性则表现为阳痿或性功能低下,儿童患者则表现为腋毛与阴毛提早出现。

(八)对造血系统和免疫系统的影响

可刺激骨髓造血使患者体内红细胞及血红蛋白增多,因此常表现为多血质。糖皮质激素具有的破坏淋巴细胞和嗜酸性细胞的作用,抑制粒细胞还原型辅酶Ⅱ氧化酶和过氧化阴离子的产生,使白细胞膜稳定性增高,杀菌能力降低;抑制机体产生抗体等作用,使机体抵抗力下降。

(九)精神症状

大多数患者有不同程度的精神异常,但一般症状较轻微。表现为失眠、注意力不集中、记忆力减退、忧郁等。严重时表现可类似忧郁症、躁狂症或精神分裂症。

三、诊断

皮质醇增多症的诊断分为两步:先确定是否存在皮质醇增多症,然后确定是哪一种病因引起的皮质醇增多症。典型的皮质醇增多症的临床表现是其诊断的重要线索,定位诊断主要依赖于影像学检查。检查开始前应首先排除医源性库欣综合征。

(一)实验室检查

1. 皮质醇增多症筛选检查　对于临床可疑为皮质醇增多症的病例应先行筛选检查,常测定24h尿游离皮质醇(UFC)、尿17-羟皮质类固醇(17-OHCS)及血浆皮质醇(PF)的浓度作为筛选标准。

2. 血浆皮质醇(PF)测定　一天内不同时间(晨8时、下午4时和午夜0时)测定血浆皮质醇含量即可反映体内皮质醇分泌量的昼夜节律变化。正常人测定血浆皮质醇晨8时水平量高,下午4时水平仍较高,但比晨8时水平为低;午夜0时水平最低。这种皮质醇昼夜分泌节律的变化即是人体24h活动量和对皮质醇需要量的反映,又是人体生物钟自身调节的结果。早期皮质醇增多症时即可表现出血浆皮质醇昼夜节律的改变,常常下午4时及午夜0时血浆皮质醇均明显升高,甚至可按近晨8时的最高水平。血浆皮质醇昼夜节律的丧失对早期提示本病有重大意义。

3. 24h尿游离皮质醇(UFC)测定　通常人体内1/100的皮质醇分泌量以游离原形自尿液中排泄。24h UFC可客观地反映人体24h内肾上腺皮质醇的分泌量,既不受血液中皮质醇结合球蛋白(CBG)浓度的影响,也不受血浆皮质醇昼夜节律波动的影响。98.2%的皮质醇增多症患者UFC均高于正常。此项检查是本病的重要诊断指标之一。

4. 24h尿17-羟皮质类固醇(17-OHCS)测定　尿17-OHCS的水平代表着体

内皮质醇代谢产物的水平,也反映着体内皮质醇的分泌量。当皮质醇增多症时,患者体内皮质醇分泌量明显增加,患者每日尿中 17-OHCS 排泄量也明显升高。

5. 24h 尿 17-酮类固醇(17-KS)测定 尿 17-KS 反映人体内 C-17 为酮基的类固醇激素的含量即盐皮质激素水平。在皮质醇增多症时,库欣病患者尿 17-KS 水平可正常;而异位 ACTH 分泌综合征及肾上腺皮质腺癌时尿 17-KS 常显著高于正常水平。

6. 地塞米松抑制试验 地塞米松是高效的糖皮质激素,服用后可抑制下丘脑-垂体-肾上腺轴功能,使正常皮质醇分泌量下降,而地塞米松本身并不干扰血、尿中皮质醇的测定,是一种重要的诊断方法。主要检验 ACTH 与皮质醇之间相互依存、相互制约的生理关系是否正常,分小剂量地塞米松抑制试验和大剂量地塞米松抑制试验两种。

(1)小剂量地塞米松抑制试验:小剂量地塞米松试验是让受试者每 6 小时服用地塞米松 1 次,每次 0.5mg,连服 8 次。测定服药前 1d 及第 2 天的尿 24h UFC 和 17-OHCS 水平。正常反应为服药第 2 天 17-OHCS<4mg/24h 或 UFC<20μg/24h,而皮质醇增多症患者则不被抑制。因此,小剂量地塞米松抑制试验是确定皮质醇增多症有价值的诊断方法之一。

(2)大剂量地塞米松抑制试验:试验方法同小剂量地塞米松抑制试验,只是地塞米松服用剂量从每次 0.5mg 增至 2mg。以服药第 2 天的尿 24h UFC 和 17-OHCS 测定值下降到服药前的 50% 以下为被抑制的标准。该试验用于皮质醇增多症的病因诊断。垂体性皮质醇增多症在大剂量地塞米松抑制试验时常常被抑制,而肾上腺皮质肿瘤和异位 ACTH 综合征的患者则不被抑制。

7. 胰岛素诱发低血糖试验 本试验是测定患者在静脉注射胰岛素前后的血浆皮质醇及血糖浓度。注射胰岛素后血糖应明显下降,血糖最低值必须达到 2.2mmol/L 以下方为有效刺激,应用低血糖人为刺激下丘脑-垂体-肾上腺轴兴奋,使皮质醇分泌增加。通过该试验可了解下丘脑-垂体-肾上腺轴的整体功能状态。在皮质醇增多症患者,不论是何种病因,有效的低血糖刺激并不能使血浆皮质醇水平显著上升。这是由于本病的病因是肾上腺皮质分泌自主性增强或异位 ACTH 分泌过量所致。故该试验也是皮质醇增多症定性诊断的重要方法之一。本试验有一定危险性,应事先准备好高渗葡萄糖,一旦患者于试验中出现低血糖休克表现,应及时静脉注射高渗葡萄糖以免发生生命危险。

8. 血 ACTH 及其相关肽测定 血浆 ACTH 测定对于皮质醇增多症患者的病因诊断鉴别具有重要意义。肾上腺皮质腺瘤或腺癌患者血 ACTH 水平明显低于正常,这是由于瘤体自主性分泌的大量皮质醇反馈性抑制正常垂体 ACTH 的分泌。而在 ACTH 依赖性皮质醇增多症,血 ACTH 综合水平的测定可高于或等于正常高限。异位 ACTH 综合征患者血浆 ACTH 浓度往往高于 100pg/ml。通常采用放射免疫分析法测定血浆 ACTH 含量,还可以通过测定 ACTH 相关肽 N-POMC 及 β-LPH 的水平从侧面了解患者体内 ACTH 的水平。

9. 甲吡酮(metyrapone)试验　甲吡酮是皮质醇生物合成过程中最后一步 11-羟化酶的抑制药。正常人或库欣病患者给予甲吡酮后,皮质醇的合成被抑制,可引起 ACTH 分泌的增加。同时,皮质醇的前体物去氧皮质醇增加;其代谢产物从尿中排出,尿中 17-OHCS 含量增加。肾上腺肿瘤及异位 ACTH 综合征患者皮质醇的合成也可被甲吡酮抑制,但由于异位肿瘤已大量分泌 ACTH 或肾上腺肿瘤自主性分泌大量皮质醇,使下丘脑和垂体被反馈抑制,当血皮质醇降低时,不能兴奋垂体 ACTH 分泌,血 ACTH 不会比试验前明显升高,同时 24h 尿 17-OHCS 也无明显变化。本试验主要用于皮质醇增多症的病因鉴别。试验方法:口服甲吡酮,每次 750mg,每 4 小时 1 次,共服 6 次。测定服药前 1d、服药当日及服药次日的尿 24h 17-OHCS、血 ACTH、血皮质醇及 11-脱氧皮质醇的水平,进行分析。

10. CRH 兴奋试验　CRH 是下丘脑分泌的促垂体激素释放激素之一,可使腺垂体 ACTH 的分泌量增加。本试验应用人工合成 CRH_{1-41} 100μg 静脉注射,测定注射前后血 ACTH 及血浆皮质醇变化。注射 CRH_{1-41} 后血 ACTH 峰值比注射前基础值增加达 50% 以上,血浆皮质醇峰值比用药前增加 25% 以上,即是对 CRH 兴奋试验有反应的指标。库欣病患者在应用 CRH_{1-41} 兴奋后血 ACTH 明显增高,而异位 ACTH 综合征时由于垂体被抑制,则无反应发生。肾上腺肿瘤时亦对 CRH 兴奋试验无反应,故本试验对 ACTH 依赖性皮质醇增多症与 ACTH 非依赖性皮质醇增多症的病因诊断有重要鉴别意义。

11. 静脉插管分段取血测 ACTH 及相关肽　本检查主要用于异位 ACTH 分泌肿瘤的定位诊断。经下腔静脉插管至右心房,在退出导管时分段抽取静脉血测定 ACTH 含量有无差别,如某段静脉血 ACTH 水平较其前一段明显升高,可提示异位 ACTH 分泌肿瘤可能位于此段静脉回流的区域,提示寻找方向。

(二)影像学检查

1. 病变定位检查选择　B 超对肾上腺肿瘤有效,CT、MRI 因其高分辨率在皮质醇增多症的定位诊断中占不可缺的地位,但对异位肾上腺增生基本无效。^{131}I-标记胆固醇核素扫描对肾上腺、异位肾上腺组织能显示增生或肿瘤,对肾上腺皮质癌则无效。

2. 肾上腺皮质增生影像学检查　在 CT 上常表现为一侧或两侧肾上腺弥漫性增粗,但边界平直。MRI 图像表现为弥漫性的肾上腺增大,边缘光滑锐利,与正常肾上腺一样呈中等信号,比肾实质略低。

3. 腺瘤影像学检查　CT 表现为中等密度实质性肿块,与肾上腺相连,边缘光整、密度均匀的圆形或类圆形肿块,轻度增强。MRI 显示局部出现圆形或类圆形块影,边缘光整,信号强度在 T_1、T_2 加权像上多呈中等偏低信号,低于肝实质。B

超呈内部回声低,边界回声欠明亮的圆形或类圆形块影。

4. 腺癌影像学检查　CT 呈巨大分叶状实质性肿块,中央常有液化坏死表现。为低密度,可有散在钙化。B 超呈边界高低不平,内部回声不均匀的块影。MRI 呈体积较大、形态不规则块影,T_1 加权像呈比较均匀的低信号,有出血坏死时可不均匀;T_2 加权信号都不均匀,明显高于肝实质。

四、鉴别诊断

1. 单纯性肥胖　通常单纯性肥胖为对称性肥胖,尿 17-羟皮质醇可升高,但血浆皮质醇正常且保持正常昼夜节律性。

2. 2 型糖尿病性肥胖　该病常有肥胖、高血压、糖耐量异常、尿 17-羟皮质醇偏高等类似症状,但血浆皮质醇不高、节律性存在、尿游离皮质醇正常。

五、治疗

皮质醇增多症的诊断一旦确定,应立即治疗。正确的病因诊断是治疗成功的先决条件。治疗原则一方面要除去病因减少体内皮质醇,另一方面又要保证垂体及肾上腺的正常功能不受损害。ACTH 依赖性皮质醇增多症应以经蝶鞍微腺瘤摘除术为首选,若手术失败或不能手术者则行垂体放射治疗或双侧肾上腺次全切除术或药物治疗,而原发性肾上腺肿瘤则首选肾上腺肿瘤切除术。

(一)药物治疗

库欣综合征的药物治疗靶点包括控制下丘脑-垂体的 ACTH 合成和分泌、阻断肾上腺的异常受体、抑制肾上腺糖皮质激素的合成和分泌以及阻断外周糖皮质激素的效应。目前治疗库欣综合征的主要手段为手术、放射治疗等,药物治疗只是辅助治疗,用于手术前准备或其他治疗效果不佳时。

1. 控制下丘脑-垂体 ACTH 合成和分泌的相关药物　这类药物通过调节下丘脑和垂体影响 ACTH 分泌功能的神经递质或阿片促黑激素皮质素原(POMC)基因相关的转录因子,抑制 ACTH 分泌或基因的转录。5-羟色胺(5-HT)受体拮抗药、γ-氨基丁酸(GABA)受体激动药和赛庚啶曾经用于库欣综合征的治疗,疗效并不理想。多巴胺受体激动药溴隐亭只对一小部分库欣综合征患者有效;生长抑素受体类似物对多种神经内分泌肿瘤均有效。目前共发现 5 种生长抑素受体,生长抑素类似物奥曲肽对库欣病效果不明显,可能与高皮质醇血症造成的 2 型生长抑素受体下调有关。但奥曲肽可以降低大部分异位 ACTH 综合征的 ACTH 水平。SOM230 是多种生长抑素受体类似物,其降低 ACTH 分泌以及抑制 CRH 效应的能力比奥曲肽强,可能由于地塞米松可抑制 2 型受体的表达,但对 5 型受体没有影响,因此 5 型受体类似物受高皮质醇血症影响较小。联合使用卡麦角林和兰乐肽可成功治疗异位 ACTH 综合征。另外,动物实验或临床试验中发现全反式维 A 酸和噻唑烷二酮类(TZDs)药物通过调控基因表达抑制 CRH 和 ACTH 分泌。

2. **阻断肾上腺异常受体的药物** 某些产生皮质醇的 ACTH 非依赖性大结节样肾上腺皮质增生(AIMAH)和单侧肾上腺皮质腺瘤可表达过高活性的 G 蛋白偶联受体(GPCRs),在体内某些激素水平发生改变的情况下,异常活化的 GPCRs 产生类似 ACTH 受体的活性,刺激肾上腺皮质增生和皮质醇的合成与分泌,同时逃脱正常的皮质醇负反馈作用。这些异常的 GPCRs 包括抑胃肽(GIP)受体、AVP受体、β 肾上腺素受体、黄体生成素(LH)受体、人绒毛膜促性腺激素(HCG)受体和血管紧张素 Ⅱ 受体等。少数病例使用奥曲肽抑制餐后 GIP 分泌后,库欣综合征临床症状得到轻度缓解,大部分病例还需手术治疗。普萘洛尔通过拮抗异位表达受体而成功用于控制 AIMAH 的药物。亮丙瑞林也可通过拮抗 LHPhCG 受体来治疗 AIMAH。血管紧张素 Ⅱ 通过血管紧张素 Ⅱ 的 1 型受体(AT21 受体)诱导肾上腺皮质醇的异常合成和分泌,手术前给予 AT21 受体拮抗药可以降低皮质醇水平。由于多种受体异常可同时存在,提示各种受体拮抗药的联合使用在库欣综合征治疗中的意义。

3. **抑制肾上腺糖皮质激素合成的药物** 这类药物通过抑制皮质醇合成相关的酶类或直接破坏肾上腺皮质束状带而抑制其糖皮质激素的合成,可以在较短时间内纠正高皮质醇血症。米托坦通过阻断胆固醇侧链裂解和 11-羟化酶羟基化减少皮质醇生物合成、诱导网状带和束状带细胞结构破坏导致肿瘤和正常组织坏死等机制发挥抑制肿瘤作用。其作用具有明确的剂量依赖性,每天<3g 抑制皮质醇分泌,每天>3g 出现抑制肾上腺素效应。因米托坦对正常肾上腺组织具有抑制作用,非功能性肿瘤患者口服米托坦同时应用糖皮质激素替代治疗,功能性肿瘤患者 2~4 周后开始口服糖皮质激素类药物。推荐每天 20~40mg 氢化可的松,晨起口服总剂量的 2/3,余下部分晚上顿服,围术期因手术应激反应需要增加剂量。根据血清电解质水平决定是否应用氟氢可的松替代盐皮质激素治疗。米托坦治疗结束后,逐渐减少皮质激素量至少 1 个月后停用,禁止立即停用糖皮质激素替代。美替拉酮和氨鲁米特都是通过抑制 11β 羟化酶的活性来抑制类固醇激素的合成,但降低的皮质醇可以刺激 ACTH 的合成和分泌,拮抗药物的作用。美替拉酮作用温和,不良反应小,可用于治疗妊娠期库欣综合征。因其对 11β 羟化酶的抑制,美替拉酮有潜在升高雄激素和盐皮质激素的不良反应,临床应用也不多。氨鲁米特又称氨基导眠能,可以显著抑制胆固醇侧链的水解,拮抗美替拉酮升高雄激素和盐皮质激素的不良反应。临床试验证实氨鲁米特对库欣病的疗效较差,而对异位 ACTH 综合征和肾上腺源性的库欣综合征疗效较好,是目前较常用的异位 ACTH 综合征治疗药物。氨鲁米特可以和放射治疗或美替拉酮共同使用。氨鲁米特是较强的肝酶诱导药,使用时应注意药物协同作用。酮康唑可以抑制 11β-羟化酶和 17-羟化酶 PC17220 裂解酶活性,是治疗库欣综合征最常用的药物之一,尤其是对女性患者的治疗有效。因为具有潜在的男性胎儿致畸作用,所以不推荐妊娠期间服用。总之,直接抑制肾上腺糖皮质激素合成的药物,因其可能破坏肾上腺组织,干扰细胞色素 P450 酶的活性,选择性较差,存在较大的肾上腺外不良反应,如皮肤潮红、水肿、胃肠道反应及肝毒性等,服药过程需要严密监视。

4. 阻断皮质醇外周作用的药物 这类药物通过直接阻断皮质醇在外周的作用发挥治疗作用。米那司酮可以阻断皮质醇的外周效应,不良反应包括肾上腺皮质功能低下和由于阻断皮质醇的中枢抑制引起的 ACTH 和皮质醇升高,因为目前缺少测定外周皮质醇反应的生化指标,很难监测疗效,减少不良反应。长期使用米那司酮还有神经性厌食和子宫内膜增厚的危险。

(二)手术治疗

1. 垂体性皮质醇增多症 首选治疗方法是行垂体肿瘤摘除术,手术途径通常有两条:经典的经额部垂体腺瘤切除术和现今常用的经鼻经蝶垂体腺瘤摘除术。后者较之经典的经额手术的优点有:不经颅腔、手术比较安全、可以完全摘除限于鞍内的垂体微腺瘤而又能保留垂体其他组织和功能、效果更加确切等。大多数患者 ACTH 的分泌量在术后 4～6 个月可以恢复正常。手术摘除垂体腺瘤而治愈本病的概率在 80% 以上,术后复发率<10%。经鼻经蝶垂体瘤摘除术目前在发达国家已成为治疗库欣病的首选方法。

垂体手术前应先行垂体 CT 检查,做好垂体肿瘤的定位诊断。垂体较大腺瘤及可以由 CT、MRI 定位的微腺瘤均是经鼻经蝶垂体微腺瘤摘除术的适应证。如确诊为 ACTH 依赖性皮质醇增多症的患者肾上腺区域也证实无肿瘤,CT 扫描未找到微腺瘤者,经鼻经蝶手术探查时,90% 的患者仍能发现微腺瘤。术前测定岩窦下静脉血和周围静脉血 ACTH 比值,以及进一步测定双侧岩窦静脉血 ACTH 之间差别,则能确定是否存在垂体微腺瘤及定位垂体腺瘤位于腺垂体的左侧或右侧,以指导手术方向。

近年来,国内外兴起的立体定向放射外科治疗技术为垂体腺瘤的治疗开辟了新途径。是利用立体定向的方法,选择性地确定正常及病变组织的颅内靶点,使用大剂量管束电离射线,精确地集中照射靶点而产生局灶性组织破坏,达到治疗疾病的目的。由于放射线在靶区剂量集中的特殊性,使靶区周围组织几乎不受放射线的损害。

2. 肾上腺肿瘤 肾上腺肿瘤包括肾上腺皮质腺瘤和腺癌。腺瘤的治疗方法简单,只要诊断明确,可行开放手术或腹腔镜手术将腺瘤摘除即可。目前最常用的腹腔镜手术入路包括经腹腔途径和侧位经后腹腔途径两种。经后腹腔入路更符合肾上腺的解剖特点,其优势在于能够避开腹腔内器官而直接进入肾上腺窝进行手术,减少腹膜的刺激和肠道损伤的可能,操作更加安全。解剖性后腹腔镜肾上腺切除术的手术步骤及技巧如下。

（1）制备后腹腔操作空间：患者常规取 90°健侧卧位。如果是双侧病变，则可以在完成一侧手术后更换体位。抬高腰桥并且伸直患侧下肢以增加后腹腔操作空间。采用三孔法放置 Trocar，即肋脊角处、腋中线髂嵴上 1cm 和腋前线第 11 肋下。

（2）清理腹膜后脂肪：在进入后腹腔后，用超声刀锐性分离腹膜、Gerota 筋膜外的脂肪组织直至下垂至髂窝处。分离脂肪的顺序一般是从上而下，从内到外。辨认后腹膜及腹膜后反折的要点是在后腹膜与 Gerota 筋膜交界处有一较明显的折痕；后腹膜呈青白色；表面血管纹理清晰；厚度也明显大于 Gerota 筋膜。

（3）进入第一分离层面：第一分离层面位于肾内上方的肾周脂肪囊与前层 Gerota 筋膜之间的相对无血管间隙。白色网状组织和一些垂直排列的白色条带间隔组织位于该解剖层面内，它们是判断进入该层面的重要标志。以钝性分离为主，直至找到肾上腺或肿瘤的前表面为止。进入该层面可在手术初期快速找到肾上腺，从而为后续的分离提供明确的解剖定位，这对于后腹腔脂肪较多者尤为重要。

（4）进入第二分离层面：第二分离层面位于肾外上方的肾周脂肪囊与后层 Gerota 筋膜之间的相对无血管间隙。分离时，外侧的腰肌清晰可见，偶尔会有数支小动脉发自于腰肌并走向肾周脂肪。向上分离直至与第一分离层面会合，向内分离直至肾上极内侧。注意保留肾上腺上动脉以发挥其牵引定位的作用。进入该层面主要是为了分离肾上腺的外侧面和得到更大的操作空间。

（5）进入第三分离层面：第三分离层面位于肾上腺底部脂肪囊与肾上极实质表面之间。钳持肾上极脂肪，紧贴肾上极表面向内上方进行分离，然后转至肾上极的内下方，以锐性分离为主。进入该层面主要是为了分离肾上腺的底部。至此，肾上腺外侧面和前后表面均已被游离。如果需要结扎肾上腺中央静脉，则钝性分离并双重钳夹后离断，如肾上腺次全切除则需要保留中央静脉。

肾上腺皮质腺癌也以手术治疗为主，对肿瘤局限于肾上腺区域者，行单侧肾上腺根治性切除术；若肿瘤已发生远处转移者，原发肿瘤组织和转移灶均应尽量切除，这样可提高药物治疗和局部放射治疗的效果。肾上腺癌发展快，淋巴转移早，术后 5 年存活率仅为 25%，预后差。

对于大多数患者来说，影响预后的关键因素是完美的肿瘤根治切除技术并保证肿瘤完整切除和边缘阴性。疑诊或确诊皮质癌患者我们建议经腹肋缘下或正中切口，保证术中最大限度暴露，以达到手术根治切除、减少肿瘤播散和控制主动脉、下腔静脉及肾血管的目的。实施皮质癌根治手术要有邻近脏器如肝、下腔静脉、脾和胰腺一并切除的准备，术前根据影像学检查和局部解剖知识估计手术困难区域，钝性分离肿瘤与其他脏器粘连则切缘阳性可能性大。较大右侧肾上腺肿瘤采用胸腹联合切口术中能更好地显露，必要时术中可以控制肝上方的下腔静脉。左侧肾上腺皮质癌不能完全切除的原因多是肿瘤侵犯肠系膜血管和腹腔干，肿瘤包裹腹腔干、主动脉或肠系膜上动脉近端提示肿瘤不能完全切除,术前通过增强 CT 扫描明确肿瘤与上述重要血管的关系,术中了解上述关系非常困难,可能出现致命的医源性血管损伤或仅仅实施减瘤术。Ⅰ期或Ⅱ期肾上腺皮质癌患者,被侵犯组织及肿瘤一并根治手术切除可能存在治愈机会,首选治疗方式是开放经腹手术切除。Ⅲ期和Ⅳ期肾上腺皮质癌手术切除尚存在争论,有研究提示术后患者生存期无明显改善,尤其有远处转移患者通常在 1 年内死亡。下腔静脉侵犯或下腔静脉瘤栓并非远处转移而仅仅是局部侵犯,是手术切除适应证。

总之,<10cm 的肾上腺皮质癌,推荐应用经腹肋缘下切口,此切口可以充分暴露肿瘤和常见转移部位,包括肝、网膜、主动脉周围淋巴结和腹腔,必要时可以控制下腔静脉、腹主动脉和肾血管。肿瘤局部侵犯较常见,要求邻近结构包括肝、脾、肾、胰腺、下腔静脉和区域淋巴结整块切除。术中仔细操作避免肿瘤挤压,减少肿瘤播散和肿瘤局部复发机会。对于>10cm 的肾上腺皮质癌,采用经胸腹联合切口比较合适,右侧肾上腺肿瘤可以充分游离肝并在必要时控制肝上方的下腔静脉,如肿瘤侵犯腔静脉或静脉内瘤栓到达肝及肝以上下腔静脉或右心房,可实施心脏体外循环。术前准确掌握下腔静脉瘤栓位置,防止术中阻断下腔静脉导致瘤栓脱落进入血液循环,引起严重的血流动力学不稳定或肺内肿瘤种植,这类患者最好在肿瘤切除前即实施血管旁路手术。

3. 异位 ACTH 综合征　手术治疗是首选方法,准确寻找原发病灶是手术治疗的前提条件,根据原发病灶的大小、位置、原发肿瘤的性质,恶性肿瘤的分期决定手术方式和手术范围。一般情况下,体积小、恶性程度低的异位 ACTH 分泌型肿瘤手术切除后可以治愈;对于分期较晚者,行姑息性手术切除加放射治疗可以减轻皮质醇症状;对于诊断明确无法找到原发肿瘤患者和存在高皮质醇血症无法切除原发肿瘤但可以耐受肾上腺手术患者可以考虑双侧肾上腺全切或一侧全切、一侧大部分切除。手术目的是解除高皮质醇血症对患者的威胁。

六、预后

皮质醇增多症以单侧腺瘤或垂体腺瘤经早期切除者疗效最好,患者可望完全恢复。皮质醇增多症的症状在 2～12 个月逐渐消退,但高血压及糖耐量异常有时不能完全恢复。异位 ACTH 综合征的预后取决于肿瘤的特性,一般很差。大多数患者 1 年之内死于恶性肿瘤。肾上腺皮质癌预后较差。

第五节　肾上腺性征异常症

肾上腺性征异常症是指肾上腺皮质增生或肿瘤分泌过量性激素时,引起性征的改变。临床上将本病分为先天性肾上腺性征异常症和后天性肾上腺性征异常症。前者系先天性肾上腺皮质增生症,后者多见于肾上腺皮质腺瘤或癌。

一、先天性肾上腺性征异常症

先天性肾上腺皮质增生症多在胎儿或婴儿期发病,是一种或多种常染色体隐性遗传性疾病,并与多种合成皮质激素的酶缺陷有关。

(一)病因及发病机制

当合成氢化可的松所需的一种或多种特定生物酶缺陷时,氢化可的松合成与分泌减少,而下丘脑-垂体-肾上腺的反馈机制促使 ACTH 分泌增加,由此引起肾上腺皮质增生。由于患者特定酶的缺乏,氢化可的松合成仍受阻碍,而合成氢化可的松的前体物质人量积聚,在雄性激素合成途径不受阻碍的情况下,雄性激素合成与分泌增加。这些障碍主要归纳为:①21-羟化酶缺陷(失盐型,单纯男性化型及非典型型);②11β-羟化酶缺陷(高血压型),其中分为皮质酮甲基氧化酶Ⅰ型和Ⅱ型(失盐型);③3β-类固醇脱氢酶缺陷(典型和非典型型);④17α-羟化酶缺陷(伴并 17,20-水解酶缺陷);⑤胆固醇碳链酶缺陷(类脂质增生)。

(二)临床表现

1. 21-羟化酶缺陷　其基因(CYP-21)定位于 6 号染色体短臂,为 CAH 最常见的类型,占 CAH 患者的 2/3。通常分为 3 种类型:①失盐型(男性化和醛固酮分泌不足);②单纯男性化型(有男性化而无失钠);③非典型型(无男性化或失钠表现)。该酶的缺乏将影响皮质醇、去氧皮质酮、皮质酮和醛固酮的合成过程。其表现分为失盐型(75%)、单纯男性化型(25%)及迟发型。

2. 失盐型 21-羟化酶缺陷　多在出生后 2 周出现症状,常伴有急性肾上腺皮质功能不足,有厌食、恶心、呕吐、肤色灰暗及消瘦,最终可因失钠、脱水及高血钾致循环衰竭。胚胎期女性在睾酮的作用下,出生时生殖器官性别不明,有男性化,如大阴唇融合,阴蒂肥大如阴茎,呈尿道下裂外观,阴道与尿道开口于共同尿生殖窦。青春期时,女性第二性征不明显,喉结粗大,声音低沉,多毛,可无月经出现。

3. 单纯男性化型 21-羟化酶缺陷　失盐不明显的男性,主要表现为性早熟。于男婴时期外生殖器官可以正常,2—4 岁时出现性早熟,有阴毛及腋毛生长,体毛增多,并出现痤疮,阴茎如青春期大小,生长迅速,体形较同龄人高大。因 ACTH 升高,出生的婴儿皮肤有不同程度的色素沉着。

4. 非典型型 21-羟化酶缺陷　非典型型因酶缺陷较轻,男性化及电解质紊乱症状不明显,女性中仅可见多毛及月经不规则。

5. 11β-羟化酶缺陷　11β-羟化酶缺陷在 CAH 中约占 5%,为常染色体隐性遗传,该酶基因定位于 8 号染色体,在 11-β 位起羟化作用,同样也催化合成醛固酮所需要的 C18。主要表现为女性男性化,男性患儿有生长迅速及阴毛过早生长,其他表现还有青春期异常、月经不规则、多毛、痤疮及不育。大多数患者有轻度高血压,而少数患者有重度高血压及低血钾。

6. 3β-羟类固醇脱氢酶缺陷　3β-羟类固醇脱氢酶缺陷,使 3β-羟类固醇不能向 3-酮甾类转化,因而影响醛固酮、皮质酮及性类固醇的合成。该型较为罕见,表现为糖皮质激素及盐皮质激素均不足,出生后即可有失钠、失水、恶心及呕吐,如不能及时诊断及治疗则有生命危险。大多数典型的女性患者中有轻度男性化,如阴蒂肥大,大阴唇融合等,原因为胎儿肾上腺分泌过量的脱氢异雄酮(DHEA),小部分 DHEA 能通过肾上腺外途径转化为睾酮。

7. 17α-羟化酶缺陷　17α-羟化酶是位于肾上腺和性腺内质网的单酶,基因定位于 10 号染色体。临床表现为女性青春期延迟,有高血压和低血钾碱中毒;男童可能作为女童抚养,常因腹股沟疝伴隐睾而就诊,染色体呈 XY。

8. 胆固醇侧链裂解酶缺陷(StAR 缺陷)　以往也称类脂性肾上腺增生,因肾上腺增大并有脂质聚积而得名。为 CAH 中最少见的类型和最严重的类型。该酶存在于肾上腺的线粒体中,基因定位于 15 号染色体,是胆固醇侧链裂解酶,介导 20,22-碳链酶系列反应。性染色体 XY 的男性睾丸不能合成睾酮,可表现有女性外生殖器外观,而女性则可具有正常外生殖器。由于糖皮质激素和盐皮质激素不足,临床表现有营养不良、嗜睡、腹泻、呕吐、低血压、脱水、低钠血症、高血钾和代谢性酸中毒。腹部 CT 示肾上腺增大,并存脂质堆积。因睾酮分泌少,性征异常表现不明显,该病多数以 46,XY 存活的患者均作为女性抚养,并施行性腺切除。

(三)诊断

诊断肾上腺疾病引起的男性化改变并不容易。对出现男性化症状的儿童或成年人,应明确是否有肾上腺疾病;如属肾上腺疾病还应明确是增生还是肿瘤;如系肿瘤则应准确定位,并判断是良性或恶性。

1. 21-羟化酶缺陷实验室诊断

(1)血激素测定:①皮质激素,测定值可能呈正常的低值或更低。②17α-羟孕酮(为 21-羟化酶作用环节前积聚物质),显著升高,甚至可达正常值的数百倍。③醛固酮,此激素改变后有时难以测定,则可借助于肾素值。④肾素,醛固酮值低下时,肾素水平即增高。肾素/醛固酮的比值也升高。

(2)血钠减少,血钾升高。

(3)尿激素测定:17-羟类固醇低下,反映皮质醇水平低。17-酮类固醇升高,反映雄激素合成过多,代谢产物也增多。孕三醇高水平,为 17α-羟孕酮的代谢产物。

2. 11β-羟化酶缺陷实验室诊断　除临床症状外,实验室测定显示:①尿液,去氧皮质酮和脱氧皮质醇的四氢代谢产物值升高;如做 ACTH 刺激试验,则测定值更高,数百倍于正常值;尿 17-酮类固醇值明显升高;②血醛固酮和肾素水平呈低水平;③血钠可正常,血钾可能正常或降低;④血雄激素如雄烯二酮、睾酮水平升高。

3. 3β-羟类固醇脱氢缺陷实验室诊断　诊断 3β-羟类固醇脱氢缺陷依据血清

17-脱氢孕烯醇酮和脱氢表雄(甾)酮(DHEA)或 3β-羟类固醇水平升高。

4. 17α-羟化酶缺陷实验室诊断 伴有高血压的男性假两性畸形应考虑 17α-羟化酶缺陷,实验室检测中血清孕酮、DOC、皮质酮、18-羟皮质酮和 ACTH 升高。

5. 先天性肾上腺皮质增生症影像学检查 B 超、CT 或 MRI 在必要时选用,可发现双侧肾上腺弥漫性增大。21-羟化酶及 3β-羟类固醇脱氢缺陷时盆腔超声确定米勒组织存在也能帮助诊断。如发现女性假两性畸形时,影像学检查能发现存在子宫及增大的肾上腺,而在男性则仅有增大的肾上腺。当肾上腺大小正常,患者表现有男性化时需与真两性畸形鉴别。CAH 经治疗后肾上腺大小能恢复正常。已有 17α-羟化酶缺陷和 21-羟化酶缺陷合并肾上腺髓脂肪瘤的报道,通过 CT 观察脂肪密度能做出诊断。

(四)鉴别诊断

成年人肾上腺性征异常症还应考虑与下列疾病相鉴别:①特发性多毛症;②库欣综合征;③斯坦因-利文撒尔综合征;④合并肢端肥大症的肾上腺男性化病;⑤卵巢雄性细胞瘤。

(五)治疗

1. **药物治疗** 在患儿中应用氢化可的松的目的为:①补充激素的不足,抑制垂体 ACTH 分泌;②阻止肾上腺分泌过多的雄性激素及男性化改变;③预防身体过快增长及骨成熟;④使正常性腺发育;⑤纠正水和钠丧失或与之相关的高血压。

药物治疗的具体方法如下:①提倡用药个体化,视病情和年龄而定,原则为使用最小剂量,并能控制生长速度和青春期发育时间。②急症治疗可应用等渗盐水静脉滴注纠正钠不足。③为防止低血糖需静脉滴注 5% 葡萄糖溶液。④盐类固醇替代治疗可每天用氟氯可的松 0.05~0.15mg,而糖皮质激素类替代治疗最好用氢化可的松,口服时 50% 能吸收,治疗量每天为 12.5mg/m^2。⑤应激状态时还需额外补充糖皮质激素,如手术应激时的需要量一般为生理替代量的 3~10 倍。⑥在成年女性中,为防止男性化和维持规则的排卵周期,需持续应用糖皮质激素治疗,常用泼尼松龙和地塞米松治疗,剂量分别为 7.5mg/d 和 0.5mg/d。

2. **外科治疗**

(1)两性畸形外科手术前准备工作:对于生殖器官有异常患者,成功的药物治疗建立后,可通过外科手术达到治疗目的。手术前对本病一般通过染色体检查,血浆类固醇测定,X 线、B 超及内镜检查来进行诊断和鉴别诊断。要求患者为正常女性或男性染色体。必要时对内生殖器可通过 B 超或借助腹腔镜了解。

(2)切除性腺与激素替代治疗:首先考虑第二性征的形式,真两性畸形中,一侧为睾丸,一侧为卵巢,需切除有矛盾的性腺。对卵睾结构者,作为女孩抚养的患儿,其卵巢组织应保留;而作为男孩抚养者,卵巢可切除。对与青春期第二性征相矛盾的性腺应切除。另外,性腺部位异常者,有时也有性腺切除指征,如腹股沟或阴唇部位的睾丸容易受伤,未降或下降不全的睾丸容易恶变且不易观察。

性激素替代治疗通常根据确诊时患者的年龄,对年轻者推荐使用性激素替代治疗。男性假两性畸形需要用手术矫正外生殖器,并补充雄性激素。≥12 岁的女性则补充雌激素。

(3)外生殖器的成形重建手术:手术目的是使外生殖器外观尽可能正常,并争取患者有正常婚姻生活。一般女性器官重建较男性更容易,所以只有在阴茎发育良好的情况下决定做男性化手术。女性手术原则为缩小阴蒂(完全切除或部分切除),使其接近正常大小,并将尿道和阴道开口重建于会阴部,建议手术在 18 个月至 2 岁时施行。男性手术通常在学龄前完成,这些手术包括:①阴茎伸直术;②尿道成形术;③重建阴囊术及睾丸复位固定或切除发育不良之隐睾,并在必要时置入睾丸假体。

二、后天性肾上腺性征异常症

(一)女性化肾上腺肿瘤

女性化肾上腺肿瘤绝大多数为高度恶性。肿瘤主要经肝、肺和局部淋巴结转移。大多数患者发生在 25—50 岁。从出现症状至死亡一般都在 2 年之内,在一些经手术切除肿瘤的儿童病例中,仅部分患者能长期存活。

1. 临床表现　女性化肾上腺肿瘤最常见的表现和主诉为男性乳房女性化,一般以双侧多见,伴有乳房压痛,乳晕区色素沉着。约 1/2 的患者性欲或性功能减退,1/4 者毛发分布呈女性特征,阴茎萎缩,有肥胖,皮肤有紫色条纹,骨质疏松和类固醇性糖尿病,部分患者精子数减少,儿童患者除乳房女性化外,生长及骨质成熟加速。这类肿瘤的瘤体通常很大,腹部通常可触及包块。

2. 诊断

(1)实验室检查:尿中雌激素增加,以雌甾酮、雌二醇和雌三醇水平增高为主。若孕酮明显升高时能提示癌肿诊断。部分患者尿中 17-OHCS 和 17-KS 水平升高。

(2)影像学检查:B 超、CT 或 MRI 能显示肾上腺部位占位性病变,对该病的诊断和鉴别诊断,对肿瘤有无局部转移、邻近器官受累情况及手术难易的评估有重要价值。因该肿瘤多数为高度恶性,肿瘤在短期内有远处转移,利用影像学检查有助于诊断。

(3)病理学检查:用于术后进一步明确诊断,单从病理学观察,有时鉴别肿瘤是良性或恶性会有一定困难,因此即便诊断为良性腺瘤的患者,术后也应进行长期随访。

3. 治疗　对这类肿瘤的治疗原则是尽早手术,切除范围应包括一侧肾上腺及所有肾上腺周围脂肪、结缔组织和淋巴组织。因对侧肾上腺可能萎缩,术中及术后应适当补充糖皮质激素。经手术治疗后,乳房女性化可消退,性欲恢复及睾丸体积增大,尿中雌激素、17-OHCS 和 17-KS 水平下降。若术后症状持续存在,类固醇水平不降或上升则提示有分泌功能的肿瘤已转移,对有转移或不能耐受手术者可用邻氯苯对二氯乙烷治疗。

(二)男性化肾上腺肿瘤

1. 病因及病理生理　该病是因为肾上腺皮质肿瘤产生过量的雄性激素,从而引起男性化表现,儿童和成年人均可发病。这类肿瘤可以有完整的包膜,肿瘤切面呈黄褐色,瘤体一般较大,生长迅速,晚期肿瘤可向邻近组织和器官浸润,并能够沿主动脉淋巴结转移,远处可转移至肺、肝、脑及骨。

2. 临床表现　男、女儿童均可表现有肌肉发达、生长迅速、骨龄和骨骺提前融合。青春期前的男孩可见阴茎、阴毛和腋毛如成年人状,前列腺增大,但睾丸体积不大;而女孩可见阴毛生长、阴蒂肥大。成年女性患者常见于停经后,有多毛、皮肤痤疮、月经不调、乳房和子宫萎缩、声音低沉等,常伴有高血压。

3. 诊断

(1)实验室检查:血清雄激素水平为必查项目。90%表现为多毛的女性有睾酮或双氢睾酮水平升高。催乳素升高对排除多囊卵巢综合征有意义。对怀疑库欣综合征者,可用地塞米松抑制试验和测定 24h 尿游离氢化可的松水平进行鉴别。利用 ACTH 刺激试验,测定 0min 和 60min 17-羟孕酮和 17-羟烯醇酮水平以筛选出 CAH。

(2)影像学检查:CT、MRI 及 B 超对诊断肾上腺占位十分重要,CT 对肾上腺肿瘤的检出率可达 95%～99%,但上述检查均不能鉴别肿瘤有无内分泌功能。腺瘤形态多为圆形,边缘清楚,而肾上腺癌边缘多不规则。IVP 时肾上腺肿瘤的诊断也有一定意义,如瘤体较大时,肾可以受压下移,肾上盏有推挤或变形改变。

4. 治疗　该病的首选治疗为手术,通过手术切除腺体肿瘤可以达到治愈的目的,对无明显远处转移的癌肿,应争取做根治性切除。对邻近组织有转移的患者,在手术切除的基础上行放射治疗或化学治疗。有明显转移的病变可试用米托坦联合氟尿嘧啶,米托坦一般应用剂量为 10～12g/d。

第六节　肾上腺神经母细胞瘤

肾上腺神经母细胞瘤是起源于肾上腺髓质和交感神经节神经嵴细胞的恶性肿瘤。生长迅速,很小的肿瘤即可通过淋巴系统和血液转移至肝、骨髓甚至皮下。因此,早期诊断、及时治疗非常重要。

神经母细胞瘤临床少见。成年人偶有发生,是儿童最常见的一种肿瘤,约占儿童恶性肿瘤的 1/10,新生儿恶性肿瘤的 1/5～1/2。神经母细胞瘤发病率为

0.01％,可发生于肾上腺、盆腔和交感神经链的任何部位,其中75％发生于腹膜后,50％在肾上腺,25％在交感神经节。89％以上的患者发病年龄在5岁之内,平均诊断年龄为19个月。

一、病因

病因不清,与遗传和环境因素相关。患者有大量染色体异常,包括染色体缺失、移位等,其中超过25％的患者存在1号染色体短臂缺失。家族性神经母细胞瘤呈常染色体显性遗传,目前发现致病基因可能位于染色体16p12-13部位。

二、病理生理

肾上腺神经母细胞瘤早期有完整包膜,肿瘤呈实质性、中等硬度,呈分叶状或结节状,表面血管丰富,肿瘤大小、形状不定,小者数厘米,大者可占据整个腹腔。较小时有包膜,发展到较大时,包膜即不完整,可合并出血、坏死、囊性变及钙化等。

切面为灰黄色或淡红色,常有出血坏死,早期可侵入周围组织,边界不清。镜下可见神经母细胞瘤细胞密集如同淋巴样组织,未分化的原始神经母细胞巢,肿瘤细胞胞质少,核大深染,细胞排列成玫瑰状,中间有条状浅着色的神经原纤维。

肿瘤组织内有神经分泌颗粒,可合成、分泌、储存及释放多种儿茶酚胺化合物,但因在进入血液循环前已经失活,故无相关临床表现。

肿瘤可多发,恶性程度高,发展快,转移早,可早期穿破包膜浸润至周围组织,50％的肿瘤于发现时已有远处转移,可经血液、淋巴转移到骨髓(如颅骨眼眶部)、肝、皮下及骨髓等处。有时转移瘤很多,原发瘤很小。有时可自然消退或转化为良性神经节细胞瘤。

三、临床表现

神经母细胞瘤临床表现变化多样,主要取决于肿瘤位置和是否出现转移。患儿可表现为如贫血、发热、易激惹等,但往往缺乏特异性。大多数患儿有腹痛或可触及的深而固定的腹部包块,但是70％的患者诊断时已存在转移,故表现出转移症状,如骨或关节疼痛、眼眶瘀斑、咳嗽或呼吸困难。还有的患者存在副瘤综合征,如因儿茶酚胺释放过多引起的阵发性高血压、头痛等类似嗜铬细胞瘤的症状。

四、分期

目前,国际上常用的神经母细胞瘤分期有儿童癌症研究组(CCSG)和国际神经母细胞瘤分期系统会议第二届会议(INSS)所提出的本病的分期,日本将Ⅳ期又分为Ⅳa和Ⅳb,Ⅳa即骨、实质脏器、远隔淋巴结转移;Ⅳb是原发灶为Ⅲ期而远隔转移仅限于骨髓、皮下、肝。目前,日本也统一采用国际分期(INSS)。我国儿童神经母细胞瘤诊疗试行方案采用的是 CCSG 分期。

（一）CCSG 分期系统

Ⅰ期：肿瘤局限于起源的器官或结构。

Ⅱ期：肿瘤连续性地扩展超出起源的器官或结构，但未越过中线，同侧局部淋巴结可能受累。

Ⅲ期：肿瘤连续性地扩展并超过中线，双侧局部淋巴结可能受累。

Ⅳ期：骨、骨髓、软组织及远处淋巴结受累。

（二）INSS 分期系统

1 期：局部肿瘤大体上被完整切除，光镜下有或无残留病变。同侧淋巴结镜下无肿瘤细胞浸润（粘连丁肿瘤表面或与原发肿瘤一起被切除的淋巴结可有肿瘤细胞浸润）。

2A 期：肿瘤部分切除，肿瘤引流区同侧局部淋巴结镜下无肿瘤浸润。

2B 期：肿瘤完整或部分切除，同侧淋巴结镜下有肿瘤细胞浸润，对侧淋巴结镜下无肿瘤细胞浸润。

3 期：不能切除的单侧肿瘤浸润超过中线 *，有或无局部淋巴结受累；或局部单侧肿瘤伴有对侧淋巴结受累；或不能切除的中线肿瘤伴有双侧的浸润或淋巴结受累。

4 期：任何部位的原发肿瘤转移到远处淋巴结、骨、骨髓、肝、皮肤和（或）其他器官（除 4S 期限定的器官）。

4S 期：局部原发肿瘤（同 1 期、2A 期或 2B 期），伴有全身播散至皮肤、肝、和（或）骨髓**（限于 1 岁以下的婴儿）。

注：* 中线定义为脊柱，起源于一侧的肿瘤并越过中线必须浸润或超过脊柱对侧。起源于盆腔神经节或主动脉分叉处神经节的大体可切除肿瘤应考虑为 1 期。扩展并越过一侧脊柱且不能切除的中线肿瘤应考虑为 2A 期。同侧淋巴结受累为 2B 期，而双侧淋巴结受累为 3 期。中线原发肿瘤伴随双侧浸润并不能切除也应考虑为 3 期，任何大小的肿瘤伴随癌性腹水或腹膜种植也是 3 期（但胸腔内肿瘤伴有同侧胸腔积液应为 2 期）。

** 4S 期的骨髓受累应当是微小的，即骨髓活检或骨髓穿刺标本，肿瘤细胞小于有核细胞的 10%。更广泛的骨髓受累应考虑为 4 期。

五、诊断

本肿瘤的诊断通过以下检查，一般可以诊断。

（一）实验室检查

1. 常规检查：血红蛋白降低、淋巴细胞增多（$>3\times10^9/L$）。

2. 生化检查：显示肾上腺内分泌功能正常，血、尿中肾上腺素、去甲肾上腺素、高香草酸(HVA)及 3-甲氧-4 羟基苦杏仁酸(VMA)升高。

3. 血浆癌胚抗原阳性,预示预后差。

4. 尿中查出胱硫脲,表示有转移;单克隆抗体 E_3 显示有转移性肿瘤;特异性血清试剂显示淋巴结转移。

5. 放射性免疫性检查:显示有细胞毒性淋巴细胞、血清封闭抗体、细胞毒性抗体;血中血管活性肠肽(VIP)值增高,可区别肿瘤性腹泻与非肿瘤性腹泻。

(二)影像学检查

1. X 线检查　X 线片显示肿块软组织阴影。25%～50%的肿块阴影内有散在呈分散钙化点;排泄性尿路造影显示肾上腺肿瘤将肾及输尿管压迫、推挤向外下方移位;肿瘤在盆腔压迫输尿管致肾积水时,肾不显影;动脉造影显示肿瘤的供应血管。在骨转移时,X 线检查显示骨质破坏、骨质疏松、病理性骨折,骨皮质有溶骨性变化,骨骺近端有虫蚀状破坏,骨膜下有新骨形成。

2. 超声检查　鉴别囊性抑或实质性肿瘤。显示实质性占位病变。呈界限清楚,但不规则、非均质光团,有钙化之声影;合并坏死、出血时,则密度不均;可显示肝转移。

3. CT、MRI 检查　对显示原发与复发肿瘤敏感,亦可估计不能切除的肿瘤经化学治疗或放射治疗后的疗效。MRI 可用于评估椎管内肿瘤以及肿瘤与大血管的关系。

(三)其他检查

1. 放射性核素骨扫描　显示骨转移,较 X 线检查可早期发现骨、骨髓转移。

2. 骨髓检查　行骨髓穿刺涂片检查可明确诊断。已很少用。

3. 细针穿刺活组织检查　在 B 超引导下对肿瘤行细针穿刺活检可确诊。

六、鉴别诊断

肾上腺神经母细胞瘤与肾上腺皮质癌的鉴别:肾上腺皮质癌之肿瘤病程短、发展快、体积大,影像学检查密度不均,有液化、钙化,向周边组织浸润、转移征象,可与之混淆。但患者往往年龄较大,多发生于成年人或老年人中,无明显骨、骨髓转移,而神经母细胞瘤多为婴幼儿期发病,早期肝、骨、淋巴结转移,肿瘤穿刺活组织检查可予以明确鉴别。

七、治疗

治疗的选择依赖于预后因素的预期结果,患者被分成低危组、中危组和高危组,不同的预后因素可能会导致不同的预后。目前,手术切除和辅助化学治疗仍然是神经母细胞瘤的主要治疗手段。低危组的患者通常可被手术治愈,高危组的患者则需要进一步综合治疗。以前,对于高危组的患者,尽管经过治疗,患者的生存率仍然在20%没有改变,但在近10年或近20年,生存率有一定程度的提高,可能是由于应用骨髓和干细胞移植缩短中性粒细胞减少时间,使患者可以得到进一步更快的治疗。

(一)我国神经母细胞瘤治疗试行方案

我国神经母细胞瘤分期采用CCSG分期系统,亦强调根据是否有预后不良因素的存在来决定治疗方案,现录于下。

1. 预后不良因素　包括①年龄>2岁;②疾病分期为Ⅲ期、Ⅳ期;③病理分类为未分化型;④血清铁蛋白(SF)≥150mg/L;⑤血清LDH>1500U/L;⑥lp异常;⑦瘤细胞:DNA含量为二倍体、近于二倍体、四倍体;⑧N-myc:拷贝数≥10;⑨血清神经元特异烯醇酶≥100ng/ml。

2. 治疗方案

(1)Ⅰ期:肿瘤完整切除,随访。

(2)Ⅱ期(无上述预后不良因素者)

①肿瘤完整切除者:术后两药联合化学治疗12个月。

CTX-ADM方案:一线化学治疗方案。每3周重复为1个疗程。环磷酰胺(CTX)150mg/(m²·d),静脉滴注,第1~7天。多柔比星(ADM)35mg/m²,静脉滴注,第8天。

CTX-VCR方案:必要时换用二线方案,DDP-VP-16,每3周为1个疗程。顺铂(DDP)60~90mg/m²,静脉滴注,第1天。依托泊苷(VP-16)160mg/m²,静脉滴注,第3天。

②肿瘤未完整切除者:按Ⅲ期术后残留灶处理,但原则上不做放射治疗。有脊髓压迫者,手术治疗后可适当放射治疗。

(3)Ⅲ期及有上述预后不良因素的Ⅱ期

①判断肿瘤可切除:a.肿瘤完整切除,术后于手术瘤床部位放射治疗(15~30Gy),再多药联合化学治疗12个月。b.肿瘤部分切除,术后残留肿瘤部位放射治疗(15~30Gy)及全身化学治疗。化学治疗有效者(B超、CT证实肿瘤完全消失,VMA、HVA、NSE、SF、LDH等均正常),在肿瘤完全消失后维持化学治疗18个月;术后放射治疗和化学治疗3~6个月后仍有肿瘤残留者,应做第2次手术,完整切除肿瘤,并做区域淋巴结清扫,术后多药化学治疗18个月;若术后放射治疗和化学治疗肿瘤消失,但CT和B超发现有区域淋巴结肿大或VMA、HVA、神经元特异性烯醇化酶(NSE)、血清铁蛋白、LDH仍高者,均有指征进行第二次探查手术,切除可能残留的肿瘤组织,并做区域淋巴结清扫,术后多药联合化学治疗18个月。

②判断肿瘤不能切除:a.肿瘤性质不能明确者(基本诊断依据不充分),应先做肿瘤活检或部分切除做病理检查,术后治疗同Ⅲ期术后肿瘤残留者,放射治疗及化

学治疗后应行第2次手术及术后维持化学治疗。b.肿瘤性质确诊者,术前化学治疗、延期手术、术后放射治疗及化学治疗同Ⅳ期。

(4)Ⅳ期:确诊后先于术前多药联合化学治疗,清扫转移灶。①化学治疗3～6个月后肿瘤明显缩小、转移灶消失,即行延期手术切除肿瘤,术后放射治疗及巩固、维持化学治疗18个月。②若化学治疗后肿瘤缩小不明显,可改换诱导化学治疗方案或加用放射治疗。若仍无疗效反应或病情呈进展过程则给予大剂量化学治疗,再延期手术切除肿瘤,术后继续化学治疗18个月。必要时给予自体或异体骨髓移植。

(5)年龄≤1岁的Ⅲ、Ⅳ期化学治疗:诱导化学治疗用CTX-ADM方案,然后手术切除肿瘤。必要时换用DDP-VP-16方案(同Ⅱ期方案)。

(6)年龄＞1岁的Ⅲ、Ⅳ期:多药联合方案。

①术前诱导化学治疗:常用CTX-ADM方案。

②术后巩固化学治疗:于术后第8～28天分次对瘤床部位放射治疗,放射治疗期间用CTX 150mg/(m^2·d),口服,第8～14天;VP-16 120～150mg/(m^2·d),静脉注射,第15、第16、第17天。若达完全缓解,则开始维持化学治疗,若仍未完全缓解,再重复有效诱导方案直至完全缓解。

③维持化学治疗:CTX,ADM和DDP、VP-16(VM26),两组药定期(每3～4周)交替至术后18个月或完全缓解12个月[CTX 150mg/(m^2·d),静脉注射或口服,第1～7天;ADM 35～45mg/m^2,静脉注射,第8天;DDP 90mg/m^2,静脉注射,第1天;VP-16(VM26)150mg/m^2,静脉注射,第3天]。

(7)ⅣS期

①肝受累综合征:术前两药化学治疗3～6个月,效果不佳者可加用小剂量肝放射治疗(150cGy/d,共3d)。3～6个月后行延期手术,切除原发瘤及肝转移灶。术后一般不需要进一步化学治疗,如果镜下有肿瘤残留灶或VMA、HVA、NSE等增高,则化学治疗6～12个月。

②其他ⅣS期:a.全身情况好、判断肿瘤可切除者,完整切除肿瘤后两药化学治疗6～12个月。b.全身情况较差或肿瘤切除有困难者,术前化学治疗3～6个月,再延期手术切除肿瘤,术后两药化学治疗6～12个月。c.肿瘤自发钙化、VMA、HVA、NSE、SF、LDH等正常,可不予手术,仅给予支持治疗、对症治疗、定期随访。

ⅣS期不宜用攻击性化学治疗,化学治疗以两药联合为宜,剂量为常规剂量的50%～70%。可采用两种方案:CTX,每次200mg/m,静脉注射,每3周用1～2次;VCR,每次1mg/m^2,每周1次。每3～4周为1个疗程,休息1～2周。＜2个月婴儿肿瘤进展迅速或有明显压迫症状者,用CTX 5mg/(kg·d),口服,连服5d,间歇2周可重复1次。ⅣS期应注意支持治疗。

(二)手术治疗技巧

多采用上腹部横切口或上腹部肋缘下"八"字形切口,巨大的肿瘤可做胸腹联合切口,也可采用单侧腹部斜直切口。切开肾周围筋膜,显露肾;钝性游离肾周围脂肪,显露肾上腺及肿瘤。也可先展露下腔静脉,防止撕破肾上腺静脉。结扎、切断肾上腺静脉,切除肿瘤;肾上腺静脉结扎、切断后,提起肿瘤,显露肾上腺底部及肾上极,利用肾上腺底部组织做牵引,将肿瘤切除。

肿瘤若已侵犯肾时,患侧肾也应同时切除。肿瘤巨大,且瘤组织脆弱,血液循环丰富,术中有可能大出血及失血性休克,甚至危及生命,术中应保证足量输血,密切监测血压。分离右侧肿瘤时,应防止损伤下腔静脉、十二指肠;而左侧肿瘤要注意保护胰腺体尾部、脾静脉、左侧肾及结肠。

术后常规禁食及胃肠减压,减少腹胀。静脉补充液体,加强支持疗法。伤口愈合后,开始放射治疗或化学治疗。神经母细胞瘤对放射治疗敏感,但单独使用放射治疗效果不理想。

第七节　肾上腺髓样脂肪瘤

肾上腺髓样脂肪瘤属于肾上腺无功能性良性肿瘤,因肿瘤内含有大量髓样成分和脂肪成分而被命名为肾上腺髓样脂肪瘤。该病病程长,临床缺乏特征性表现,多于体检发现或诊治其他疾病时发现。

一、病理生理

肿瘤外观似脂肪瘤,肿瘤可发生肾上腺皮质或髓质内。瘤大体组织呈圆形或扁圆形,边界清楚,无包膜,质地中等。肿瘤周边常由正常肾上腺组织包绕,切面偶可见钙化或骨化灶。镜下瘤内由脂肪组织和骨髓细胞构成,在脂肪细胞之间为小灶或大片的骨髓造血细胞,一般瘤细胞无核分裂象。

二、临床表现

绝大多数患者无临床症状和体征,出现上腹部不适、疼痛,可能与肿瘤增大压迫邻近组织或伴有瘤内出血有关。少数肿瘤过大的患者,腹部可触及肿块。部分患者伴有肥胖和高血压,少于1/5的患者出现血尿。

三、诊断

无症状者发现肾上腺区占位性病变,B超、CT或MRI检查提示有钙化、富含脂肪的低密度不均的包块,无向外浸润和转移的征象。

1. 实验室检查　肾上腺的各项内分泌指标均正常,部分患者因肥胖、高血压可伴有脂代谢异常,有不同类型的高脂血症。

2. 影像学检查　通过腹部 X 线片及静脉肾盂造影发现肾上腺区有点片状钙化肿块或挤压患侧肾向下移位,提示肿瘤体积较大。B 超声像图为肾上腺区见不规则或呈球形的强回声结节或肿块,与肾周围脂肪有分界;CT 具有特征性的脂肪低密度肿块,CT 值−80～−120HU,边界清楚,中央可有分隔,瘤内密度不均,可见钙化斑;MRI 为呈均匀或不均匀的脂肪样信号强度,但也有的髓样脂肪瘤无脂肪样信号强度,加权信号呈低信号,T_2 加权信号强度近似或低于肝,这时 MRI 的定性诊断有困难。

四、鉴别诊断

1. 肾上腺皮质腺癌　其多有包膜或周边脏器的浸润征象,MRI 和 CT 增强扫描可见不规则密度增强影,而髓样脂肪瘤因少血管性良性肿瘤,增强扫描变化不大。

2. 肾上腺的血管平滑肌脂肪瘤　因其为多血管肿瘤,MRI、CT 增强扫描变化较髓样脂肪瘤变化明显,必要时行动脉造影,肾血管平滑肌脂肪瘤可见呈草莓样的动脉瘤。

3. 畸胎瘤　可有钙化、骨化灶,但脂肪成分少,影像学检查有一定鉴别意义。

五、治疗

首选手术切除,一般预后良好。肾上腺髓样脂肪瘤尚未见恶变的报道,因此,若直径<3cm 亦可先观察,若增大明显,再考虑手术切除。近年来微创技术的发展,腹腔镜手术切除为优先考虑的手术。

第八节　无功能性肾上腺肿瘤

肾上腺皮质腺瘤是肾上腺常见疾病,分功能性皮质腺瘤和无功能性皮质腺瘤两种,功能性皮质腺瘤因有相应的内分泌改变(如库欣综合征、原发性醛固酮症),临床上较易引起重视,而无功能性皮质腺瘤早期临床表现不突出,临床生化检验无内分泌功能亢进征象、不易被早期发现,肿瘤可单侧或双侧发生,多为良性肿瘤。

一、病因

目前病因尚不明确,有学者认为肿瘤内细胞皮质激素合成过程中的一些酶缺乏或活性低,使得皮质合成的代谢终产物无皮质激素的活性;也有学者认为这些无功能性腺瘤可能是高功能腺瘤的前期病变。

二、病理生理

肿瘤呈圆形、椭圆形或扁圆形，大多直径＜5cm，表面光滑，有完整的纤维包膜，与正常的肾上腺组织相连，并往往对正常肾上腺组织产生挤压。肿瘤内可见有钙化、出血、坏死、局部囊性变。镜下瘤细胞似肾上腺皮质，但大小不一，排列无序。胞质内可见褐素颗粒，胞核呈多形状，极少有核分裂象。

三、临床表现

因瘤体增长缓慢，病程多较长，一般无临床症状，个别因瘤体直径较大，对局部组织造成压迫，产生患侧腰部酸胀痛，少数患者可伴有高血压，查体多无阳性体征。

四、诊断

一般 2 种或以上的影像学检查提示有肾上腺腺瘤状改变，而各项生化检测均正常。

1. 影像学检查　普查体检中，B 超发现肾上腺无功能腺瘤最为常见，腺瘤呈圆形或椭圆形的低回声声像，直径 1～2cm，有的达 5cm，边界清晰，内部回声均匀，如果瘤体明显增大，其内部回声可以有不均匀改变。CT 多为单侧，呈球形等密度或边缘光滑，壁薄而均匀的低密度肿块。MRI 提示大多数腺瘤信号与肝实质相似，呈等 T_1、等 T_2 信号。T_2 加权像腺瘤的信号可略高于正常肾上腺，患侧肾上腺形态发生改变，多呈圆形或小结节状，少数合并有感染或出血灶者，T_1 加权像信号强度可轻度不均匀，T_2 加权像信号可较高。

2. 生化检测　各项皮质激素指标均在正常范围，包括醛固酮、糖皮质激素和性激素。近来有研究报道，一些无功能性肾上腺腺瘤患者，在动态性功能检测时激素分泌反应异常，小剂量过夜地塞米松抑制试验对血浆皮质醇抑制不完全，而大剂量地塞米松试验则呈皮质醇分泌的自主性（不依赖 ACTH），可考虑此无功能性皮质腺瘤为糖皮质激素腺瘤的临床前期改变。

五、鉴别诊断

1. 功能"隐匿型"嗜铬细胞瘤　生化检查亦均正常，CT 检查增强后其强化程度较皮质腺瘤为高，有一定鉴别意义。

2. 转移性肾上腺瘤　多为恶性，来自肺癌、乳癌、淋巴癌等，多为双侧浸润，也可单侧受累，常有原发病灶的临床表现。

3. 假性肿瘤　影像学检查可将肾上腺周围结构误诊为肾上腺肿瘤，如左侧分叶脾、副脾、胃底反折等，增强 CT 扫描可帮助辨别。

4. 无功能性肾上腺皮质癌和畸胎瘤　有时巨大的无功能性皮质腺瘤存在有

钙化、出血、坏死或囊性变者易混淆。

六、治疗

1. 观察等待 对于肿瘤直径<3cm,无临床表现的患者可选择观察等待,在观察期间应定期随诊,一般可以 2～3 个月复查一次 B 超,必要时可行 CT 或 MRI 检查。如果肿瘤增长速度快,应选择手术治疗。

2. 手术治疗 对于肿瘤直径大的患者可选择手术切除。有关肿瘤直径和手术指征目前存在很大差别,有学者主张肿瘤直径>2cm,也有学者主张肿瘤直径>3cm 的患者手术治疗。总之,肿瘤增长速度最为重要,特别是增长较快者,可考虑尽早手术切除。

第九节 肾上腺皮质癌

肾上腺皮质癌是发生于肾上腺皮质的一种恶性度高、预后不良的恶性肿瘤,目前其致病原因尚不十分清楚。临床根据有无内分泌功能将其分为功能性肾上腺皮质癌和无功能性肾上腺皮质癌,其中无功能性肾上腺皮质癌占多数。因其无功能,所以不易早期发现,往往要待病变增大足以压迫邻近组织、器官或肿瘤组织出现坏死症状时才就诊。肿瘤体积通常很大,直径往往超过 10cm。

一、病理生理

一般肾上腺皮质癌的瘤体体积大,直径多>5cm,甚至可达 30cm,瘤体直径<3cm 者少见。多为单侧发病。肿瘤外形常不规则,呈浸润性生长,正常肾上腺组织被破坏或被淹没。肿瘤可侵犯邻近脏器和组织,可引起周边脏器受压移位。癌肿切面颜色和腺瘤相似,呈黄色或黄褐色,质地较松脆,常见广泛出血和坏死,有时可见填满坏死物的假性囊肿,较大者可见钙化和灶性纤维化。常见的转移途径为淋巴结转移和血行转移。纤维镜下肿瘤细胞呈多形性,不规则,细胞大小不等,分化差者出现异型性核,不规则,可见大量梭形细胞和核分裂象,亦可见病理分裂象。肿瘤内血管丰富,血管壁薄,癌组织易侵入血管内。

二、分期

肾上腺皮质癌的分期主要根据病理检查结果和临床相结合。

Ⅰ期:肿瘤直径<5cm,未侵犯包膜。

Ⅱ期:肿瘤直径>5cm,未侵犯包膜。

Ⅲ期:肿瘤侵犯包膜及周围组织,如血管、淋巴结等。

Ⅳ期:出现远处转移。

三、临床表现

肾上腺皮质癌临床症状根据其有无功能分为有内分泌紊乱(有功能)肿瘤与无内分泌紊乱(无功能)肿瘤两类。临床上部分患者呈现混合型激素分泌异常,约占肾上腺皮质癌患者的 35%。

(一)有功能肾上腺皮质腺癌

表现为内分泌紊乱者以库欣综合征为多见,可合并女性男性化、性征异常等。有些患者可出现原发性醛固酮增多症表现,如高血压、低血钾引起的症状,包括乏力、肢体感觉异常、有蚁行感、麻木或隐痛等。在生化检测中可以出现混合性异常改变,即血皮质醇增高和伴有低血钾。这种低钾往往表现为顽固性,常规口服补钾见效缓慢。

(二)无功能肾上腺皮质腺癌

这类患者无内分泌紊乱的临床表现,一般早期多无症状。肿瘤增大后出现局部疼痛,常有乏力、消瘦,部分患者出现间歇性低热,这可能与肿瘤内坏死组织吸收有关。肿瘤体积大者体检可触及腹部包块,极少数患者可因肿瘤压迫肾动脉使动脉狭窄引起高血压。较大肿瘤可伴发低血糖。而在无功能紊乱表现者中常有尿17-KS 的增高。

(三)转移症状

肾上腺皮质癌进展快,容易发生转移。临床上常见的转移有肺转移、肝转移、骨转移、脑转移等。出现相应的临床症状,如咯血、骨痛骨折、神经症状等。

四、诊断

(一)实验室检查

发现肾上腺皮质肿瘤时,无论有无临床表现都应进行肾上腺功能测定,有时虽无突出临床症状,不一定是非功能性肿瘤;而实验室检查异常者,不一定都有相应的临床表现。

肾上腺皮质分泌功能的检查,包括血浆皮质醇、17-OHCS、17-KS、儿茶酚胺、VMA 以及血浆醛固酮、肾素活性、电解质、性激素及糖耐量试验、小剂量地塞米松抑制试验等。大多数有功能的肾上腺皮质腺癌会有相应的激素或代谢产物异常。非功能性肾上腺皮质肿瘤血、尿皮质醇多正常,因肿瘤过大、生长过快、消耗过多,可引起低蛋白血症、低血糖。

(二)影像学检查

影像学检查是肾上腺肿瘤诊断、分期的重要手段,B 超、CT 或 MR 等影像学检查协助肿瘤定位与确定肾上腺肿瘤性质。

1. B 超检查　是肾上腺肿瘤诊断最常用的方法,显示良性肿块回声较高;恶性者呈低回声,内有液化坏死时,其间有复合回声。根据肿瘤大小和回声初步判断其性质,同时了解有无周围器官组织受侵,有无淋巴结转移。

2. CT 检查 对肿瘤性质的判断可提供进一步的帮助。与良性肿瘤比较,肾上腺皮质腺癌一般较大(>5cm),形状多不规整,密度不均匀,增强扫描时有强化,边缘可见到钙化。如果肿瘤内部有出血坏死、包膜外浸润、静脉瘤栓形成等均提示为肾上腺恶性肿瘤的可能。常见的周围器官侵犯包括肝、肾、胰腺、腔静脉、结肠等。肾上腺皮质癌出现下腔静脉瘤栓的并不少见,甚至有报道肝门静脉瘤栓,在CT 检查时应特别注意。

3. MRI 检查 MRI 检查与 CT 相似。通过 MRI 图像中 T_1 和 T_2 加权信号比值,在辨认肿瘤与周边组织关系时较 CT 更有组织特异性的优势。

4. 排泄性尿路造影(IVU) IVU 检查主要是了解肾受压移位情况和肾功能。肾上腺肿瘤巨大时挤压肾变形移位,严重时可能造成肾供血和肾功能异常。必要时行主动脉造影及选择性肾上腺动脉造影,对肾上腺肿瘤诊断有一定帮助。

(三)放射性核素检查

放射性核素检查对鉴别肾上腺肿瘤性质有帮助,如良性腺瘤可显示呈均匀的放射性浓集,而腺癌则呈现不均匀放射性浓集表现。近年来发展的正电子发射体层摄影(PET)技术对肾上腺肿瘤的诊断和良、恶性鉴别提供进一步帮助。最近报道,PET 技术不仅可发现原发病灶,在发现转移病灶方面也具有很高的特异性。

五、鉴别诊断

肾上腺皮质腺癌根据其临床表现和影像学检查特征临床诊断并不困难,但通常需要与以下疾病相鉴别。

(一)肾上腺皮质腺瘤

是一种常见的肾上腺良性肿瘤,肿瘤较大时常难以与肾上腺皮质腺癌相鉴别。肾上腺皮质腺瘤直径常<5cm,肿瘤边缘光滑,B 超呈均匀的低回声,CT 或 MRI 强化不明显,无浸润性生长;肾上腺皮质腺癌肿瘤直径往往>5cm,B 超呈不均质回声,CT 或 MRI 有明显强化,浸润性生长,可发生转移。

有功能的肾上腺皮质腺癌通常有相应的临床表现,较易与无功能性肾上腺皮质腺瘤相区别;临床常需与有功能的肾上腺腺瘤相鉴别,有功能的肾上腺皮质腺瘤往往表现单一的临床特征,如库欣综合征、原发性醛固酮增多症、性征异常等临床特征;而肾上腺皮质腺癌往往出现综合性皮质功能异常,既有库欣综合征的表现,也有高血压、低血钾和性征异常等临床特征。这是由于癌细胞不仅分泌大量皮质醇,还分泌较多量的雄激素,同时可能分泌醛固酮、去氧皮质酮和雌二醇的量也高于正常而出现相关的症状和体征。

(二)肾上腺皮质转移癌

无功能性肾上腺皮质腺癌需要与肾上腺皮质转移癌鉴别。肾上腺皮质转移癌最常见的是肺癌转移,其次为乳腺癌、甲状腺癌、结肠癌、黑色素瘤、肝癌、胃癌、肾癌、淋巴瘤等。通过相关检查,发现原发病灶常常是鉴别诊断的关键。最终的鉴别诊断还需要术后病理检查明确。

(三)肾上腺髓样脂肪瘤

与肾上腺皮质腺癌鉴别并不困难,通过 B 超、CT 等检查髓样脂肪瘤具有典型的脂肪特征。但较大的肾上腺髓样脂肪瘤伴有出血、坏死,瘤内密度不均,可能易与肾上腺皮质癌混淆。肾上腺髓样脂肪瘤为少血管性肿瘤,CT 或 MRI 增强扫描时增强不明显,这与肾上腺皮质癌明显不同。

六、治疗

(一)手术治疗

肾上腺皮质腺癌的预后较差,目前的治疗手段很难达到临床治愈的目的。主要的治疗包括手术治疗、化学治疗、局部射频和冷冻治疗等。其中手术治疗是目前治疗肾上腺皮质腺癌最有效的方法。

1. **手术方法和范围** 手术常取经腰切口(经第 11 肋间或肋缘下切口)或经腹切口,手术需完整切除肿瘤,同时清除周围脂肪组织和可疑受肿瘤侵犯的区域。有淋巴结转移者应行淋巴结切除,有下腔静脉瘤栓的患者应给予取出。经腹切口对有下腔静脉瘤栓的手术取瘤栓更为适宜。

根据术者的经验和条件可采用开放手术或腹腔镜手术,腹腔镜手术是近 20 年来发展的新技术,尤其对肾上腺手术更为适合,创伤小、手术视野清楚、术后恢复快。无论采用开放手术或腹腔镜手术,目的是完整切除肿瘤。如果肿瘤体积过大,腹腔镜操作空间受限,可采用开放手术。

2. **手术效果** 肾上腺皮质腺癌发展快,预后差,即使手术切除,术后也容易复发。如果局部复发或单一转移病灶可考虑行手术切除。如果出现多发转移病灶应给予全身治疗。临床分期、手术切缘是否阳性、是否存在静脉瘤栓、年龄等是影响肾上腺皮质腺癌的预后因素。

(二)术后辅助治疗

对于肾上腺皮质腺癌的治疗目前缺乏有效的方法,手术后容易复发。为了预防术后复发,通常需要给予术后辅助治疗。米托坦(mitotane,邻氯苯对氯苯二氯乙烷)是最常用的术后辅助治疗药物。尤其是对手术后残留病灶或切缘阳性的患者有一定的疗效。米托坦能改变肾上腺外皮质激素和雄激素代谢,抑制皮质激素分泌,破坏肾上腺皮质,使肿瘤缩小。对于不能手术的患者用米托坦治疗也能在部分患者中控制肿瘤发展。

(三)化学治疗

肾上腺皮质腺癌对放射治疗和化学治疗均不敏感。研究表明,肾上腺皮质癌表达过多的多药耐药基因(MDR),对多种细胞毒性药物具有抗药性。米托坦能干扰 MDR 和 P2 糖蛋白功能,拮抗其耐药作用。因此,临床使用化学治疗药物时多与米托坦联合使用。常用化学治疗药物有顺铂、多柔比星、环磷酰胺、氟尿嘧啶、依托泊苷等。

(四)局部治疗

局部治疗包括射频消融治疗和放射治疗等。最近有报道局部射频消融治疗对不能手术切除或多发转移病灶治疗后肿瘤明显缩小,而且具有安全、微创等优点。射频消融能使 67% 的肿瘤完全消融,缓解肿瘤局部症状并延长晚期肾上腺皮质腺癌患者生存期。采用介入治疗栓塞肿瘤供血动脉,术后肿瘤体积明显缩小,分泌功能降低,缓解了原发病灶引起的局部症状,提高了晚期肿瘤患者的生存质量。

此外,基因治疗可能将成为治疗肾上腺皮质癌的一个新的发展方向。

第十节　肾上腺囊肿

肾上腺囊肿为肾上腺良性无功能囊性病变,临床较少见。此病可发生于任何年龄,发病高峰年龄为 30—60 岁,以女性多见,男、女之比为 1:3,以单侧病变为主,双侧者少见。

一、病因

按引发囊肿的病因分为 3 类。①真性囊肿:以淋巴管或血管扩张形成的内皮性囊肿(约占 40%),由皮质腺上皮细胞变性或胚胎残留血管平滑肌脂肪瘤组织形成的上皮性囊肿(约占 9%)。②假性囊肿:因外伤、感染或动脉硬化等原因所致出血形成的无内壁细胞被衬的囊性包块,肾上腺良、恶性肿瘤出血形成的囊性改变亦属于此类,约占 39%。③寄生虫性囊肿:极少见,常为包虫性囊肿,仅占 7% 左右。

二、病理生理

囊肿多呈圆形或椭圆形,大小不等。因临床症状不明显,发现时多较大,可使囊肿病变侧肾上腺受挤压而萎缩,残余组织附在囊肿壁外。真性囊肿壁较薄,为 0.5~2mm,也可有不同程度钙化,囊液往往较清亮,色淡黄,可有少量絮状沉淀;假性囊壁厚薄不均 0.2~1.5cm,内壁可见弧形钙化斑,壁内粗糙,液体色质多样,与出血的陈旧性有关,常为淡黄、黄绿色,有时可见胶冻状凝块,少数反复出血坏死,可引起囊内钙化灶形成;寄生虫囊肿,囊液多浑浊,呈单囊或多囊,囊壁较厚、内为角化层,壁内常有钙化。

三、临床表现

绝大多数患者无临床症状,除极少数功能性囊肿外,较大的囊肿患者可有腰部胀痛,部分患者可有尿道刺激症状及血尿,偶有大囊肿可于腹部触及包块。

四、诊断

因临床症状无特异性,临床诊断主要依据影像学检查的特征改变。少数假性囊肿诊断时要仔细追问相关的病史,影像学上壁厚、不规则,内有钙化影,密度不均甚至有类似实性组织信号,注意与恶性病变的鉴别,必要时可行B超引导下细针穿刺活检协助诊断。

1. 实验室检查　各项肾上腺内分泌指标均在正常范围,而嗜铬细胞瘤出血伴发的假性囊肿有尿 VMA 的轻度增高。

2. 影像学检查　腹部 X 线片对囊壁有钙化者有一定诊断价值,可见肾上腺区域弧形或蛋壳形钙化,大囊肿可引起肾下压移位,甚至继发肾积水。B 超检查在肾上腺区域出现边缘光滑的圆形无回声区,壁薄,后方回声可以增强。当囊内有出血并伴有感染时,可见无回声区内有细点状物漂动或强光点。当囊壁钙化时,则可显示囊壁回声增强。当囊肿较大时需要与胰尾部囊肿、肾上极囊肿、脾囊肿及重复肾畸形积水等相鉴别。CT 表现为境界清楚、切缘光整的低密度肿物,CT 值与水相近,85% 为单侧,15% 的囊壁有钙化。薄层三维重建对全面了解囊肿及与邻近结构关系有重要意义。MRI 表现为信号均匀,长 T_1、长 T_2 信号的圆形肿物,边缘锐利光滑。当囊肿合并出血时,在 T_1 和 T_2 加权像上可显示为高信号,有时可见液-液面。因三维空间多层切面,对囊肿较大而来源不清时,定位意义较大。

五、治疗

对直径<3cm 的囊肿可随诊观察;有学者报道直径 2～5cm 的囊肿在 B 超引导下穿刺,如抽出囊液为澄清透明的可在抽液后向囊内注入无水乙醇或四环素等硬化剂;直径>5cm 囊肿可考虑手术切除,特别是术前不能完全排除恶性病变的癌肿。随着微创手术的开展,肾上腺囊肿摘除已成为腹腔镜手术的经典手术,经腹腔路径及经腹膜后路径都有采用。

第 **9** 章
chapter 9

尿路上皮肿瘤

第一节　膀胱肿瘤

　　膀胱肿瘤是泌尿系最常见的肿瘤之一，其中以膀胱移行细胞癌最为常见。我国膀胱癌的发病率较高，是泌尿男性生殖系统最常见的肿瘤，且发病率呈逐年增高趋势。随着诊断技术的不断提高和发展，越来越多的早期膀胱癌被诊断。随着治疗理念的改进和更新，先进的治疗技术和手段不断创新，使膀胱癌的临床疗效和预后有了很大的改进。

一、病因

(一)职业性的致癌因素
　　一些芳香胺类的化学物质，如 4-氨基联苯、α-萘胺、β-萘胺和联苯胺，经皮肤、呼吸道或消化道吸收后，自尿液中排出其代谢产物如邻羟氧基酚等，后者可作用于尿路上皮并诱发肿瘤，因尿液在膀胱中停留时间最长，故膀胱肿瘤发病率最高。这些致癌物质多见于染料工业、皮革业、金属加工及有机化学等相关工作，致癌力强度按前述顺序递减，人接触该类物质后至发生癌的潜伏期为 5～50 年，多在 20 年左右。

(二)内源性色氨酸代谢异常
　　色氨酸正常的最终代谢产物为烟酸，当有代谢障碍时则出现中间代谢产物积聚，如 3-羟犬尿氨酸原、3-羟邻氨基苯酸及 3-羟-2-氨基-苯乙酮等，这些中间产物均属邻羟氨基酚类物质，已在动物实验中证实诱发小鼠膀胱肿瘤。

(三)吸烟与膀胱癌的关系
　　近年来发现吸烟与膀胱肿瘤有明显关系，男性吸烟者比不吸烟者的膀胱癌发病率高 4 倍。

(四)食品添加剂与膀胱癌的关系
　　人工甜味品如糖精等可能有致膀胱癌作用。

（五）某些药品与膀胱癌的关系

长期服用镇痛药非那西丁或肾移植患者长期服用环孢素 A 等免疫抑制药能增加膀胱肿瘤发生危险。马兜铃酸具有显著的致癌作用，容易引起上尿路上皮恶性肿瘤。含马兜铃酸的中草药有马兜铃、关木通、广防己、青木香、天仙藤等，中成药有龙胆泻肝丸、排石颗粒、冠心苏合丸等。

（六）疾病诱因

埃及血吸虫病患者，由于膀胱壁中血吸虫卵的刺激，可诱发膀胱肿瘤的发生。膀胱黏膜白斑病、结石、长期尿潴留、某些病毒感染以及药物环磷酰胺等也可能诱发膀胱肿瘤。

二、病理生理

（一）膀胱癌的病理分型

尿路被覆的上皮统称为尿路上皮。膀胱癌包括膀胱尿路上皮细胞癌、膀胱鳞状细胞癌和膀胱腺细胞癌，其次还有较少见的转移性癌、小细胞癌和癌肉瘤等。其中，膀胱尿路上皮细胞癌最为常见，占膀胱癌的 90% 以上。膀胱鳞状细胞癌比较少见，占膀胱癌的 3%～7%。膀胱腺细胞癌更为少见，占膀胱癌的比例<2%。生长方式一种是向膀胱腔内生长成为乳头状瘤或乳头状癌；另一种在上皮内浸润性生长，形成原位癌和浸润性癌。

（二）膀胱癌的病理分级

膀胱肿瘤的恶性程度以分级（grade）表示，目前普遍采用 WHO 分级法（WHO 1973，WHO/ISUP 1998，WHO 2004）。我国《膀胱肿瘤诊疗指南 2009 年版》推荐使用 WHO 2004 分级法，以便采用统一的标准诊断膀胱肿瘤，更好地反映肿瘤的危险倾向。

1. WHO 1973 分级法　1973 年 WHO 的膀胱癌组织学分级法是根据癌细胞的分化程度，将其分为高分化、中分化和低分化 3 级，分别用Ⅰ级、Ⅱ级、Ⅲ级表示（简称 G1、G2、G3）。

Ⅰ级：肿瘤分化好，移行上皮层多于 7 层，其结构及核的异形与正常稍有差异，偶见核分裂。

Ⅱ级：除上皮增厚外，细胞极性消失，中等度核异形性出现，核分裂常见。

Ⅲ级：为不分化型，与正常上皮毫无相似之处，核分裂多见。

膀胱癌的分级与膀胱癌的复发、浸润性成正比，Ⅰ级、Ⅱ级、Ⅲ级膀胱癌发展为浸润癌的可能性依次为 10%、50%、80%。

2. WHO/ISUP 分级法　1998 年 WHO 和国际泌尿病理协会（ISUP）提出了非浸润性尿路上皮癌新分类法，2004 年 WHO 正式公布了这一新的分级法。新分类法中肿瘤的分类主要基于光镜下的显微组织特征，此分级法将尿路上皮肿瘤分为低度恶性倾向尿路上皮乳头状肿瘤、低分级尿路上皮癌和高分级尿路上皮癌。

(三)膀胱癌的病理分期

膀胱癌的病理分期是指肿瘤浸润程度及转移情况,是一个重要的预后指标,也是临床制订治疗方案的重要依据。目前主要有两种分期方法:一种是美国的 Jewett-Strong-Marshall 分期法,另一种为国际抗癌联盟(UICC)的 TNM 分期法。目前普遍采用国际抗癌联盟的 2002 年第 6 版 TNM 分期法(表 9-1,图 9-1)。膀胱乳头状瘤限于其细胞和正常移行细胞无区别者,较少见,未列入临床和病理分期。

表 9-1 2001 年膀胱癌 TNM 分期

原发肿瘤(T)		区域淋巴结(N)*	
T_x	原发肿瘤无法评估	T_{4a} 肿瘤浸润前列腺、子宫、阴道	
T_0	无原发肿瘤证据	T_{4b} 肿瘤侵犯盆腔、腹壁	
T_a	非浸润性乳头状癌	N_x	区域淋巴结无法评估
T_{is}	原位癌:"平坦肿瘤"	N_0	无区域淋巴结转移
T_1	肿瘤侵犯上皮下结缔组织	N_1	单个淋巴结转移,最大直径≤2cm
T_2	肿瘤侵犯肌层	N_2	单个淋巴结转移,最大直径>2cm,但 ≤5cm 或多个淋巴结转移,但无一最大直径>5cm 者
pT_{2a}	肿瘤侵犯浅肌层(内 1/2)		
pT_{2b}	肿瘤侵犯深肌层(外 1/2)	N_3	单个淋巴结转移,最大直径>5cm
T_3	肿瘤侵犯膀胱周围组织	远处转移(M)	
pT_{3a}	显微镜下	M_x	远处转移无法评估
pT_{3b}	肉眼(膀胱外肿块)	M_0	无远处转移
T_4	肿瘤侵犯下列任何器官:前列腺、子宫、阴道、盆腔、腹壁	M_1	有远处转移

*区域淋巴结:为真性盆腔的淋巴结,即髂总动脉分叉以下的盆腔淋巴结。其分期中区域淋巴结转移的意义在于淋巴结的数量和大小,而不在于是单侧还是双侧转移。包括髂内动脉淋巴结、髂外动脉淋巴结、闭孔淋巴结、膀胱周围淋巴结、骶骨淋巴结(侧方、骶岬)和骶前淋巴结等

三、临床表现

膀胱肿瘤的临床表现主要有以下几种。

(一)血尿

绝大多数膀胱肿瘤患者的首发症状是无痛性血尿,如肿瘤位于三角区或其附近,血尿常为终末出现。如肿瘤出血较多时,亦可出现全程血尿。血尿可间歇性出现,常能自行停止或减轻,容易造成"治愈"或"好转"的错觉。血尿严重者因血块阻塞尿道内口可引起尿潴留。血尿程度与肿瘤大小、数目、恶性程度可不完全一致,非上皮肿瘤血尿情况一般不很明显。

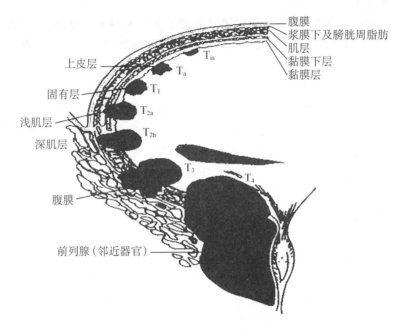

图 9-1　膀胱肿瘤 TNM 分期

(二) 膀胱刺激症状

肿瘤坏死、溃疡、合并炎症及形成感染时，患者可出现尿频、尿急、尿痛等膀胱刺激症状。

(三) 其他

当肿瘤浸润达肌层时，可出现疼痛症状，肿瘤较大影响膀胱容量或肿瘤发生在膀胱颈部，或出血严重形成血凝块等影响尿流排出时，可引起排尿困难甚至尿潴留。膀胱肿瘤位于输尿管口附近影响上尿路尿液排空时，可造成患侧肾积水，晚期膀胱肿瘤患者有贫血、水肿、下腹部肿块等症状，盆腔淋巴结转移可引起腰骶部疼痛和下肢水肿。

四、诊断

膀胱肿瘤近年发病有低龄化趋势，但成年人尤其年龄在 40 岁以上者多发，出现无痛性血尿，特别是全程血尿者，都应想到泌尿系肿瘤，而首先应考虑膀胱肿瘤的可能。查体时注意膀胱区有无压痛。直肠指检、双合诊时注意有无触及膀胱区硬块及活动情况。膀胱肿瘤未侵及肌层时，此项检查常阴性，如能触及肿块，即提示癌肿浸润已深，病变已属晚期。

下列一些检查有助于筛选或明确膀胱肿瘤的诊断。

(一)尿常规

有较长时间镜下血尿,相差显微镜分析提示血尿来源于下尿路者,应警惕有无膀胱肿瘤的发生。由于膀胱肿瘤导致的血尿可为间歇性,故 1～2 次尿常规正常不能除外膀胱癌。

(二)尿液脱落细胞检查

尿细胞学(UC)检查是膀胱癌的重要检测手段,特别是检出高级别肿瘤[包括原位癌(Cis)]。尿细胞学检查的敏感性随膀胱癌细胞分级、临床分期的增高而增高。细胞体积增大、胞核-胞质比例增高、核多形性、核深染和不规则以及核仁突起等是高级别膀胱癌的特征性所见。为了防止肿瘤细胞的自溶漏诊及增加阳性率,一般连续检查 3d 的尿液,留取尿液标本后应及时送检。

(三)肿瘤标记物检测

1. 以尿液中物质为检测对象的肿瘤标记物

(1)膀胱肿瘤抗原(BTA):是膀胱肿瘤在生长过程中释放的蛋白水解酶降解基底膜的各种成分形成的胶原片段、糖蛋白和蛋白多糖等释放进入膀胱腔内形成的复合物。有两种检测 BTA 方法,即 BTA stat 和 BTA TRAK。前者为定性试验,后者为定量试验,均检测患者尿中补体因子 H-相关蛋白。

(2)核基质蛋白(NMP):是核基质的主要组成部分,NMP22 属于 NMP 的一种,又称有丝分裂器蛋白,在细胞死亡后被释放,以可溶性复合物或片段的形式存在于人尿液中。采用酶联免疫吸附试验(ELISA)测定其浓度。

(3)存活素(SV):又称尿液凋亡抑制蛋白,是一个具有潜在价值的肿瘤标志物。

2. 以尿脱落细胞为检测目标的肿瘤标记物

(1)端粒酶:是真核细胞染色体末端的一段特殊的 DNA 结构,各级膀胱上皮细胞癌患者尿中均有端粒酶活性表现,故检测端粒酶的 RNA 水平有助于诊断膀胱癌,但端粒酶活性与肿瘤的分期、分级无关。

(2)流式细胞光度术(FCM):是测量细胞 DNA 含量异常的检查膀胱肿瘤细胞学方法。

(3)UroVysion 试验:又称 FISH 试验。该试验采用多色荧光原位杂交(FISH)探针,检测尿脱落细胞染色体异常。

(四)膀胱镜检查

膀胱镜检查对诊断具有决定性意义。膀胱镜检查应包括全程尿道和膀胱,检查膀胱时应边观察边慢慢充盈,对膀胱壁突起要区分真正病变还是黏膜皱褶。应避免过度充盈以免掩盖微小病变,如原位癌。绝大多数病例可通过膀胱镜直接看到肿瘤生长的部位、大小、数目,以及与输尿管开口和尿道内口的关系,并可在肿瘤附近及远离之处取材,以了解有无上皮变异或原位癌,对决定治疗方案及预后很重要。取活检时须注意同时从肿瘤根部和顶部取材,分开送病检,因为顶部组织的恶性度一般比根部的高。若未见肿瘤,最后做膀胱反复冲洗,收集冲洗液连同检查前自解尿液送细胞学检查。

(五)超声检查

超声检查是目前诊断膀胱癌最为简便、经济、具较高检出率的一种诊断方法。能在膀胱适度充盈下清晰显示肿瘤的部位、数目、大小、形态及基底宽窄等情况,能分辨出>0.5cm 的膀胱肿瘤,同时还能检测上尿路是否有积水扩张。经腹超声检查是膀胱癌术前诊断和分期、术后复查的首选方法,经直肠和经尿道超声检查能更清晰地显示膀胱癌部位及浸润程度,可对膀胱癌进行更为准确的分期。

(六)X 线检查

尿路 X 线片(KUB 平片)不能用于膀胱肿瘤的诊断,但可以了解有无伴发的泌尿系结石。静脉肾盂造影(IVU)可以了解有无上尿路同时发生的肿瘤,较大的膀胱肿瘤可见膀胱内的充盈缺损。

(七)CT 检查

1. CT 检查能清晰地显示>1cm 的膀胱肿瘤,CT 薄层扫描能增加肿瘤的检出率。

2. CT 扫描可分辨出肌层、膀胱周围的浸润,用于膀胱癌的分期诊断。

3. CT 可清晰显示肿大淋巴结,>10mm 者被视为转移可能,但肿大淋巴结不能区分是转移还是炎症,有时需结合临床分析。

4. CT 对早期局限于膀胱壁内的<1cm 的肿块不易显示,易漏诊,需结合膀胱镜检查。

5. CT 仿真膀胱镜可获取与膀胱镜相似的视觉信息,是膀胱镜较好的替代和补充方法。

(八)MRI 检查

MRI 诊断原则与 CT 相同。凸入膀胱的肿块和膀胱壁的局限性增厚在 T_1WI 上呈等或略高信号,T_2WI 上呈低于尿液的略高信号,但小肿瘤有时被尿液高信号掩盖而显示不满意。MRI 对肿瘤的分期略优于 CT,判断膀胱肌壁受侵程度较 CT 准确。应用造影剂行 MRI 检查,可更好地区分非肌层浸润性肿瘤与肌层浸润性肿瘤及浸润深度,也可发现正常大小淋巴结有无转移征象。

(九)5-氨基乙酰丙酸荧光膀胱镜检查(PDD)

5-氨基乙酰丙酸(5-ALA)荧光膀胱镜检查是通过向膀胱内灌注 5-ALA 产生荧光物质特异性地积聚于肿瘤细胞中,在激光激发下产生强烈的红色荧光,与正常膀胱黏膜的蓝色荧光形成鲜明对比,能够发现普通膀胱镜难以发现的小肿瘤、不典型增生或原位癌,检出率可增加 20%～25%。

(十)诊断性经尿道电切术(TUR)

诊断性经尿道电切术作为诊断膀胱癌的首选方法,已逐渐被采纳。如果影像学检查发现膀胱内有肿瘤病变,并且没有明显的膀胱肌层浸润征象,可以酌情省略膀胱镜检查,在麻醉下直接行诊断性 TUR,既可以切除肿瘤,又能对肿瘤标本进行组织学检查以明确病理诊断、肿瘤分级和分期,为进一步治疗及判断预后提供依据。

五、鉴别诊断

血尿为膀胱肿瘤的主要症状,其鉴别诊断主要是血尿的鉴别。膀胱肿瘤血尿可能伴有膀胱刺激症状或影响排尿,血尿在排尿的开始或终末时有加重,可能伴有血块或"腐肉"。肾、输尿管肿瘤多无膀胱刺激征,排尿无影响,血尿全程均匀,可能伴有血丝,无"腐肉"。B 超、CT、MRI、IVU 也有助于鉴别。

能引起血尿的泌尿系其他疾病还有以下几种。

1. 非特异性膀胱炎　多发生于已婚妇女,尿频、尿急、尿痛症状较重,血尿多在膀胱刺激症状后发生。

2. 泌尿系结核　尿频时间较长,尿量少,尿中有结核杆菌,膀胱内有肉芽肿可通过活检与膀胱肿瘤鉴别。

3. 腺性膀胱炎　为癌前病变,活检可与膀胱肿瘤鉴别。

4. 尿石症　血尿较重,发作时伴有绞痛。泌尿系 CT 平扫对结石的检出率高,但要注意泌尿系结石与膀胱肿瘤同时发生的可能,必要时进行膀胱镜检查及组织活检。

5. 前列腺增生　可以有肉眼血尿;肿瘤生长于膀胱颈部或膀胱尿道交界处,可以有排尿困难表现。前列腺增生见于老年男性,导致的血尿多为一过性,间歇期长,多有逐渐加重的排尿困难症状。直肠指诊触及前列腺增大,中间沟消失。膀胱镜检查,除见前列腺增大外,膀胱内无新生物,对可疑的病例行活组织检查,有助于诊断。

6. 前列腺癌　血清 PSA 水平可以增高,直肠指诊可触及前列腺结节样病变。经 B 超、CT、MRI 等检查可以鉴别。

7. 其他　如肾炎、出血性疾病、药物反应等均有不同的症状及病史可以鉴别。

六、非肌层浸润性膀胱癌的治疗

非肌层浸润性膀胱癌又称表浅性膀胱癌,占全部膀胱肿瘤的 $75\%\sim85\%$,其中 T_a 占 70%、T_1 占 20%、T_{is} 占 10%。T_a 和 T_1 虽然都属于非肌层浸润性膀胱癌,但两者的生物学特性有显著不同,由于固有层内血管和淋巴管丰富,因此 T_1 容易发生肿瘤扩散。

根据复发风险及预后的不同,《中国泌尿外科疾病诊断治疗指南》中将非肌层浸润性膀胱癌分为以下 3 组。①低危：初发、单发、T_a、G1（低级别尿路上皮癌）（注：必须同时具备以上条件才是低危非肌层浸润性膀胱癌）。②高危：任何 T_1、G3（高级别尿路上皮癌）、T_{is}。包括多发、复发的 T_a、G1（低级别尿路上皮癌）。③中危：除以上两类的其他情况，非肌层浸润性膀胱癌的复发和进展与肿瘤数目、肿瘤大小、复发次数、肿瘤分期、肿瘤分级以及是否存在原位癌等因素密切相关，其中肿瘤数目对复发影响最大；其次的影响因素为肿瘤的复发频率，尤其是术后 3 个月时有无复发、肿瘤大小、肿瘤分级。而肿瘤的病理分级和肿瘤分期则与肿瘤进展关系最为密切。

(一)经尿道膀胱肿瘤切除术

经尿道膀胱肿瘤切除术(TUR-BT)是非肌层浸润性膀胱癌的重要诊断方法，也是基本治疗方法。肿瘤的确切病理分级、分期，都需要借助首次 TUR-BT 后的病理结果获得。非肌层浸润性膀胱癌的诊断更应该建立在 TUR-BT 术后病理诊断的基础上。

1. 手术适应证 TURBT 对象取决于肿瘤的分级、分期。主要适用于膀胱镜能达到的低分级的非肌层浸润性膀胱肿瘤，也可用于部分分化程度好的 T_{2a} 期膀胱肿瘤。T_{2b} 期以上的膀胱尿路上皮细胞癌，易发生膀胱壁内血管、淋巴管的浸润或转移，不宜使用经尿道电切。鳞癌、腺癌以及其他非上皮性恶性肿瘤也不宜用经尿道电切手术治疗。膀胱内非上皮性肿瘤，如病理检查为良性肿瘤单发且体积小，也可采用经尿道电切，但术后应严密随访。

从肿瘤大小来看，肿瘤直径在 3cm 以下者且分期小于 T_{2a} 期者均可行 TURBT 术；如果肿瘤有蒂，且蒂的直径在 1cm 以下时，即使肿瘤直径 >3cm 也可行 TURBT 术。

如果肿瘤已属晚期，患者一般情况较差，出血严重，已不能行开放手术治疗；或肿瘤体积大，分期为 T_{2b} 以上，但患者有严重的心血管系统、呼吸系统等其他疾病，不能耐受膀胱部分切除或膀胱全切时，也可行 TURBT 术。但该手术为姑息性手术，只是达到减少肿瘤出血缓解病情的目的。若瘤体较大，基底较宽，估计术中出血较多，此时可先行高选择性膀胱动脉栓塞，再行 TURBT 术。

2. 术前检查及评估 除了术前影像学检查肿瘤病灶较小，TURBT 主要用于诊断性电切术前可以不行膀胱镜检查外，一般都需常规行尿道膀胱镜检查，以了解双侧输尿管喷尿情况和肿瘤的大小、部位、数目、是否有蒂以及肿瘤与输尿管开口关系，并初步判断肿瘤浸润深度及手术的难易程度。

因膀胱尿路上皮细胞癌与肾盂癌、输尿管癌同源，并有可能同时发生，因此术前应进行上尿路的相关检查，如 B 超、排泄性静脉尿路造影、CT 增强扫描等。

肿瘤较大或怀疑其浸润较深者，需行盆腔彩超、增强 CT 或磁共振检查，以帮助判断肿瘤浸润深度及有无盆腔淋巴结转移。

手术开始前应再次仔细全面检查膀胱内的情况,并比较是否与术前膀胱镜检查一致。评估手术风险和制订手术方案,如侧壁的肿瘤要注意闭孔神经反射,前壁的肿瘤如发生切穿有可能导致腹膜内穿孔。

3. 基本切除方法 麻醉一般选连续硬膜外麻醉或脊椎麻醉。特殊情况下,如有腰椎外伤或手术史、肿瘤体积大且主要位于膀胱侧壁估计有较严重闭孔神经反射者,也可采取全身麻醉。手术体位采用截石位。

(1)顺行切除法:是最基本、最常用的切除方法。切割时先将切割环伸出,越过肿瘤,并从对侧钩住肿瘤,将肿瘤置于切割环与镜鞘之间,然后启动切割电流,将切割环收回镜鞘的同时进行切割。切割过程中应根据情况调节电流的强度,以能满足切割与电凝为准,无须太强的电流强度。

(2)逆行切除法:与上述方法相反,先将电切襻放在肿瘤的近侧,切割时将电切襻向远侧推移,到达肿瘤边缘后将其切下。逆行切除法比较不合习惯,且切除时电切襻向远处移动的距离不容易掌握,操作不当易造成膀胱穿孔,因此需严格掌握使用指征。该法一般可用于肿瘤的蒂在近侧显露比较清楚,且位于膀胱三角区或底部时采用,自基底部切下肿瘤。

(3)垂直点切法:即将电切襻做由上而下的垂直切割,电切襻在镜鞘内的移动幅度小,以镜鞘适度上下移动为主。此种方法适用于低平、蒂粗、固定而体积较大的肿瘤。

(4)弧形切除法:由于膀胱在充盈后为一类圆形的器官,膀胱内的 4 个壁均有一定的弧度,而普通电切襻仅能做水平运动,因此在有弧度的膀胱壁上切除肿瘤组织时,应依靠移动镜鞘的方法使电切襻略做弧形移动,才能将肿瘤安全地切除。

4. 不同部位膀胱肿瘤切除方法及技巧 由于膀胱肿瘤的部位、浸润深度不同,电切手术的方法亦不尽相同。

如瘤体较小、有蒂、基底部较窄,则采用顺行切除法,直接用电切环将其切除,范围应包括肿瘤全部及肿瘤基底部的肌肉层,切除后再将基底部予以电灼止血(图9-2)。若瘤体较大,即使蒂较小,都不宜直接从基底部开始切除,以免过早切穿膀胱而被迫终止手术。切割时先从肿瘤顶部依次切除,然后再切除基底部,直到深肌层(图9-3)。如肿瘤较大,基底较宽,估计肿瘤血供比较丰富,先切瘤体表面可能引起出血较多,导致视野模糊影响手术操作,此时可先切除肿瘤边缘基底部,阻断肿瘤血供,再从瘤体顶部逐渐切除至基底部(图9-4)。

多发性膀胱肿瘤,应先切小的、容易切的病灶,再处理大的肿瘤,如果先处理大的、切除困难的肿瘤,有可能会因出血、切除时间过长或其他并发症而贻误彻底切除所有病灶的机会。

膀胱前壁肿瘤电切,可用手在耻骨联合上方腹部向下压迫膀胱前壁,使该部位的肿瘤下移而便于切除(图9-5)。调节手术台的高低与前后倾斜度也有助于完成

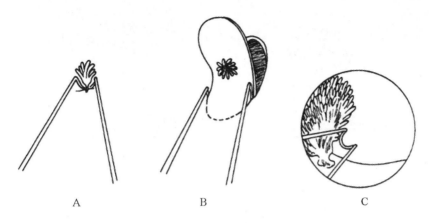

图 9-2　小的膀胱肿瘤切除方法

摘自:梅骅,陈凌武,高新.泌尿外科手术学.3 版.北京:人民卫生出版社,2008:668.

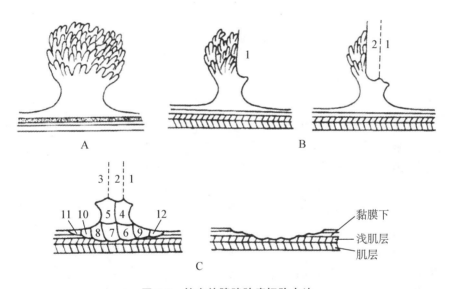

图 9-3　较大的膀胱肿瘤切除方法

摘自:梅骅,陈凌武,高新.泌尿外科手术学.3 版.北京:人民卫生出版社,2008:668.

手术。如膀胱内气泡较多影响操作时,应及时将其排出。膀胱顶部肿瘤的切除相对较困难,可将电切环伸出一定的长度后,采用侧向移动或上下移动方法进行切割,电切环的移动应与膀胱顶部弧形轮廓相适应(图 9-6)。也可在手术前将电切环由直角变成钝角再进行切割。由于这一部位的膀胱壁由腹膜覆盖,膀胱穿孔时有

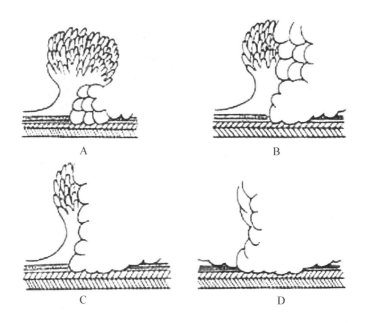

图 9-4　较大的膀胱肿瘤切除方法

摘自:梅骅,陈凌武,高新.泌尿外科手术学.3版.北京:人民卫生出版社,2008:669.

可能进入腹腔,严重者可伤及腹腔器官。有些女性患者的膀胱壁较薄,在切除时要特别谨慎。

膀胱肿瘤位于输尿管开口附近,此时也可电切肿瘤和输尿管壁内段,以达到完整切除肿瘤。但切除的输尿管壁内长度不应超过总长度的 1/3,且尽量使用切割电流,避免烧灼,以免瘢痕形成引起输尿管口狭窄。如肿瘤已进入输尿管的膀胱壁内段,可先使用 TUR,有意识地将输尿管壁内段切除,肿瘤切除干净时可以看到输尿管腔断端的正常黏膜,切除不彻底时仍能看到宫腔内有肿瘤突出。切除不完全者应放弃 TUR 治疗,改为开放手术。

尿道内口处肿瘤的切除,由于女性尿道内口与尿道外括约肌的距离较短,且在有肿瘤生长时,不易判断尿道外括约肌的

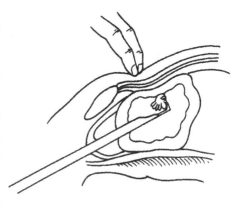

图 9-5　膀胱前壁肿瘤电切

摘自:梅骅,陈凌武,高新.泌尿外科手术学.3版.北京:人民卫生出版社,2008:667.

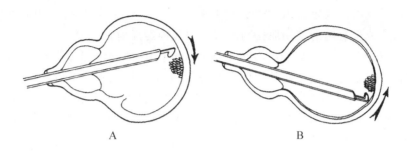

图 9-6 膀胱顶部肿瘤电切

摘自:梅骅,陈凌武,高新. 泌尿外科手术学.3 版. 北京:人民卫生出版社,2008:667.

位置,容易损伤尿道外括约肌导致尿失禁。因此,对于女性尿道内口的乳头状瘤或早期乳头状癌,切除深度应尽量浅一些;对于浸润性癌,处理则比较困难,为达到肿瘤的彻底清除,最好行根治性膀胱及尿道切除手术。

对于男性尿道内口肿瘤,在切除该部位肿瘤时常需要切除一部分前列腺组织。目前有研究显示,膀胱肿瘤术后早期的复发有可能是术中脱落肿瘤细胞种植引起,因此大范围的前列腺组织切除将增加创面,可能会增加肿瘤种植的机会,故应尽量少切一些前列腺组织,同时应注意避免破坏膀胱颈的环形纤维,以免发生逆行射精,特别是对年轻患者更应如此,但尿道内口附近的浸润性癌则应尽量切除彻底一些。对于有前列腺中叶增生影响膀胱内病灶观察和切除者,可将隆起的中叶予以切除。

5. **手术并发症及其预防和处理**

(1)术中出血与术后血尿:术中出血多由于肿瘤较大,盲目追求在肿瘤表面止血所致,应加快切除速度,在肿瘤切除彻底后于基底部充分止血。术后血尿则多因术中止血不彻底引起,TUR-BT 术后应常规留置导尿管,充分引流膀胱,如切除创面较大或有出血可能时应行膀胱持续冲洗,轻度血尿较常见,一般不需要其他特殊处理。若术后血尿严重,无好转趋势,必要时应再次行经尿道电凝止血。

(2)膀胱穿孔:发生率<5%,一般发生于膀胱内注入液体过多,膀胱壁变薄,切除过深以及突然发生闭孔神经反射时。手术中避免膀胱过度充盈,减少闭孔神经反射等技术手段可减少膀胱穿孔的发生。大部分的膀胱穿孔为腹膜外穿孔,一般无须特殊处理,相应延长导尿管的放置时间即可。当盆腔内溢出的液体过多时,可行耻骨后引流。而当肿瘤位于膀胱顶部时,可能发生腹膜内穿孔,且腹膜内穿孔很少自行愈合,一般需要开腹手术或腹腔镜手术进行修补。

(3)闭孔神经反射:切除侧壁肿瘤时,有时电流会刺激闭孔神经产生反射,表现为手术切除侧的下肢急剧内收、内旋。闭孔神经反射是造成膀胱穿孔的主要原因,对闭孔神经反射的防范意识对避免其带来严重后果至关重要,可采用局部穿刺闭孔神经阻滞或全身麻醉使用肌松药来减少闭孔神经反射。

6. 再次 TUR-BT 术　在 TUR-BT 手术过程中,肿瘤过大、患者情况不稳定、担心穿孔等因素有可能会使肿瘤切除不完全,但即使切除满意,仍有研究显示在术后 6 周内的再次 TUR-BT 术会发现 26%～83% 的肿瘤残留可能,且有 18%～37% 的高危肿瘤被分期过低。因此,再次 TUR-BT 术对于非肌层浸润性肿瘤同样有诊断和治疗的双重作用。目前多建议对于肿瘤切除不完全、切除标本内无肌层组织、T$_1$ 期及高级别肿瘤,在术后 2～6 周再次行 TUR-BT 术,以达到获得更准确的肿瘤病理分期和降低术后复发率的目的。①时间:再次电切与首次电切的理想间隔时限尚未明确。大多数专家认为最好在首次电切后 2～6 周行再次电切,主要是经此间隔时间后,首次电切导致的炎症已消退。②部位:大家公认应在首次电切部位进行,而且切除标本中应包含膀胱肌层组织。

(二)经尿道膀胱肿瘤激光切除术

激光手术术前需进行肿瘤活检以便进行病理诊断。激光手术对于肿瘤分期有困难,一般适合于乳头状低级别尿路上皮癌,以及病史为低级别、低分期的尿路上皮癌。目前临床上常用的激光有钬激光、绿激光及铥激光等。

1. 激光治疗膀胱肿瘤的优缺点

(1)优势:①激光的作用机制中无电场效应,因此避免了术中发生闭孔肌反射的危险,膀胱穿孔的概率大为减少。②激光无电场效应,术中可使用生理盐水灌洗,避免了 TUR 综合征的发生。③激光手术术中无电流刺激手术区神经,因此部分较小的肿瘤可在局部麻醉下完成,使得对于麻醉耐受性较差的患者的手术风险相应减小,在很大程度上扩展了手术的适用人群。④激光光纤具有一定的可弯曲性,而且有末端照射和侧端照射两种照射方式可选,还可以结合软式膀胱镜使用,使得内镜下的治疗盲区明显缩小。⑤大多数学者认为激光良好的热效应可以有效凝固手术区组织,减少出血量,同时由于血管和淋巴管得到封闭,可有效避免肿瘤细胞的转移,因而降低肿瘤复发率。⑥新型激光工作时有指示光指引操作,切割汽化的精确度大大提高,部分文献指出,激光治疗膀胱肿瘤时,可先在肿瘤蒂部周围 2cm 内做标记,使得肿瘤切除范围大为明确;在切除邻近输尿管口的肿瘤时,如预先置入输尿管导管,则可降低手术操作中损伤输尿管口的风险。⑦激光光纤则可与输尿管镜配合治疗部分尿道狭窄的膀胱肿瘤患者。

(2)局限性:①接受治疗的肿瘤瘤体不宜太大,肿瘤不宜太多;②激光治疗一些无蒂的膀胱肿瘤时常常会将肿瘤整体汽化,因而无法得到病检标本,给后期治疗带来一定困难;③激光光纤较易损坏而且激光设备价格昂贵,导致的治疗费用增高。因此,《中国泌尿外科疾病诊断治疗指南》建议术前需进行肿瘤活检以便进行病理诊断。激光手术对于肿瘤分期有困难,一般适用于乳头状低级别尿路上皮癌,以及病史为低级别、低分期的尿路上皮癌。

2. 常用激光类型

(1)钬激光:切割、汽化肿瘤过程中无电流产生,释放热量少,其手术过程中可达到较精确解剖层次,其止血及电凝效果被认为优于电切切除肿瘤。手术过程中采用蒸馏水或生理盐水充盈灌洗膀胱,激光光纤经膀胱镜插管孔导入膀胱,在电视监视下调节方向,在红色指示光引导下直达肿瘤蒂部或基底部。采用接触式激光脉冲,选用激光参数为输出能量 $1.0\sim1.4J$,输出频率为 $8\sim15Hz$,平均功率 $10\sim20W$。普通膀胱镜达不到部位的肿瘤可借助用软质纤维膀胱镜导入光纤切除肿瘤。使用直径 $550\mu m$ 端射光光纤先将肿瘤周围 1cm 范围黏膜及基底封闭,以减少术中肿瘤转移机会。再进行汽化切割肿瘤,并切除肿瘤周围部位的部分膀胱黏膜达肌层。

(2)绿激光:绿激光对组织的汽化切割、切开、止血同时完成,可达到非常精确的解剖层次。因为绿激光光束是侧向发射的,只要旋转光纤就可以做到使激光从组织上扫过,因此创面或周围无焦灼样外观,创面新鲜,无意外损伤。绿激光治疗膀胱肿瘤可以采用生理盐水连续灌注。首先沿肿瘤基底周围正常组织扇形切割,水流冲击下将肿瘤向上方掀起,可以清晰分辨肿瘤组织和正常组织,暴露肿瘤基底部。较大血管出血时,把光纤对准血管稍分开后连击止血。直径<3cm 肿块均能随水流从镜鞘内冲出,>3cm 者可用 Elick 冲洗出或用异物钳拉出。以 KTP 激光汽化并深层凝固肿瘤外周 2cm 膀胱壁组织,以阻断肿瘤淋巴管避免扩散。

(3)铥激光:铥激光具有独特的切割作用,手术使用的发射功率多为 $30\sim40W$,在组织中的穿透深度只有 0.3mm,去除组织后留下的凝固层为 1mm,因而不会导致严重的组织水肿、坏死、后发腐肉形成的刺激症状等不良反应。在水环境中,铥激光手术系统的工作范围在光纤前端的 2mm 以内,离开光纤前端的 2mm 范围以外的组织将不会受到任何损伤,操作安全性高。

铥激光可以提供连续波和脉冲波两种方式。连续波模式切割效率高,与钬激光的脉冲工作模式截然不同,这使得铥激光对组织的"汽化加切割"方式与钬激光的"爆炸撕裂"式切割明显不一样,其临床表现为止血效果好,创面平滑,能够精确高效地去除组织,且操作简单,手术并发症少。"汽化加切割"方式亦不同于绿激光"汽化"方式,它以局部汽化模式把组织一块一块地切割下来,组织块的大小可以由手术操作人员控制,切下来的组织碎块可以冲洗出来,冲出来的组织可以用作病理分析。

(三)光动力学治疗

光动力学治疗利用膀胱镜将激光与光敏剂相结合的治疗方法。肿瘤细胞摄取光敏剂后,在激光作用下产生单态氧,使肿瘤细胞变性坏死。光动力学治疗主要适用于肿瘤多次复发,对化学治疗及免疫治疗无效的难治性膀胱癌及原位癌,或不能耐受手术行姑息治疗者。光动力学治疗后大多数患者会有膀胱刺激症状,一部分患者会出现血尿,可对症处理。

最初用于膀胱癌光动力学治疗的光敏剂是血卟啉衍生物(HPD),需做皮肤划痕试验,排泄较慢,易发生光毒反应,用药后须避光1个月以上。目前新型光敏剂5-氨基酮戊酸(5-ALA)的应用,改为局部膀胱内灌注,术后无须避光,无皮肤光毒反应和膀胱挛缩的发生。

5-ALA膀胱灌注的肿瘤光动力学治疗方法:将浓度为3%的5-ALA溶液50ml经尿管注入膀胱,尽量保留较长时间(4h以上),经尿道置入球形激光散射装置,激光功率设置为3.9W,以波长为633nm激光行膀胱内照射20min左右。照射时一般采取全膀胱照射,以达到根治效果,必要时需辅助以B超来定位。为防止照射不均匀,还可用导光介质来充盈膀胱以使膀胱各壁获得较一致的光量达到更好的治疗效果,照射过程中须保持膀胱容量的恒定及避免膀胱出血,否则容量改变及血液吸收激光均对照射量产生影响。在照射时可用激光测量器测量光的强度,总光量应为直射光量的5倍。膀胱照射后通常留置Foley导尿管,使膀胱松弛,有膀胱痉挛者可使用解痉药物。患者术后无须避光。

(四)术后膀胱灌注化疗

1. TURBT术后即刻膀胱灌注化学治疗　即TURBT术后24h内完成化学治疗药物膀胱腔内灌注。对于低危非肌层浸润性膀胱癌患者可以术后行即刻灌注表柔比星或丝裂霉素等化学治疗药物,肿瘤复发的概率很低,因此即刻灌注后可以不再继续进行膀胱灌注治疗。

2. 术后早期膀胱灌注化学治疗及维持膀胱灌注化学治疗　对于中危和高危的非肌层浸润性膀胱癌,术后24h内即刻膀胱灌注治疗后,建议继续膀胱灌注化学治疗,每周1次,共4～8周,随后进行膀胱维持灌注化学治疗,每个月1次,共6～12个月。

3. 膀胱灌注化学治疗的药物　膀胱灌注化学治疗常用药物包括多柔比星、表柔比星、丝裂霉素、吡柔比星、羟喜树碱等。尿液的pH、化学治疗药物的浓度与膀胱灌注化学治疗效果有关,并且药物浓度比药量更重要。化学治疗药物应通过导尿管灌入膀胱,膀胱内保留时间需依据药物说明书可选择0.5～2h。灌注前不要大量饮水,避免尿液将药物稀释。表柔比星的常用剂量为50～80mg,丝裂霉素为20～60mg,吡柔比星为30mg,羟喜树碱为10～20mg。其他的化学治疗药物还包括吉西他滨等。膀胱灌注化学治疗的主要不良反应是化学性膀胱炎,程度与灌注剂量和频率相关,TURBT术后即刻膀胱灌注更应注意药物的不良反应。大多数的不良反应在停止灌注化学治疗后可以自行改善。

4. 膀胱灌注化学治疗的并发症及处理　膀胱灌注化学治疗的不良反应与药物剂量和灌注频率有关。膀胱灌注化学治疗的主要不良反应是化学性膀胱炎,程度与灌注剂量和频率相关，TUR-BT术后即刻膀胱灌注更应注意药物的不良反应。大多数的不良反应在停止灌注后可以自行改善。灌注期间出现严重的膀胱刺激症状时，应延迟或停止灌注治疗，以免继发膀胱挛缩。

(1)化学性膀胱炎：与膀胱灌注相关的化学性膀胱炎很常见，与化学治疗药物的膀胱黏膜刺激相关，主要表现为尿频、尿急、尿痛等膀胱刺激症状。据文献报道，化学性膀胱炎的发生率在丝裂霉素灌注者为30%～40%，表柔比星灌注者为10%～30%，多柔比星灌注者为20%～40%。对于化学性膀胱炎的治疗包括抗胆碱能药物、抗生素等。如果化学性膀胱炎持续超过48h，需要延迟灌注、降低灌注剂量或应用喹诺酮类抗生素。

(2)血尿：约有40%膀胱灌注化学治疗的患者出现血尿。常同时伴发膀胱炎，并与手术的切除范围相关。对于膀胱灌注后血尿的患者，要进行尿培养以除外细菌性膀胱炎。同时，应等到血尿好转后再继续进行膀胱灌注治疗。如果血尿持续，建议进行膀胱镜检查以除外肿瘤残留。对于大量血尿的患者，可留置尿管并进行膀胱冲洗。

(3)膀胱挛缩：临床很少见，多与反复TUR-BT手术及多次膀胱维持灌注治疗有关。治疗方法包括停止膀胱灌注治疗、膀胱水扩张，必要时需行膀胱切除术。

(4)接触性皮炎：有19%膀胱灌注丝裂霉素的患者会出现接触性皮炎。通常表现为手掌、足底、会阴、胸部和面部的湿疹样脱皮。膀胱灌注丝裂霉素后排尿时要注意清洗手部、外阴及会阴部，以避免接触性皮炎的发生。治疗方法包括停止灌注、局部使用激素软膏缓解症状。

(5)骨髓抑制：很罕见，但偶有报道，主要由于膀胱创面大，加之灌注过高剂量的化学治疗药物所致。处理方法包括停止膀胱灌注、检测白细胞数量及升白细胞等其他治疗。

(五)术后膀胱灌注免疫治疗

膀胱灌注免疫制药会引起机体局部的免疫应答反应，表现为尿液中和膀胱壁内的细胞因子表达以及粒细胞和单核细胞的聚集，以此来达到预防膀胱肿瘤复发及治疗的目的。目前免疫治疗的确切作用机制尚在研究中，临床应用主要是卡介苗(BCG)的灌注治疗，其他还包括干扰素、钥孔虫戚血蓝蛋白(KLH)等其他免疫调节药。

1. 卡介苗膀胱灌注治疗 BCG膀胱灌注适用于高危非肌层浸润性膀胱癌的治疗，可以预防膀胱肿瘤的进展，但BCG不能改变低危非肌层浸润性膀胱癌的病程，而且由于BCG灌注的不良反应发生率较高，对于低危非肌层浸润性膀胱尿路上皮癌不建议行BCG灌注治疗。BCG治疗一般采用6周灌注诱导免疫应答，再加3周的灌注强化以维持良好的免疫反应。

2. 免疫调节药膀胱灌注治疗 ①IFN是一种糖蛋白，为膀胱内灌注最常采用的生物制剂,能够上调宿主的免疫反应,具有抗病毒、抗增生及免疫调节等作用。②IL-2是另一种常用的免疫调节药。通常采用腔内灌注或肿瘤部位注射的方式亦取得了较好的疗效。

(六)复发肿瘤的灌注治疗

非肌层浸润性膀胱癌复发后,一般建议再次 TUR-BT 治疗,如术后病理证实依然为非肌层浸润性肿瘤,可依照 TUR-BT 术后分级及分期,重新确定方案进行膀胱灌注治疗。由于初次治疗后的患者一般都接受过化学治疗药物或 BCG 的灌注治疗,复发后的再次治疗的选择就变得更加复杂,这些患者复发与进展的危险度也会大幅提高。若首次治疗为化学治疗,一般建议采用 BCG 灌注治疗,因为这种情况下 BCG 会有更好的疗效,而化学治疗的无病生存率只有约 20%。对于首次BCG 灌注治疗者,可以考虑仍给予第 2 次的 BCG 灌注治疗,因为仍可能有30%~50%的患者会有疗效,但如果患者不能耐受 BCG 灌注治疗,亦可以采用补救性的化学治疗药物灌注治疗。如果复发次数超过 2 次,以后的治疗中再使用BCG 或化学治疗药物灌注的失败率可高达 80%,对于此类患者应考虑更积极的根治性治疗。

(七)膀胱原位癌的治疗

膀胱原位癌的治疗方案是行彻底的 TUR-BT 术,术后行 BCG 膀胱灌注治疗。BCG 灌注每周 1 次,每 6 周为 1 个周期,1 个周期后有 70%的患者完全缓解。休息6 周后,进行膀胱镜检查和尿脱落细胞学检查,结果阳性者应再进行 1 个周期(共 6周)的灌注治疗,可另有 15%的患者获得缓解。休息 6 周后,重复膀胱镜检查和尿脱落细胞学检查,若结果仍为阳性,建议行膀胱根治性切除术及尿道根治性切除术。对于缓解的患者,应在第 3、第 6、第 12、第 18、第 24、第 30 个月和第 36 个月时进行 1 个周期的 BCG 灌注防止复发。BCG 治疗缓解率为 83%~93%,有11%~21%患者在 5~7 年死于该病。无效及不完全反应肿瘤进展率为 33%~67%。若治疗 9 个月时未完全缓解或肿瘤复发,则建议行根治性膀胱切除术。

七、肌层浸润性膀胱癌的治疗

对于肌层浸润性膀胱癌首选根治性膀胱切除术,并同时进行淋巴结清扫。

(一)膀胱部分切除术

膀胱部分切除术作为治疗膀胱癌的手段已应用很长时间,也取得了一定的疗效,在一些患者甚至达到了根治性全膀胱切除相当的效果。但是膀胱部分切除术的缺点是存在切口种植的风险,并且给以后可能需要的全膀胱切除带来极大困难。特别是高级别的浸润性膀胱癌,膀胱部分切除术后如后续辅助治疗措施(如化学治疗和放射治疗)跟不上,容易复发和转移。局部浸润性膀胱癌如果得不到有效控制而发展至全身性病变,到目前为止无论采取什么治疗,90%的患者在 5 年内会因膀胱癌死亡。因此,确实有效的局部治疗是提高局部浸润性膀胱癌患者远期生存率的关键。

1. **膀胱部分切除术适应证** 尽管从肿瘤控制和患者远期生存的角度来考虑,特别是对于术后又无法或无条件实施辅助治疗(放射治疗或化学治疗)的患者,不应提倡更不应鼓励将膀胱部分切除术作为浸润性膀胱癌的常规治疗手段来推荐。但在临床实践中,对某些浸润性膀胱癌患者,膀胱部分切除术可能更适合。例如,发生在膀胱顶部或远离膀胱三角区的孤立肿瘤,或者虽然肿瘤距膀胱三角区较近,但仍能保证足够切缘,且术后辅助治疗措施能够跟上,或患者全身情况不容许或拒绝接受全膀胱切除术,在这些情况下有指征者行膀胱部分切除术。脐尿管癌主要累及膀胱顶部,膀胱部分切除术与全膀胱切除术疗效相当,选择膀胱部分切除术能较好保持患者的生存质量。

2. **膀胱部分切除术的方法及技巧** 实施膀胱部分切除术前应充分阅读盆腔CT片并根据膀胱镜检查结果,确定膀胱肿瘤的具体位置、数量和大小、基底情况和可能的浸润状况,决定切除部位和范围,力争将已有的肿瘤切除干净并防止脱落的肿瘤细胞污染切口而引起种植转移。

术前应进行简单的肠道准备,排空消化道。采用脊椎麻醉或硬膜外连续麻醉,并留置麻醉管用于术后镇痛。在麻醉、消毒、铺巾之后插气囊导尿管,气囊充水15～20ml。取脐下正中切口。膀胱外分离的范围应根据肿瘤的部位和大小而定,尽量避免过多的分离。对位于顶部和前壁的肿瘤,尽量少分离膀胱两侧壁;对位于后壁的肿瘤,可直接切开腹膜进入腹腔,将附于膀胱的腹膜与膀胱一起切除;对位于侧壁的肿瘤,尽量不要分离对侧壁,并行同侧盆腔淋巴结清扫。

打开膀胱之前将膀胱内尿液吸干净并灌入高浓度的化学治疗药物(如50mg的丝裂霉素配成20ml,50mg的表柔比星配成20ml),保留15～20min,在预先选定好的部位用组织钳钳住膀胱壁,经导尿管吸尽膀胱内药液,电刀切开膀胱,组织钳提起膀胱切口边缘,辨明肿瘤的确切位置,在距离肿瘤基底边缘2cm处用电刀快速将肿瘤连同正常膀胱壁整块切除,注意不要让任何手术器械或敷料接触肿瘤。移除标本后,用大量无菌水冲洗切口,2-0可吸收线全层连续缝合关闭膀胱,耻骨后放置引流管1根。膀胱造口与否依术者经验而定。

3. **膀胱部分切除术后辅助治疗及随访** 术后根据病理检查结果确定是否给予辅助治疗。如肿瘤浸润已超过肌层或有淋巴结转移,术后2～4周给予盆腔动脉化学治疗或盆腔放射治疗,或两者联合应用,以防肿瘤复发和转移。术后应按TUR-BT术后的要求进行膀胱内灌注化学治疗药物或免疫抑制药预防膀胱内肿瘤复发,并定期进行膀胱镜检查。术后3个月复查行盆腔CT检查,以后每6个月复查一次CT,如无复发,2年后每年复查一次CT,以便能及时发现盆腔内膀胱外肿瘤复发而能采取挽救性全膀胱切除。

(二)开放性根治性全膀胱切除术

尽管近年来局部外照射放射治疗和全身化学治疗单独或联合应用治疗肌层浸润性膀胱癌取得了一定疗效,但全膀胱切除和尿流改道仍然是最有效的治疗手段,是唯一可以挽救肌层浸润性膀胱癌患者生命的治疗方法,也是高危非肌层浸润性膀胱癌患者经保留膀胱手术和膀胱内灌注治疗失败后的最终选择。

但是全膀胱切除和尿流改道是泌尿外科领域中最具挑战性的手术,手术步骤多、手术时间长、操作烦琐、出血多,手术涉及泌尿、生殖和消化系统,有一定的手术死亡率,术中、术后将近50%的患者会出现一种或多种并发症。

1. **手术适应证** 多发的浸润性膀胱尿路上皮癌、腺癌、鳞癌是全膀胱切除的绝对适应证。多发 T_1G3 膀胱尿路上皮癌或复发的 T_1G3 膀胱尿路上皮癌,应及时接受全膀胱切除。膀胱肿瘤一旦浸润到膀胱外或有区域淋巴结转移,全膀胱切除后50%的患者会出现复发或远处转移,成为全身性疾病,即使采用多药联合全身化学治疗,平均生存时间只有11个月左右,5年生存率不到10%。而局限于膀胱的肌层浸润性膀胱癌在全膀胱切除后,5年无疾病生存率可达80%以上。膀胱部分切除术后肿瘤复发累及膀胱外组织,全膀胱切除术无法达到控制肿瘤的目的,应用全身化学治疗或动脉化学治疗联合外照射放射治疗,可控制部分患者的病情。

2. **手术前准备** 全膀胱切除是复杂的大手术,膀胱切除后又需要利用肠道做尿流改道,术后泌尿系统或消化系统的严重并发症都有可能发生,一旦发生将是灾难性的,因此充分的术前准备非常重要。

患者方面的准备包括3个方面:患者和家属对全膀胱切除和不同尿流改道手术方式的认识与理解,对术后定期终身随访复查的认识、依从性以及社会经济支撑能力。患者对手术耐受性方面的准备,包括对重要生命器官功能状态的评价和对其功能不足的纠正,配备足够的血液制品,与麻醉师就患者的麻醉方式、术中对内环境平衡的要求以及利尿方式进行沟通和协调。按结肠手术要求进行肠道准备。

术者要做好体力和技术方面的准备,如此类手术的经验不多,应查阅文献和参考手术学书籍,熟悉手术步骤和制订应对术中可能出现问题的措施。

3. **手术方法及手术技巧**

(1)下腹正中切口,左侧绕脐向上延长,直达腹腔。探查腹腔内脏器后,在右侧盲肠下方、髂血管分叉上方切开后腹膜,切口向盆腔延长,分离输尿管,于靠近盆腔处将其切断,结扎远端,近端插入 8F 导尿管暂时引流尿液。同法处理左侧。

(2)行盆腔淋巴结清扫,范围上达髂总动脉分叉平面,下至髂外血管出盆腔平面,外界为生殖股神经,内界为膀胱,底为盆内筋膜壁层。

(3)于膀胱顶部中线切开盆腔腹膜,结扎并离断膀胱脐韧带,将腹膜与膀胱分离,直达膀胱底部。如膀胱顶部深肌层被肿瘤侵犯,则将其对应膀胱壁覆盖的腹膜一起切除。

（4）分别切断、结扎双侧输精管，沿输精管近端向精囊方向分离，直至精囊顶部。于腹膜外、膀胱及精囊后方分离，抵达前列腺精囊筋膜（Denonvillier 筋膜）。

（5）将膀胱向前方牵引，显露精囊三角，于精囊远侧、前列腺基底部后方用钳提起前列腺精囊筋膜后层并切开，在该筋膜前后层间的腔隙内紧贴前列腺钝性分离至前列腺尖部，将前列腺与直肠分开。

（6）用拇指和示指夹持膀胱后侧韧带，用力将其挤捏，以清除部分脂肪组织，用2 个大弯血管钳钳夹，离断后缝扎后侧韧带，达精囊顶部。

（7）于前列腺的前侧方切开盆内筋膜，并将 Denonvillier 筋膜后层剪开，将位于两侧的海绵体神经血管束钝性向外侧推离前列腺以免损伤。

（8）紧贴精囊和前列腺分别钳夹、切断及缝扎精囊的血管蒂，前列腺的上、下蒂。同法处理对侧。

4. 手术并发症及处理　血管损伤大出血和直肠损伤是全膀胱切除术的主要并发症。即使没有大血管损伤，由于手术时间长或解剖层次不清楚，术中失血超过1000～2000ml 的情况并非少见，如果麻醉师未能很好配合，未能及时补充损失的体液和血液成分，可致循环障碍和内环境失衡，严重时可发生休克和急性肾衰竭，患者死亡。

（1）大出血的预防和处理：全膀胱切除过程中容易发生大出血的情况主要见于阴茎背静脉丛处理不当、处理膀胱和前列腺两侧时误入其外侧的静脉丛和在淋巴清扫时损伤髂内静脉及其分支，而损伤髂总和髂外血管的情况很少见。预防的关键在于术中暴露良好和解剖层次清楚。就处理阴茎背静脉而言，在切开两侧盆底筋膜及耻骨前列腺韧带后，用 2-0 带针可吸收缝线双环缝扎阴茎背静脉丛。切开盆底筋膜时一定要在该筋膜反折的最低处或贴近肛提肌表面切开，可避免进入前列腺外侧的静脉丛而引起很麻烦的出血。

术中一旦发生血管损伤大出血，应保持冷静和头脑清醒，可用干纱布或棉垫先压迫暂时止血，一边通报麻醉师加快补液和准备血液制剂，一边迅速判断损伤血管类型和重要性，静脉出血如涌泉、颜色较暗，动脉出血压力高、喷涌而出、颜色鲜红。髂外或髂总血管损伤必须进行修复，否则会影响患肢功能。在压迫止血情况下，弄清出血的部位，用沙氏钳阻断损伤血管的近端和远端，用 3-0 或 4-0 血管缝合线缝合修复即可。如术者自己没有修复血管的能力或经验，在压迫止血的同时应尽快请血管外科专科医师或有血管修复经验的外科医师协助，切忌用普通止血钳盲目钳夹，以免加重损伤给修复带来困难。髂内静脉或髂内动脉损伤可缝扎止血，不会影响功能。

（2）直肠损伤的预防和处理：全膀胱切除术中损伤直肠情况较少见，主要见于在切开直肠膀胱陷凹腹膜反折时选择的位置不当，以至于没能正确进入狄氏（Denonvillier）间隙，再加上分离动作用力不当，造成直肠前壁撕裂损伤。此外，在最后处理前列腺两侧时,由于过度向前向上牵拉膀胱和前列腺,钳夹和切断前列腺两侧蒂时容易损伤直肠前壁。因此,在移除膀胱前列腺标本后应常规仔细检查直肠前壁有无损伤,如有损伤,给予横行间断缝合,术后盆腔置引流和禁食,并严密观察,一般可愈合。如无修复经验,最好请普通外科或胃肠外科医师协助处理。一般不必结肠造口。直肠损伤遗漏可酿成严重后果。

(三)腹腔镜根治性全膀胱切除术

腹腔镜根治性全膀胱切除术主要适用于肌层浸润性膀胱癌,与开放性手术适应证相似。因该术式涉及尿流改道,其难度较腹腔镜前列腺切除更大,在各类泌尿外科腹腔镜手术中技术要求最高。腹腔镜下膀胱全切-原位新膀胱术是较为理想的膀胱代替术式,患者术后生活质量高,易被患者接受;但是,该术式操作复杂、手术难度高。然而,随着腹腔镜技术的进一步娴熟,器械的不断改进,腹腔镜膀胱全切还是逐渐体现出其优势。腹腔镜下切除膀胱前列腺,有助于细致、精确地处理盆底深部髂内动、静脉的属支,保留神经血管束,精细分离精囊和狄氏筋膜(Denonvillier fascia),减少术中出血;尿道括约肌损伤概率较小,也有助于保留神经血管束。手术创伤小,术后恢复较快。避免肠管长时间暴露,有利于术后肠道功能恢复,减少术后肠粘连。随着腹腔镜技术的不断提高,该手术正在逐渐被越来越多的泌尿外科医师所接受。

1. **手术适应证** ①浸润性膀胱癌($T_2 \sim T_{4a}$)期;②膀胱灌注化学治疗后反复复发的非肌层浸润性膀胱癌;③卡介苗治疗无效的原位癌;④保守治疗无效的广泛乳头状病变;⑤非尿路上皮癌。患者全身情况相对较好,能够耐受手术,尤其是心、肺功能较好。尿道无肿瘤,肿瘤边界最好未到膀胱颈,术中冷冻切片证实断端无残留,可以考虑做原位膀胱术,否则应做尿道切除术。如果肿瘤侵及前列腺部尿道,则禁忌行原位膀胱术。

2. **手术禁忌证**

(1)肿瘤侵犯盆壁或腹壁。

(2)肿瘤有远处转移。尽管在某些情况下可以行姑息膀胱全切术,比如顽固的血尿患者。但一般不应选择根治性切除。

(3)身体状况无法耐受腹腔镜手术者,尤其是呼吸系统、循环系统严重疾病的患者。

(4)有过腹腔手术病史,可能造成腹腔脏器粘连,为相对禁忌证。应根据既往手术的情况具体分析。

3. **手术操作步骤及手术技巧**

(1)麻醉、体位和套管穿刺位置:气管内插管全身麻醉,患者取仰卧位,臀部垫高约10cm,呈少许反弓状,于大腿部及肩部固定,头部降低15°。采用五点穿刺法,即第1穿刺点(A)在脐下或脐上边缘,穿刺针在该部位穿刺建立气腹后,置入

12mm 套管,放入 15°或 30°腹腔镜,在其直视下放置其他 4 个套管。第 2(B)、第 3(C)穿刺点分别在左右腹直肌旁、脐下 2～3mm 位置,第 4(D)、第 5(E)穿刺点在左、右髂前上棘内上方 2～3cm 处。第 2、第 3 穿刺点置入 12mm 套管,其余两点置入 5mm 套管。手术者经左侧第 2、第 4 套管操作。第一助手左手扶镜,右手经第 3 套管操作,第二助手经第 5 套管操作。

(2)游离输尿管中下段:腹腔镜下探查腹腔,检查有无损伤,有无腹腔内转移。将回肠及乙状结肠向左上方牵开寻找右侧髂外动脉。在髂内、外动脉分叉附近找到输尿管,沿输尿管走向向下剪开腹膜,用无创抓钳将输尿管提起,并向下游离至膀胱壁外,暂不切断以减少尿路梗阻时间。左侧输尿管常被乙状结肠覆盖,需游离乙状结肠外侧的粘连,将乙状结肠推向内侧显露其系膜根部才能找到。左侧输尿管的寻找可以在右侧盆腔淋巴结清扫完成后进行,并同时进行左侧盆腔淋巴结清扫。

(3)盆腔淋巴结清扫:沿髂外动脉表面剪开腹膜及髂血管鞘,远端至血管穿出腹壁处,近端至左、右髂总动脉分叉位置。用超声刀切断跨过髂外动脉位置的输精管,从远端到近端清除髂外动脉前面及上、外、后方的淋巴组织,在髂外动脉的内下方找到髂外静脉,沿髂外静脉内下缘小心游离找到骨盆内侧壁。用超声刀分离髂内、外血管分叉处及闭孔处脂肪组织,注意保护闭孔神经及血管,必要时可以结扎离断闭孔血管。继续沿髂总动脉向上游离至左、右髂总动脉分叉处,切除该处脂肪组织。同法处理左侧。

(4)游离输精管、精囊及前列腺后面:将肠管推向头侧,第二助手用抓钳将直肠向上牵引,显露直肠膀胱陷凹,此时可见膀胱后面有上、下两道弓状隆起。第二道弓状隆起为输精管壶腹部及精囊位置标志,用电凝钩横行打开弓状隆起处腹膜,向两侧延伸腹膜切口与两侧已切开的腹膜切口会合。游离输精管后切断,在输精管外下方分离找到精囊,紧贴精囊外下方游离至前列腺基底部外侧。将左右输精管、精囊向前牵引,在其下方 2～3mm 处横行切开 Denonvillier 筋膜,钝性分离前列腺后方至直肠尿道肌。

(5)游离膀胱前壁:将腹腔镜视野移至前腹壁,看见脐正中韧带及其两侧的旁正中韧带。切断脐正中韧带、旁正中韧带及腹膜反折,与两侧已切开的腹膜会合。向下钝性分离膀胱前间隙,显露耻骨前列腺韧带及盆筋膜反折。

(6)缝扎阴茎背深静脉复合体:用电凝钩切开两侧盆筋膜反折和耻骨前列腺韧带,暴露前列腺尖部两侧,用 2-0 可吸收缝线缝扎阴茎背深静脉复合体。

(7)游离膀胱侧韧带及前列腺侧韧带,将输尿管下段提起,在膀胱壁外位置上钛夹后切断。提起膀胱顶部,用 Ligasure 分离膀胱侧韧带,到达前列腺基底部时将精囊提起以帮助定位,紧贴前列腺外侧分离前列腺侧韧带。

(8)离断尿道,切除膀胱前列腺:在缝扎线的近端切断阴茎背深静脉复合体,向下分离至前列腺尖部。紧贴前列腺尖部剪开尿道前壁,将导尿管提起,用抓钳抓住导尿管,在抓钳的远端剪断后向上牵引,剪断尿道后壁。将前列腺尖部翻起,显露其后方的尿道直肠肌,紧贴前列腺将其剪断,将膀胱输尿管完全游离。创面彻底止血,经尿道重新插入 F20 Foley 导尿管,气囊注水 20ml,用纱布压迫创面,牵拉 Foley 导尿管,以减少创面渗血。

4. 手术并发症及预防和处理

(1)出血:膀胱全切出血主要发生在阴茎背静脉丛和膀胱前列腺侧后韧带。笔者体会预防背静脉出血的关键是要游离、看清两侧盆筋膜,清除耻骨前列腺悬韧带表面脂肪,切开盆筋膜时距前列腺 2～3mm,避免损伤前列腺表面的静脉,万一损伤,双极电凝止血效果较佳,切开盆筋膜至悬韧带即可,切开悬韧带常造成背静脉分支出血,避免其出血的方法是远离前列腺。缝合背静脉时针的角度与方向最重要,直视下打紧结。膀胱前列腺侧后韧带可用 Hem-o-Lok 夹闭,可明显减少出血。

(2)新膀胱尿道吻合口漏尿与狭窄:预防新膀胱尿道吻合口漏尿和狭窄的方法,是在尿道残端距外括约肌 1cm 左右切断,这样便于吻合;吻合时要看到肠黏膜与尿道黏膜;打结要在直视下打紧,结打不紧易造成漏尿,50%以上的结不紧有可能造成狭窄。

(3)输尿管与新膀胱吻合口漏与狭窄:最好用输尿管抓钳提起,牵拉适度,游离输尿管时勿损伤其表面的血管,保障输尿管血供是预防输尿管与新膀胱吻合口漏与狭窄的主要步骤之一;输尿管的长度最好至膀胱壁再切断,避免输尿管张力;笔者体会输尿管与新膀胱黏膜对黏膜间断缝合 6～8 针,吻合口漏与狭窄发生率最低。

(4)尿失禁:膀胱全切术后早期,都有不同程度的尿失禁,进行功能锻炼,可逐渐好转;严重尿失禁为外括约肌损伤,局部按解剖层次手术、避免背静脉和前列腺尖部大出血可预防严重尿失禁。

(5)直肠损伤:游离前列腺尖部后方时容易损伤直肠,尽量紧贴前列腺分开直肠与前列腺之间的狄氏间隙(Denonvillier fascia),最好用剪刀剪开 Denonvillier 筋膜,避免使用超声刀或双极电凝在直肠前壁止血。在前列腺尖部离断尿道时,先剪开尿道前壁和两侧壁,然后剪断尿道后壁。创面小的渗血不影响膀胱颈与尿道的吻合,如果直肠表面有明显出血,可用纱布压迫止血或缝扎。

(四)膀胱全切术后尿流改道

全膀胱切除后尿流改道方法多种多样,各种术式及改良方法多达 100 余种,归纳起来可分为三大类:不可控性尿流改道、可控性尿流改道和原位新膀胱。不可控性尿流改道术一般来说手术比较简单、严重并发症相对较少、相对比较安全,但术后需要终身佩带集尿装置,对患者的外在形象、社交活动和生活质量影响比较大;此外,需要定期更换集尿装置,需要一定费用。可控性尿流改道手术方式繁多,手术操作一般比较复杂、并发症比较多、术后虽无须带尿袋,对患者的自身形象维护较好,对社交和生活的影响比较小,但需要终身间歇性导尿,给患者的生活带来诸多不便。原位新膀胱术后患者可以控尿和排尿,基本上能维持正常社交活动和生活质量,但手术操作复杂、并发症也比较多,而且有些并发症很难处理。现今原位新膀胱和回肠导管术是最主要的尿流改道方式。

1. 不可控性尿流改道 即采取最直接的路径,将尿液引流至体外。常用的方法为回肠膀胱术,手术方式简单、安全、有效,主要缺点是需腹壁造口、终身佩戴集尿袋。经过长期随访,患者出现肾功能损害约为 27%,造口并发症发生率约为 24%,输尿管-回肠吻合口并发症发生率约为 14%,死亡率约为 1.0%。伴有短肠综合征、小肠炎性疾病、回肠受到广泛射线照射的患者不适于此术式。对预期寿命短、有远处转移、姑息性膀胱全切、肠道疾病无法利用肠管进行尿流改道或全身状态不能耐受其他手术者可采取输尿管皮肤造口术。

2. 可控性尿流改道

(1)可控储尿囊:该术式繁多,但主要由相互关系密切的 3 部分组成。首先利用末段回肠及盲升结肠等,切开重组成大容量、低压力、顺应性及调节性强的储尿囊;将输尿管与储尿囊行抗反流的吻合,形成输入道,这是防止上行性输尿管肾积水、上尿路感染及保护肾功能的重要步骤;最后是利用末端回肠或阑尾形成有足够长度和阻力的抗失禁输出道。除了需建成单向活瓣结构外,保持储尿囊内低压是防止反流的重要因素。在多种术式中值得推荐的是使用缩窄的末段回肠做输出道的回结肠储尿囊,使用原位阑尾做输出道的回结肠储尿囊及去带盲升结肠储尿囊。

可控储尿囊适用于:①预期寿命较长、能耐受复杂手术的患者;②双侧肾功能良好,可保证电解质平衡及废物排泄者;③无上尿路感染者;④肠道未发现病变者;⑤能自行导尿者。此术式适用于男、女患者,能自行插管导尿,不需要佩戴腹壁集尿器,因此患者有较高的生活质量。

随访发现该术式早、晚期并发症发生率分别为 12% 和 37%。晚期并发症主要有输尿管狭窄或梗阻、尿失禁、导尿困难和尿路结石,代谢并发症也比较常见。正确的病例选择、术前指导以及选用合适的肠段和早期治疗,可以减少大多数患者的这些并发症。主要缺点是需要腹壁造口。

(2)利用肛门控制尿液术式:利用肛门括约肌控制尿液的术式包括尿粪合流术,如输尿管-乙状结肠吻合术,由于这种术式易出现逆行感染、高氯性酸中毒、肾功能受损和恶变等并发症,现已很少用;尿粪分流术,比较常用的方法为直肠膀胱、结肠腹壁造口术,该方法简单,能建立一个相对低压、可控的直肠储尿囊,现在仍为许多医院所采用。采用肛门括约肌控制尿液的术式患者肛门括约肌功能必须良好。

3. 原位新膀胱 原位新膀胱术由于患者术后生活质量高,近 10 年内已被很多的治疗中心作为尿流改道的首选术式。此术式主要优点是不需要腹壁造口,患者可以通过腹压或间歇清洁导尿排空尿液。缺点是夜间尿失禁和需要间歇性的自我导尿。早、晚期并发症发生率分别为20%~30%和30%,主要由输尿管与肠道或新膀胱与尿道吻合口引起。另一缺点是尿道肿瘤复发,为4%~5%,如膀胱内存在多发原位癌或侵犯前列腺尿道则复发率高达35%,因此术前男性患者须常规行前列腺尿道组织活检,女性行膀胱颈活检,或术中行冷冻切片检查,术后应定期行尿道镜检和尿脱落细胞学检查。

原位新膀胱术主要包括回肠原位新膀胱术、回结肠原位新膀胱术、去带回盲升结肠原位新膀胱术。一些学者认为回肠收缩性少、顺应性高,可达到好的控尿率,黏膜萎缩使尿液成分重吸收减少,手术操作不甚复杂,比利用其他肠道行原位新膀胱术更为优越。乙状结肠原位新膀胱易形成憩室和有癌变的危险,因此不适合作为长期的尿流改道,在其他改道术失败时可选用。胃原位新膀胱,远期疗效需要进一步观察,一般主张在肠道严重缺损、骨盆接受过放射治疗或其他疾病无法利用肠道时可选用。

原位新膀胱的先决条件是完整无损的尿道和外括约肌功能良好,术中尿道切缘阴性。一般来说,任何形式的可控性尿流改道,都要求患者有正常的肾功能。因为肾功能差的患者在无论使用小肠或结肠行可控性尿流改道术后均会出现严重的代谢紊乱。而回肠膀胱术,则是在患者肾功能较差的情况下唯一可以考虑的尿流改道手术。前列腺尿道有侵犯、膀胱多发原位癌、骨盆淋巴结转移、高剂量术前放射治疗、复杂的尿道狭窄以及不能忍受长期尿失禁的患者为原位新膀胱术的禁忌证。

4. 回肠导管术 回肠导管术最早由 Seiffert 提出,至今已超过100年的历史,后经 Bricker 定型并推广,至今应用已经超过半个多世纪,由于手术相对简单、安全,远期并发症较少,目前仍然是全膀胱切除后最常用的尿流改道方式之一。

(1)经典的回肠导管术(Bricker):全膀胱切除后仔细止血,将左侧输尿管经乙状结肠系膜下隧道穿过,到达乙状结肠右侧,注意不要扭曲。在距回盲瓣10~15cm处,于灯光下辨认出肠系膜血管及其分支走向,注意保留好回结肠血管,以免回肠末段和盲肠缺血坏死。分离出一段带系膜血管的回肠段,长15~20cm。用1号丝线间断内翻缝合将回肠做端-端吻合,恢复肠道连续性,缝合关闭肠系膜裂孔以防止内疝。在右下腹壁预先标记的造口部位,用组织钳钳住皮肤并提起,用刀片切除约2cm直径的皮肤,清除皮下脂肪组织,十字切开腹直肌前鞘(造口经腹直肌)或腹外斜肌腱膜(造口经腹直肌外侧),钝性分开腹直肌或腹内斜肌,切开腹直肌后鞘或腹横斜肌腱膜,建成一个通道供回肠导管通过,大小以能容纳两个手指尖为度。将回肠段远端经此通道引出至右下腹壁,用4号丝线将回肠段与腹直肌前鞘或腹外斜肌腱膜间断缝合而与腹壁固定,外翻回肠末端,缝合成乳头,并与皮肤固定。

也有在右下腹皮肤做 Z 形切口，将 Z 形皮瓣整合到回肠末端的乳头中，这种方法的缺点是，在尿液的长期刺激下，皮瓣的慢性炎症反应会造成乳头狭窄。乳头形成后，再吻合输尿管。将右输尿管末端剪开 0.5～1.0cm 扩大口径，在回肠段合适位置对系膜缘用剪刀剪去一小块浆肌层和黏膜，将输尿管末端与肠段做端-侧吻合，采用 4-0 可吸收缝线间断缝合（Cordonnier 法）。同样方法吻合左侧输尿管。输尿管吻合后将回肠段近端断端用 2-0 可吸收线缝合关闭，再用 1 号丝线间断浆肌层缝合加固。输尿管内放置支架管经腹壁造口引出，术后 7～14 天拔除。输尿管吻合也可以采用另外两种方法：①将双侧输尿管末端剪开后，并排缝合成一个大口再与回肠断端做端-端吻合；②将两个输尿管末端剪开后对缝，再与回肠末端做端-侧吻合（Wallace）。

采用输尿管合并吻合时，一旦发生吻合口狭窄将会引起双侧上尿路梗阻，经再次开放手术用改良 Cordonnier 法重做输尿管吻合而治愈。手术结束时盆腔内放置引流管，缝合腹壁切口，腹壁造口接集尿袋。

（2）改良回肠导管术：经典 Bricker 术并发症较多，特别是与造口有关的远期并发症如造口旁疝、造口回缩、造口狭窄或突出，处理非常困难。为减少或避免以上并发症，缩短手术时间，笔者及其团队对 Bricker 术进行了多处改良。

①改良之一：首先在体内制成半乳头。在截取回肠段后，先在其远侧端用 1 号丝线间断缝合 5 针，缝线要缝上回肠末端全层和距末端 1.5cm 处的浆肌层，打结后即翻转成乳头，肥胖患者若肠系膜脂肪很厚，需要去掉一些肠系膜上的脂肪，回肠末端才能翻转成均匀的乳头，但要注意不能伤及系膜中的血管。

②改良之二：将造口置于右侧下腹壁腹直肌外侧缘并与腹外斜肌腱膜和腹横肌腱膜缝合固定。将腹外斜肌腱膜和腹横肌腱膜十字切开后，将其边缘用 2 号丝线缝成一层，间断缝合 6～8 针，打结后留作固定回肠段用。

③改良之三：回肠导管经腹膜外隧道引至右下腹壁，而不是直接穿过腹壁。于右输尿管外侧后腹膜切口边缘钝性分离腹膜，对准右下腹壁造口位置，制成腹膜外隧道，用弯卵圆钳将回肠导管经此隧道引出至右下腹壁，用缝合腹外斜肌腱膜和腹横肌腱膜的缝线缝上回肠段的浆肌层，打结将其固定于腹壁，再用 4-0 可吸收缝线将肠乳头与皮肤间断缝合固定，即形成所期望的乳头。

④改良之四：输尿管与回肠导管用 4-0 可吸收缝线连续交锁缝合方法做端-侧吻合（改良 Cordonnier 法）。在回肠导管引出到腹壁、缝合固定并做好乳头之后，再行输尿管吻合。从腹壁乳头向回肠段内插入 8 号（根据输尿管管径可选用 8、10 号或 12 号）单腔导尿管，在回肠段适当位置对系膜缘用剪刀剪去一卵圆形浆肌层，长约 1.0cm，宽约 0.5cm，以回肠段内导尿管为指引，用电刀切开此处肠黏膜，将导尿管引出，将输尿管末端剪开约 0.5cm，将导尿管插入输尿管作为临时支架，检查

输尿管没有扭曲后,用 4-0 可吸收缝线从输尿管剪开的尖端开始,连续交锁缝合,每一针必须缝到输尿管全层和肠壁全层。先吻合右侧输尿管,再以同样方法吻合左侧输尿管。这样可以将输尿管吻合在适当的位置,不容易发生输尿管扭曲或位置不当等情况。

⑤改良之五:输尿管内不放置支架,但回肠导管内放置支架。输尿管吻合完毕后,将导尿管退回到回肠段内并从其近端引出,将一根 24 号多孔胶管缝于导尿管末端,将此管牵引至回肠导管内作为支架,末端缝于乳头上固定,术后 2 周左右拔除。

⑥改良之六:最后才关闭肠系膜裂孔。将肠系膜裂孔用 1 号丝线间断缝合关闭,以防止内疝。

⑦改良之七:回肠导管完全置于腹膜外。用 1 号丝线将右侧后腹膜间断缝合,将输尿管吻合口和整个回肠段全部置于腹膜外。盆腔内留置一根 20 号胶管作为引流,缝合关闭腹壁切口,结束手术,立即在乳头接集尿袋。

5. 尿流改道术后处理和注意事项　尿流改道手术方式繁多,无论哪种术式,术后都可能出现并发症,而且并发症的发生率还很高,几乎 50% 的患者会出现并发症,因此除了术中积极预防以外,术后严密观察,早发现和早处理非常重要,可能避免并发症带来的严重后果。

(1)回肠导管术后要注意盆腔引流管引流液的颜色和量,并保持引流通畅。一般术后第 1 天引流量较多,与术中冲洗盆腔和腹腔后残留的冲洗液有关,第 2～3 天引流量应明显减少。盆腔引流管一般在患者进食并排便后,检查血象正常,确认无肠漏和漏尿后才拔除。回肠导管一般会有肠黏液随尿液流出,特别是肠蠕动作用,在适度尿量情况下,回肠导管不会因黏液阻塞,不需要冲洗等特别处理。但有些患者肠黏液特别多而稠,在尿量不足或选用的支架管较细时,受黏液块堵塞可引起回肠导管内压过高,导致肠-输尿管吻合口漏或回肠导管近端缝合处漏尿。对这种患者要定时清洗回肠导管内黏液和支架管内黏液,保持通畅。可用 8 号导尿管经回肠导管用生理盐水反复冲洗。此外,要保持胃管引流通畅,保证良好的胃肠减压,督促患者尽量早期下床活动,并利用中医针灸和穴位刺激的方法促进肠蠕动功能的早期恢复,以预防肠麻痹、肠胀气和肠粘连。早期肠粘连、肠梗阻导致肠内压高,影响肠道血供和吻合口愈合,容易发生肠吻合口漏。一般在出院时拔除回肠导管内支架管,拔管后要仔细观察回肠导管尿液流出情况,如果尿液流出量明显减少,要检查是否存在回肠导管梗阻,个别情况下术中回肠导管方向放置反了,肠蠕动与尿流逆向,需要再手术纠正。一定要请造口护理师教会患者和家属如何更换集尿袋和护理腹壁造口,以避免造口周围皮肤尿源性皮炎。出院时需要做腹部和盆腔B超检查,了解上尿路是否扩张,盆腔或腹腔有无积液。嘱咐患者出院后 2～4 周返院做第一次复查,以后每 3～6 个月复查一次,需终身定期复查。

(2)回肠新膀胱术因吻合口多,发生并发症的机会增加,术后应特别注意预防,并加强观察,以便早发现和早处理。由于新膀胱手术时间比较长,术后当天应特别注意观察生命体征,如血压、脉搏、尿量、血红蛋白浓度、血氧饱和度和体温,判断血容量是否足够,是否有严重贫血,补液量是否足够或过剩等。如出现不能解释的脉搏增快(>100/min),即使其他生命体征都正常也要引起足够的注意,这可能是休克或心力衰竭早期的唯一表现,如未能早期发现和处理,可能酿成严重后果。

每天用生理盐水经导尿管冲洗新膀胱,将新膀胱内黏液和渗血冲洗干净,防止结成块堵塞导尿管或膀胱造口管,避免新膀胱内高压,预防新膀胱漏、输尿管-膀胱吻合口漏和新膀胱-尿道吻合口漏。一般每天冲洗1次即可,如黏液或渗血较多,应每天冲洗2～3次。

术后2～3周行新膀胱造影,无造影剂外漏即可拔除膀胱造口管,待瘘孔完全长好后拔除导尿管排尿。拔除导尿管后短期内可能有尿失禁、尿频和排尿不出的情况。尿频和尿失禁随新膀胱容量扩大后会自然消失。在排除机械性梗阻后,仍然排尿不出主要与患者在排尿时不会用腹压和松弛尿道有关。回肠新膀胱在排尿时无收缩,排尿靠腹压,但排尿时无论腹压多高,只要尿道不松弛,就无法排出尿来。应用科普语言向患者讲解排尿生理,使其掌握正确使用腹压和松弛尿道的方法,一般可解决问题。有些患者立位排尿较好,有些患者需要坐位排尿。

出院时应对患者和家属进行并发症和随访复查的宣教,让他们明白术后终身定期随访的重要性和含义。随访的主要内容应包括膀胱容量和残余尿量、上尿路和肾功能情况、血电解质和酸碱代谢情况及尿道肿瘤复发的问题。

八、膀胱癌手术后随访

(一)保留膀胱手术后随访

保留膀胱手术患者的随访中,膀胱镜检查仍然是目前最重要的复查手段。进行膀胱镜检查时一旦发现异常则应行病理活检。尿脱落细胞学和IVP及超声等检查虽然在随访中亦有一定价值,但可不作为常规复查项目。目前公认的所有经历保留膀胱手术的患者都必须在术后3个月接受第1次膀胱镜检查,倘若患者有高危因素或肿瘤发展迅速则需要适当提前。以后的随访应根据肿瘤的复发与进展的危险程度决定。一旦患者出现复发,则治疗后的随访方案须重新开始。

我国膀胱癌诊断治疗指南推荐的意见为:所有患者应以膀胱镜为主要随访手段,在术后3个月接受第1次复查。低危肿瘤患者如果第1次膀胱镜检阴性,则9个月后进行第2次随访,此后改为每年1次直至5年。高危肿瘤患者前2年中每3个月随访1次,从第3年开始每6个月随访1次,从第5年开始每年随访一次直至终身。中危肿瘤患者的随访方案介于两者之间,由个体的预后因素决定。

(二)根治性膀胱手术后随访

接受根治性膀胱切除术的癌患者术后必须进行长期随访,随访重点包括肿瘤复发和与尿流改道相关的并发症。

根治性膀胱切除术后肿瘤复发和进展的危险主要与组织病理学分期相关,局部复发和进展以及远处转移在手术后的前 24 个月内最高,24～36 个月时逐渐降低,36 个月后则相对较低。肿瘤复发通过定期的影像学检查很容易发现,但是间隔多长时间进行检查仍然存在着争论。有学者推荐 pT_1 期肿瘤患者术后每年进行一次体格检查、血液生化检查、胸部 X 线片检查和 B 超检查(包括肝、肾、腹膜后等);pT_2 期肿瘤患者术后每 6 个月进行一次上述检查,而 pT_3 期肿瘤患者每 3 个月进行一次。此外,对于 pT_3 期肿瘤患者术后应每 6 个月进行一次盆腔 CT 检查。需要特别指出的是,上尿路影像学检查对于排除输尿管狭窄和上尿路肿瘤的存在是有价值的。

根治性膀胱切除术后尿流改道患者的随访主要涉及手术相关并发症(如反流和狭窄)、替代物相关代谢问题(如维生素 B_{12} 缺乏所致贫血和外周神经病变)、尿液储存相关代谢问题(水、电解质紊乱)、泌尿道感染以及继发性肿瘤问题(如上尿路和肠道)等方面。

我国膀胱癌诊断治疗指南推荐意见为①根治性膀胱切除术后患者应进行终身随访;②随访间隔:pT_1 期每年 1 次,pT_2 期每 6 个月 1 次,pT_3 期每 3 个月 1 次;③随访内容应包括体格检查、血液生化检查、胸部 X 线片检查和 B 超检查(包括肝、肾、腹膜后等)。对于 pT_3 期肿瘤患者可选择每 6 个月进行一次盆腔 CT 检查。可选择上尿路影像学检查以排除输尿管狭窄和上尿路肿瘤的存在;④尿流改道术后患者的随访主要围绕手术相关并发症、代谢并发症、泌尿道感染和继发性肿瘤等几个方面进行。

九、放射治疗、化学治疗在膀胱癌治疗中的作用

(一)膀胱癌放射治疗

肌层浸润性膀胱癌为了保留膀胱不愿意接受根治性膀胱切除术,或患者全身条件不能耐受根治性膀胱切除术,或根治性手术已不能彻底切除肿瘤以及肿瘤已不能切除时,可选用膀胱放射治疗或化学治疗结合放射治疗。

1. 根治性放射治疗 膀胱外照射方法包括常规外照射、三维适形放射治疗及调强适形放射治疗。单纯放射治疗靶区剂量通常为 60～66Gy,每天剂量通常为 1.8～2Gy,整个疗程不超过 6～7 周。目前常用的放射治疗日程为:①50～55Gy,分 25～28 次完成(>4 周);②64～66Gy,分 32～33 次完成(>6.5 周)。

2. 辅助性放射治疗 根治性膀胱切除术前放射治疗无明显优越性。膀胱全切或膀胱部分切除手术未切净的残存肿瘤或术后病理切缘阳性者,可行术后辅助放射治疗。

3. 姑息性放射治疗 当某些患者因肿瘤巨大或其他原因无法接受膀胱癌手

术并产生无法控制的症状,通过短程放射治疗(7Gy×3d;3～3.5Gy×10d)可减轻因膀胱肿瘤巨大造成无法控制的症状,如血尿、尿急、疼痛等。但这种治疗可增加急性肠道并发症的危险,包括腹泻和腹部痉挛、疼痛。

(二)膀胱癌化学治疗

由于大多数早期或浸润性膀胱癌患者最终都会复发或发生转移,化学治疗是唯一能延长这些晚期患者的生存时间并改善其生活质量的治疗方法,可使大多数患者的预计生存时间由3～6个月延长至1年,少数患者可获得长期生存。

1. 新辅助化学治疗　即术前辅助化学治疗。对于可手术的 T_2～T_{4a} 期患者,术前可行新辅助化学治疗。新辅助化学治疗的目的主要表现在控制局部病变,使肿瘤缩小,并使某些需要全切的患者保存膀胱,使某些本不能根治切除的膀胱肿瘤得以根治。并可以降低手术难度消除微转移病灶,提高患者手术后中、远期生存率。

新辅助化学治疗总有效率为 50%～70%,有 10%～20% 的患者可达完全缓解。新辅助化学治疗可提高 T_3～T_{4a} 期生存率,对 T_1～T_2 期意义不大。联合用药效果优于单药。新辅助化学治疗确实可使对化学治疗反应较好的患者有益;可使部分本需要行全切的患者保留膀胱,使某些本不能根治性切除的膀胱肿瘤得以根治。但化学治疗后达完全缓解的患者,如不继续接受手术治疗,将不能从中获益。目前新辅助化学治疗的疗程尚无明确界定,但至少要用2～3个周期基于顺铂的联合化学治疗。

2. 辅助化学治疗　在手术后选择性给予化学治疗的策略,包括较早期的膀胱切除术及后续的化学治疗。通过病理检查膀胱切除术后标本而给患者危险度分层指导后续的辅助化学治疗,对于临床 T_2 或 T_3 期患者,根治性膀胱切除术后病理检查结果若显示淋巴结阳性或为 pT_3 期,术前未行新辅助化学治疗者术后可采用辅助化学治疗。膀胱部分切除患者术后病理检查结果若显示淋巴结阳性或切缘阳性或为 pT_3 期,术后亦可采用辅助化学治疗。对于低危险患者(T_a 和 T_1～T_2 期)不必行辅助化学治疗。辅助化学治疗可以推迟疾病进展,预防复发,但各项对于辅助化学治疗的研究由于样本量小、统计及方法学混乱,因此结果备受争议。

3. 动脉导管化学治疗　通过对双侧髂内动脉灌注化学治疗药物达到对局部肿瘤病灶的治疗作用,对局部肿瘤效果较全身化学治疗好,常用于新辅助化学治疗。动脉导管化学治疗＋全剂量放射治疗的完全缓解率比较高,动脉导管化学治疗作为辅助化学治疗效果不佳。化学治疗药物可选用甲氨蝶呤(MTX)/顺铂(CD-DP)或单用顺铂或氟尿嘧啶(5-FU)＋多柔比星(ADM)＋顺铂＋丝裂霉素(MMC)等。

4. 转移性膀胱癌的化学治疗　转移性膀胱癌也应常规行全身系统化学治疗,尤其是无法切除、弥漫性转移、身体状况不宜或不愿意接受根治性膀胱切除术者。

常用化学治疗方案如下。

(1)MVAC(甲氨蝶呤、长春碱、多柔比星、顺铂)方案:是传统的膀胱尿路上皮癌标准一线治疗方案。甲氨蝶呤30mg/m^2,第1、第15、第22天静脉滴注;长春碱3mg/m^2,第2、第15、22天静脉滴注;多柔比星30mg/m^2,第2天静脉滴注;顺铂70mg/m^2,第2天静脉滴注。每4周重复1次,共2~6个周期。

尽管MVAC方案有效率较高,但是其毒性反应也较大,主要为骨髓抑制、黏膜炎、恶心、呕吐、脱发及肾功能损害等,粒细胞缺乏性发热的发生率为25%,2/3级黏膜炎为50%,化学治疗相关死亡发生率高达3%左右。

(2)GC(吉西他滨和顺铂)方案:此联合化学治疗方案被认为是目前标准一线治疗方案。吉西他滨800~1000mg/m^2,第1、第8、第15天静脉滴注;顺铂70mg/m^2,第2天静脉滴注。每3~4周重复1次,共2~6个周期。GC方案与MVAC方案在有效率、疾病进展时间、总生存时间等方面均相近,但前者毒性反应及化学治疗相关死亡率明显低于后者,因此GC方案取代MVAC方案成为晚期膀胱癌新的标准化学治疗方案,并得以广泛应用。

第二节　肾盂、输尿管肿瘤

肾盂、输尿管肿瘤临床上相对较少见,主要是上尿路上皮细胞来源肿瘤。肾盂、输尿管肿瘤多见于40—70岁,极少发生在40岁之前。

一、病因

由于肾盂、输尿管与膀胱覆盖着相同的尿路上皮,膀胱肿瘤的一些致病因素,亦可引起肾盂、输尿管肿瘤。

(一)吸烟

吸烟是上尿路肿瘤最重要的可控制危险因素。研究表明,吸烟人群上尿路上皮肿瘤的发病率是非吸烟人群的3倍。上尿路上皮肿瘤的发病率还与吸烟量有关,长期吸烟人群(>45年)是非吸烟人群的7.2倍。另外,与肾盂肿瘤相比,吸烟人群更易患输尿管肿瘤。

(二)职业

目前认为,从事化工、石油、塑料制品等行业的工人以及接触煤或焦炭、沥青的人群是上尿路上皮肿瘤的高危人群。苯胺染料、β-萘胺、联苯胺是重要的致癌剂,这些致癌剂所致上尿路上皮肿瘤的潜伏期一般为15年以上。

(三)遗传

遗传性上尿路上皮细胞肿瘤一般发病年龄较年轻(平均55岁),女性多见。限制性片段长度多态性(RFLP)分析表明,尿路上皮肿瘤的9号染色体、靠近p53位点的17号染色体、靠近RB位点的13号染色体以及靠近肾癌基因位点的3号染色体均有异常改变。Li-Fraumeni综合征是一种十分罕见的染色体显性遗传综合征,该综合征可出现双侧上尿路上皮肿瘤。

(四)巴尔干肾病

巴尔干肾病是一种退行性肾间质疾病,在欧洲巴尔干半岛的南斯拉夫、保加利亚、罗马尼亚及希腊等国家较常见。该病常有家族史。在某些地区,巴尔干肾病患者罹患尿路上皮肿瘤的概率要增加100~200倍,但两者膀胱癌的发病率无显著差异。巴尔干肾病引起的上尿路上皮肿瘤多为双侧,并且肿瘤分化较好,分级低,生长较缓慢。

(五)咖啡

研究表明,与普通人群相比,每天饮用7杯以上咖啡的人群患上尿路上皮肿瘤的相对危险度为1.8,控制该人群吸烟后,相对危险度降至1.3。

(六)镇痛药

目前的研究已经证实,滥用镇痛药特别是非那西丁,是尿路上皮肿瘤的危险因素之一。研究表明,滥用镇痛药的男性发生肾盂肿瘤的概率增加4~8倍,女性为10~13倍。滥用镇痛药后,组织学研究发现患者肾盂基膜增厚及肾盏乳头部瘢痕形成,从而容易诱发肾盂癌。

(七)慢性炎症和化学治疗

长期慢性炎症刺激,如截瘫患者、长期留置导管者或肾盂结石患者可发生肾盂癌,但绝大多数为鳞癌。长期尿路感染产生的硝酸盐可引起尿路上皮增殖,并可转化为癌变。另外,环磷酰胺可以增加患上尿路上皮肿瘤的危险度;寄生虫感染症(如血吸虫病)亦有可能是肾盂肿瘤的原因。应用胶质二氧化钍(thorotrast,一种含二氧化钍的造影剂)做逆行肾盂造影后可发生肾盂肿瘤。

(八)含马兜铃酸的中草药

含马兜铃酸的中草药以马兜铃、关木通、广防己、青木香、天仙藤等药物中含量较高,中成药包括龙胆泻肝丸、排石颗粒、冠心苏合丸等。目前研究显示,马兜铃酸具有显著的致癌作用,易引起上尿路上皮恶性肿瘤。马兜铃酸导致尿路上皮肿瘤国内外仅有个例报道,其机制尚不完全清楚。但动物实验及临床均证实马兜铃酸有致癌性。

(九)乌脚病

乌脚病(blackfoot disease)是一种地区性、流行性的血管疾病。该病主要分布于我国台湾西南沿海地区,包括嘉义县的布袋镇、义竹乡及台南县的学甲镇、北门乡等。该病可能与砷中毒有关。该病初期由于四肢末端血液循环不通畅,无法获得足够的营养和氧供,皮肤会变成苍白或紫红色。患者会出现肢端麻痹、发冷、发绀等症状,若受压迫就会产生刺痛感,有时亦会出现间歇性跛行等。病情更进一步加剧会导致静止组织的营养缺乏,产生剧烈的疼痛。近年来研究发现上尿路上皮癌在这个地区的流行率显著增高,人们怀疑该病与上尿路上皮癌有关,但是两者的具体关系目前尚未有明确的研究结论。

(十)原发性膀胱癌

2%～7%的原发性膀胱癌患者会发生上尿路上皮肿瘤。用多元 COX 生存分析的方法对继发性上尿路肿瘤的危险因素进行分析,结果显示 0.8%的膀胱癌患者会继发上尿路上皮肿瘤,其中大部分患者在膀胱癌确诊后 3 年内发现,肿瘤的分级、分期以及位置是提示上尿路肿瘤是否继发的关键。

二、病理生理

(一)组织学分型

1. **移行细胞癌** 是肾盂、输尿管肿瘤最常见的组织学类型,包括原位癌、乳头状癌和扁平癌。肾盂、输尿管移行细胞癌分级与膀胱移行细胞癌相似。自 1973 年 WHO 分类采用移行细胞癌Ⅰ级(TCCⅠ)、Ⅱ级(TCCⅡ)和Ⅲ级(TCCⅢ)分级方法以来,病理学和泌尿外科学界广泛开始使用该三级分级体系,即根据肿瘤细胞分化程度可分为分化良好(Ⅰ级)、中等分化(Ⅱ级)和分化差(Ⅲ级)。但 WHO 分级体系存在一定的缺陷:各级别缺乏明确的定义和组织学诊断标准;出现Ⅰ～Ⅱ、Ⅱ～Ⅲ等跨级别的诊断;大多数患者诊断为 TCCⅡ等。2004 年 WHO 分类正式采纳 WHO/ISUP 1998 年推荐方案,即推荐 Murphy 的两级分级体系(低级别非浸润性乳头状尿路上皮癌和高级别非浸润性乳头状尿路上皮癌),并引入了低度恶性潜能的乳头状瘤(PUNLMP)这一级别。

2. **鳞状细胞癌** 肾盂、输尿管鳞状细胞癌少见,占肾盂、输尿管肿瘤的 0.7%～7%。常与慢性炎症、感染或滥用镇痛药有关。据报道,肾盂鳞状细胞癌的发病率是输尿管鳞状细胞癌的 6 倍。显微镜下大多数肾盂、输尿管鳞状细胞癌为中等分化或分化好的肿瘤,多数可见角化珠和细胞间桥。

由于鳞状细胞癌恶性程度高且肾盂壁较薄,肾盂鳞状细胞癌早期即可能出现淋巴转移和扩散,大多数患者在确诊时已为晚期,预后差。因此,对肾盂鳞状细胞癌的早期诊治尤为关键。一般认为肾结石的慢性刺激及并发的感染因素与肾盂鳞状细胞癌的发生有关。结石的慢性刺激可引起肾盂鳞状上皮和腺上皮化生。由于 50%以上的肾盂鳞状细胞癌患者有结石病史,且往往表现为结石或感染的症状,早期极易漏诊。漏诊的主要原因在于临床上往往容易满足于对肾结石的诊断,而忽略了其继发肿瘤的可能性。

3. **腺癌** 肾盂、输尿管腺癌较少见,其中肾盂腺癌占肾盂肿瘤的不到 1%,该型肿瘤一般提示晚期和预后不良。肾盂、输尿管腺癌常伴有长期尿路梗阻、炎症或尿路结石。这些因素形成炎性刺激导致移行上皮细胞化生,这是肾盂、输尿管腺癌产生的原因和基础。

4. 非上皮肿瘤 纤维上皮性息肉和神经纤维瘤不常见。纤维上皮性息肉好发于 20—40 岁的人群。病变以左侧为主且为一侧单发。

肉瘤包括平滑肌肉瘤、浆细胞瘤和血管肉瘤。平滑肌肉瘤是最常见的恶性中胚层肿瘤。肾盂的尿路上皮肉瘤样癌具有独特的临床病理特征。由于瘤细胞广泛浸润肾实质,导致出血、坏死及间质的肉瘤样反应,从而使肾外观表现为弥漫性肿大,临床易误诊为肾炎症性病变。镜下可见肿瘤主要由上皮细胞和肉瘤样细胞组成。上皮为低分化的尿路上皮。肉瘤样细胞呈短梭形、束状或车辐状排列,核染色质粗,常有多个核仁,核分裂象多见。部分区域呈假血管肉瘤样图像,裂隙样结构相互连接成网状,其表面细胞扁平或立方形,核深染,瘤细胞与癌肉瘤难以区别,但两者的免疫表达有差异。肉瘤样癌中梭形肉瘤样细胞既表达 CK 又表达 Vimentin,而癌肉瘤中的肉瘤成分不表达 CK。对标本应多处取材、仔细寻找尿路上皮和肉瘤样成分的移行区,并借助免疫组织化学,才是做出正确诊断的关键。

(二)转移方式

肾盂、输尿管肿瘤扩散方式包括局部浸润、直接蔓延、淋巴道转移、血道转移、种植性转移等。局部浸润以肾实质最常见,占 95%。淋巴道转移主要转移至主动脉旁淋巴结和腔静脉旁淋巴结、同侧的髂总淋巴结等。血道转移的转移部位主要是肝、肺和骨等;肾盂肿瘤可直接通过肾静脉和腔静脉转移。

三、临床分期

目前最常用的临床分期系统为改良尿路上皮癌 Jewett 分期,称为 Grabstald 分期系统。近年来采用美国癌症联合会(AJCC) 2002 年提出的 TNM 分期,二者的比较见表 9-2。

表 9-2　上尿路上皮细胞肿瘤的分期

改良 Jewett		AJCC. TNM
	T	原发肿瘤
	T_x	不能估计原发肿瘤
	T_0	无原发肿瘤证据
	T_{is}	原位癌
0. 仅限于黏膜	T_a	乳头状无浸润癌
A. 侵及固有层	T_1	肿瘤侵入黏膜上皮下结缔组织
B. 侵及肌层	T_2	肿瘤侵及肌层
C. 输尿管周围播散	T_3	肿瘤侵及肌层达输尿管周围脂肪(输尿管癌);肿瘤侵出肌层达肾盂周围脂肪或肾实质(肾盂癌)

改良 Jewett	AJCC. TNM
D. 远处转移	T_4　肿瘤侵及邻近器官或经过肾达肾周脂肪
	N　区域淋巴结
	N_x　不能估计区域淋巴结
	N_0　无区域淋巴结转移
	N_1　单个淋巴结转移,淋巴结最大径≤2cm
	N_2　单个淋巴结转移,淋巴结最大径＞2cm,但≤5cm 或多个淋巴结转移,最大径≤5cm
	N_3　单个淋巴结转移,最大径＞5cm
	M　远处转移
	M_x　不能估计远处转移的存在
	M_0　无远处转移
	M_1　有远处转移

分期

0_a	T_a	N_0	M_0
0_{is}	T_{is}	N_0	M_0
Ⅰ	T_1	N_0	M_0
Ⅱ	T_2	N_0	M_0
Ⅲ	T_3	N_0	M_0
Ⅳ	T_4	N_0	M_0
	任何 T	N_1	M_0
	任何 T	N_2	M_0
	任何 T	N_3	M_0
	任何 T	任何 N	M_1

注:临床证实 Grabstald 和 TNM 分期系统与生存期密切相关。肾实质可作为一个相对的解剖屏障阻碍肿瘤的播散,侵及肾实质的肾盂癌比侵及输尿管周围组织的输尿管癌预后好。因此,TNM 分期对 T_3 期输尿管癌分期过低,而对晚期肾盂癌分期过高

四、临床表现

1. 血尿　是肾盂、输尿管肿瘤最常见的症状,占 70%～90%。早期即可出现间歇性无痛性血尿,可为镜下血尿或肉眼血尿。镜下血尿常见于早期或分化较好的肿瘤。可伴有蠕虫状血块。血尿严重程度与病变的恶性程度无关。

2. 疼痛　多为钝痛,主要原因是继发于逐渐加重的尿路梗阻和肾盂积水。当血块通过输尿管部时可发生肾绞痛。

3. 晚期症状　可出现消瘦、体重下降、贫血、下肢水肿及骨痛等。膀胱刺激症

状占 5%～10%，往往提示伴发膀胱肿瘤。精索静脉曲张可见于肿瘤扩散形成静脉瘤栓的患者。

4. 其他　约 15% 的患者可无症状，为偶然发现。

五、诊断

结合患者年龄、临床表现及相关检查结果，诊断一般不难。但最终确诊依然需要依靠术前活检或术后病理检查。在诊断时要警惕尿路上皮肿瘤常多源性发生的特点，要排除对侧肾盂、输尿管、膀胱及尿道有无肿瘤合并存在的情况。

(一)影像学诊断

1. B 超　B 超对肾盂、输尿管肿瘤，尤其是输尿管中下段小的肿瘤诊断价值有限，但可以鉴别肾肿瘤、肾积水和阴性结石。

经腹超声是诊断肾盂、输尿管肿瘤常用的检查方法。当肾盂肿瘤较大或伴有肾盂积水时较易显示，但当肾盂肿瘤较小时，特别是 <1cm 的肿瘤，由于肾盂位置较深并且受肠气的干扰，无尿液作为透声窗，经腹超声显示比较困难。经腹超声对于腰痛和血尿患者是首选的筛选检查，可以了解尿路积水情况和肿瘤占位情况，但一般不易发现输尿管肿瘤。肾盂肿瘤的典型超声声像图表现为肾窦分离，内见实性低回声肿块，与肾实质间有线状或带状强回声分割。当病变侵犯肾实质时，肾窦强回声带模糊、紊乱或消失，代之以低回声区，使病灶与肾实质界限不清。肾盂肿瘤一般血供较少，彩色超声与 B 超未见明显差异。但对鉴别肾癌有明显意义。当肾盂肿瘤 <1cm 时，因未引起肾窦回声分离，所以不易识别而漏诊。腔内超声是一项新的检测技术，在泌尿系方面的应用已显示出明显的优势。腔内超声不仅可显示肿瘤的大小、部位、回声和侵犯深度，还能清晰显示周围 2～3cm 深度的周围组织，并可鉴别肿瘤及其他原因引起的充盈缺损，可大大提高肾盂、输尿管肿瘤的诊断率。

2. 静脉尿路造影(IVU)　又称静脉肾盂造影 IVP，是肾盂、输尿管肿瘤诊断的基本方法。IVU 是经静脉注入造影剂、由肾排泄至尿路而使整个泌尿系显影的一种检查方法，其过程有：碘过敏试验、静脉注射造影剂、压腹带、摄取不同时段造影片等几个步骤，全过程通常在 30min 内完成。研究显示，IVU 检查使用或不使用腹部加压的肾内集合系统和上段输尿管的造影剂充盈最佳时间为延迟后 8min，输尿管全段的最佳充盈时间为延迟后 10min。

适应证包括：①泌尿系结石；②泌尿系结核、肿瘤、囊肿、先天性畸形和慢性炎症；③原因不明的血尿及脓尿；④需了解损伤程度和范围的尿路损伤；⑤腹膜后肿瘤的鉴别诊断等。

禁忌证包括：①对碘造影剂过敏的患者；②肾衰竭或无尿患者；③严重的糖尿病患者；④肝功能、肾功能严重缺损者；⑤骨髓细胞瘤患者；⑥镰刀型贫血症患者；

⑦嗜铬细胞瘤患者。

IVU确诊率相对较低,但可为手术方式提供参考,与逆行尿路造影结合能提高诊断率。一般50%～70%的肾盂、输尿管肿瘤可发现充盈缺损、形态不规则。输尿管肿瘤典型病变表现为偏心性或中心性充盈缺损,边缘不规整。但大多数患者在静脉尿路造影片上不出现典型的输尿管充盈缺损,该检查对输尿管恶性肿瘤诊断的特异性低,常难以确诊。充盈缺损常为高脚杯样,由于乳头状瘤多呈外生性生长,充盈缺损偶可表现为乳头状轮廓。肾盂肿瘤有时会出现肾盏不显影;10%～30%的肾盂、输尿管肿瘤引起梗阻,导致集合系统不显影,提示肿瘤浸润。

在行静脉尿路造影时,造影剂应稀释至1/3～1/2浓度,造影剂过浓可掩盖充盈缺损。检查肾盂、输尿管肿瘤时必须双侧同时检查,特别应注意健侧有无可疑病变。操作中如果出现梗阻,可延迟摄片以显示输尿管肿瘤,从而获得诊断结果;如果发现充盈缺损一定要警惕,排除尿路结石的可能。

逆行肾盂造影由于是在膀胱镜检查的基础上进行的,因而有下尿路感染者严禁行逆行肾盂造影,否则会造成肾的上行性感染。此外,有膀胱挛缩、尿道狭窄以及儿童也不宜行逆行肾盂造影。逆行肾盂造影仅适用于排泄性尿路造影显影不良或不适于做排泄性尿路造影的患者。

3. 计算机断层扫描(CT)　CT可用于肾盂、输尿管肿瘤的诊断和分期,并且对鉴别诊断有一定的价值。CT可见肾盂、输尿管管壁的不规则增厚、向腔内突出的肿块或以肾窦、输尿管为中心的巨大肿块,常向输尿管蔓延呈长条状为其主要特点,当有尿路种植转移或多中心尿路肿瘤时则可在尿路(肾盂、输尿管、膀胱)上见多个肿块。与肾癌鉴别时,由于肾盂肿瘤接近于肾实质,而静脉期肾癌CT值降低比肾盂肿瘤多,所以可用来鉴别肾盂肿瘤和肾癌;因为尿酸结石的CT值可＞100HU,而肾盂、输尿管肿瘤的平均密度为46HU,所以尿酸结石和肾盂、输尿管肿瘤易于鉴别。另外,CT的优势在于还有利于判断肝转移和腹膜后肿大淋巴结。但CT对T_0～T_2期肾盂、输尿管肿瘤的分期价值不大。对于T_3期肾盂、输尿管肿瘤,CT在评价肾实质或输尿管周围受累情况时,其敏感度和特异度分别是67%～75%和45%。

随着多层螺旋CT技术的不断改进和发展,CT尿路造影(CTU)已被应用于有血尿患者的泌尿系检查和临床诊断。大多数学者认为,随着CT检查技术的不断改进和越来越多地应用于临床,多层螺旋CT可以替代IVU成为一种上尿路上皮癌的检查方法。IVU检查时间长、图像常因肠道内气体或内容物而显示不清、检查时需腹部加压、肾功能低下或尿路严重积水时显影延迟或不显影等,尤其对于老年患者常难以耐受。CTU检查不但可通过轴位图像观察输尿管腔内、外病变范围及其与周围结构的关系,而且可通过图像后处理重建获得二维或三维图像,使得输尿管具有整体感和立体感,克服了上述IVU检查方法的缺点。延迟后的CT定位图像亦可获得与 IVU 同样的显示效果。

原发性输尿管移行细胞癌的 CTU 表现一般根据其肿瘤大小、范围、形态和与周围结构的关系分为腔内或管壁型、腔外型两种。腔内或管壁型主要表现为病变处管壁不规则增厚、腔内不规则软组织肿块、局部输尿管增粗、管腔狭窄或闭塞。肿瘤常较小,多呈轻度均匀增强。原发性肾盂移行细胞癌的 CTU 主要表现为肾盂内不规则充盈缺损和邻近肾盂扩张积水或不规则破坏狭窄;CT 增强扫描肿瘤呈轻度增强;大多数肿瘤 CT 平扫的密度稍高于肾盂内尿的密度,而低于肾实质密度,但也有少数肿瘤因其组织细胞类型的不同和肿瘤细胞的密集分布而在 CT 平扫上呈高密度;CT 平扫呈高密度的肾盂肿瘤与肾盂内血块的鉴别通常比较困难,但血块的 CT 值范围为 50～70HU,血块的形态和密度常有变化,与肿瘤不同。总之,与 IVU 比较,CTU 具有以下优点:①检查前无须肠道准备;②检查时无须腹部加压;③成像速度快、检查时间短、易于被患者接受;④图像分辨力高、不受呼吸运动和肠道内气体或内容物的影响;⑤易于发现小病灶,同时能够区分肾病变是实性或囊性,可发现和显示小的泌尿系结石。

4. 磁共振成像(MRI)　磁共振尿路成像(MRU)作为一种安全、无创的检查方法,是对 IVU 技术的一种补充,特别适用于重度积水 IVU 不显影者。其优点是:①非侵袭性,不需要对比剂,无辐射,安全性高;②对于肾功能受损者,显示尿路扩张明显优于 IVP;③多方位、多角度成像,联合常规 T_1WI、T_2WI 可获得大量信息,达到明确诊断的目的;④图像如同 IVU,清晰直观。MRU 对肾盂、输尿管肿瘤导致的尿路梗阻的部位、程度的判断具有高度敏感性和准确性。另外,此法为肾功能差和由于梗阻致 IVU 不显影或需延迟很长时间才能确定梗阻平面的患者提供了一种快捷确定尿路梗阻部位、程度的一种方法,故具有较高的临床应用价值。

肾盂肿瘤的 MRI 表现取决于病理形态特征,常表现为肾盂肾盏内的低信号充盈缺损,周围环绕高信号的肾窦脂肪。肾盂内缺损常为偏心性,肾盂肿瘤侵犯肾实质在 MRI 上难以确定,很难与肾细胞肿瘤鉴别。肾盂肿瘤是少血供肿瘤,通常边缘光整,信号强度均匀,在 T_1WI 和 T_2WI 上与肾实质信号大致相等,在 MRI 增强扫描后,肾盂肿瘤呈轻至中度强化。输尿管肿瘤 MRI 多可见管腔内呈结节状、分叶状、不规则充盈缺损;部分可见输尿管纤曲、管壁不光整、呈锯齿状改变;或病变沿输尿管壁向内外浸润性生长,管壁增厚、输尿管周围组织水肿、输尿管与周围组织界限不清、呈团块状,腹主动脉旁和肾门旁淋巴结增大。在诊断肾盂、输尿管肿瘤方面,MRI 检查可作为对肾盂肿瘤诊断的补充检查手段,可从多个平面了解病灶及其与周围关系,为确定手术范围、手术入路提供帮助。但是,一般 MRI 的价值没有 CT 大。

弥散加权 MRI(DW-MRI)主要是检测分子的随机微小运动。最近有研究利用弥散加权 MRI 对疑似上尿路上皮癌患者进行诊断,结果显示,弥散加权 MRI 能够清楚地提示上尿路上皮癌。该诊断方法将来可以用来诊断上尿路上皮癌,尤其是小的癌灶。

5. 正电子发射型计算机断层显像/X 线计算机体层扫描(PET-CT) 正电子发射型计算机断层显像(PET)/X 线计算机体层扫描(CT)实现了 PET 与 CT 对人体功能和解剖结构的同机图像融合。PET-CT 实现 PET 和 CT 的图像融合,可以将 CT 和 PET 的优势互补,对病灶进行准确定位、定性,并弥补双方的不足进而减少漏诊的发生。CT 在病变的良、恶性鉴别及分期上有不足之处,PET 显像是一种功能显像,对正常的解剖结构不显影或显影较模糊。研究显示,PET/CT 的作用优于单独 CT、单独 PET 和 CT、PET 的视觉融合。CT 不但给 PET 带来了精确的解剖定位,而且提供丰富的诊断信息。PET-CT 在恶性肿瘤的定性和分期方面有良好的临床应用前景,优于 PET 和 CT。

PET-CT 中 CT 数据用于 PET 的衰减校正与散射校正,CT 可提供病灶的精确解剖定位,值得注意的是诊断性 CT 的价值。为获得足够清晰的解剖图像,通常需要静脉注射或口服造影剂。多层螺旋 CT 的快速扫描适用于器官的多期研究,能使注入血管内的造影剂在到达目的脏器区域后处于最佳造影剂浓度阈值时启动扫描,获得动脉期、静脉期和平衡期图像。增强 CT 多期研究将有助于病变解剖结构的精确定位,对 FDG-PET 阴性肿瘤的诊断价值尤为明显。CT 造影剂与 PET 示踪剂的联合应用无疑会提高对病变的诊断价值。一般认为需对病变进行精确定位的前提下,如制订放射治疗计划、穿刺活检及肿瘤或其转移灶,^{18}F-FDG 呈阴性时,主张完成常规 PET-CT 采集后再行 CT 增强扫描,以获得诊断意义的 CT 图像。

(二)输尿管镜检查

1. 适应证

(1)原因不明的上尿路充盈缺损或梗阻。

(2)原因不明的单侧肉眼血尿。

(3)单侧尿细胞学阳性但不能明确诊断。

(4)上尿路肿瘤姑息治疗后随访观察。

(5)输尿管中、下段结石。

(6)输尿管上段结石体外冲击波碎石术(ESWL)治疗失败后。

(7)ESWL 术后石街形成。

(8)输尿管狭窄切开、扩张或放置支架。

(9)输尿管异物取出;输尿管肿瘤切除。

2. 禁忌证

(1)急性尿路感染。

(2)前列腺体积较大并突入膀胱时。

（3）严重尿道狭窄者。

（4）膀胱挛缩。

（5）盆腔手术、外伤、放射治疗史。

（6）不应同时进行双侧输尿管镜手术。

3. 输尿管镜检查的术前准备

（1）了解泌尿系情况，熟悉各种影像学资料。

（2）了解患者全身情况。

（3）术前谈话：目的、预期结果、可能出现的并发症。

（4）检查和准备手术用器械和设备。

输尿管镜技术是膀胱镜技术在上尿路的延伸，无论是硬镜还是软镜，纤维光束的引入显著缩小镜鞘的口径，从而大大减小输尿管镜本身对上尿路的损伤。输尿管镜检查可直接观察肿瘤的形态和位置，并可对肿瘤进行组织学活检和治疗。随着输尿管镜相关技术的改进，小口径输尿管镜可通过活检钳对整个上尿路进行检查取得活检标本，可直接了解病灶的位置和大小，更能取得活检标本以掌握病理分级、分期。在输尿管肿瘤的诊断中，输尿管镜检查及术中的活检是手术术式选择的最重要的依据。对不明原因血尿、肾积水患者经多次检查仍不能确诊同时高度怀疑输尿管肿瘤时，均应行输尿管镜检查。软性输尿管镜应用于病因不明的血尿患者的诊断取得了很大的成功，发现很多经临床影像学检查均正常患者的病因，如早期微小肿瘤、小血管瘤等。

成功置镜是输尿管镜手术最重要的步骤。输尿管镜检查操作时应注意：①保持视野清晰，能够看到管腔全貌，如果视野不清，可加压冲洗，但要注意肾盂容量，冲入水过多会造成腔内压力过高，反流而产生胁肋部不适及术后发热等并发症；②随时调整镜体，使其与输尿管解剖走行一致；③插导管时如遇阻力，不可强力插管，以免形成假道；④正确进镜后可见输尿管管腔黏膜光滑、颜色粉红、血管纹理清晰。如果见到银白色丝网状组织，说明在黏膜下，应退镜至看清管腔后再前进。至肿瘤段可见输尿管壁上海藻或绒毛样组织，多为嫩红色，表面有血管样物，肿瘤镜下呈菜花状或乳头状，单发窄基，突向输尿管腔内。部分输尿管肿瘤表面可见出血、坏死。

4. 并发症

（1）术中及术后的血尿：通常非常轻微，但有部分患者因其本身凝血异常，可能引起较明显的出血，甚至有时有血块形成，从而阻碍排尿，大部分出血极轻微，3d后出血症状会消失。

（2）感染：虽然无伤口，但是仍有少数患者有尿路感染的问题，尤其有些患者的肾水肿合并有急性或慢性肾炎的情况，在术后感染的情况下，有可能会短暂加剧甚至可能引发败血症甚至休克。

（3）输尿管损伤：一般情况下，＜10％的患者会有输尿管损伤的情况，1.6％的患者需要手术处理。

（4）输尿管狭窄：较慢出现的并发症，＜4.5％的患者会发生此情况。

（5）麻醉并发症及心肺并发症：如代谢性酸中毒、肺炎、换气不足、支气管痉挛、低血压、麻醉剂过量、心律失常、心搏停止、二氧化碳栓塞、水肿、右心衰竭等。

（三）脱落细胞学检查

脱落细胞学由于取材方便，特异性高以及为非侵入性的检查方法，所以一直应用于尿路上皮肿瘤的诊断和术后监测。其是利用肿瘤组织间的黏附力下降、肿瘤组织的出血坏死等情况下，肿瘤细胞脱落后随尿排出体外，因而收集尿液中脱落的肿瘤细胞，从而可以达到对尿路上皮肿瘤诊断的目的。常规的尿液脱落细胞检查虽特异性高，但是受到样品的采集方式、时间、天气及医师诊断水平等影响，同时还受感染、结石、放射治疗、化学治疗及异物等因素的影响，其灵敏度报道不一，对低分级、低分期和复发肿瘤的阳性率更低。肾盂、输尿管肿瘤的尿脱落细胞学检查阳性率低于膀胱癌。分化良好的肾盂、输尿管肿瘤的脱落细胞学检查常为阴性，而分化较差即高级别的肿瘤细胞容易在尿中检测到。有的输尿管肿瘤患者并没有任何症状，仅能从尿脱落细胞学检查中发现异常。输尿管导管引流发现肿瘤细胞可有助于诊断肾盂、输尿管肿瘤。为了提高诊断的阳性率，可以用等渗盐水冲洗或用刷取活检。

（四）荧光原位杂交

FISH 是 20 世纪 80 年代末在放射性原位杂交技术的基础上发展起来的一种非放射性分子细胞遗传技术。FISH 的基本原理是将 DNA（或 RNA）探针用特殊的核苷酸分子标记，然后将探针直接杂交到染色体或 DNA 纤维切片上，然后再用与荧光素分子偶联的单克隆抗体与探针分子进行特异性的结合来检测 DNA 序列，从而对染色体中的 DNA 序列进行定性、定位和相对定量分析。作为一种非侵袭性的方法，有学者利用其来诊断和监测上尿路上皮癌。在一项 FISH 分析中，利用染色体 3、7、17 和 p16（9p21）基因特异性探针评价肿瘤染色体的异常，结果发现，FISH 的灵敏度要明显高于脱落细胞学（85.7％ vs. 23.8％），同时二者的特异性相似。所以，FISH 将可能成为一种有效的诊断和检测上尿路上皮癌的方法。

（五）肿瘤标记物

肾盂、输尿管肿瘤的临床诊断主要依靠症状和影像学检查，必要时行输尿管镜检查，尿脱落细胞学检查是重要的辅助手段。目前肿瘤标记物的研究多集中在膀胱癌方面，对肾盂、输尿管肿瘤标志物的研究报道相对较少见。

分子标记物包括 P53、肿瘤倍体和杂合性缺失等。利用微卫星不稳定性分析的方法发现 9p21 的杂合性缺失与上尿路移行细胞癌有关。肿瘤倍体亦与上尿路肿瘤有关。

其他肿瘤标志物包括端粒酶活性、P27、NMP22、纤维蛋白原-纤维蛋白产物(FDP)、金属硫蛋白和 CA125 等,具体情况请参考相关内容。

六、鉴别诊断

肾盂、输尿管肿瘤应与以下疾病相鉴别。

(一)输尿管息肉

多见于 40 岁以下的青壮年,病史长,血尿不明显,输尿管造影见充盈缺损,但表面光滑,呈长条形,范围较输尿管肿瘤大,多在 2cm 以上。部位多在近肾盂输尿管交界处及输尿管膀胱交界处,反复从尿中找瘤细胞皆为阴性。

(二)输尿管内血块

输尿管内血块引起的输尿管内充盈缺损与输尿管肿瘤类似,但输尿管血块具有易变性,不同时间的两次造影检查,可发现其位置、大小及形态发生改变。

(三)输尿管结石

输尿管结石可引起上尿路梗阻,当为阴性结石时,尿路造影可发现输尿管内有充盈缺损,需要与输尿管肿瘤鉴别。输尿管结石多见于 40 岁以下的青壮年,特点为绞痛,肉眼血尿少见,多为间歇性镜下血尿,常与肾绞痛并存。逆行造影输尿管肿瘤局部扩张,呈杯口样改变,而结石无此变化。CT 平扫结石呈高密度影,肿瘤呈软组织影。

(四)输尿管狭窄

表现为腰部胀痛及肾积水,应与输尿管癌鉴别。输尿管狭窄的原因多种多样,非肿瘤引起的输尿管狭窄无血尿史,尿路造影表现为单纯狭窄,而无充盈缺损。反复尿找瘤细胞均为阴性。

(五)膀胱癌

位于输尿管口周围的膀胱癌,将输尿管口遮盖,需与下段输尿管癌突入膀胱鉴别。输尿管癌突入膀胱有两种情况:一是肿瘤有蒂,蒂在输尿管;二是肿瘤没有蒂,肿瘤在输尿管和膀胱各一部分。鉴别主要靠膀胱镜检查及尿路造影。

七、治疗

肾盂、输尿管肿瘤的治疗以手术治疗为主,必要时辅以放射治疗、化学治疗等,生物治疗目前尚处于实验阶段,临床应用较少见。手术治疗有多种选择,如开放根治术、腹腔镜辅助根治术、经输尿管镜肿瘤切除术、经皮肾镜肿瘤切除术等。手术治疗方式的选择应考虑以下因素:①高分级(Ⅲ级)和高分期($T_3 \sim T_4$ 以上)肿瘤,即使积极手术治疗,预后可能会很差;②Ⅱ级肿瘤根治性切除效果较好;③低级或低分期肿瘤采取保守治疗或根治性治疗都可能取得较好的效果;④是否同时存在对侧肿瘤;⑤解剖位置越靠近心端,非根治性治疗复发率越高;⑥整个肾和部分肾的功能;⑦患者的一般情况等。

(一)开放根治性肾输尿管全切除术

1. 适应证

(1)肾盂癌。

(2)多发性肾盂乳头状瘤,有或无同侧输尿管、膀胱肿瘤者。

(3)原发性输尿管癌。

(4)位于输尿管开口部位的膀胱癌。

(5)上尿路多源性肿瘤。

2. 禁忌证

(1)高龄或身体状况差,不能耐受麻醉或手术者。

(2)晚期癌症并有远处转移者。

(3)肿瘤与邻近脏器或大血管浸润无法切除者。

(4)其他如孤立肾,无条件做血液透析与肾移植手术者。

3. 术前准备　①外科常规检查;②尿脱落细胞学检查;③静脉尿路造影以了解病变位置及对侧肾功能;④必要时行肾输尿管镜活检、逆行肾盂造影、CT 和 MRI 检查了解患侧肾盂或输尿管肿瘤的位置、大小及周围淋巴结侵犯情况;⑤备血 400～600ml;⑥手术当天,术前静脉内预防性应用抗生素。

4. 手术步骤及手术技巧　切口可选择单切口或双切口。单切口位置在第 11 肋间或经第 12 肋,并向下延长成腹直肌旁切口。双切口其中一切口在第 11 肋间或腰部斜切口,另一切口在下腹正中小切口或下腹弧形小切口。以双切口肾盂癌根治术为例。

(1)患者一般选择气管内插管全身麻醉,取健侧卧位。

(2)常规做第 11 肋间切口,将后腹膜向腹内侧分离找出输尿管并用丝线予以结扎,防止肿瘤种植。沿腹主动脉旁或下腔静脉切开部分肾周筋膜,暴露肾静脉和肾动脉。为了防止肿瘤细胞扩散并减少出血,一般先结扎、切断肾动脉,近端缝扎以防滑脱,然后结扎、切断肾静脉。

(3)沿肾周筋膜外,将肾周脂肪囊、患肾及肾蒂周围淋巴结整块游离出来,并沿输尿管向下分离至髂血管处,一般保留同侧肾上腺,用一只无菌手套将患肾套裹,留置手术腔内,创面放置引流管,逐层间断缝合关闭切口。

(4)做下腹正中切口、患侧腹直肌旁切口或下腹部斜切口,将腹膜向健侧推开,找到无菌手套包裹之患肾及输尿管上段,提出切口外,沿输尿管分离直至膀胱壁内段,环绕输尿管切除部分膀胱壁(约 1.5cm),将肾输尿管全长标本完整取出,移于台下,然后修补膀胱裂孔。术后剖开肾和全长输尿管观察肿瘤。

输尿管下部手术

①膀胱外分离法:提起输尿管继续往下分离,注意膀胱上动脉自外侧靠近输尿

管,在游离输尿管末端时应将其供应输尿管的血管分支切断、结扎。在女性,避免损伤跨过输尿管前面的子宫动脉。然后用小刀锐性及钝性切开膀胱肌层,游离壁段输尿管,在输尿管口周围 2cm 环行切除部分膀胱黏膜,将全程输尿管拉出膀胱外,3-0 铬制肠线双重修补膀胱裂孔,留置尿管引流膀胱尿液。

②经膀胱输尿管切除法:完成肾输尿管上部手术后,尽量低位用电刀切断输尿管并结扎,取出上半部分标本。在下腹部正中做一小切口,钝性撕开膀胱,丝线缝合关闭输尿管口,沿输尿管口周边 2cm 处环行切开膀胱黏膜,在 Waldeyer 鞘内游离输尿管,边牵引输尿管往上游离,可将长达 5~6cm 的输尿管残段拉入膀胱取出,修补膀胱裂孔。

③经膀胱输尿管套入切除法:完成肾输尿管上部手术后,从输尿管断端向膀胱插入输尿管导管,并在断端缝一针丝线穿过输尿管导管侧孔结扎固定。做短的耻骨上正中切口,显露并切开膀胱前壁。小弯钳钳住输尿管断端旁的鞘膜,加以牵引。在徐徐拉出膀胱内导管的同时,将固定于管尖的输尿管向内翻,边与鞘膜分离,边向管内套叠,直至全部翻入膀胱,环绕输尿管切除部分膀胱黏膜,然后修补膀胱裂孔。

④改良电切拉出法:麻醉下先行膀胱镜检查,从输尿管口插入输尿管导管,在输尿管导管的引导下用电切镜切除输尿管壁内段的前壁,然后边退出输尿管导管边切除其后壁和膀胱周围黏膜,留置导尿管引流。做第 11 肋间切口处理肾输尿管,将肾和输尿管全长取出。

5. 术中特殊情况处理

(1)高分期肾盂肿瘤浸润到周围组织或邻近器官,使肾蒂血管牵拉失去正常解剖位置,可采用经腹腔切口,肠系膜上动脉位于肠系膜下静脉和脾静脉汇合处附近,在肠系膜上动脉后下方处可找到左肾静脉。右肾肿瘤,在腔静脉和腹主动脉之间小心牵开覆盖在其上的左肾静脉,即能显露右肾动脉。左肾肿瘤,在结扎切断汇入左肾静脉的肾上腺静脉、生殖静脉和腰静脉后,牵开左肾静脉即可在腹主动脉左侧分出左肾动脉。

(2)分离下段输尿管,若过分用力将输尿管拉断后,远端输尿管退缩则难以寻找,此时可打开膀胱,从输尿管口插入 8 号尿管,沿 Waldeyer 鞘向上分离,可将输尿管全部分离并拉入膀胱切除,然后修补裂孔。

6. 并发症及其处理

(1)出血:最重要的是应设法避免或预防大出血的发生。一旦发生肾蒂滑脱或撕裂大出血,切忌盲目在血泊中乱钳夹。首先应注意切口暴露是否理想,未看清出血点前不要任意钳夹,应用手指压夹肾蒂,或将手指向脊柱侧压迫,或打开腹腔或胸腔将主动脉压迫,寻找出血部位止血。下腔静脉损伤时,可用手指或盐水纱布按压出血部位,术野暴露好,建立快速输血通道后,右手慢慢移动压迫出血的纱布,看清出血部位,左手迅速将卵圆钳夹持的纱布球压住。移去原来填塞的纱布,此时术野往往较清楚,徐徐移动纱布球,显露静脉裂口,立即用无损伤镊子夹住,上哈巴狗钳阻断镊子下方的部分腔静脉,静脉裂口用5-0血管缝线连续缝合。

(2)气胸:多发生于第11肋间切口切开肋间肌时,或游离肾上极扩大肋间隙时撕破,或关闭切口缝合肋间肌时刺破胸膜。可嘱麻醉师将肺膨胀,修补破损的胸膜。但应注意要无张力缝合。术后根据情况必要时行胸腔穿刺抽气或胸腔闭式引流。

(3)十二指肠损伤:多发生在右肾上极内侧粘连时,小裂口可立即修补,术后胃肠减压,多能愈合,严重损伤时,应进入腹腔,充分暴露破裂的十二指肠,按肠吻合的原则修补。术后出现十二指肠瘘时,若为术后48h发现可立即修补。术后多天才发现,手术修补难成功,应禁食、静脉高营养、维持水电解质平衡,多孔引流管持续负压引流,控制感染,多可自行愈合。长期不愈合的,可经充分准备后手术探查修补。

(4)结肠损伤:肾门或下极与结肠粘连时,可损伤结肠。结肠破裂后,可闻到粪臭味,黄色肠液外溢。此时应清洗,修补伤口,充分引流,控制感染,多可愈合。若长期不愈合,可行近端造口。

(5)肾上腺、肝、脾及胰尾组织都很脆弱,撕裂时导致出血。可根据情况缝合修补压迫止血。

7. 术后处理

(1)根据肠道功能恢复情况逐渐正常饮食。

(2)术后常规应用抗生素预防感染。

(3)若24h引流量少于10ml,可拔除引流管。

(4)术后保持导尿管通畅,一般术后第7~10天后拔除导尿管。

(5)术后加强营养支持。

(6)术后鼓励患者咳嗽排痰,必要时雾化吸入,以防肺部感染。

(7)术后按照膀胱肿瘤切除后膀胱腔内化学治疗或免疫治疗方案进行预防性治疗。

(8)术后定期复查。

(二)腹腔镜辅助根治性肾输尿管全切除术

1. 适应证 腹腔镜肾、输尿管全长切除手术适应证与开放手术类似,为局限于肾盂、输尿管内的肿瘤。

2. 禁忌证 ①凝血功能障碍患者;②既往有腹膜后手术史或慢性炎症等导致患肾与周围组织粘连严重者;③肾盂、输尿管肿瘤突破肾或输尿管,侵犯周围器官,考虑无法切除者;④其他原因不能耐受手术者。

3. 术前准备 术前常规检查,尿脱落细胞学检查,同时完善IVU、CT等检查以了解患肾盂或输尿管肿瘤的位置、大小及范围,同时了解对侧肾功能。必要时行逆行肾盂造影和输尿管活检。

术前 1d 改流质饮食、术前晚灌肠,备血 400～600ml,＞60 岁的患者要行超声心动图和肺功能检查。术前留置胃肠减压管及导尿管。手术当天术前静脉内预防性应用抗生素。气管内插管全身麻醉。

4. 手术步骤及手术技巧

(1)患者先取截石位,膀胱镜下行患侧输尿管逆行插入输尿管导管,更换电切镜,用钩形电极环绕输尿管导管行输尿管口膀胱袖套状切除,并将壁内段与周围分离,膀胱内置 F22 双腔气囊导尿管。

(2)将患者改为健侧卧位,于腋中线髂嵴上 2cm、腋前线肋缘下 2cm、腋后线肋缘下 2cm 分别置入 10mm、5mm、10mm 穿刺套管,分别置入腹腔镜、分离钳和超声刀,常规制备人工气腹,压力为 2kPa。患肾切除方法与开放手术基本相似,肾蒂血管处理可用钛夹或 Hem-o-Lok 分别夹住肾动脉、肾静脉后切断之,或当整个患肾游离后,以直线切割器集束处理肾动、静脉。

(3)沿输尿管分离直至膀胱壁内段,将输尿管残端拔出。

(4)将切除的肾、输尿管放入标本袋中,拔除各穿刺套管,扩大腋后线切口长约 5cm,自扩大的切口取出标本。检查术野,若无活动性出血,经腋中线穿刺口于肾窝内留置橡皮引流管一根,缝合切口。

5. 术后处理

(1)患者清醒后拔除胃肠减压管,根据肠道功能恢复情况逐渐正常饮食。

(2)术后常规应用抗生素预防感染。

(3)若 24h 引流量少于 10ml,可拔除引流管。

(4)术后保持导尿管通畅,一般术后第 7～10 天后拔除导尿管。

(5)术后加强营养支持。

(6)术后鼓励患者咳嗽排痰,必要时雾化吸入,以防肺部感染。

(7)术后按照膀胱肿瘤切除后膀胱腔内化学治疗或免疫治疗方案进行预防性治疗。

(8)术后定期复查。

6. 并发症及其处理

(1)出血:动脉出血比较严重,常需及时中途改为开放手术;静脉出血一般只需利用吸引器吸出积血,同时找到出血点后钛夹止血即可。

(2)邻近器官损伤:需要术者提高警惕、认真操作,如出现严重的邻近脏器损伤,一般需改开放手术处理。

(3)术后膀胱切口漏尿:术后密切观察每日导尿管引流量,保持导尿管通畅,适当延长腹膜后引流管的引流时间。

(三)经输尿管镜肿瘤切除术

输尿管镜已成为泌尿外科常用的诊疗工具,包括硬性输尿管镜、软性输尿管镜(纤维性)及两者结合的镜身为硬性而尖端为软性的输尿管镜。硬性输尿管镜放入较容易,具有方向性强、工作通道大,可完成输尿管内的大部分操作的优点;但观察肾盂、肾盏受限制,有时进入输尿管上段较困难。软性输尿管镜能够完成肾盂及肾盏内的观察和操作,但方向性差,有时不易完成输尿管内的操作。软性输尿管镜应用于病因不明的血尿患者的诊断取得了很大的成功,发现了很多经临床影像学检查正常患者的病因,如早期微小肿瘤、小血管瘤等,并通过使用微型激光光纤进行相应的处理。

1. 适应证

(1)双侧输尿管肿瘤、孤立肾或总肾功能不全需保留肾者。

(2)乳头状瘤或低分级、低分期的移行细胞癌患者。

(3)身体状况差或高龄、不能耐受根治性手术者。

2. 禁忌证　除凝血功能障碍或不能耐受手术和麻醉者,一般无绝对禁忌证。急性尿路感染者应先控制感染;尿道狭窄者可先做尿道扩张或内切开;前列腺增生明显者可先行经尿道前列腺电切;骨盆和髋关节严重畸形不能取截石位者,则可行输尿管软镜检查。

3. 术前准备　常规行尿脱落细胞学检查和静脉尿路造影,必要时行逆行肾盂输尿管造影或 CT 检查等。

4. 手术步骤及手术技巧

(1)患者取截石位,硬膜外阻滞或脊椎麻醉。

(2)置入输尿管镜,葡萄糖溶液或蒸馏水作为灌洗液,为避免灌洗液反流引起肿瘤种植性转移,术中最好采用低压≤40cmH$_2$O 灌注,同时给予利尿药以减少肾静脉、肾淋巴管及肾小管冲洗液反流。

(3)位置表浅、体积较小或带蒂的肿瘤,可单纯电灼治疗。电灼范围为肿瘤基底部及其周围 2mm 的输尿管黏膜。如不适合电灼,可予以切除。电切时应将镜鞘固定于肿瘤下方,从肿瘤远侧基底部起,伸出电切环并超过肿瘤上界,勾起部分肿瘤,平行移动电切环以切除肿瘤。电切环伸过肿瘤后应让肿瘤形态复原后再开始电切,以保证只切除肿瘤组织而不损伤邻近的输尿管壁。每次不要切割太深,以免切穿输尿管和损伤邻近器官,但必须切割至肌层。切除肿瘤后,电凝肿瘤基底部及出血点以彻底止血。也可使用钬激光光纤代替电切,止血效果好,可在细输尿管硬镜或软镜下操作,缺点是价格昂贵。证实输尿管无损伤及尿外渗后,常规留置双 J 管引流并预防局部输尿管狭窄。

5. 术后处理

(1)术后持续导尿以防膀胱、输尿管反流,3～5d 后拔除导尿管。放置的输尿管内支架,4~12周后可拔除。

(2)术后每3个月行尿脱落细胞学检查和膀胱镜检查,每3~6个月行泌尿系统B超检查或逆行肾盂输尿管造影,了解肿瘤复发情况。必要时行输尿管镜检查。

6. 并发症及其处理

(1)输尿管黏膜下损伤形成假道:容易发生的部位有输尿管口和膀胱壁内段、输尿管扭曲成角的部位和结石嵌顿的部位。主要在于预防,逆行插管时动作要轻柔,最好先行输尿管逆行造影,再插上导管和导丝;遇到输尿管口和成角而逆行插管不成功,不要勉强在膀胱镜下反复试插,应改用输尿管镜直视下插管;输尿管镜沿导丝上镜时要密切注意是否导丝造成黏膜下损伤,若发现导丝不在腔内而在黏膜下时应及时调整导丝位置。

(2)输尿管穿孔:应仔细操作以避免之。若发生穿孔,应用输尿管镜设法放入导丝,然后放置内支架管引流。若不能放入导丝而患者症状明显,估计穿孔较大,应放导丝于穿孔部位后立即开放手术处理。

(3)输尿管撕裂或黏膜撕脱、离断或全长脱出:为最严重的并发症,主要由于术者在输尿管狭窄或"抱镜"时强行进镜或拔镜而导致输尿管完全断裂或撕脱。一旦发生应立即手术。输尿管离断后如仍保有血供,可考虑手术修补行输尿管再吻合术,保留双J管内支架引流,根据需要行肾造口术。若为下段撕脱,可行输尿管膀胱吻合术,如缺损长,可行输尿管膀胱角吻合;中段输尿管撕脱可行输尿管膀胱角或膀胱瓣吻合,或患者输尿管与对侧输尿管吻合;若输尿管离断位置高或输尿管离断远端血供较差,单纯输尿管吻合后输尿管坏死的可能性极大,可考虑肠代输尿管术;若患者条件差或技术条件有限,可永久性肾造口;较长段输尿管损伤修补困难,可考虑肠代输尿管或肾自体移植;输尿管严重损伤不能用修补、替代手术者,可选择肾切除。

(4)输尿管内支架放置错误:少见。留置支架时,一定要看清导丝位置,不可抵住上盏黏膜或输尿管壁,尽管导丝尖端柔软,但导丝刚出输尿管镜时,导丝很坚硬,容易刺破黏膜或管壁。当导丝刚出输尿管镜时,固定导丝,后退输尿管镜2~3cm,然后再推进导丝。

(5)肾破裂或肾周血肿:罕见,术中牢记"减少水的冲入,时时排水"的原则即可避免。一般留置内支架后,保守治疗有效。

(6)术后出血、发热、尿外渗:一般无须特殊处理,保守治疗即可。

(7)输尿管狭窄:应用输尿管镜治疗肾盂、输尿管肿瘤的远期并发症。与术中输尿管局部损伤或穿孔尿液外渗有关。在电视屏幕上用Olbert气囊导管顺行和逆行扩张法,常可解除狭窄。如果通过上述方法治疗不能解除狭窄,需要采用手术治疗。

(四)经皮肾镜治疗

经皮肾镜技术是通过经皮肾盂通道对肾盂、肾盏和输尿管上段的疾病进行诊断和治疗的技术,是腔内泌尿外科的重要组成部分。因为经皮肾镜工作腔道较大,视野清晰,便于处理较大病灶,而且术后留置造口管便于局部辅助灌注治疗,对于直径>1.5cm 的肾盂及输尿管近端肿瘤可采用经皮肾镜进行治疗。对于位于肾下盏的肿瘤,由于经输尿管镜不易切除,亦可酌情采用经皮肾镜处理。

1. 适应证

(1)孤立肾患者。

(2)对侧肾功能不全,估计肾切除后无法代偿者。

(3)低分级的移行细胞癌,且肿瘤局限,未浸润周围组织者。

(4)双侧上尿路移行细胞癌患者。

(5)肾盏、肾盂肿瘤患者。

(6)各种原因导致的无法经输尿管途径切除的近端输尿管肿瘤患者。

(7)单个、低级的肿瘤,且不能通过输尿管镜切除者。

2. 禁忌证

(1)凝血功能障碍患者。

(2)肾及肾周急性感染者。

3. 术前准备　常规行尿脱落细胞学检查和静脉尿路造影,必要时行逆行肾盂输尿管造影或 CT 检查等。

4. 手术步骤及手术技巧

(1)麻醉成功后应用膀胱镜检查膀胱,排除合并膀胱肿瘤的情况。向患侧肾盂插入 1 根输尿管导管。变换患者体位,将患者腹部肾区垫高 10～15cm,患者完全俯卧位。常规消毒。通过输尿管导管注入造影剂,以明确肾通道(X 线定位时)。

(2)穿刺点的选择:通过术前的影像学检查判断肿瘤位置,对于肿瘤位于肾下盏及肾中盏者,在相应的肾盏并尽可能离肿瘤远的部位穿刺;若肿瘤位于肾上盏,则取肾下盏为穿刺点较好;若肿瘤位于肾盂或上段输尿管,则取肾中盏或肾上盏为穿刺点,这样视野好,且较容易进入输尿管。

(3)肾通道通过扩张器扩张建立后,将 F26 肾盂镜鞘插入肾盂,并维持低压冲洗系统。先使用软性输尿管镜对各肾盂进行全面的检查,然后置入肾镜,找到肿瘤,取活检送冷冻切片检查,根据病理报告是否符合经皮肾镜肿瘤切除术适应证。

(4)肿瘤的切除范围应包括瘤体、蒂、整个肿瘤,切除后再将基底部及周围 0.5cm 范围内正常组织电灼一遍。对于肿瘤蒂较细的乳头状瘤,可先用抓钳钳除肿瘤,再对基底部进行电灼或激光烧灼。对于蒂较粗的肿瘤,抓钳钳除可能出血较多,最好使用电切或激光切除。

(5)肿瘤切除完全后留置 F20～24 的肾盂引流管及双 J 管。

5. 术后处理　术后患者应进行随访。第 1 年每 3 个月 1 次,以后每 6 个月 1 次,坚持 4 年,再以后每年检查 1 次。检查内容包括病史、体格检查、尿脱落细胞学检查、膀胱镜、排泄性尿路造影或逆行性肾盂造影,必要时行 CT 和输尿管镜检查。

6. 并发症及其处理

(1)出血:为最常见的并发症,包括术中出血和术后出血。术中出血可能是建立皮肾通道时损伤到血管;术后出血多由于导管刺激、感染所致。若损伤肾动脉后支血管造成假性动脉瘤或动静脉瘘,形成术后延迟出血,应行高选择动脉栓塞,可取得满意的效果。

(2)损伤:包括泌尿系本身及邻近脏器的损伤,可能是出现最严重后果的并发症。通常于经皮肾通道建立过程中出现,穿刺扩张过深容易损伤对侧的肾盂黏膜,甚至形成肾的贯通伤。因此,穿刺扩张过程中应遵循"宁浅毋深"的原则。B 超实时监视穿刺针通过的软组织结构,可以有效避免损伤邻近组织器官。

(3)感染:术中开放水通道,降低肾盂内压力是良好的预防措施。若发生感染,应积极抗感染治疗。

(4)肾盂输尿管连接部狭窄:一般出现在肾盂或输尿管上段肿瘤术后,若狭窄严重,可行内镜扩张或狭窄切开术,必要时行肾盂成形术。

(5)肾盏出口狭窄:见于肾盏内肿瘤术后,若狭窄严重,可行内镜扩张或狭窄切开术。

(6)肿瘤播散:包括血行转移,输尿管膀胱种植性转移,肾床和穿刺口种植。术中避免肾盂压力过高,术后肾盂灌注化学治疗以减少输尿管及膀胱肿瘤种植。

(7)肾盂灌注治疗相关并发症:最常见的并发症是脓毒血症、肾肉芽肿、化学治疗药物吸收后的全身反应。脓毒血症常由于肾盂灌注压过高所致,若发生,需及时使用敏感的抗生素治疗。肾肉芽肿出现在 BCG 灌注的患者中,此类患者往往无全身症状。部分存在膀胱输尿管反流的患者接受 BCG 灌注后出现肾功能损害。

(8)肿瘤细胞种植:肿瘤细胞沿着肾造口管种植。为了防止肿瘤细胞种植,术中应使用蒸馏水冲洗,术后使用放射性铱丝局部照射灯。术后随访应注意检查肾造口处,以及早发现肿瘤种植并及时处理。

(五)姑息性输尿管肿瘤切除术

由于肾、输尿管全切术增加患者的病死率,同时对某些低分期、低级别肿瘤,根治性切除术并不能明显提高患者的生存率,所以,对一些输尿管肿瘤患者可考虑进行姑息性输尿管肿瘤切除术。

1. 适应证

(1)孤立肾、对侧肾功能丧失或双侧肾均有肿瘤的患者。

(2)肾盂、输尿管内肿瘤表现为息肉样充盈缺损,经放射学检查证明肿瘤为局部性的;患侧肾功能良好;术中局部输尿管未见明显硬化,无肿瘤转移灶发现者。

(3)低分期、低级别无浸润肿瘤,且病变局限者。

2. 禁忌证 除凝血功能障碍或不能耐受手术和麻醉者,一般无绝对禁忌证。

3. 术前准备　术前常规检查,禁食水、灌肠、留置尿管。

4. 手术步骤及手术技巧

(1)常规手术切口,充分显露病变段输尿管。

(2)中上段输尿管肿瘤可行节段性输尿管切除、输尿管端-端吻合术,必要时可游离肾,以减少吻合口张力。

(3)对末段的输尿管肿瘤,不管肿瘤的分级和分期,将末段输尿管切除及膀胱袖口状切除后,再把输尿管移植于膀胱内。如果输尿管下段缺损较长,再植输尿管不可能或有明显张力,可用 Boari 瓣或 Psoas Hitch 悬吊术来治疗,但附近的输尿管必须没有受到病变侵犯。

(4)孤立肾的中下段输尿管肿瘤,行节段性切除输尿管后,输尿管缺损较长不能再植 Boari 瓣等时,可根据具体情况采用输尿管皮肤造口术或游离部分回肠段替代输尿管。

(5)输尿管内常规留置 DJ 管支架、引流。

5. 术后处理

(1)术后持续导尿以防膀胱、输尿管反流,1 周左右后可拔除导尿管;放置的内支架,4～12 周后可拔除。

(2)术后早期宜行肾盂、输尿管灌注丝裂霉素和卡介苗等。

(3)术后每 3 个月行脱落细胞学检查和膀胱镜镜检,每 6 个月行输尿管镜镜检或逆行肾盂输尿管造影,了解肿瘤复发情况。

6. 并发症及其处理

(1)术后尿瘘和尿假性囊肿形成:主要与吻合处缝合不严密或过密过紧、输尿管支架管扭曲引流不通畅有关。术者术中应严格规范操作予以避免。若发生尿瘘,应延长支架管拔出时间,留置尿管持续引流膀胱,并抗感染治疗,瘘口多能自行愈合,否则可于术后 2～3 个月手术修补。

(2)输尿管吻合口狭窄:多由于局部感染后过多的肉芽组织形成所致。解决方法为定期输尿管扩张、输尿管镜下激光切开或冷刀切开。上述方法失败时可考虑手术治疗。

(3)术后输尿管反流:可术中采用黏膜下隧道式吻合以减少发生。若出现可行膀胱造影以确诊。轻度可随诊观察,严重者应考虑再次手术。

(六)放射治疗

由于肾盂、输尿管位于腹、盆腔,术前难以精确地评估肿瘤分期,同时肾盂、输尿管肿瘤对放射治疗不敏感,并且考虑到腹盆腔小肠、膀胱等重要脏器的存在及对放射治疗耐受性较低,因此限制了其应用。目前国内外对肾盂、输尿管肿瘤的放射治疗的报道较少,且疗效不太肯定。肾盂、输尿管肿瘤的放射治疗包括术前放射治疗、术后放射治疗和姑息放射治疗。

1. 术前放射治疗 对于输尿管肿瘤较大、已侵犯至输尿管外,周围淋巴结较多转移,估计手术切除较困难的患者,可考虑术前放射治疗。放射治疗后可使输尿管肿瘤或周围转移淋巴结缩小到一定程度,有利于手术切除。由于立体适形放射治疗的开展,使定位及照射等各个环节的精确性增加,并且最大限度地减少周围正常组织的损伤及缩小肿瘤体积,使最初无法手术切除的肿瘤转变为可以切除的肿瘤。术前放射治疗的剂量一般为 40~50Gy,间歇 2~4 周后手术。目前大多数学者不主张术前放射治疗,以免造成粘连增加手术难度。

2. 术后放射治疗 对于选择性的高分期局部晚期肿瘤(T_3、T_4 期);肿瘤切除不彻底;区域淋巴结转移,可考虑术后放射治疗。肾盂、输尿管肿瘤的术后放射治疗靶区包括肾床、输尿管全长及同侧膀胱输尿管开口处;区域淋巴结转移患者还应包括腹主动脉和腔静脉旁淋巴结。结合术前 CT 或静脉肾盂造影进行定位,亦可术中肿瘤区放置银夹作为放射治疗定位标记。采取多野、缩野技术和楔形板技术及三维治疗系统。每次放射治疗剂量为 1.8~2.0Gy,一般为 45~50Gy。对于区域淋巴结转移及肿瘤切除不彻底的患者,局部追加 5~10Gy。

3. 姑息放射治疗 对于有手术禁忌证、无法耐受手术者;对侧肾功能不全、孤立肾或双侧肿瘤者;病变晚期,肿瘤较大无法切除者的姑息治疗。最好采用三维适形放射治疗。通过射野视图(BEV)选择入射线的方向,避开小肠、脊髓等结构,以减少并发症。一般选择 5~6 个多叶光栅(MLC)照射野,每次剂量 1.8~2.0Gy,每周 5 次,放射治疗剂量达 45~50Gy。姑息放射治疗能够有效控制局部或远处转移引起的疼痛及血尿症状。近年来一项随机临床研究表明,总量 3500cGy 分为 10 次给予,与总量 2100cGy 分为 3 次给予相比较,血尿的控制率高,而控制排尿困难、夜尿等症状效果类似。对于上尿路上皮癌患者,积极的姑息放射治疗,其总量约 6000cGy,被认为能长期达到局部控制。放射治疗过程中应考虑与化学治疗同步。

4. 并发症及其处理 肾盂、输尿管肿瘤放射治疗的并发症类似于上腹部放射治疗和盆腔放射治疗的并发症,如头晕、呕吐、腹泻、腹部痉挛性疼痛和骨髓抑制等;由于右侧肿瘤患者的大部分肝可能会受到放射治疗照射,所以可能导致放射治疗诱发的肝损伤。

(1)放射性脊髓炎:该并发症比较严重,通常发生在受照剂量>45Gy,症状可由感觉障碍逐渐发展至运动障碍,严重者会出现截瘫。因此,照射时要采取合理的照射野,保护脊髓,照射剂量不能过量。一般在并发症出现之后,给予维生素、神经营养药、脱水药和激素等治疗。

(2)放射性食管炎:照射量在 20Gy 可出现食管黏膜水肿;30~40Gy 时可导致进食痛和胸骨后痛。给予沙棘油、激素和蒙脱石散剂等治疗。

(3)放射性气管炎:一般照射量在 40Gy 时可导致该并发症,给予对症处理。

(4)放射性肺炎:两野照射时可出现。主要症状为发热、咳嗽、咳痰、气短、胸痛等。治疗主要给予抗生素、激素、镇咳、平喘等对症治疗。

(5)放射性食管瘘：主要由照射剂量过高导致。予以禁食、水,营养支持及对症治疗;置入带膜支架,可使瘘口封闭。

(6)其他:如放射性膀胱炎、尿道炎等。注意严格控制照射剂量。

(七)化学治疗

由于肾盂、输尿管肿瘤的发病率较低,目前尚无统一、公认的有效化学治疗方案。临床上常用的治疗方案类似于膀胱癌的化学治疗,包括新辅助化学治疗和辅助化学治疗,但缺乏满意的疗效。

1. 新辅助化学治疗　就是在确定局部性治疗(如手术或放射治疗)之前采用的一种辅助性化学治疗。术前给予新辅助化学治疗,可有效地缩小肿瘤体积,增加手术切除率,降低手术风险,减少手术损伤,降低手术并发症,并可消除或抑制可能存在的微转移灶,减少不良预后因素。术前化学治疗对肿瘤细胞的杀伤最为有效,肿瘤的血管床未被破坏有利于化学治疗药物的渗入,手术时肿瘤细胞活力降低,不易播散入血。

(1)适应证:肾盂、输尿管肿瘤患者术前。

(2)禁忌证:①明显衰竭或恶病质患者。②治疗前白细胞总数$<3.5\times10^9$/L、血小板计数$<80\times10^9$/L 者。③心功能、肝功能、肾功能损害或较差者,禁用大剂量甲氨蝶呤、顺铂,肝功能明显低下者禁用甲氨蝶呤和多柔比星,器质性心脏病患者禁用多柔比星,肺功能明显减退者禁用博来霉素,如果临床上必须使用,则根据剂量做相应调整。④严重感染、高热和水、电解质及酸碱平衡失调者。⑤胃肠道梗阻者。

2. 辅助化学治疗

(1)适应证:肾盂、输尿管肿瘤晚期有转移的患者;肾盂、输尿管肿瘤切除术后。

(2)禁忌证:①明显衰竭或恶病质患者。②治疗前白细胞总数$<3.5\times10^9$/L、血小板计数$<80\times10^9$/L 者。③心功能、肝功能、肾功能损害或较差者,禁用大剂量甲氨蝶呤、顺铂,肝功能明显低下者禁用甲氨蝶呤和多柔比星,器质性心脏病患者禁用多柔比星,肺功能明显减退者禁用博来霉素,如果临床上必须使用,则根据剂量做相应调整。④严重感染、高热和水、电解质及酸碱平衡失调者。⑤胃肠道梗阻者。

(3)化学治疗方案及疗程

①MVAC 方案:甲氨蝶呤 $30mg/m^2$,第 1、第 15、第 22 日;长春碱 $3mg/m^2$,第 2、第 15、第 22 日;多柔比星 $30mg/m^2$,第 2 日;顺铂 $70mg/m^2$,第 2 日。每 28 日为 1 个治疗周期。

在此治疗方案中,可以用卡铂、奥沙利铂代替顺铂,用吡柔比星代替多柔比星,组成其他治疗方案,可以明显减轻化学治疗的不良反应。

②GC 方案：吉西他滨 $1000mg/m^2$，第 1、第 8、第 15 日；顺铂 $70mg/m^2$，第 2日。每 28 日为 1 个治疗周期。

③DC 方案：多西紫杉醇 $75mg/m^2$，第 1、第 8 日；顺铂 $75mg/m^2$，第 1 日。每 3周为 1 个治疗周期。

3. 化学治疗并发症及处理　化学治疗的并发症包括局部反应、胃肠毒性、免疫抑制、肾毒性、肝损伤、心脏毒性、肺毒性、神经毒性、脱发等。处理措施包括严格控制化学治疗指征，控制给药剂量和速度，加强对症处理，及时调整化学治疗方案，必要时停止化学治疗等。

(八)生物治疗

自从 20 世纪 70 年代末产生 DNA 重组技术以来，肿瘤的生物治疗获得了快速发展。生物治疗(biotherapy)通常是指通过调动机体的防御机制或借助生物制剂的作用，以调节机体的生物学反应，从而抑制或阻止肿瘤生长的治疗方法。20 世纪 80 年代，美国学者 Oldham 提出了生物反应调节(BRM)理论，以后生物治疗成为继手术、放射治疗、化学治疗之后的第四大肿瘤治疗模式。并因其安全、有效、不良反应低等特点，被认为是现代肿瘤综合治疗模式中最活跃、最有前途的手段。肾盂、输尿管肿瘤的生物治疗可分为免疫治疗和基因治疗。

1. 肾盂、输尿管肿瘤的免疫治疗

(1)细胞因子：细胞因子是小分子蛋白和多肽，由体内的免疫活性细胞或某些基质细胞分泌，并能作用于自身细胞或其他细胞。目前已应用在临床上的细胞因子包括干扰素(IFN)、白细胞介素-2(IL-2)、肿瘤坏死因子(TNF)等。

①干扰素：干扰素是最早应用于临床的细胞因子。其作用机制包括 a. 抑制肿瘤细胞的增殖；b. 诱导自然杀伤细胞(NK 细胞)、细胞毒性 T 细胞(CTL)等，并协同白细胞介素-2 增强淋巴因子激活的杀伤细胞(LAK)的活性；c. 诱导肿瘤细胞表达组织相容性复合物 I 抗原(MHC-I)，增强杀伤细胞对其的敏感性。目前干扰素在临床应用中已报道的不良反应包括发热、不适、厌食、呕吐、白细胞和血小板减少、谷丙转氨酶和谷草转氨酶升高等。

②白细胞介素-2：IL-2 的生物活性主要包括维持和促进 T 淋巴细胞的增殖，并诱导淋巴细胞产生 IFN-γ、TNF-α 等细胞因子。Jeri Kim 等通过不同剂量的 IL-2 对尿路上皮癌(包括肾盂癌、输尿管癌)患者进行治疗，发现 IL-2 对患者病情并未缓解，并且出现发热、寒战、高血压、皮疹等不良反应。

③肿瘤坏死因子：TNF 分为 TNF-α 和 TNF-β 两种。前者由巨噬细胞分泌，后者由淋巴细胞分泌。生物特性包括 a. 直接杀伤肿瘤细胞；b. 诱导肿瘤细胞凋亡；c. 介导其他细胞的抗肿瘤效应；d. 导致肿瘤微血管损伤，继而引起肿瘤缺血坏死。由于缺乏临床的研究，其临床应用价值尚待进一步评价。

(2)单克隆抗体：单克隆抗体治疗是利用抗原和抗体特异性结合的特点设计的

一种治疗方法,又被称为生物"导弹"技术。肿瘤细胞表面有一些特异性的抗原可作为单克隆抗体攻击的靶点。现在临床上利用利妥昔单克隆抗体(商品名美罗华)治疗 B 细胞恶性淋巴瘤,但目前还未见用于肾盂、输尿管肿瘤的治疗,相信在不久的将来会出现。

2. 肾盂、输尿管肿瘤的基因治疗 基因治疗是将正常基因或有治疗作用的基因通过一定方式导入人体靶细胞以纠正基因的缺陷或发挥其他作用,从而达到治疗疾病的目的的生物医学高新技术。随着遗传学和分子生物学及基因工程技术的进步,基因治疗已成为继手术、化学治疗、放射治疗之后的又一新的肿瘤治疗手段。

Bruggen 等于 1991 年在黑色素瘤中首次分离出 *MAGE* 基因,许多学者对不同 *MAGE* 基因在不同恶性肿瘤中的转录表达进行了广泛研究。在尿路移行细胞癌抗原肽与肿瘤疫苗研究方面,黑色素瘤 *MAGE-1*、*MAGE-3* 基因具有以下优点,从而被优先选作瘤苗研究及治疗的靶抗原:①二者具备与特定 MHC 分子(HLA-1、HLA-2 及 HLA-CW1603)结合的肽段;②肽-MHC 分子复合物可被特定个体的 T 细胞受体识别;③肽-MHC 分子复合物在细胞表面的量足够激活具有特异性 T 细胞受体的细胞毒性 T 淋巴细胞;④二者在多种肿瘤中均可表达。目前,应用 MAGE 特异性抗原肽对肿瘤患者进行免疫治疗已成为肿瘤治疗的一大热点。

survivin 基因是近年来发现的重要的凋亡抑制基因,具有抑制凋亡和参与细胞周期调控的双重功能。大量的研究报道了在基础和临床试验中 *survivin* 基因与放射治疗、化学治疗的敏感性的密切关系。由于 *survivin* 基因的重要功能,加之其具有基因治疗最理想的条件,即它在肿瘤组织中表达率高,与正常组织中的表达相比,其同时具有高特异性的特点,因而目前研究关注于以 *survivin* 基因为靶点的基因治疗,抑制 *survivin* 基因的表达,增加肿瘤的自发性凋亡和放射治疗、化学治疗诱导的凋亡,抑制肿瘤生长,提高肿瘤对放射治疗、化学治疗的敏感性。基因治疗途径包括:①改变 *survivin* 基因功能区的关键位点,使其不能生成正常功能的蛋白;②通过黄素蛋白抑制周期素依赖蛋白激酶(Cdc2)活性,使其不能对 survivin Thr (34)位点磷酸化,从而抑制 survivin 蛋白的正常功能;③从 RNA 水平抑制 *survivin* 表达的基因沉默技术。由于 *survivin* 的表达是上尿路上皮癌预后不良的预测因子之一,所以将来我们可以利用 *survivin* 基因治疗作为上尿路上皮癌的治疗方法。

表皮生长因子受体(EGFR)突变、失调或过表达于许多上皮恶性肿瘤,在肿瘤的生长和分化过程中起重要作用。目前用于 EGFR 靶向治疗肿瘤的药物主要分为两类:EGFR 单克隆抗体和小分子化合物酪氨酸激酶拮抗药。酪氨酸激酶拮抗药主要为小分子喹啉类化合物,能够竞争性抑制 ATP 与 EGFR 胞内酪氨酸激酶结构域的结合,进而影响酪氨酸残基磷酸化,抑制 EGFR 下游的信号转导。酪氨酸激酶拮抗药的临床疗效有很大的个体差异,使治疗剂量的确立存在困难。EGFR 单克隆抗体是与内源性配体竞争结合 EGFR,通过抑制酪氨酸激酶的激活、促进 EGFR 内化等作用产生抗肿瘤效应。目前已有 3 种抗 EGFR 单克隆抗体上市,与其他化学治疗药物相比,这些抗体作用特异性强,不良反应小,在临床上取得了较好的疗效。最近的研究表明,表皮生长因子受体与上尿路上皮癌的侵袭、转移有关。由于上尿路上皮癌能够抵抗传统的放射治疗和化学治疗,所以 EGFR 靶向治疗将可能成为一种新的上尿路上皮癌的治疗方法。

八、预后

肾盂、输尿管肿瘤的预后与手术方式有关。根治性手术 5 年存活率为 84%,非根治性手术 5 年存活率为 51%。40% 的患者可发生膀胱肿瘤。另外,肾盂肿瘤的预后与细胞分化程度、病理分期有密切关系,G1 期 5 年存活率为 75%,G2 期为 55%,G3 期为 27%。鳞状上皮细胞癌和腺癌预后不良,5 年存活率为 0。

第三节　尿道肿瘤

人类尿道肿瘤主要来源于尿道上皮,绝大多数为原发性肿瘤,包括尿道良性肿瘤和恶性肿瘤。由于男性和女性尿道在解剖及组织学上的特点不同,所以临床一般将尿道肿瘤分为男性尿道肿瘤和女性尿道肿瘤。

一、男性尿道良性肿瘤

男性尿道常见的良性肿瘤主要有尿道息肉、尿道乳头状瘤和尿道尖锐湿疣等,尿道血管瘤、尿道囊肿和尿道纤维瘤等相对少见。

(一)尿道息肉

尿道息肉是发生于尿道的一种常见的良性肿瘤,可为先天性,多发生于尿道前列腺部的底部、精阜周围。本病多见于青、中年男性。根据发生的部位及病理组织学特性,尿道息肉可分为尿道纤维性息肉和尿道腺瘤性息肉两种。

1. 尿道纤维性息肉

(1)病理生理:尿道纤维性息肉多发生于 10 岁之前的儿童,亦可见于中、青年男性。息肉常单发,常为细长、有蒂的息肉,也可为无蒂、绒毛状或乳头状息肉,直径多<1.0cm。息肉由平滑肌组织覆以尿道上皮组织构成,少数患者可有鳞状上皮化生。

(2)临床表现

①下尿路梗阻症状:排尿困难、尿流细、尿流中断等,严重者可导致尿潴留、上尿路积水等。

②血尿:一般为无痛性肉眼血尿,多呈初始血尿。

③尿路刺激症状：尿频、尿急、尿痛等，多见于息肉继发感染时。

（3）诊断及鉴别诊断：根据临床表现，结合下述检查。

①排尿期膀胱尿道造影可见充盈缺损影像。

②尿道镜检查可见息肉。

③尿道镜检查时取活组织行病理检查，可明确诊断。

尿道息肉应与尿道乳头状瘤、尿道尖锐湿疣等相鉴别。尿道息肉一般表面光滑，很少呈乳头状，可与尿道乳头状瘤相鉴别。明确鉴别依靠尿道内镜检查并活检。

（4）治疗：诊断明确后，尤其是有症状者应行手术治疗，治疗方式可选择经尿道电切、钬激光等微创手术，无条件单位可考虑开放手术切除病灶。

2. 尿道腺瘤性息肉

（1）病理生理：尿道腺瘤性息肉好发于中、青年男性，发病率比尿道纤维性息肉高，直径常<1cm，可无蒂，一般位于尿道前列腺部。息肉由前列腺腺泡、血管纤维组织覆以移行上皮细胞或柱形上皮细胞组成，故有学者认为该病变是异位前列腺组织。

（2）临床表现：血精较常见；血尿，多为无痛性终末血尿，多出现于饮酒或射精后；息肉体积较大者可出现排尿梗阻的症状。

（3）诊断及鉴别诊断：临床表现；排尿期膀胱尿道造影可见前列腺部尿道充盈缺损影像；尿道镜检查可见息肉。取活组织行病理检查可确诊。

（4）治疗：确诊后经尿道镜电切或钬激光切除，效果佳。

（二）尿道乳头状瘤

尿道乳头状瘤各年龄组均可发生，但以30—49岁较多。肿瘤多见于尿道远端或尿道前列腺部，有时位于尿道内口。肿块呈乳头状，单发或多发，常有蒂，大小不一，小者仅数毫米，大者可至4cm。发生于尿道远端者表面被覆鳞状上皮，发生于近端者则被覆移行上皮，可恶变为乳头状癌。

1. 病理生理

（1）鳞状细胞乳头状瘤：罕见，主要发生于前尿道。大体观为乳头状肿物，与尖锐湿疣类似；镜下见乳头状肿瘤表面被覆鳞状上皮，细胞无异型性、无核分裂象，中央的结缔组织薄，无炎性细胞浸润。

（2）移行细胞乳头状瘤：罕见，主要发生在男性后尿道。肿瘤呈纤维乳头状或绒毛状，有蒂，常与尿路其他部位上皮性肿瘤同时存在。

（3）内翻性乳头状瘤：少见，多见于50岁以上男性后尿道。肉眼观呈息肉样或结节样，黏膜下生长并向腔内突出，表面较平滑。

2. 临床表现 尿道乳头状瘤的主要症状为初始血尿或终末血尿，体积大者也可导致下尿路梗阻。并发感染时可出现尿频、尿痛等症状。

3. 诊断及鉴别诊断 尿道造影可见充盈缺损，尿道镜检查并取活检可以明确诊断。需要注意的是应仔细检查膀胱有无类似肿瘤的存在。

4. 治疗 经尿道镜电切或钬激光治疗，效果好。本病术后有可能复发，要定期随访。术后化学治疗药物膀胱及尿道灌注能一定程度上防止复发。

(三)尿道尖锐湿疣

尖锐湿疣是由人类乳头瘤病毒(HPV)引起的病变，好发于外阴及肛门，主要通过性接触传染。男性尿道不是尖锐湿疣的好发部位，尿道外口相对多见，有时HPV病毒可沿尿道逆向向上，造成尿道上皮的感染。

1. 诊断 临床表现为尿道口的疣赘状物，表面可以是光滑的，也可呈乳头瘤状，颜色潮红，表面湿润，检查时需将尿道口黏膜充分暴露，方能见到疣体。尿道其他部位的尖锐湿疣需做尿道镜检查方能发现，组织病理学检查发现在棘细胞层及颗粒层内的空泡化细胞是其特征性表现。尿道尖锐湿疣有时与其他部分的尖锐湿疣同时存在，也有助于诊断。

2. 治疗 位于尿道外口的尖锐湿疣可使用电灼、二氧化碳激光或直接手术切除术，位于尿道内的尖锐湿疣需经尿道镜行电灼、电切或激光切除之。另外，需要夫妻、性伴侣的共同治疗，以防反复传染。

二、男性尿道恶性肿瘤

男性尿道恶性肿瘤较少见，多发生在50岁以后。膀胱癌伴有原位癌者易伴发尿道癌。尿道癌于球部最常见，其次是尿道阴茎部和尿道前列腺部。有24%～76%的患者伴有尿道狭窄，有约1/3的患者有尿道慢性炎症病史，故尿道的慢性炎症刺激(包括淋病)可能是本病的诱因之一。

(一)病因

尿道癌病因尚不明确，可能与炎症、慢性刺激、尿道狭窄等因素有关。

(二)病理生理

原发性尿道癌中以鳞状细胞癌最多见，多位于尿道球部及悬垂部；其次是移行细胞癌，位于尿道前列腺部；腺癌和未分化癌少见；恶性黑色素瘤和肉瘤罕见。

1. 鳞状细胞癌 最常见的尿道癌病理类型，约占80%，常为未分化型。好发年龄为60—70岁。肿瘤可发生于男性尿道各部，常见于尿道球膜部，呈菜花状或结节状溃疡，表面常有坏死，浸润性生长，易侵犯尿道周围组织。组织学上高分化鳞状细胞癌多见，部分为中分化或低分化，癌细胞中有间桥和(或)角化是与其他类型尿道癌鉴别的要点。

2. 移行细胞癌 约占尿道癌的15%，常发生在男性尿道的前列腺部，也可发生在前尿道，一般与膀胱移行细胞癌同时存在。肿瘤大体观为乳头状或结节状，浸润性或外生性生长，部分表现为原位癌，病变处黏膜呈充血性红斑或粗糙。细胞形态与膀胱移行细胞癌相类似。

3. 腺癌 约占尿道癌的10%,可发生于尿道各部,以后尿道多见,主要来源于尿道周围腺体或胚胎残留组织。尿道腺癌细胞形态各异,可分为透明细胞癌和非透明细胞腺癌两类,均罕见。

尿道非透明细胞腺癌多发生于前尿道,呈浸润性生长,易侵及尿道周围组织。细胞形态基本上均呈柱状,部分病例细胞核被挤压到细胞的一侧,癌细胞形如戒指,被称为印戒细胞癌,预后差。

4. 未分化癌 罕见,包括尿道小细胞癌、大细胞癌等。尿道未分化癌包括任何移行细胞癌、鳞状细胞癌及腺癌特点的未分化恶性肿瘤。尿道未分化癌可单独发生,也可与移行细胞癌同时存在,预后极差。

5. 恶性黑色素瘤 罕见,好发部位为男性尿道舟状窝。

6. 肉瘤 来源于间质的恶性肿瘤,如平滑肌肉瘤、纤维肉瘤、横纹肌肉瘤、副神经节瘤、恶性淋巴瘤等。

(三)临床表现

男性尿道癌主要临床表现有尿道梗阻症状、尿道滴血、尿道血性或脓性分泌物、局部可见或触及包块等。男性尿道癌早期临床症状常无特征性,类似于轻度尿道狭窄的临床表现,不易引起注意,常常延误诊断。前尿道癌与后尿道癌的临床表现有所不同。

1. 前尿道癌 最常见的症状为排尿困难和阴茎腹侧能触及肿块。部分前尿道癌患者可伴有单侧或双侧腹股沟淋巴结肿大,肿大的淋巴结常为转移所致,而非感染;肿瘤破溃可形成尿道瘘或伴感染,引起尿道出血、尿道口有血性或脓性分泌物排出,后期类似于后尿道癌表现。

2. 后尿道癌 后尿道癌因肿瘤阻塞尿道引起尿道梗阻症状与尿道狭窄相似,表现为尿频、尿线细、射程短、排尿困难,严重时可引起尿潴留、充溢性尿失禁等;后期表现为会阴部实性或有波动感肿块,阴茎异常勃起,痛性阴茎勃起,阳痿,阴茎增大、硬化,阴茎、阴囊及会阴部水肿等;肿瘤侵及会阴部周围组织或器官,破溃后可形成尿道瘘或尿道周围脓肿;晚期可出现体重减轻、衰竭等恶病质表现。膀胱癌全膀胱切除术后尿道残端癌的主要临床表现为尿道滴血或血性分泌物,肛门指诊可触及尿道残端肿块。

3. 尿道癌的转移症状 尿道癌的转移主要通过局部浸润及经淋巴道转移,约50%的尿道癌经淋巴转移,前尿道癌一般转移至腹股沟浅淋巴结、腹股沟深淋巴结,后尿道癌常转移至髂内淋巴结、髂外淋巴结和闭孔淋巴结。发生血行转移者较少,晚期可转移到肺、肝、胃和骨骼系统等。黑色素瘤早期即可发生血行转移或淋巴道转移。

(四)临床分期

根据尿道癌的浸润程度和转移情况,其临床分期有1980年的Levine分期(表

9-3)和 1997 年 UICC 的 TNM 分期(表 9-4),建议采用表 9-4 进行尿道癌的临床分期。

表 9-3　男性尿道癌 Levine 分期

分期	肿瘤情况
0 期	原位癌(局限于黏膜)
A 期	黏膜下(不超过黏膜固有层)
B 期	侵犯海绵体或前列腺,但未穿透
C 期	直接侵及海绵体外组织(阴茎海绵体、肌肉、筋膜、皮肤、骨骼、前列腺包膜外)
D 期	转移;腹股沟淋巴结;主动脉分叉以下盆腔淋巴结;主动脉分叉以上淋巴结;远处转移

表 9-4　UICC 男性尿道癌 TNM 分期

分期	肿瘤情况
T	原发肿瘤
T_x	未能评定原发性肿瘤
T_0	无原发肿瘤证据
T_{is}	原位癌
T_a	非浸润性乳头状、息肉状或疣状癌
T_1	侵及尿道黏膜下结缔组织
T_2	侵及尿道海绵体或前列腺或尿道周围肌肉
T_3	侵及阴茎海绵体或前列腺包膜
T_4	侵及邻近脏器
N	区域淋巴结
N_x	未能评定区域淋巴结
N_0	区域淋巴结无转移
N_1	单个淋巴结转移,其最大直径≤2cm
N_2	单个淋巴结转移,最大直径>2cm 或多个淋巴结转移
M	远处转移
M_x	未能评定远处转移
M_0	无远处转移
M_1	远处转移

(五)诊断

男性尿道癌的诊断需要结合病史、临床表现、查体、膀胱尿道镜检查及影像学检查等,确诊需要病理学检查。

1. 细胞学检查　尿道分泌物的脱落细胞学检查如发现癌细胞则有助于尿道癌的诊断。

2. 尿道造影 排泄性或逆行性尿道造影或双重对比造影的方法可用于尿道肿瘤的诊断,尿道肿瘤在造影片上显示为充盈缺损或局部尿道狭窄,晚期病例可见瘘管形成。

3. 尿道镜检查及活检 尿道镜检查可直接观察肿瘤的大小、数量、形态、部位,镜检时结合直肠指诊检查可判定肿瘤的范围,经尿道镜取活体组织病理检查或针吸活检细胞学检查是确诊的主要手段。注意检查时要更换膀胱镜了解膀胱内情况。

4. B超检查 可检测尿道肿瘤的大小、数目、部位及范围、肿瘤浸润深度或范围。

5. CT 和 MRI 可了解有无盆腔和腹膜后淋巴结转移,有助于临床肿瘤分期。

(六)鉴别诊断

尿道癌应与尖锐湿疣、尿道狭窄、尿道结核、尿道周围脓肿、前列腺尿道腺瘤样息肉、阴茎海绵体硬结症以及继发性尿道肿瘤进行鉴别,必要时应行活体组织病理检查进一步鉴别诊断。

(七)治疗

尿道癌的治疗方法,主要根据肿瘤的位置、侵犯范围、组织学特点和有无远处转移、TNM 分期、年龄以及患者一般情况等综合因素考虑。可行肿瘤局部切除,尿道部分切除,根治性尿道切除,根治性广泛脏器切除辅以放射治疗、化学治疗及中医中药治疗。因发病率低,治疗上未形成统一方案。

1. 治疗原则

(1)T_{is}～$T_1N_0M_0$ 期尿道癌的主要治疗方法是外科手术治疗,可行经尿道电切或电灼、肿瘤局部切除及尿道部分切除再吻合术等,术后联合放射治疗和(或)化学治疗。

(2)T_2～T_3 期尿道癌则采用扩大性外科手术治疗,距离肿瘤 2cm 处行阴茎部分切除术或阴茎全切＋尿道会阴造口术,术后联合放射治疗和(或)化学治疗。

(3)转移性尿道癌则以放射治疗、化学治疗为主,必要时可考虑姑息性外科手术治疗。

(4)如发现腹股沟淋巴结肿大,应同时行单侧或双侧腹股沟淋巴结清扫术。

2. 手术治疗 手术方式和切除的范围根据肿瘤的大小、部位和临床分期决定。前尿道癌与后尿道癌具有不同的生物学行为,故尿道肿瘤的部位对选择手术方式极为重要。主要手术方法有以下几种。

(1)经尿道肿瘤切除术或尿道外口切除术

①适应证:a. 局限、浅表、孤立的尿道乳头状移行细胞癌;b. 分化良好的尿道癌;c. 局限性尿道外口癌。

②可经尿道电切或钬激光切除肿瘤,尿道外口肿瘤应将尿道外口切除。注意

术后尿道狭窄的预防。

（2）阴茎部分切除术

①适应证：位于前尿道的尿道癌。尿道近侧端切缘距肿瘤至少 2cm，阴茎残段应保留 3cm 以上，保证患者术后能站立排尿。

②距肿瘤边缘 3cm 左右环行切开皮肤和阴茎浅、深筋膜，并在切口水平横断阴茎海绵体，自阴茎背侧向阴茎头方向游离尿道海绵体 1cm 后横断尿道，切除标本。如阴茎残段不足 3cm，应将阴茎脚从耻骨支上游离以延长阴茎。

③并发症：主要并发症为阴茎残端出血和尿道口狭窄，术后定期尿道扩张有助于预防尿道口狭窄。

（3）男性尿道切除术

①适应证：a. 多发性浅表性尿道癌；b. 膀胱癌同时伴发的尿道癌；c. 全膀胱切除术后尿道复发癌；d. 膀胱三角区或颈部癌侵及前列腺尿道，术中尿道残端快速病理检查阳性。

②由于膀胱或上尿路移行细胞癌伴发尿道癌并不常见，一般不主张在行全膀胱切除术时常规行预防性尿道全切除术。有学者建议对全膀胱切除术后患者定期行残存尿道冲洗液细胞学检查，一旦发现细胞学阳性，尽早行尿道切除术。切除全尿道后要进行尿流改道手术。

③并发症：主要有会阴部局部感染、直肠损伤、粪瘘、尿瘘及尿流改道后的相应并发症。

（4）阴茎全切除术：适用于位于前尿道前半部分肿瘤侵及尿道海绵体或尿道海绵体外组织，且不宜行阴茎部分切除术，但有足够的尿道可以做会阴部尿道造口术。手术方式与阴茎癌全阴茎切除术相同。

（5）尿道癌根治性切除术：位于前尿道后半部分或后尿道的尿道癌如广泛浸润尿道海绵体、波及会阴时，应行根治性阴茎全切除、腹股沟淋巴结和（或）盆腔淋巴结清扫。根治性后尿道癌应切除全膀胱、全阴茎、尿道、前列腺、精囊及盆腔淋巴结。浸润范围广的应行扩大根治术，切除范围扩大至邻近的尿道生殖膈、耻骨联合下部及耻骨下支，甚至全部的耻骨联合。

并发症：近期并发症主要有切口感染、盆腔脓肿、直肠损伤；远期并发症主要有输尿管吻合口狭窄、肾盂肾炎及继发尿路结石等。

3. 放射治疗 男性尿道癌放射治疗的主要目的是保存器官，主要用于局部晚期或有区域性淋巴结转移的患者，或有全身远处转移而需要行姑息治疗的患者，或其他不适合手术治疗的患者。效果取决于肿瘤部位和大小，前尿道癌优于后尿道癌。

体外照射治疗对男性早期前尿道癌有较好的疗效，照射范围包括尿道原发肿瘤部位及腹股沟淋巴结区。对于有转移的腹股沟淋巴结，采用腹股沟区加小野照射,总剂量为 60～65Gy。体内照射的方法有组织间插植照射和腔内照射,插植照射是在肿瘤部位插植 1～2 根 ^{192}Ir 针,总剂量可达 70～80Gy;腔内照射剂量应控制在 30～65Gy。

4. 化学治疗 对于远处转移的尿道癌应以化学治疗为主,目前尚无统一的化学治疗方案,应根据病理类型选择相应的化学治疗方案。对移行细胞癌有效的化学治疗药物主要有:甲氨蝶呤(MTX)、长春碱(VLB)、多柔比星(ADM)、顺铂(DDP)、氟尿嘧啶(5-FU)、丝裂霉素 C、环磷酰胺(CTX)等。常用的化学治疗方案主要有 M-VAC(甲氨蝶呤-长春碱、多柔比星、顺铂)及顺铂＋氟尿嘧啶等方案。对于尿道鳞状细胞癌有效的化学治疗药物主要有博来霉素(BLM)、环磷酰胺、氟尿嘧啶、多柔比星及甲氨蝶呤等。

三、女性尿道良性肿瘤

女性尿道良性肿瘤好发于中、老年女性,病理类型及临床表现与男性相似,目前对其发病机制尚不清楚,一般认为女性体内雌激素水平紊乱、HPV 病毒感染等可能是主要原因。

(一)女性尿道息肉

女性尿道息肉发病率低于男性,较少见,青少年尤为少见。多发生于尿道外口,亦可见于尿道其他部位。

1. 诊断及鉴别诊断 临床症状主要为初始血尿或终末血尿、尿道滴血及尿道口异物感等。体格检查、尿道镜检可发现病灶,病理组织学检查可确诊。该病变应与尿道肉阜、尖锐湿疣等进行鉴别。

2. 治疗 息肉位于尿道外口者可直接手术切除,位于尿道其他位置者可行经尿道电切或钬激光治疗。

(二)女性尿道平滑肌瘤

尿道平滑肌瘤是一种罕见的尿道间叶组织良性肿瘤,其中以女性生殖道最为多见。

1. 病因 女性尿道平滑肌瘤发病率低,发病原因目前尚不清楚,可能与雌激素受体表达异常有关,肿瘤的主要成分为尿道平滑肌组织。

2. 病理生理 肿瘤可发生于尿道任何部位,以远端尿道前壁多见。肿瘤多呈圆形或类圆形,肿瘤大小从数毫米至数厘米,大部分肿瘤直径在 2～4cm,表面黏膜光滑、质硬。根据所含平滑肌和纤维组织的多少,尿道平滑肌瘤切面可呈粉红或乳白色,镜下可见瘤组织由分化较好的平滑肌细胞构成,瘤细胞呈梭形,胞质丰富,边界分裂象少见,需与平滑肌肉瘤相鉴别,细胞有无间变和核分裂象是鉴别的主要依据。

3. 临床表现 尿道平滑肌瘤主要临床表现是尿道外口无痛性肿物、反复尿路感染以及下尿路刺激症状。症状可因肿瘤的大小、部位以及有无感染而异。近端尿道肿瘤可引起排尿不畅,肿瘤大者可引起严重的排尿困难及性交疼痛,后壁肿瘤较大时可能会出现性交困难。少数肿瘤因反复摩擦而表面溃烂并发感染,甚至出现尿路刺激征。

4. 诊断及鉴别诊断 根据临床表现、体征等诊断不难。通过阴道指检、经阴道B超、尿道造影、CT及MRI等能够做出诊断。少数肿瘤因反复摩擦而表面溃烂并发感染,出现尿路刺激症状,易与尿道恶性肿瘤相混淆,此时如能行尿道镜下活组织检查则能明确诊断。本病应与尿道肉阜、尿道息肉、尿道旁腺囊肿、尿道癌、尿道憩室、尿道黏膜脱垂及乳头状瘤相鉴别,尿道镜和病理组织检查有助于鉴别诊断。

5. 治疗 唯一有效的治疗方法是通过开放性手术切除肿瘤或经尿道行激光、等离子电切除肿瘤。尿道后壁肿瘤可经阴道行肿瘤切除术,前壁和侧壁肿瘤可经尿道切除。术中需注意避免损伤尿道括约肌,以防止术后发生尿失禁。尿道平滑肌瘤是良性肿瘤,一般预后良好,术后复发少见。

(三)女性尿道肉阜

尿道肉阜又称尿道肉芽肿或血管性息肉,是发生于女性尿道口部的良性红色脆性血管形肿物,是女性常见的尿道疾病,多发生于20－60岁。临床上常见更年期及绝经期女性反复出现泌尿系感染、出血多与本病有关。该病会被误诊为尿道膀胱炎、尿道综合征、老年性尿道炎、尿道息肉等,确诊需依据病理检查。

1. 病因 目前认为疾病可能与下列因素有关:①雌激素严重降低;②外阴部慢性炎症或性交、卫生纸等慢性刺激;③尿道梗阻或长期过度用力排尿致局部黏膜下静脉曲张;④尿道黏膜脱垂外翻受到慢性刺激引起。由于上述原因,引起尿道口周围上皮发生慢性增生变化,从而形成尿道肉阜。

2. 病理生理 尿道肉阜一般较小,多位于尿道口6点钟处,也可累及尿道四周呈环状,极少数发生于尿道内。尿道肉阜呈基底较宽、质软、表面光滑、色暗红的息肉样增生物。病理上根据被覆上皮、血管及炎症细胞的多少,将尿道肉阜分为3种类型。

(1)乳头状瘤型:肉阜表面覆以移行上皮或鳞状上皮,呈乳头状瘤样生长,上皮下为纤维结缔组织并伴有炎症细胞浸润。

(2)血管瘤型:被覆上皮下方的结缔组织中,有大量扩张增生的毛细血管。

(3)肉芽肿型:被覆上皮较薄,间质有大量炎性肉芽组织。

3. 诊断 一般根据临床表现可明确诊断,但须经病理检查来确定。

(1)症状:少数患者可无自觉症状,大多数表现为尿道口疼痛和出血。尿道口出现烧灼样痛,排尿、活动、衣裤摩擦、性交时疼痛及出血加重。

(2)体征:尿道口下部有脆性肿瘤样组织,鲜红色,一般为0.5～1cm,有的呈环状环绕尿道口,可带蒂或呈基底较广的息肉样,有触痛,易出血。

4. 鉴别诊断　根据病史、临床表现及体格检查,诊断不难。本病最主要的特征是尿道口灼痛,以排尿时及排尿后显著,放射到会阴及下腹,同时伴有尿频、尿不尽感、尿道口出血、排尿梗阻感等。体格检查时可见尿道外口有新生物,球形或半月形,大小为 0.5～1.5cm,位置以截石位 4～7 点处为多,呈粉红或鲜红色,组织松脆,触之易出血。尿常规检查排除泌尿系感染,泌尿系 B 超检查以排除膀胱病变。

(1)尿道炎或膀胱炎:尿道肉阜多表现为尿频、尿痛、排尿困难、会阴部不适,与尿道炎、膀胱炎症状极为相似。特别在合并感染时,尿中也可出现白细胞,甚至脓细胞。但体格检查时可见前者尿道外口有息肉样肿块,后者仅见尿道外口红肿、黏液性或脓性分泌物或膀胱区有深压痛。

(2)尿道综合征:本症多见于中年已婚女性,可有尿频、尿急、尿痛等症状,但其发作呈周期性,突然发生,可自愈,据此不难鉴别,关键在于仔细询问病史及体格检查。

(3)老年性尿道炎:此病系老年女性常见病,由于生理性或手术所致。绝经后雌激素水平降低,使尿道、阴道萎缩,牵拉部分尿道口黏膜外翻,症状与尿道肉阜有相似之处。但体格检查时前者尿道口黏膜充血、水肿,前展外翻不伴血管瘤,不易出血,后者则表现为尿道口疼痛、触痛及肿块,易出血。

(4)尿道息肉:尿道息肉若为细长有蒂的孤立息肉,可脱出于尿道口处,呈鲜红色肿块,但其基底不附着于尿道口外,而是有蒂与尿道深部相连,通过尿道镜检可证实。或取材活检呈息肉样改变。表面为移行上皮,尿道肉阜病理改变为大量扩张的毛细血管,有炎性细胞浸润和纤维化。

(5)尿道黏膜脱垂:尿道黏膜脱垂可致尿道外口环状突出物,感染时可见脱垂黏膜水肿、糜烂,不伴有疼痛及触痛,其中央有腔隙可插入导尿管。

(6)尖锐湿疣:尖锐湿疣为人类乳头瘤病毒引起的性传播疾病,多有婚外性生活,常表现为外阴多发。

5. 治疗　女性尿道肉阜及体积小、症状不明显者可采取口服雌激素治疗或外用雌激素、软膏或栓剂治疗。

(1)口服雌激素治疗:这是药物治疗的主要方法。目前认为尿道肉阜与雌激素缺乏、局部抵抗力减低及慢性刺激、炎症有关。更年期及绝经期女性常见,尤以绝经后 2～5 年发病率较高,雌激素降低时不能维持尿道的连续性。局部使用雌激素治疗,尿道肉阜很快缩小、消退,说明雌激素缺乏可能是尿道肉阜发生的重要因素之一。补充雌激素能促进阴道上皮的细胞增殖,增加细胞外基质的合成,增加上皮厚度,改进阴道的皱襞构造,阴道壁弹性增加,改善并提高绝经后妇女的生活质量。但该法仅适用于病变早期或较小的肉阜,并且用药时间长。口服治疗药物主要为己烯雌酚。尿道肉阜与雌激素严重降低有关。雌激素降低时,使阴道萎缩并向内回缩,同时将尿道口向内牵拉,使尿道黏膜暴露,易受刺激而发生肉阜,故多见于老年女性。年轻患者则由于局部受慢性刺激(如炎症等)造成尿道黏膜外翻,尿道口周围上皮细胞增生,炎性细胞浸润及小静脉曲张等变化。雌激素治疗是针对雌激素水平降低的替代治疗,对大多数患者有效。少数老年患者及年轻患者,雌激素水平正常,发病是因慢性炎性刺激所致,故雌激素治疗对这部分患者效果不佳。

针对雌激素减低的病因,雌激素治疗尤其是己烯雌酚,虽有一定疗效,但大剂量应用后易引起恶心、呕吐、厌食、头晕、轻度腹泻。长期应用可使乳腺与子宫内膜癌变的发生率增加8.2倍,并有肝功能、肾功能损害。因其不良反应大,使用复杂,患者往往不能坚持而中途停药,达不到疗效而复发。也有报道用雌激素替代疗法仅适用于病变早期,且长期使用雌激素可能增加乳腺与子宫内膜癌变的机会。对于有乳腺与子宫内膜癌家族史者尤为不利。

在我国因条件所限,许多患者不可能定期全面检查,因此早期雌激素替代疗法是不现实的。目前常用的雌激素为尼尔雌醇,其特点是作用于阴道,增加阴道分泌物而保护尿道外口,对子宫内膜的影响较弱,且有效时间长、剂量小、简便、不良反应及毒性低,患者容易接受,能够坚持服药。因此,应用尼尔雌醇预防尿道肉阜术后复发是较为安全、简便、有效的方法。

(2)外用雌激素液、软膏或栓剂:本法是局部给药。其不良反应小、疗程短、疗效高,特别适用于绝经后较小肉阜有症状、儿童及少女、年老体弱伴有心肺功能失调患者,也适用于手术、电灼、激光、冷冻治疗复发的患者。因治疗后复发率小,疗效优于口服雌激素治疗,故患者相对愿意接受本法。与手术、电灼、激光、冷冻治疗相比,本法具有无痛苦、方法简便、不损害正常黏膜组织、医疗费用低的特点,反复治疗不会引起局部瘢痕及尿道口狭窄、尿失禁等并发症。疗效与肉阜大小有关。尿道肉阜直径<1cm的病例疗效显著好于直径>1cm的病例。用非手术治疗尿道肉阜,对患者无肉体和精神创伤,符合生理病理变化。

(3)手术治疗:手术治疗方法亦较多,包括手术切除术、电灼切除术、激光、硬化等,主要针对长期不愈者或肉阜体积较大或经常出血者。

①尿道外口黏膜环切术:这是尿道手术治疗的经典术式,对单发肉阜行膀胱截石位,3~10点大个环形切除。但传统手术切除出血多,特别对于血管丰富的肉阜,止血效果差,视野模糊,手术时间延长,组织损伤重,影响术后恢复,且易复发,创面需缝合且保留尿管。

②单纯电切法:操作简单,手术中慢速切割,彻底止血,对尿道外口狭小或呈门槛状者,给予切除,不缝合,保持创面平整能有效防止复发和预防尿道外口狭窄。但是,由于对肉阜基底黏膜和黏膜下层破坏不够,治疗不彻底,所以该方法不适用于治疗较大肉阜。

③尿道肉阜切除+尿道口-阴道口延长术:尿道肉阜患者尿道-阴道间前庭距离

多<5mm,容易因阴道分泌物刺激引起尿道炎症,这是女性患者易患尿道肉阜的病理解剖因素,以往单纯行尿道肉阜切除。尿路刺激症状易复发原因与此有关。故目前认为对尿道-阴道间前庭距离<5mm 的患者,比较好的手术方法为尿道肉阜切除＋尿道口-阴道口延长术,同时外涂雌激素软膏,治疗效果满意。其机制为手术切除病变从延长阴道-尿道间距离以恢复其正常的解剖关系,从解剖上除病因;外涂雌激素去除内在病因,治疗效果满意。本方法切除阻挡物后增加尿道-阴道间距,以减少阴道分泌物刺激使肉阜复发,并减少尿路感染机会。对年龄较轻、直径>5mm 以及复发的尿道肉阜者,特别是尿道-阴道间距明显缩短者采用本术式较为妥当。对年龄较大者补充雌激素,应用雌激素软膏外用,并行抗感染治疗。

(4)激光治疗:个人法是采用激光对软组织的凝固、焦化和汽化作用,使其瞬间被汽化而达到切割、止血一次完成,达到清除病灶的目的。同时其热量可封闭血管和淋巴管,对残存的根基部分进行炭化凝固,起到修复作用。而且激光治疗不损伤正常尿道组织,高温也有杀菌作用。常见的有 CO_2 激光治疗、CO_2/He-Ne(氦-氖)激光联合治疗、CO_2 联合微波治疗、钇铝石榴石(Nd:YAG)激光治疗、绿激光及钬激光治疗等。此方法对药物治疗无效、肉阜体积较大、经常出血并疼痛者、位置较深及出血较多的肉阜疗效显著。该法手术迅速,不出血、手术区神经末梢受热凝固,术时无痛,术后疼痛轻、反应轻、效果好、创面愈合快、不留置导尿管,减少了继发感染的机会。但其复发率明显高于雌激素治疗组,这表明仅去除病灶而未针对真正的病因,高复发率难以避免。若为激素水平降低者可辅助激素治疗其疗效明显优于单纯激光治疗。由于激光治疗尿道肉阜具有出血少、术野清、患者痛苦小、操作简便彻底、创伤小等优点,一般为一次性治疗,尤其是病变明显且出血者极为适合,配合钳夹提拉使治愈率明显提高。对于较大的肉阜,激光治疗灼伤范围大,深度不易掌握,破坏基底层,可能造成尿道狭窄。同时因激光治疗系侵袭性操作,可能引起尿路感染。激光治疗过程中须严格无菌操作,掌握烧灼深度与范围。直径较大的肉阜,可分几次治疗,避免损伤正常黏膜下组织,降低尿道狭窄及感染发生率。

(5)药物注射治疗:常用方法有以下几种。

①无水乙醇注射治疗:具有治疗方便、安全有效、局部注射损伤小、药物剂量小、疗程短、见效快、无须特殊设备、易于掌握、费用低、创伤小、患者易于接受等优点,值得在基层医院推广。

②5％鱼肝油酸钠:先用 1％苯扎溴铵或 0.5％碘伏反复消毒会阴部、尿道外口及阴道,1％丁卡因局部麻醉,用 2ml 注射器抽取鱼肝油酸钠 0.5～1.0ml 注射于肉阜基底部黏膜下,以肉阜表面灰白为宜。鱼肝油酸钠可使组织产生无菌性坏死,使其血供断绝,以后结痂脱落,正常黏膜在 1 周左右修复。治愈率高达 100％。

药物注射治疗尿道肉阜具有治疗方便、确诊后可在门诊治疗、安全有效、局部损伤小、疗程短、见效快、易于掌握、费用低等优点,患者易于接受。

综合以上情况,药物局部注射于肉阜基底部黏膜下层,是治疗尿道肉阜可供选择的另一种治疗途径。但药物注射治疗时,应严格限制其注射部位的面积、深度、剂量,尽量减少并发症的发生。

四、女性尿道恶性肿瘤

女性原发性尿道恶性肿瘤发病率虽然很低,约占女性恶性肿瘤的 0.02‰,但却明显高于男性,男、女发病率为 1:(4~5),是泌尿系统中女性患病率高于男性的唯一恶性肿瘤。75% 的肿瘤发生于 50 岁以上的中、老年妇女,白种人多见。

(一)病因

本病病因尚不十分明确。一般认为与性交、妊娠及反复尿路感染对尿道刺激有关。尿道肉阜、尿道黏膜白斑及慢性尿道炎均可能并发尿道癌。

(二)病理生理

通常前段尿道癌恶性程度较低且浸润较浅,而后段尿道癌恶性程度较高,易发展为全尿道癌。肿瘤的病理类型对疾病预后影响不大,不同病理类型的肿瘤治疗方法亦相似。主要病理类型有以下几种。

1. 表皮样癌 包括鳞状上皮细胞癌(约占 60%),好发于尿道远段,主要为高分化鳞癌及疣状癌;移行上皮细胞癌(约占 20%),好发于后尿道,与膀胱移行细胞癌相似。

2. 腺癌 占 10%~15%,可发生于尿道的任何部位,以中段及远段尿道多见。其组织来源主要是尿道被覆的柱状上皮、鳞状上皮以及移行上皮化生的腺上皮或尿道腺体。

3. 其他 包括未分化癌和肉瘤(约占 8%)、黑色素瘤(约占 2%)等,均罕见。

(三)临床表现

女性尿道癌早期无特征性的临床表现,部分患者出现类似于轻度尿道狭窄的临床表现,并且部分患者可伴有腹股沟淋巴结肿大。

1. 血尿或尿道流血 患者可有初始血尿或终末血尿,晚期可出现全程血尿,部分患者可出现尿道滴血或血性分泌物流出。

2. 排尿症状 常出现尿频、尿急,可出现排尿不畅等梗阻表现,严重者可出现充溢性或急迫性尿失禁。

3. 尿道肿块 尿道外口恶性肿瘤可表现为息肉状、乳头状或菜花状肿块,表面可形成溃疡,触之易出血,经直肠指诊或阴道指诊及双合诊检查,可触及前尿道或后尿道肿块,触诊时尿道易出血;肿瘤过大时可发生性交困难。

4. 疼痛 部分患者可出现尿道疼痛,合并感染者可出现尿痛等尿路刺激症状。

5. 远端尿道肿瘤　可直接蔓延侵犯会阴部或阴唇处皮肤，局部可形成溃疡，晚期肿瘤可侵及阴蒂、阴唇、阴道；近端尿道癌可侵犯膀胱，向后可累及阴道，严重者可出现尿道阴道瘘或膀胱阴道瘘。

(四)临床分期

女性尿道癌的分期主要有 Grabstald 分期和 UICC 的 TNM 分期，目前使用较多的是 Grabstald 分期，与 TNM 分期对照见表 9-5。

表 9-5　女性尿道癌 Grabstald 分期与 TNM 分期对照

分期	Grabstald 分期	肿瘤情况
T_X		未能评定原发性肿瘤
T_0		无原发肿瘤证据
T_{is}	0	原位癌
T_a	0	非浸润性肿瘤
T_1	A	侵及尿道黏膜下结缔组织
T_2	B	侵及尿道周围肌肉
T_3	C1	侵及阴道壁肌层
	C2	侵及阴道壁肌层及黏膜
T_4	C3	侵及膀胱、阴唇及阴蒂
N_0		区域淋巴结无转移
N_1	D1	
N_2		腹股沟淋巴结转移
N_3	D2	主动脉分叉以下盆腔淋巴结转移
	D3	主动脉分叉以上淋巴结转移
M_0		无远处转移
M_1	D4	远处转移

(五)诊断

女性尿道癌的诊断主要依靠病史、临床症状、体格检查、膀胱尿道镜检查、影像学检查及肿瘤组织活检病理检查等。

1. B 超　可检测尿道肿瘤的大小、数目、部位及范围，尤其是在显示肿瘤浸润深度和范围上可弥补尿道造影的不足；另外，还可检测腹股沟、盆腔、腹膜后有无肿大的淋巴结，了解上尿路和膀胱有无并发肿瘤性病变，上尿路有无积水及肝等腹内脏器有无转移。

2. 肾分泌造影和尿道造影　应用排泄性全泌尿道造影可了解上尿路有无梗阻，膀胱内有无充盈缺损及判定膀胱是否受侵，尿道内肿瘤的大小、部位，并可确定是否合并尿道瘘。

3. 膀胱尿道镜检查　可观察尿道肿瘤的大小、数目、形态、部位，镜检时结合直肠、阴道指诊以及腹部检查可帮助判定肿瘤侵犯的范围,可了解有无膀胱肿瘤的合并存在及膀胱是否受侵。另外,还可以取活体组织行病理学检查。

4. 细胞学或肿瘤组织病理检查 尿道分泌物的细胞学检查发现癌细胞有助于尿道癌的诊断,但假阴性率高。直接肿瘤活检或经尿道镜取活体组织活检或针吸活检送病理或细胞学检查是确诊的主要依据。

(六)鉴别诊断

女性尿道癌需注意与尿道肉阜、尿道息肉、尿道尖锐湿疣、尿道转移瘤等相鉴别,必要时应做活体组织检查。

(七)治疗

1. 治疗原则 女性尿道癌的治疗方法主要有手术治疗、放射治疗和化学治疗,具体治疗方案要综合考虑肿瘤的部位、临床分期、患者年龄和一般情况等后进行选择。一般前尿道癌较为局限,多以外科手术为主,后尿道癌常伴有局部浸润或腹股沟淋巴结及盆腔淋巴结转移,应以手术联合放射治疗、化学治疗,而对单纯放射治疗或手术后尿道复发癌亦应考虑联合治疗。

依据尿道癌的肿瘤分期,治疗原则有以下几点。

(1)$T_{is} \sim T_2 N_0 M_0$ 期尿道癌的主要治疗方法是肿瘤局部切除术,前尿道癌可选择尿道部分切除术,而后尿道癌选择女性全尿道切除术。

(2)$T_{3 \sim 4} N_{0 \sim 2} M_0$ 期尿道癌则采用扩大性手术治疗联合放射治疗和(或)化学治疗。

(3)发现腹股沟淋巴结肿大、无远处转移者,应同时行单侧或双侧腹股沟淋巴结清扫术。

(4)转移性尿道癌则以放射治疗、化学治疗为主,行姑息性手术。

2. 手术治疗

(1)局部切除术:适合于局限性、浅表性或高分化的原位癌。可采用局部或经尿道电切或激光切除。肿瘤应切除彻底,但勿超过肌层,注意尿道穿孔、尿瘘及尿道狭窄的预防。

(2)女性尿道部分切除术:适用于位于尿道外口或前尿道远侧端的局限性、高分化、早期(T_{is}、$T_{0 \sim 2}$)不适合行局部切除的尿道癌。先游离尿道 $1 \sim 1.5cm$,保证切缘距肿瘤 $0.5cm$ 以上,然后切除尿道及邻近的阴道前壁,缝合阴道前壁切口后将尿道断端与切口对位缝合。手术并发症主要有局部感染、尿道狭窄及尿失禁等。

(3)女性全尿道切除术:适用于肿瘤分期为 $T_{2 \sim 3}$ 的前尿道癌侵犯尿道中部或后尿道癌。先游离全部尿道至膀胱颈部,于尿道根部切断尿道,全层缝合膀胱颈部切口,然后缝合阴道前壁切口,最后行永久性耻骨上膀胱造口术。手术主要并发症有感染、尿瘘及输尿管损伤等。

(4)全盆腔脏器切除术:适用于肿瘤分期为 $T_{2 \sim 3}$ 的尿道癌,侵犯全尿道或膀胱颈部。手术切除范围应包括全尿道、全膀胱、子宫及其附件、阴蒂、阴道前壁及两侧壁、盆腔淋巴结,后尿道浸润性癌者还应包括耻骨联合及耻骨降支。手术并发症较多,主要有出血、髂血管及闭孔神经损伤、直肠损伤、感染、尿流改道的并发症等。

(5)髂腹股沟淋巴结清除术:根据活检及肿瘤分期选择腹股沟淋巴结清扫术、髂淋巴结清扫术及盆腔淋巴结清扫术。

①适应证:a. 女性前尿道癌患者,腹股沟前哨淋巴结活检、肿大淋巴结切除活检和淋巴结穿刺活检证实有转移者,应行腹股沟淋巴结清扫术,如深组腹股沟淋巴结有转移,应同时行髂淋巴结清扫术。b. 分化差的 T_2 期以上后尿道肿瘤患者或伴有盆腔淋巴结转移的患者,应行盆腔淋巴结清扫术。

②并发症:主要有切口感染、皮瓣坏死、会阴部及下肢水肿、下肢深静脉血栓形成及肺栓塞、血管神经损伤等。

3. 放射治疗　单纯的放射治疗与手术治疗一样,对远端的局限性尿道癌的效果较好。放射治疗主要有:①外照射,^{60}Co 行外阴或阴道照射。②组织内照射,将镭针或^{192}Ir 针置入尿道组织内。③腔内照射,将镭针或^{192}Ir 针放于导尿管内,再将导尿管固定于尿道内。间质或腔内照射的剂量为 $50\sim65$Gy。放射治疗一般配合外科手术治疗,晚期尿道癌如单纯放射治疗,5 年生存率约为 30%,手术联合放射治疗可以提高生存率。放射治疗的最大益处是可以保存器官的完整性,但注意避免引起尿瘘、尿道狭窄、尿失禁、会阴部水肿等并发症。

4. 化学治疗　主要用于合并远处转移的患者,目前无统一的化学治疗方案,主要是根据病理类型选择化学治疗方案,参见男性尿道癌的化学治疗。

(八)预后

影响女性尿道癌预后的最主要因素是肿瘤发生部位和浸润的程度,一般前尿道癌预后较后尿道癌预后好。

第10章
chapter 10
前列腺癌

前列腺癌是常见的泌尿系恶性肿瘤之一,在全世界范围内已经越来越成为一个重要的公共健康问题,其发病率在不同种族和地区有着极大的差异。在美国、加拿大、澳大利亚等国家,前列腺癌是男性最常见的恶性肿瘤。在欧洲大多数国家,前列腺癌同样是男性最常见的恶性肿瘤。在亚洲包括中国、日本、韩国等国家,前列腺癌发病率较低,但也有明显增长趋势。

一、病因

(一)年龄因素

前列腺癌流行病学研究表明,年龄是最明显的危险因子,随着年龄增长,前列腺癌发病率也明显升高。大于 65 岁人群的发病率呈持续升高趋势。

(二)遗传因素

遗传也是前列腺癌重要危险因子,如果一个直系亲属(兄弟或父亲)患前列腺癌,其本人患前列腺癌的危险性会增加 1 倍;两个或两个以上直系亲属患前列腺癌,相对危险性增至 5~11 倍;有前列腺癌家族史者比无家族史者患病年龄要提早6~7 年。

(三)饮食和环境因素

饮食和环境因素在前列腺癌发生中也起重要作用。重要的危险因素包括高动物脂肪饮食(红色肉类的消耗量)、肥胖、吸烟、白酒饮用量和低植物摄入量等。大豆及豆制品、绿茶、番茄、红葡萄酒等有可能降低前列腺癌发病率。前列腺癌与机体内维生素 E、维生素 D、胡萝卜素、硒等水平低下关系密切,而与总蛋白质、糖类、镁、锌、铁、铜等无相关性。这些危险因素并不能确定为存在因果关系的病因。不过,重视这些危险因素,在降低前列腺癌的发生率上有一定的效果。

(四)性活动因素

首次遗精年龄越小,危险性越大;有手淫习惯者危险性较高;再婚者危险性最高;性传播疾病,尤其是淋病,可增加前列腺癌的危险性 2~3 倍;性行为活跃者,体内有较高的睾酮水平,或许促进前列腺癌的发展;输精管结扎术与前列腺之间的关系仍有争议。

(五)职业因素

从事镉职业的工人等,患前列腺癌的机会大。

二、发病机制

(一)前列腺癌的遗传易感性

前列腺癌的遗传性可能由某个常染色体显性遗传的等位基因来控制,如 *CYP* 基因。目前有两个比较认可的前列腺癌易患基因:①位于 17p12 上的 *HPC2/ELAC2* 基因,是金属依赖性的水解酶,参与 DNA 链内交联的修复和 mRNA 的编辑,其多态性或许增加患前列腺癌的风险;②位于 8p22 上的巨噬细胞杀伤受体-1 基因(*MSRI*),在遗传性前列腺癌患者中经常会发生缺失,而且参与前列腺癌变。

(二)染色体变异

前列腺癌基因变异有两大特点:一是抑癌基因某些片段的缺失多于扩增,如染色体区域 6q、8p、10q、13q、16q 和 18q;二是染色体的缺损多见于前列腺癌形成的早期阶段,而其扩增更多见于激素难治性前列腺癌中,如染色体区域 7p、7q、8q 和 Xq 以扩增更多见,说明癌基因的激活参与前列腺癌晚期的间变。前列腺癌最常见的染色体缺损区域是 8p 和 13q。

(三)前列腺癌的相关基因

目前研究较多的前列腺癌相关基因改变包括 NKX3.1 丢失、CSTP1 扩增、雄激素受体(AR)和维生素 D 受体(VDR)基因多态性等。不过,只有 *AR* 基因明确参与前列腺癌的形成和进展。

(四)前列腺癌细胞生物学行为

前列腺癌细胞的生物学行为(包括黏附、转移、浸润、间变等)不仅取决于遗传基因,还依赖于由细胞因子和不同细胞组成的微环境。前列腺细胞内信号传导决定细胞增殖、分化和凋亡基因的表达水平等。信号传导通路异常将促进前列腺癌细胞的恶性变。

(五)雄激素非依赖性前列腺癌的形成

目前认为,激素非依赖性前列腺癌的出现是因为组织中激素敏感的癌细胞组织被大量不依靠雄激素生长的前列腺肿瘤干细胞和(或)神经内分泌细胞所取代。

三、病理生理

前列腺癌的病理诊断是临床医师对患者进行治疗、判断预后的重要依据,病理医师给临床医师提供前列腺癌的类型、Gleason 评分、浸润范围及病理分期等。

(一)前列腺癌显微镜下的一般特点

前列腺的任何部位都可发生癌,但绝大多数发生在前列腺外周区。一般认为前列腺癌约 70％起源于外周区,15％～25％起源于移行区,5％～10％起源于中央区。临床 T_2 期的癌及 85％的细针活检诊断的未触及肿块的癌(T_{1c} 期)几乎都在前列腺外周区。超过 85％的前列腺癌呈多灶性生长。

前列腺癌很少出现出血、坏死、明显的间质反应等改变,因此大体改变常不明显。有时可形成较大的结节,呈灰白或灰黄色,质地较硬,切面缺乏海绵状孔隙,但这种改变是非特异性的,很难与炎性结节或间质增生性结节鉴别。前列腺癌的最终诊断依赖于前列腺穿刺活检标本或切除标本的病理诊断。

前列腺癌最重要的组织学特征是浸润性生长、明显的核仁及缺乏基底细胞。前列腺癌组织与其他恶性肿瘤一样会浸润正常组织,常浸润前列腺间质,甚至浸润前列腺外组织如前列腺外脂肪组织、横纹肌组织、膀胱和精囊腺组织,也可进入血管和淋巴管形成癌栓,这些生长方式明显影响前列腺癌患者的预后。

显微镜下前列腺癌主要表现为小腺泡增生(约 70％),有时见大腺泡增生。增生的腺泡可散在分布;也可出现背靠背、共壁、搭桥,形成大片融合性腺泡群;甚至腺样结构基本消失,形成实性巢状、片状、条索状结构或单个细胞散在分布,有时表现为大腺泡结构如筛状、乳头状等结构。前列腺腺癌细胞核空,增大,常有明显增大的核仁,但核异型小,少数情况下异型明显(如在治疗后复发或已广泛播散的终末期病例中)。

前列腺癌是由前列腺腺泡的分泌细胞发生而来,表现为单一类型细胞的克隆性增生,正常的基底细胞层消失。在常规苏木素-伊红(HE)染色切片上,有时基底细胞层不易识别,此时需要用基底细胞标记物如高分子量细胞角蛋白 34βE12、CK5/6 和 p63 行免疫组化染色以帮助诊断。另外,研究发现前列腺腺癌细胞高表达 α-甲酰基辅酶 A 消旋酶(AMACR/P504S),因此对诊断困难的病例,常进行 34βE12、p63 及 AMACR 3 种标记的免疫组化染色,如常规 HE 染色切片中可疑的腺体周围基底细胞标记 34βE12、p63 等阴性、AMACR 阳性则支持前列腺腺癌的病理诊断。

除了上述一般的特征外,前列腺癌还可出现一些提示性的组织形态学特征,如肾小球样结构、黏液性纤维增生或称胶原小结等特异性的形态特征;前列腺癌腺腔内可出现一些异常物质如嗜酸性结晶体、嗜碱性黏液或粉染浓聚的颗粒状分泌物;癌细胞的胞质染色较深、嗜双色性,腺腔腔缘比较平滑,可出现凝固性坏死、核分裂及细胞的异型性等。

(二)前列腺癌的类型

1. 前列腺腺癌　除经典型前列腺腺癌的组织学特征外,前列腺癌还可出现一些特殊的组织学及细胞学形态,如黏液癌、印戒细胞癌、泡沫状腺体型癌或黄色瘤样癌、假增生型前列腺腺癌、萎缩型癌、嗜酸细胞癌、淋巴上皮瘤样癌及肉瘤样癌等前列腺癌的组织学亚型。

(1)黏液癌:诊断前列腺原发性黏液癌前应先排除转移性黏液癌。前列腺的黏液癌又称胶样癌,组织学形态与胃肠道的黏液癌相似,肿瘤内出现细胞外黏液湖,黏液湖内漂浮腺样、筛状或条索状癌细胞,且这种形态占≥25%的肿瘤量。免疫组化染色示癌细胞表达前列腺特异性抗原(PSA)、前列腺酸性磷酸酶(PAP)、前列腺特异性膜抗原(PSMA)和 a 甲基酰基辅酶 A 消旋酶(AMACR)阳性,癌胚抗原(CEA)阴性。对黏液癌进行 Gleason 评分仍有争议,意见尚不统一。目前有两种方法对前列腺黏液癌进行 Gleason 评分,一种方法是忽略细胞外黏液的存在,按漂浮在黏液湖中肿瘤细胞的基本组织结构特征进行 Gleason 评分,大多数黏液癌为 Gleason 评分 4+4=8 分的癌,也可以是 Gleason 评分 3+3=6 分的癌;另一种方法则是认为所有的前列腺黏液癌都是 Gleason 评分 4+4=8 分的癌。到底用哪种方法进行评分更合适还需要进一步随访,但因这种肿瘤一般具有侵袭性的生物学行为,多发生骨转移,可能认为其为 Gleason 评分 4+4=8 分的癌更为合适。该肿瘤在进展期时血清酸性磷酸酶及 PSA 升高。

(2)前列腺印戒细胞癌:组织学特征为肿瘤细胞胞质内空泡将细胞核推挤至细胞一侧致核呈新月形,使得肿瘤细胞呈印戒样,故称印戒细胞。当超过 25%的肿瘤为印戒细胞癌时方可诊断为印戒细胞癌。与黏液癌相似,诊断前列腺原发性印戒细胞癌前应先排除转移性或浸润性印戒细胞癌,原发性者或多或少同时存在经典型前列腺腺癌成分。免疫组化标记显示癌细胞表达 PSA、PAP、PSMA、AMACR 和 AR 阳性,CEA 大多阴性。根据印戒样癌细胞是否有腺管形成对前列腺印戒细胞癌进行 Gleason 分级,大多数印戒细胞癌属于 5 级,少数为 4 级,预后较差。

(3)泡沫状腺体型癌(黄色瘤样癌):前列腺泡沫状腺体型癌或称黄色瘤样癌的肿瘤细胞具有丰富的泡沫状胞质,细胞核小而深染,核质比小,少数细胞有明显核仁。泡沫状腺体型癌的胞质内为细小的空泡,不含脂质,免疫组化标记显示组织细胞标记 CD68 阴性,基底细胞标记 34βE12,p63 阴性,低分子量 CK 如 CK7 或广谱 CK、AMACR、PSA、PAP、PSMA 和 AR 阳性。根据癌细胞排列的组织结构将泡沫状腺体型前列腺腺癌进行 Gleason 分级,可分为 3~5 级。

(4)假增生型前列腺癌(PHPA):是指由类似于良性增生型腺体的恶性腺体构成的癌。组织学上肿瘤以大、中腺体增生为主,腺体有分支和(或)腔内乳头状内折,腔缘呈波浪状或呈囊状扩张;腺腔内常有嗜酸性结晶体和嗜酸性颗粒状物,可有淀粉样小体残留;腺上皮细胞呈柱状,核位于基底部,总能找到明显增大的核仁。肿瘤性大、中腺体常大量紧密挤压在一起,可出现间质浸润、神经周围浸润、前列腺外组织浸润和(或)远处转移。免疫组织化学染色示癌细胞表达 AMACR 阳性,肿瘤性腺体基底细胞标记如 p63、34βE12 等阴性。绝大多数 PHPA 与经典型前列腺癌合并存在,有学者认为 PHPA 的比例至少要在一个组织块中占癌的大多数(>60%)。该亚型的前列腺腺癌易误诊为前列腺良性增生性病变,因此应充分认识到这一亚型的特征,尤其是在穿刺活检标本中。PHPA 如何进行 Gleason 分级以及其生物学行为评判目前尚无定论,大多数学者认为将其归入 Gleason 3 级比较合适。

(5)萎缩型癌:前列腺萎缩型癌是指无治疗史的癌组织以小腺体结构为主,癌细胞胞质少甚至缺乏,类似良性不完全性萎缩或萎缩后增生的腺体,但癌细胞表现为细胞核增大、明显核仁、浸润性生长、缺乏基底细胞、表达 AMACR 等特征。对前列腺萎缩型癌的分级也是根据癌细胞排列的组织结构,按 Gleason 分级标准进行分级,大多属于 3 级,少数为 4 级。

2. 特殊类型前列腺癌　特殊类型的前列腺癌包括导管腺癌、尿路上皮癌、基底细胞癌、鳞形细胞癌及神经内分泌癌,多不适用 Gleason 分级系统来判断其分化及恶性程度。大部分肿瘤对内分泌治疗反应比普通型前列腺癌差,恶性程度较高,患者常在短期内转移或死亡。

(1)导管腺癌:单纯的前列腺导管腺癌占前列腺癌的 0.4% ~ 0.8%。以往认为前列腺导管腺癌来自精阜前列腺囊的 Müllerian 结构,形态与子宫内膜样癌相似,因此曾被称为子宫内膜样癌。但随后研究发现睾丸切除术对肿瘤的治疗反应好,超微结构研究、组织化学及免疫组织化学研究均证实其来自前列腺。

前列腺导管腺癌的生长方式有两种:①发生于中央区的导管腺癌表现为息肉状或菜花状突出于尿道前列腺部的外生性肿块,大多数生长于精阜内或精阜周围,出现排尿梗阻症状或血尿。肿瘤起自于尿道周围大的初级导管。②发生于外周区的导管腺癌表现为前列腺实质内弥漫浸润性生长方式,类似于普通的前列腺(腺泡)腺癌,可在细针穿刺标本中诊断。组织学上表现为乳头状、筛状、腺管状结构的大腺泡;细胞呈高柱状,胞质丰富,嗜双色性或透明,胞核位于细胞基底部,呈单层或假复层排列,排列拥挤相互重叠,细胞异型性较经典型前列腺癌明显,有的病例细胞仅有轻度异型。导管腺癌 PSA 及 PAP 免疫组化染色呈强阳性,基底细胞标记如 34pE12、p63 多为阴性,但有部分导管腺癌基底细胞标记显示断续的阳性。

大多数研究发现导管腺癌的生物学行为与 Gleason 评分 4＋4＝8 分的腺泡癌的相似,且导管腺癌常表现为筛状、乳头状结构特征,因此病理诊断应为前列腺导管腺癌,Gleason 评分为 4＋4＝8 分,在导管腺癌和腺泡癌混合存在时,病理报告中应注明有导管腺癌,此时导管腺癌可作为 Gleason 4 级的结构。但有学者认为前列腺导管腺癌不适合进行 Gleason 评分。单纯的前列腺导管腺癌直肠指诊及血清 PSA 水平常为正常,因此临床常过低诊断,大多数前列腺导管腺癌发现时已是侵袭性进展期肿瘤。

(2)尿路上皮癌:尿路上皮癌很少原发于前列腺,大多数由原发于膀胱或尿道的尿路上皮癌沿前列腺导管向前列腺实质内浸润形成实性或假腺样癌巢,原前列腺导管和腺泡的基底细胞层可长时间保存。在膀胱癌根治手术标本中,一部分癌组织累及前列腺,若将前列腺全部取材则发现前列腺的受累率可能会更高。

前列腺近端导管被覆尿路上皮细胞,可发生前列腺原发性尿路上皮癌,占前列腺癌的 $1\%\sim4\%$,其形态与膀胱的尿路上皮癌相似,细胞核明显异型,核分裂象多见,常有鳞状上皮化生。诊断原发性前列腺尿路上皮癌必须首先排除膀胱或尿道的尿路上皮癌的浸润。前列腺原发尿路上皮癌几乎均有间质浸润,易浸润膀胱颈及周围软组织,超过 50% 的患者是 T_3 或 T_4 期的肿瘤。20% 的患者发生转移,骨、肺及肝是最常见的转移部位。与前列腺腺癌相反,骨转移多为溶骨性的。T_3 期肿瘤患者经放射治疗的 5 年存活率约为 34%。少数局限于前列腺(T_2 期)的肿瘤,根治性手术可使一些病例获得长期的无病生存。免疫组织化学染色显示癌细胞可表达 34pE12、CK7、CK20、thrombomodulin 及 uroplakins,而 PSA、PAP、AR 常为阴性。

(3)鳞状细胞癌:完全的前列腺原发性鳞状细胞癌(PSCC)罕见,占前列腺癌的 $0.5\%\sim1\%$。来源尚不明,可能起源于尿道旁前列腺导管上皮的鳞状上皮化生或前列腺腺泡基底细胞的鳞状上皮化生。组织学形态与其他部位的鳞状细胞癌一样,免疫组织化学染色显示 PSA、PAP 阴性。诊断原发性前列腺鳞状细胞癌的标准包括①存在明显恶性肿瘤证据,如浸润性生长方式及细胞的异型性;②存在鳞状上皮分化的特征,如角化珠和细胞间桥;③缺乏腺体分化的特征;④无其他部位原发性鳞状细胞癌的证据,尤其是膀胱。前列腺鳞状细胞癌预后差,常转移至骨(主要为溶骨性病变)、肝及肺,诊断后预计生存时间为 14 个月,目前尚无一致的治疗方法,治疗手段包括根治性手术、放射治疗、化学治疗、内分泌治疗或综合疗法。如为器官局限性肿瘤应行根治性切除手术;术后可进行内分泌治疗、化学治疗、放射治疗等综合性治疗措施。无血清的 PSA 升高,包括转移的病例。

(4)基底细胞癌:前列腺基底细胞癌是来自前列腺基底细胞的恶性肿瘤,其组织学形态多样。①类似于皮肤的基底细胞癌,可见大的基底细胞样细胞巢,其外周细胞呈栅栏状排列,可见坏死;②类似于旺炽型基底细胞增生或腺样囊性癌样,细胞排列成腺样、小梁状、筛状及实性结构。肿瘤细胞胞质少,细胞核染色深,可有空泡形成。部分病例有灶性鳞状上皮化生、尿路上皮细胞样和腺样分化。诊断基底细胞癌的组织学标准包括浸润性生长、侵犯至前列腺外组织、神经周围侵犯、坏死及间质的促结缔组织增生性反应。免疫组织化学染色显示癌细胞表达基底细胞标记如 34pE12、CK14、CK5/6 及 p63,而 PSA、PAP 阴性。基底细胞癌 bcl-2 强阳性表达,ki67 指数高,有助于与基底细胞增生鉴别。由于病例很少,随访时间短,目前基底细胞癌的生物学行为及治疗方法尚不明确。

(5)神经内分泌肿瘤:前列腺癌的神经内分泌分化包括①经典型前列腺腺癌伴灶性区神经内分泌分化,临床意义尚不确定,对预后的影响尚有争议;②类癌(WHO 新分类中高分化神经内分泌肿瘤),十分罕见,因病例少,尚不清楚其生物学行为；③小细胞癌（WHO 新分类中分化差的神经内分泌癌）。

前列腺的小细胞癌是高度恶性神经内分泌肿瘤，不到前列腺癌的 1%。组织学形态类似肺小细胞癌，都可发生于年轻患者。肿瘤细胞呈弥漫性片状、巢状浸润，癌巢中央有大片凝固性坏死。癌细胞核小，燕麦状或圆形，染色质细而均匀，核仁不明显，胞质很少。免疫组织化学显示神经内分泌标记如 synaptophysin、chromograninA 及 NSE 等阳性，电镜可见神经内分泌颗粒。一般癌细胞不表达 PSA、PAP、P501S 及 PSMA。约 50% 的患者为小细胞癌与经典型前列腺腺癌混合存在，预后不良。前列腺小细胞癌内分泌治疗无效，治疗以手术为主，可辅以化学治疗。完全性小细胞癌患者与混合性小细胞癌及前列腺腺癌患者的预后相比无明显差异，平均存活期不到 1 年，病理报告中应注明有无小细胞癌成分。

(三)高级别前列腺上皮内瘤变

前列腺上皮内瘤（PIN）又称为导管内异型增生或大腺泡异型增生，病理学特点为前列腺导管、小管、腺泡的上皮细胞异常增生。PIN 分为两级，即低分级前列腺上皮内瘤（LPIN）和高分级前列腺上皮内瘤（HPIN）。HPIN 是癌前病变，而LPIN 与癌无明显关系，一般无须做出病理诊断。因此，临床上通常将 HPIN 直接称为 PIN。

(四)前列腺癌的 Gleason 评分系统

前列腺癌的病理分级目前较常用的方法有 Broders 分级、Anderson 分级、Mostnfi 分级、Cleason 分级等。WHO 建议使用 Mostofi 分级，因为该方法较为简单，而临床上更多使用 Gleason 分级，在判断患者预后及疗效上更准确。

Gleason 分级是根据腺体分化的程度以及肿瘤在间质中的生长方式作为分级的标准，以此来评价肿瘤的恶性程度。因其重复性强，形态操作简单，不费时，目前在国内外被广泛应用于临床。具体见表 10-1。

表 10-1　前列腺癌 Gleason 分级标准

级别	肿瘤边界	腺体结构	腺体排列	浸润
1 级	清	单个、分散、圆形或卵圆形、规则	密、背靠背	少见
2 级	欠清	同 1 级，但稍不规则	分散	可见
3 级	不清	形状、大小不一，含筛状或乳头状改变	更分散，成团块边缘整齐	明显
4 级	重度不清	小且融合，排列成条索状	融合成不规则团块	极明显
5 级	重度不清或团块	少有腺体形成，有小细胞或印戒细胞，包括粉刺癌	排列成实性片状或团块状，中心坏死	极明显

四、分期

前列腺癌分期的目的是指导临床治疗方法的选择和预后评价。早在 1956 年，由 Whitmore 首先提出前列腺癌的 ABCD 分期方法。1975 年，Jewett 对此方法进行修改，形成 Whitmore-Jewett 分期系统。此分期系统在 20 世纪 70 年代至 90 年代被广泛认可和应用。另一种常用的分期方法是 TNM 分期，TNM 分期方法于1975 年问世后，由美国癌症联合会（AJCC）和国际抗癌协会（UICC）于 1997 年做了新的规定，2002 年做了进一步更新，与 Whitmore-Jewett 分期系统比较，更新后的 TNM 分期更能够准确地反映肿瘤局部浸润情况、局部淋巴结转移、远处淋巴结转移、远处转移的情况。TNM 分期在制订恰当的治疗方法、观察疗效和判断预后等临床实际操作中较 Whitmore-Jewett 分期系统更有优势。因此，TNM 分期方法至今已逐渐替代 Whitmore-Jewett 分期方法，现今已极少应用后者。

（一）Whitmore-Jewett 分期

Whitmore-Jewett 分期标准见表 10-2。

表 10-2　Whitmore-Jewett 分期标准

分期	判断标准	分期	判断标准
A	临床未发现，病理检查发现有癌细胞	C	肿瘤侵袭前列腺包膜以外组织，但无转移
A_1	灶性癌，累及范围≤3%，分化好	C_1	癌组织穿透前列腺包膜
A_2	较大或弥散癌，累及范围＞3%，分化较差	C_2	癌组织侵犯膀胱或精囊
B	临床指征阳性，肿瘤仅限于前列腺内	D	转移性病变
B_1	局限性结节≤2cm，限于 1 个叶内	D_1	癌组织转移限于盆腔淋巴结
B_2	癌结节＞2cm，超过 1 个叶	D_2	骨、远处淋巴结或器官或软组织转移

（二）TNM 分期

TNM 分期与 Whitmore-Jewett 分期和病理分期见表 10-3。

表 10-3　TNM 与 Whitmore-Jewett 分期方法和病理分期

TNM 分期	标准	Whitmore-Jewett 分期	TNM 分期	标准	Whitmore-Jewett 分期
T	指原发肿瘤的有无		T_{4a}	肿瘤侵犯其中之一:膀胱颈、外括约肌、直肠	C_2
T_X	原发肿瘤不能评估		T_{4b}	肿瘤侵犯肛提肌和(或)固定盆壁	C_2
T_0	没有原发肿瘤的证据		N	指有无淋巴结转移	
T_1	临床检查没发现肿瘤而病理检查有癌		N_X	局部淋巴结不能评估	
T_{1a}	组织学检查偶然发现肿瘤占≤5%	A_1	N_0	无局部淋巴结转移	
T_{1b}	组织学检查偶然发现肿瘤占>5%	A_2	N_1	单个淋巴结转移,最大径≤2cm	D_1
T_{1c}	血清 PSA 升高,针刺活检发现癌	B	N_2	单个淋巴结转移,最大径为 2~5cm;或有多发淋巴结转移,最大径<5cm	D_1
T_2	肿瘤局限在前列腺内		N_3	单个淋巴结转移,最大直径>5cm	D_1
T_{2a}	肿瘤侵犯前列腺一叶的 1/2 或更少	B_1	M	指有无远处转移	
T_{2b}	肿瘤侵犯前列腺一叶的 1/2 以上,但小于两叶		M_X	不能评价是否有远处转移	
T_{2c}	肿瘤侵犯前列腺的两叶	B_2	M_0	无远处转移	
T_3	肿瘤穿透前列腺包膜		M_1	远处转移	D_2
T_{3a}	一侧包膜外扩展	C_1	M_{1a}	远处转移但无区域淋巴结转移	D_2
T_{3b}	两侧包膜外扩展	C_1	M_{1b}	骨转移	D_2
T_{3c}	肿瘤侵及精囊	C_2	M_{1c}	其他部位转移	D_2
T_4	肿瘤侵犯精囊以外的邻近组织并与之固定	C_2			

(三)TNM 分期与病理分级结合的组群分期

TNM 分期与病理分级结合的组群分期,见表 10-4。

表 10-4　TNM 分期与病理分级结合的组群分期

Ⅰ 期	T_{1a}	N_0	M_0	G1（Gleason 评分 2～4 分）
Ⅱ 期	T_{1a}	N_0	M_0	G2～4（Gleason 评分＞4 分）
	T_{1b}	N_0	M_0	G1～4（Gleason 评分 2～10 分）
	T_{1c}	N_0	M_0	G1～4（Gleason 评分 2～10 分）
	T_2	N_0	M_0	G1～4（Gleason 评分 2～10 分）
Ⅲ 期	T_3	N_0	M_0	G1～4（Gleason 评分 2～10 分）
Ⅳ 期	T_4	N_0	M_0	G1～4（Gleason 评分 2～10 分）
	T_X、$T_{0\sim4}$	N_1	M_0	G1～4（Gleason 评分 2～10 分）
	T_X、$T_{0\sim4}$	N_X、N_0、N_1	M_1	G1～4（Gleason 评分 2～10 分）

五、危险因素分类

　　对前列腺癌进行危险分类的目的是对具体患者进行具体的综合分析，指导医师选择恰当的治疗方法和判断预后。前列腺癌危险分类方法很多，近年来出现很多综合判断前列腺风险的临床"诺模图"计算方法（nomogram）。这些计算方法利用 PSA、Gleason 评分、临床分期、年龄、种族、淋巴结情况、切缘情况、精囊有无受侵等对前列腺癌进行综合评价。其目的包括前列腺癌早期诊断、淋巴结转移预测、治疗方法的选择、手术前的预后判断、手术后的生化复发判断、复发后的治疗选择和预后判断等。因为血清 PSA、Gleason 评分和临床分期是几乎所有前列腺癌诊断和治疗前的基本临床资料，它们与前列腺癌预后直接相关，因此，根据血清 PSA、Gleason 评分和临床分期综合分析将前列腺癌分为低、中、高危三类，以便指导治疗和判断预后。前列腺癌危险分类方法见表 10-5。

表 10-5　前列腺癌低、中、高危评价标准

	低危	中危	高危
PSA（μg/L）	＜10	10～20	＞20
Gleason 评分	≤6	7	≥8
临床分期	≤T_{2a}	T_{2b}	≥T_{2c}

六、临床表现

　　早期前列腺癌的临床症状多呈隐匿性，一部分患者甚至是在接受前列腺电切术或开放手术中才被发现。许多患者是在体格检查时经直肠指检发现前列腺硬结或质地硬，或常规行血清 PSA 检查时发现异常升高而进一步就诊的。前列腺癌的临床表现和良性前列腺增生类似，以排尿障碍为主；晚期则以局部浸润或远处转移

症状为主。

(一)排尿功能障碍症状

前列腺癌患者的排尿功能障碍一般呈渐进性或短时期内迅速加重,表现为尿频、排尿费力、尿线变细、排尿不尽感、夜尿增多、排尿困难、充溢性尿失禁,甚至反复尿潴留。

(二)骨骼转移症状

常见转移部位依次是脊椎的胸、腰部,肋骨,骨盆,股骨、胸骨和颅骨转移比较少见,表现为持续的、剧烈的腰部、背部、髋部疼痛及坐骨神经痛,疼痛严重程度可影响预后。

(三)淋巴结转移症状

常无明显症状,髂窝淋巴结肿大压迫髂静脉导致下肢水肿和阴囊水肿,腹主动脉旁淋巴结肿大可压迫输尿管或局部病变浸润输尿管开口,从而引起单侧或双侧肾积水,继发少尿、腰痛、尿毒症等。

(四)内脏转移症状

肝转移表现为肝大、黄疸、肝功能异常;胃肠道转移表现为恶心、呕吐、出血、上腹痛等。

(五)远处实质器官转移症状

肺转移表现为咳嗽、咯血、呼吸困难、胸痛、胸腔积液;肾上腺转移表现为肾上腺功能不全、乏力;睾丸转移表现为睾丸、精索结节样病变。

(六)神经症状

表现为疼痛、知觉异常、括约肌功能失常、四肢疲软无力等;大多数颅脑转移患者无明显症状,严重者可引起头痛、嗜睡、复视、吞咽困难等;垂体转移可致失明。

(七)内分泌症状

前列腺癌可出现库欣综合征和抗利尿激素分泌异常,表现为疲乏、低钠血症、低渗透压、高钙血症或低钙血症。

(八)恶病质前列腺癌

晚期可出现全身情况恶度消瘦、DIC、严重贫血等表现。

七、诊断

前列腺癌的诊断方法很多,诊断流程应包括临床初步筛查、影像学检查、前列腺穿刺活检明确诊断,进一步检查进行临床分期。临床上绝大多数前列腺癌患者通过前列腺系统性穿刺活检可以获得组织病理学诊断。然而,最初可疑前列腺癌通常由前列腺直肠指检或血清前列腺特异性抗原(PSA)检查后再确定是否进行前列腺活检。因此,直肠指检联合 PSA 检查是目前公认的早期发现前列腺癌最佳的初筛方法。

(一)直肠指检

大多数前列腺癌起源于前列腺的外周带,细致的直肠指检(DRE)有助于前列腺癌的早期诊断和分期。典型的前列腺癌直肠指检征象是前列腺坚硬如石头、边界不清、不规则结节、无压痛、活动度差,但是差异大,浸润广、高度恶性的癌灶可能相当软。前列腺结节还必须与前列腺结石、肉芽肿性前列腺炎、结核性前列腺炎等良性病变相鉴别。

值得提出的是 DRE 发现典型的结节,对前列腺癌诊断和分期具有重要的价值,但无结节发现并不能排除前列腺癌,部分小肿瘤发生在前列腺移行区 DRE 很难发现,应进行影像学检查。另外,DRE 因检查者个人经验不同而致检查结果差异较大,临床上应结合 PSA 和影像学检查做出初步判断。

因为 DRE 检查对前列腺进行触摸按压,可能会导致 PSA 入血而影响血 PSA值,应先抽血检查 PSA,后进行 DRE。

(二)PSA 检查

血清 PSA 是目前诊断前列腺癌、评估各种治疗效果和预测预后的一个重要且可靠的肿瘤标记物。健康男性血清 PSA 值一般为 $0\sim4\mu g/L(0\sim4ng/ml)$,主要以cPSA 形式存在。就同一正常个体而言,血清 PSA 水平相当稳定,年变化率在$0.5\mu g/L(0.5ng/ml)$以下。

(三)经直肠超声检查

超声检查是前列腺癌影像学检查的首选方法。前列腺超声检查有经腹、经直肠、经尿道 3 种途径,其中以直肠超声检查最常用。经直肠超声检查(TRUS)可以清晰显示前列腺内结构、移行区和血流变化,精确测量前列腺和前列腺内肿块体积。前列腺癌好发于外周带,解剖位置上在直肠前侧,非常适合 TRUS。

(四)前列腺穿刺活检

前列腺系统性穿刺活检是诊断前列腺癌最可靠的检查。目前最常用的穿刺方法有经直肠超声引导下穿刺和经会阴部穿刺。经会阴穿刺方法多采用近距离照射治疗的粒子置入方法,即经直肠超声定位后经会阴穿刺活检,此方法虽然同样能准确定位和有较高的穿刺阳性率,但创伤较大,疼痛明显,通常需要麻醉。目前广泛接受和应用的方法是经直肠超声引导下前列腺系统穿刺。

(五)CT 检查

常规 CT 平扫时,不能分辨出前列腺的周边带、中央带及移行带,而且前列腺癌低密度癌灶与正常腺体相似;强化 CT 扫描时,可发现前列腺密度正常或小片状低密度灶或前列腺外形局限性轻度隆起,但总的来说,CT 对局限性前列腺癌的诊断率相当低。CT 预测前列腺包膜外侵犯的敏感性为 $2.5\%\sim75\%$,特异性为$60\%\sim92\%$;判断精囊浸润的敏感性为 $5.8\%\sim33\%$,特异性为 $60\%\sim90\%$。

(六)MRI 检查

MRI 具有较好的组织分辨率和三维成像特点。前列腺外周带 T_2 加权像中高信号区内出现低信号征象时,前列腺肿瘤的可能性大,准确性达 80%。起源于中央区及移行区良性前列腺增生(BPH)的 MRI 信号与前列腺癌相似,而且外周区 T_2 加权像出现低信号也不是前列腺癌所特有的,所以 MRI 不能诊断发现前列腺癌,尤其是前列腺内微小肿瘤。然而,MRI 可以区别局限性与侵犯性前列腺癌。预测前列腺癌侵犯包膜或包膜外浸润的准确率达 70%~90%。

(七)放射性核素骨扫描

放射性核素骨扫描是一种无创伤性检查,可以发现前列腺癌患者的骨转移癌灶。常规 X 线片难以发现骨实质微小改变,而全身骨扫描一般能比 X 线片提前 3~6 个月甚至更长时间发现前列腺癌骨转移灶。但是,现在不推荐早期或常规对前列腺癌患者进行骨扫描,因为 PSA≤20μg/L 时骨转移阳性率仅为 1%。

(八)放射免疫显像

放射免疫显像是以抗肿瘤抗体为载体,以放射性核素为"弹头",对肿瘤原发病灶和(或)转移病灶进行显像的技术。目前经美国 FDA 批准上市检测前列腺癌的是[111]In-Capromab pendetide,又称 Prostacint,为抗前列腺特异性膜抗原(PSMA)的鼠源性 IgC 抗体,对于检查前列腺癌盆腔淋巴结转移情况有很好的显像效果,敏感性、特异性、阳性预测值和阴性预测值分别为 67%、80%、75% 和 73%。虽然放射免疫显像在前列腺癌诊断上取得一定成果,但不推荐用于低风险和中风险的前列腺癌患者,可以用于晚期前列腺癌患者。

八、观察等待治疗

与其他恶性肿瘤相比,前列腺癌是一种发展缓慢的疾病,尤其是那些低危前列腺癌。对于早期低危前列腺癌选择观察等待治疗能保证患者的生活质量。观察等待治疗是指主动监测前列腺癌的进程,在出现病变进展或临床症状明显时给予其他治疗。观察等待治疗并非放弃治疗,而是主动监测前列腺癌的进程,定期随访观察患者,在出现病变进展或临床症状明显时给予其他治疗。目前,越来越多的早期和中、低危前列腺癌被诊断,在临床上很难判断哪些属于不发展或发展缓慢无临床意义的低危前列腺癌,哪些患者可能会快速进展。因此,选择观察等待治疗的患者一定要严密监测。对于低危前列腺癌(PSA 4~10μg/L,Gleason 评分≤6 分,临床分期≤T_{2a})和晚期(M_1)前列腺癌患者,仅限于个人强烈要求避免治疗伴随的不良反应,对于治疗伴随的危险和并发症的顾虑大于延长生存和改善生活质量的预期,可以接受观察等待治疗。

选择观察等待治疗的患者必须充分知情,了解并接受肿瘤局部进展和转移的危险,并能够接受密切的随访,对临床局限性前列腺癌并适合根治性治疗的患者,若选择观察等待治疗,患者必须了解并接受局部进展和转移的危险。

对于观察等待治疗的患者必须密切随访,每 1~3 个月复诊 1 次,不能按时随访或依从性差的患者尽量不选用观察等待治疗。如果患者长期病情稳定,可每 3 个月随诊 1 次,倘若随访指标不稳定应缩短随访间隔,每个月随访 1 次。随访检查项目包括 PSA、DRE、临床表现,其中临床表现应注意患者的排尿症状,有无血尿、血精,有无骨骼疼痛等。如果发现 PSA、DRE 有进展或出现临床表现应进行影像学检查,包括 B 超、MRI 等。通过上述 DRE、PSA 检查和影像学检查,确定有前列腺癌病变进展的患者可考虑转为其他治疗。

九、开放根治性前列腺切除术

根治性前列腺切除术是治疗局限性前列腺癌最有效的方法,目前主要术式有经会阴、经耻骨后及腹腔镜前列腺根治性切除术,以及机器人辅助腹腔镜前列腺根治性切除术。

根治性前列腺切除术的切除范围包括完整的前列腺、双侧精囊、双侧输精管壶腹段和膀胱颈部。盆腔淋巴结清扫术范围:彻底切除髂动脉和髂静脉前面、后面及其之间的纤维脂肪组织,下至腹股沟管,后至闭孔神经后方;并可经同一入路完成盆腔淋巴结清扫,达到根治目的。

手术时机上,一旦确诊为低危前列腺癌并且具备手术条件者应择期接受根治术。经直肠穿刺活检者应等待 6～8 周,经尿道前列腺切除术者应等待 12 周再行手术,可以降低手术难度并减少并发症。

(一)适应证

前列腺癌根治性手术应用于可能治愈的前列腺癌,也就是说肿瘤应局限于前列腺,尚未浸透包膜或固定,尚未发现区域淋巴结转移或远处转移(即临床 T_1、T_2 期肿瘤)。已经明显侵犯前列腺包膜外或精囊,或明显存在淋巴结转移或远处转移的肿瘤,均不适合根治性手术治疗。手术适应证不仅应考虑肿瘤的临床分期,也应考虑患者的预期寿命,还应考虑患者的健康状况;手术没有硬性的年龄界限,不应仅因年龄因素拒绝患者的手术要求;但应告知患者,70 岁以后伴随年龄增加手术并发症及死亡率亦会增加。

1. 临床分期

(1)T_1 期:随着经尿道前列腺切除术(TURP)和前列腺特异性抗原(PSA)的广泛应用,T_1 期患者已成为根治性前列腺切除术的主要治疗对象。其中包括 T_{1a} 期患者中年龄较轻、预期寿命≥15 年、尤为肿瘤分级较高者(B 级推荐);T_{1b} 期和 T_{1c} 期患者中预期寿命≥10 年者(A 级推荐)。

(2)T_2 期:如患者预期寿命≥10 年,根治性前列腺切除术是首选标准治疗(A 级推荐)。T_2 期患者预后很好,然而,如不治疗,T_{2a} 期患者 5 年后肿瘤进展率为 35%～55%,T_{2b} 期患者 5 年内肿瘤进展率将>70%。因此,年龄较轻或身体较好的患者应选择根治性前列腺切除术,以获得更好的生活质量;对于年龄较大、预期寿命＜10 年或身体较差、有手术禁忌证的患者，最好选择激素疗法＋放射治疗（A级推荐）或放射治疗（B 级推荐）。

（3）T_{3a} 期：某些经选择的临床 T_{3a} 期患者，如预期寿命≥10 年，可以将根治术作为一种治疗选择。可以配合新辅助内分泌治疗或辅助内分泌治疗。

只有分期过度的临床 T_3 期肿瘤（约占 15%，实为 pT_2 期肿瘤）和个别的 pT_{3a} 期肿瘤可以从根治术中获益。例如，有学者对血清 PSA＜10μg/L 的临床 T_{3a} 期肿瘤行根治术，患者 5 年无病生存率＞60%。然而 T_3 期肿瘤的根治术治疗仍有争议。30%～50% 的 T_3 期患者已有淋巴转移，肿瘤根治术 5 年后无病生存率约为20%，大多数 pT_{3b} 期患者在术后早期已出现肿瘤进展，手术效果较差。鉴于 T_3 期肿瘤手术并发症较高，手术切缘阳性、肿瘤局部复发、淋巴转移及远处转移的风险亦较高，大多数学者不同意采用根治性手术治疗，而是采用日益流行的内分泌治疗与放射治疗联合疗法。

2. 预期寿命　局限性前列腺癌患者应以根除肿瘤为目标，预期寿命≥10 年者均可选择根治性前列腺切除术，其中 T_{1a} 期患者预期寿命应≥15 年，方可从根治术中获益。

3. 健康状况　前列腺癌患者多为高龄男性，身体状况不佳与手术并发症的发生率密切相关。因此，只有身体状况良好，无严重的心、肺疾病，才适合进行根治性前列腺切除术。

(二)禁忌证

1. 患有增加手术危险性的疾病，如严重的心血管疾病、肺功能不良等。

2. 患有严重出血倾向或血液凝固性疾病。

3. 已有淋巴结转移或骨转移。

(三)耻骨后根治性前列腺切除术

1. 手术步骤及方法　术野开阔，操作简便易行，可经同一入路完成盆腔淋巴结切除，达到真正意义的根治治疗。手术分为两步进行。①改良式盆腔淋巴结切除术：下腹正中切口，整块切除髂动脉、髂静脉前面、后面及血管之间的纤维脂肪组织，下至腹股沟管，后至闭孔神经后方。②根治性前列腺切除术：手术切除范围包括完整的前列腺、双侧精囊和双侧输精管壶腹段、膀胱颈部。术前应做好肠道准备、备血；经直肠穿刺活检者应等待 6～8 周再行手术，以免因炎症反应造成直肠及周围组织损伤，同时保留神经手术亦较容易。以下是手术的方法、步骤。

（1）患者取仰卧位，垫高臀部，手术台呈 20°头低位，插入 F22 30ml 气囊导管，排空膀胱，保留尿管有利于对前列腺尖部的操作，如有必要可放置肛管。

（2）取耻骨联合至脐的下腹正中切口（下腹横切口很难进行盆腔深部操作，故不推荐），在中线处分开腹直肌，提起半月线将腹膜和筋膜从腹壁后分离下来，注意紧贴腹横筋膜分离以免损伤腹壁下血管，用牵开器撑开切口并将膀胱向上牵开。

（3）剪开前列腺两侧靠近盆腔侧壁的盆内筋膜，注意切开处需与前列腺和膀胱保持一定距离，用手指钝性分离前列腺尖部两侧靠近肛提肌腹的间隙，直视和用手触摸确定两条耻骨前列腺韧带，紧贴耻骨离断。

（4）解剖、分离阴部血管。

（5）解剖前列腺尖部，注意避开前列腺尖两侧缘后方的神经血管束。

（6）在尿道和前列腺尖部交接处用丝线或可吸收线双重缝扎含有背深静脉的组织，然后切断。用热盐水纱布暂时压迫两侧闭孔窝阻止渗血。将阴茎背静脉远端与尿道周围组织连续缝合，再连续缝合背静脉近端紧贴前列腺尖部游离尿道周围，切开尿道前壁，预先缝制尿道吻合线 6 针，依次完成 12 点、2 点、10 点、7 点、5 点，最后缝 6 点。直角钳紧贴尿道后壁分离穿过，注意保护神经血管束及直肠，切断尿道后壁。

（7）在两侧将前列腺筋膜向头端打开，沿神经血管束和前列腺侧后缘之间向头端分束游离、结扎前列腺两侧侧带，保留神经血管束。提起尿管及前列腺尖，在直肠和前列腺后壁之间分离，直至显露精囊和输精管，在精囊外侧靠近前列腺结扎、切断血管。横断膀胱颈前壁，切除精囊及输尿管壶腹段。

（8）重建膀胱颈：自前向后间断缝合膀胱颈，使之缩至仅容一指尖；再间断缝合 3~4 针使膀胱颈口黏膜外翻，防止吻合口挛缩，缝合重建的膀胱颈恰似网球拍状；最后在膀胱颈口前后各自间断缝合浆肌层 1 针，以加强膀胱颈的控尿能力。用预置的 6 针可吸收线间断缝合膀胱颈或连续缝合完成膀胱尿道吻合。

2. 术后处理　患者术后恢复通常平稳，于次日清晨可以下地活动。术后第 1 天进稀流食，第 2 天进低脂肪餐，第 3 天进常规饮食，无引流液时可以撤除引流管。患者于术后 3~5d 可以带管出院，2~3 周或以后回院拔管。

3. 并发症及处理

（1）术中并发症

①出血：最常见的术中并发症是出血。常为静脉性出血，常发生在盆内筋膜切开点过于靠近前列腺，切断耻骨前列腺韧带之前没有充分游离阴茎背深静脉浅支和前列腺前筋膜；或在切断阴茎背深静脉丛（DVC）暴露前列腺尖部时发生。如果出现 DVC 难以控制出血，术者应完全切断尿道上方的 DVC，缝合断端，这是简单有效地控制静脉复合束出血的方法。认真细致操作和对解剖的熟知，根治性前列腺切除术失血量应在 1000ml 以内。

②直肠损伤：是一种少见但很严重的并发症，它们几乎都在前列腺尖部横断时，试图分开直肠和狄氏筋膜之间的解剖平面时发生。即使直肠发生损伤，前列腺也应切除，膀胱颈需重建，最后还需良好膀胱颈-尿道吻合。直肠损伤的修补应在尿道和膀胱颈吻合之前进行。直肠创口应重新修剪，双层缝合，在直肠和膀胱尿道吻合口之间放置大网膜有利于减少直肠尿道瘘发生。输尿管损伤常继发于寻找膀

胱和精囊之间解剖平面不经意切开膀胱三角区肌层,如果发生损伤需要输尿管再植术。

(2)术后并发症

①延迟性出血:根治性前列腺切除术后出血为急性出血,需立即补血来维持血压。如果出现延迟性出血,除了需要输血外,还可能需要手术探查,检查并清除盆腔血肿。

②尿失禁:根治性前列腺切除术后尿失禁可归因于不同的机制——损伤远端尿道,括约肌远端尿道长度的个体变异,膀胱颈挛缩,支配神经受损和膀胱不稳定。为了避免尿道括约肌损伤,只在黏膜缘和横纹括约肌进针,6 针吻合法可最大程度减少膀胱颈挛缩概率。Cho 和 Mayo 认为逼尿肌异常是一种少见的引起尿失禁的独立因素,因此,有些学者认为尿失禁的主要原因是尿道远端括约肌的个体差异所致。

③阳痿:有 3 个因素与性功能恢复有关,即年龄、临床和病理分期,手术技术(保留或切除神经血管束)。

(四)经会阴根治性前列腺切除术

1. **手术步骤及方法**

(1)麻醉及体位:采用连续硬脊膜外麻醉或气管插管全身麻醉。膀胱过度截石位。患者臀部位于手术台的边缘,并超过台缘 15.2cm(6 英寸)。双足上伸并放于蹬形支架上,并用沙垫垫好、固定。臀下垫枕以抬高臀部,使会阴与手术床平行。必要时将手术床头端降低。

(2)常规会阴部及外生殖器消毒、铺巾。用 Lowsley 前列腺牵引器自尿道外口插入膀胱,两叶展开(也可用 Foley 尿管代替)。助手将阴茎压向腹侧以充分显露手术视野。取两侧坐骨结节内侧、肛门前 1.5～2cm 的倒 U 形切口,切口为近直角拐弯以利于充分暴露操作部位。

(3)用电刀切开皮下组织及 Colles 浅筋膜,手指伸入切开处,向下及两侧分离,充分分离扩大坐骨直肠窝的潜在间隙。用棉垫垫在切口下缘并盖住肛门,保护切口。

(4)用 Allies 钳夹直肠前壁之前的组织,伸入手指将直肠压向后方,继续电切组织,显露出会阴中心腱并切断之,注意保护肛门括约肌勿损伤。

(5)如此直肠前壁即可暴露出来。在直肠前,直肠尿道肌的两侧有个潜在性的间隙,将切口前缘拉钩向上提起,用手指钝性及剪刀锐性分离出此间隙,充分向上分离,直至直肠尿道肌。将戴手套的示指深入直肠,用拉钩在直肠尿道肌两侧分别向左上及右上方牵拉,以更加充分暴露直肠尿道肌。

(6)助手牵拉前列腺牵引器,将前列腺向切口外方向拖出。在直肠尿道肌靠近最尾端切一小口,显露出此肌肉两叶之间的间隙,此间隙无血管,用 Metzenbaum

剪刀撑开此肌之左、右两叶直至前列腺尖部。此时可显露出肛提肌交叉纤维及前列腺的神经血管束。用剥离器从前列腺筋膜外剥离出神经血管束并将其压向后方,以保护之。应注意直肠前壁被抬起,切勿损伤之。

(7)助手向尾端牵拉 Lowsley 牵引器,锐性切断从直肠上至前列腺的肌肉纤维。锐性或钝性分离直肠前筋膜与狄氏筋膜前层之间即可分离一个平面,直至精囊水平,应注意正确的手术操作平面,此时 NVB 即可显露出来,应注意保护勿损伤之。

(8)分离、切断前列腺尖部的肌肉纤维,显露出前列腺尖部。注意其两侧的神经血管束。在两侧神经血管束与前列腺尖部尿道之间插入手指或剥离器,必要时用手指勾过尿道前方,注意勿损伤位于其前方的阴茎背深静脉(深支、浅支)。用手指上下游离扩大此间隙,直至前列腺尖部尿道周围无其他组织。

(9)用直角钳绕过尿道前面,在距会阴横膈 1.5～2cm 靠近前列腺处用刀切开一小口,用剪刀向左右两侧扩大切口,用手术刀切断前列腺尖部尿道的后壁。在完全切断尿道之前,有时在尿道远端用 2-0 缝线缝 2 针作牵引以备尿道重建。

(10)撤出 Lowsley 牵引器,从前列腺尖部的尿道断端向膀胱内插入 Young 短前列腺牵引器,打开牵引器的两叶,向下牵拉牵引器,用手指钝性分离前列腺的前面直至膀胱颈,用 90°Metzenbaum 剪刀锐性切断连接于膀胱颈和前列腺前面的筋膜组织,出血点电凝止血。

(11)在膀胱颈与前列腺之间的尿道切开一小口,撤出 Young 短前列腺牵引器,从前列腺尖部尿道插入 Foley 尿管,从尿道前壁小口引出,用此尿管可向下牵拉前列腺。用拉钩拉开前列腺两侧的组织,用锐性或钝性方法分离,沿前列腺与膀胱颈之间的小口向左右两侧继续切开尿道。在完全切断之前,在膀胱颈上缝 2 针牵引线以备尿道重建。

(12)继续从膀胱颈部向后分离前列腺后部。用直角钳分离、切断、结扎纤维脂肪组织,直至暴露出输精管及精囊腺。用直角钳继续在两侧的前列腺与侧面的神经纤维束之间分离出一个平面,出血点可以电凝止血,在狄氏筋膜前后层之间继续向下分离,注意紧贴前层向两侧、向后分离至精囊底部,横行切开狄氏筋膜前层以接近精囊和输精管壶腹部,继续分离至前列腺尖部,向两侧游离时应靠近前列腺侧分离以免损伤神经血管束。显露前列腺两侧的膀胱下动脉前侧支,在靠近前列腺一侧钳夹、切断。用手指分离一侧的输精管,用直角钳钳夹、切断之。同法处理对侧。从而完整地切除前列腺。

(13)将膀胱颈切缘及周围组织取几块组织行术后病理学检查。

(14)用 2 根 0 号 Monocryl 缝线缝于膀胱颈口 11:30 和 1:30 点以备用。用 4-0 Monocryl 缝线将膀胱颈 9 点和 3 点位置缝合在一起,其背侧膀胱颈口间断缝合以缩小膀胱颈口。从尿道外口插入 F18 导尿管至膀胱内并充水固定,在两侧

Allies 钳的协助下,拉近膀胱颈口和尿道残端。在尿道 5 点和 7 点上用 2-0 Mono-cryl 缝线由外向内各缝 1 针,并由内向外穿过膀胱颈口 12:30 和 11:30 收紧打结。在尿道 11 点和 1 点各缝 1 针以备用。在尿道 11:30 和 12:30 位置与膀胱颈 5:30 和 6:30 位置的缝线拉紧打结。至此可吻合重建尿道。将膀胱内灌水测试有无吻合口渗漏,如有渗漏则加缝 1~2 针。

(15)将尿道前面和后面各 2 针备用的牵引线穿过会阴,缝合、打结固定于会阴体上,以保持尿道膀胱正常的吻合方向并消除吻合口的张力。

(16)切口用蒸馏水浸泡 30min 以消灭残留在切口内的肿瘤细胞。耻骨后放置 Person 引流管 1 根。逐层关闭切口。

2. **围术期护理**

(1)术前准备

①应在前列腺穿刺活检后 6~8 周、TURP 后 12 周行手术,以利于局部炎症、血肿的消散,前列腺与周围的组织关系清晰,以利于术中分离神经血管束,避免神经血管束及直肠的损伤。

②术前晚和术晨灌肠。

③备血 800~1200ml(自身血回输最好)。

④术晨或术中全身应用抗生素。

(2)术后处理:全身应用抗生素 5~7d。鼓励患者早期下床活动。耻骨后引流管引流量减少后于术后 3d 拔除。Foley 尿管需放置 14~21d。

(3)并发症及处理

①术中并发症及处理:术中最常见的并发症是静脉出血。出血可发生在切开盆内筋膜时过于靠近前列腺,损伤了 Santorini 静脉丛;切断前列腺韧带之前未充分游离阴茎背静脉浅支和前列腺前筋膜;在暴露前列腺尖部并横断阴茎背静脉丛时出血。应积极分离尿道前的组织,必要时完全切断阴茎背静脉复合体,断端缝扎之。较少见的并发症是闭孔神经、输尿管、直肠损伤。直肠损伤较为少见,但是十分重要,常发生于解剖前列腺尖部分离直肠前壁和狄氏筋膜时发生。直肠损伤应在尿道、膀胱颈吻合之前修补。直肠创口应重新修剪,分两层缝合。在直肠和膀胱颈尿道吻合口之间放置大网膜将有利于减少直肠尿道瘘的发生。输尿管损伤应行修补。闭孔神经被切断应争取再吻合。

②术后并发症及处理

a. 血栓栓塞:下肢深静脉血栓形成及血栓性静脉炎是术后常见和较为危险的并发症。术中、术后防止静脉受压,术后患者采取头低足高位,早期下肢活动及下床活动,均可减少发生的机会,必要时应术后使用抗凝药物,特别是既往有血栓形成病史者。

b. 尿失禁:其机制各不相同。尿道外括约肌受损、远端尿道长度个体变异、膀胱颈挛缩、支配神经受损及膀胱逼尿肌不稳定均可导致尿失禁的发生。术中防止骨盆底肌肉的损伤和重建膀胱颈部,以尽量恢复排尿控制的结构和功能非常重要。术中应尽量靠近前列腺尖部切断尿道,避免损伤尿道外括约肌。Walsh 等提出在吻合时应将膀胱黏膜延长并覆盖在括约肌内表面与远端的尿道吻合,可以保证膀胱黏膜与尿道准确对合。

c. 阳痿:有 3 个因素与术后性功能的恢复有关。年龄、临床和病理分期及是否保留神经血管束。<50 岁的患者,保留单侧与保留双侧神经血管束,术后勃起功能无显著性差异;>50 岁的患者,尽量保留两侧,但是有明显肿瘤侵犯和浸润者不强求双侧都保留,尽量保留一侧。不能因保留神经血管束而忽视根治术的实施。另一个重要的因素是阴部内动脉侧支的分离与切断,往往影响阴茎海绵体的血供,导致术后性功能受损。

d. 吻合口狭窄:通常是由于吻合重建尿道时,膀胱颈和尿道的黏膜对合不良、膀胱颈部血供损伤,较为严重致膀胱颈挛缩、膀胱颈部缝合过紧所致。术后可行尿道扩张或尿道镜冷刀内切开术处理。

(五)前列腺癌的盆腔淋巴结清扫术

1. 采用连续硬脊膜外麻醉或气管插管全身麻醉。患者取仰卧位,在臀下垫枕使骨盆呈过伸位有利于手术视野的暴露。

2. 选择下腹正中切口,上至脐部,下达耻骨联合,依次切开皮肤、皮下组织及腹白线。

3. 在腹正中线上锐性切开腹横筋膜,以利于分离两旁的组织。在骨盆入口的两侧钝性将腹膜外脂肪及腹膜向内侧推开,暴露出两侧的髂血管。这时可以看到输精管的血管并可被分离,注意勿损伤。手术床向手术一侧倾斜,以利于更好地暴露手术视野。

4. 使用自动拉钩充分暴露视野。将 3 块无菌巾分别置于两大腿及腹部上,一个可调节拉钩将腹膜及膀胱牵向中线。将另一个拉钩放于切口上缘并向上牵拉。

5. 辨认髂外血管,沿髂外血管从上到下切开纤维、脂肪及血管鞘,上至髂总血管分叉处,下达股管处。周围的淋巴组织可钝性分离,外侧分离至生殖股神经并切除,注意勿损伤之。

6. 在靠近耻骨上缘处分离、辨认旋髂动、静脉,予以结扎、切断。分离的脂肪、淋巴组织向下牵拉。在髂总血管分叉处仔细分离,必要时将髂总动、静脉及髂内外动、静脉分离、提起,将周围组织全部切除。

7. 在髂血管内侧盆腔内壁的闭孔窝处找到闭孔动脉,挑起予以结扎、切断。注意勿损伤闭孔神经和闭孔静脉。有时闭孔静脉横断可向尾端退缩导致处理困难,可使用骨蜡封闭止血。闭孔神经损伤可致该侧下肢内收障碍。从上到下分离直达闭孔窝,分离闭孔窝周围组织。向盆腔下方分离时注意勿损伤输尿管。

8. 整块切除手术范围内的脂肪、淋巴组织。遇大块组织需要切断时,特别是血管、淋巴管应给予妥善结扎。

9. 同法处理对侧。关闭切口前,两侧髂窝各放置一根引流管。

十、腹腔镜根治性前列腺切除术

(一)适应证

1. 局限前列腺癌:$T_{1\sim2}N_0M_0$ 患者,$T_{3a}N_0M_0$ 期前列腺癌如果患者年龄和身体条件符合根治性手术也可选择手术,可给予新辅助内分泌治疗或辅助内分泌治疗。

2. 预期寿命>10 年。

3. 是否选择保留神经血管束手术:前列腺尖部触及结节和 MRI 可疑神经血管束受侵犯不能选择保留神经血管束手术;PSA>20μg/L,Gleason 评分≥8 分的患者慎重选择保留神经血管束手术。选择保留神经血管束手术还要根据患者意愿。

(二)禁忌证

1. 患有增加手术危险性的疾病,如严重的心血管疾病、肺功能不良等患者。

2. 患有严重出血倾向或血液凝固性疾病者。

3. 已有淋巴结转移或骨转移者。

(三)术前准备

1. **患者准备**　术前常规检查血常规、尿常规和心、脑、肝、肾等重要器官功能,血生化、血电解质。服用抗凝药物如阿司匹林等应停药 7～10d,术前 1d 进无渣饮食、肠道准备。其他如同开放手术。

2. **腹腔镜器械准备**　腹腔镜手术设备和器械的准备是保证手术成功的关键。成功的气腹制作和清晰的视野是保证腹腔镜手术顺利进行的关键,而这些均有赖于设备的完好无损。

腹腔镜前列腺癌根治术所需的主要设备和器械包括气腹机、超声刀器械和主机、冲洗器或吸引器、气腹针、5mm 和 10mm 或 12mm 套管针、0°或 30°腹腔镜、双极电凝、剪刀、抓钳或分离钳,以及所需的消耗品包括钛夹、Hem-O-Lok、血管闭合器(Endo-GIA)、可吸收线等。因反复消毒和使用容易损坏上述器械,尤其是腹腔镜、套管针等,应及时更换。

(四)手术关键步骤及手术技巧

腹腔镜根治性前列腺癌切除术的手术与开放耻骨后前列腺癌根治术的前列腺切除和后尿道膀胱颈吻合步骤大致一样,不同的是手术入路和操作方式。腹腔镜根治性前列腺癌切除术是术者通过下腹部 5～6 个穿刺孔,在腹腔镜监视器监视下操纵器械完成的,并不直接接触手术部位。因此,手术难度最大,学习曲线长。初学者应遵循先体外操作、动物实验,最后进行人体手术操作的学习程序。以下是经腹腔途径手术步骤。

1. 体位:患者取仰卧位,两腿分开,臀部抬高,调节手术床呈 30°头低足高位。消毒后留置 F20 导尿管。

2. 置入套管针和腹腔镜:在脐下缘弧形切开皮肤 1.5cm,将气腹针刺入腹腔,注入 CO_2 至腹腔使压力达 13~15mmHg。拔出气腹针,经此孔穿入 10mm 套管针(Trocar)。首先探察有无腹腔内器官损伤,然后在腹腔镜直视下分别穿入另 4 个 Trocar。位置分别为脐下 2cm 处水平,两侧腹直肌外缘各一个 10mm Trocar 和两侧髂前上棘上方各一个 5mm Trocar。通过 Trocar 分别置入不同的操作器械。

3. 游离膀胱顶和前壁:盆腔探查了解有无异常,如损伤出血、粘连、畸形等。于膀胱颈前部打开腹膜,进入膀胱前与腹壁间隙,充分游离此间隙。

4. 盆腔淋巴结清扫:包括髂内淋巴结、髂外淋巴结、闭孔淋巴结、骶前淋巴结等。

5. 切开两侧盆内筋膜,充分游离前列腺两侧和暴露耻骨前列腺韧带,切断两侧耻骨前列腺韧带,充分暴露阴茎背深静脉丛。

6. 解剖前列腺尖部,注意避开前列腺尖两侧缘后方的神经血管束。

7. 用 1-0 可吸收线缝扎 DVC,缝针应从 DVC 与尿道之间穿过,避免损伤尿道和 DVC。切断 DVC 或此时不切断 DVC,等处理前列腺尖部时切断。

8. 确定膀胱颈的位置:由于无法用手直接触摸,术中可用腹腔镜器械探及前列腺和膀胱交界处寻找膀胱颈,也可牵拉 Foley 尿管观察水囊位置协助判断。

9. 切开膀胱颈:用超声刀沿膀胱前列腺交界处切割直达膀胱尿道黏膜。切开膀胱尿道黏膜,继续向膀胱后壁分离。

10. 游离输精管和精囊:切断膀胱颈后壁黏膜,分离逼尿肌与前列腺包膜,沿膀胱后继续分离暴露输精管壶腹,充分游离后切断。充分暴露精囊并完整分离、切除双侧精囊。

11. 切开 Denovillier 筋膜并游离神经血管束(NVB):向上牵拉切断的输精管和精囊,同时向下压直肠显露狄氏筋膜,在前列腺基底部精囊下方 0.5cm 处切开 Denovillier 筋膜,沿前列腺与直肠之间继续分离直至前列腺尖部。处理两侧前列腺侧韧带时注意止血,游离保护两侧的神经血管束(必要时)。

12. 切断 DVC 和前列腺尖部尿道:切断 DVC 后充分游离前列腺尖部尿道。此时应保留足够长尿道以保证不损伤尿道括约肌,保证术后控尿功能。

13. 重建膀胱颈:如果膀胱颈口过大,可在后壁间断缝合膀胱颈。经尿道在膀胱内置入 Foley 尿管,冲起气囊,间断或连续缝合膀胱颈和尿道,直至完成膀胱尿道重建。

14. 取出切除的前列腺,缝合伤口。

(五)手术并发症及处理

1. 出血 术中游离精囊,切断膀胱颈和分离前列腺尖部时常引起出血。术前行辅助治疗 2 周,前列腺穿刺活检后服用抗生素,2 周后可行手术。双极电凝钳在术中止血效果很好,特别是在处理前列腺尖部和膀胱颈部的出血。

2．脏器损伤　术中可出现直肠、输尿管和膀胱损伤。在炎症、粘连较重或渗血较多时,避免盲目分离导致上述脏器损伤。直肠浆肌层的损伤腹腔镜下直接修补,严重时需行结肠造口。分离精囊时在靠近膀胱直肠交界部进行或沿输精管分离,若输尿管损伤需行输尿管膀胱吻合。

3．尿失禁　这是前列腺癌根治术后最主要的并发症。重要的方法是分离前列腺尖部保留耻骨后血管复合体,在耻骨前列腺韧带内侧锐性分离前列腺尖部和肛提肌,能有效减少术后尿失禁发生率。

十一、机器人辅助腹腔镜根治性前列腺切除术

机器人辅助腹腔镜根治性前列腺切除术是近年来前列腺癌外科治疗的最新进展,2000 年首先在法国进入临床应用。目前已获得美国 FDA 许可上市的机器人手术系统主要有达芬奇手术系统和宙斯机器人手术系统。由于达芬奇手术系统能进行三维立体显像及手术钳有活动关节等优点,在前列腺癌根治术中应用较广泛。国内于 2005 年年底开展了首例保留性神经的机器人腹腔镜前列腺癌根治术。

手术机器人的最大优点是机器人手臂不会颤动,所有时刻都保持稳定,故手术解剖更加精确,能够长时间进行复杂、高精度的手术。这对于前列腺癌根治术来说相当重要,因为在保护神经血管束和前列腺尖部处理时,就需要既能精确切除肿瘤,减少切缘阳性率,又能更好保护性功能和尿控;与开放手术相比,创伤更小,更美观,而且术后恢复快。机器人手术系统运用小器械,从而增加了活动范围。

机器人手术系统还有一个最大的优点是能够进行教学,即使是不熟悉腹腔镜技术的临床医师,经过机器人系统的辅导和实践操作,能很快独立完成腹腔镜手术。

机器人手术系统的不足之处主要有缺乏触觉反馈和最佳配套手术器械,技术故障,治疗和维护费用昂贵。

(一)适应证

1．局限型前列腺癌,临床分期为 $T_1 \sim T_{2c}$ 的患者。

2．预期寿命:患者预期寿命≥10 年。

3．健康状况:身体状况良好,没有严重的心、肺疾病。

(二)禁忌证

相对禁忌证包括腹部外科手术史、放射治疗或去雄激素治疗史、经尿道或耻骨上前列腺切除史、肥胖(BMI>40)和前列腺体积过大(>100g)。

(三)术前准备

1．术前常规使用抗生素。

2. 术前一天晚上行清洁灌肠或口服导泻药(如"复方聚乙二醇电解质散")清洁肠道,术野皮肤备皮。

3. 备浓缩红细胞 6U。

(四)手术步骤及手术技巧

1. 麻醉和体位

(1)采用气管内插管全身麻醉。

(2)患者取头低足高仰卧位,腿部置于改良截石位。在大腿之间应当留置足够的空间以放置机器人手术车。常规消毒、铺巾。插入 F20 气囊双腔导尿管。

2. 手术过程

(1)放置套管及连接机器人手臂:取脐上行 12mm 皮肤切口为镜头孔,至腹直肌前鞘。在辨认腹腔内解剖标志时,检查腹腔有无粘连。2 个 8mm Trocar 位于在两侧腹直肌外缘、脐下 2cm 水平,距腹腔镜穿刺点 8～12cm。左下腹 5mm Trocar 为第一助手使用,一个 5mm 的冲洗通道位于脐上外侧。右下腹 12mm Trocar 用其放置较大器械。Trocar 放置好后,对接机械臂。

(2)分离耻骨后间隙,切开盆内筋膜:认清膀胱轮廓后,以输精管为界打开腹膜,进入并扩展耻骨后间隙,清除前列腺前表面、膀胱颈前方及盆内筋膜表面覆盖的脂肪组织,显露盆内筋膜反折、耻骨前列腺韧带和前列腺等解剖标志。

(3)分离前列腺尖部:切断前列腺韧带并充分游离前列腺尖部和肛提肌肌束之间的纤维组织。然后再向膀胱颈部分离。紧贴耻骨切断耻骨前列腺韧带(注意不要剪太深)。

(4)结扎背深静脉:耻骨前列腺韧带断离后,更好地向前列腺尖部分离,显露背深静脉丛,更换 1、2 机械臂用 2-0 可吸收线"8"字缝扎。该缝线距前列腺尖部约 1cm,注意不要把耻骨前列腺韧带缝合在内,并防止缝扎导尿管。

(5)断离膀胱颈:通过钳的碰触和牵拉气囊导尿管,有助于辨认膀胱颈和前列腺的分界,明确辨认膀胱颈的位置。第三臂牵引并显露膀胱颈连接部,协助横断膀胱颈。一旦膀胱与前列腺完全分离,膀胱颈后缘横断后,第二臂用腹腔镜抓钳上提导尿管尖端,向上牵拉前列腺,以便精囊切除。

(6)分离输精管:沿着前列腺与膀胱颈平面,仔细地分离、显露并离断输精管壶腹部。

(7)分离精囊腺:横断输精管后,放松膀胱颈结合部缝线,改用腹腔镜肠钳牵拉精囊,术者沿此平面分离出前列腺后表面。进一步游离出精囊。

(8)分离前列腺背侧:沿 Denonvilliers 筋膜,分离前列腺与直肠间隙,直到黄色直肠周围脂肪。右边助手向下压直肠,左边助手向上牵拉前列腺,帮助手术医师进行前列腺后表面的解剖、分离,直到前列腺尖部。分离时注意不要损伤前列腺后外侧的神经血管束。

(9)分离前列腺侧韧带:在解剖、分离过程中,两个助手分别用无损伤腹腔镜抓钳牵拉前列腺的两侧韧带。先上 Hem-o-lok 夹再切断,分离出前列腺与神经血管束间隙。左边机器人手持双电极钳,右边机器人手持剪刀,紧贴前列腺侧面,边电凝边切除,迅速、无损伤地分离出神经血管束。

(10)离断前列腺尖部及尿道:前列腺背侧静脉丛横断后,前列腺即与尿道前表面分离。通常可以获得 2cm 长的尿道。横断尿道时,先退出导尿管。要完整切除前列腺后唇,避免残留前列腺组织。最后,标本移入 Endocatch 袋内,放在左侧结肠旁沟内,以便做膀胱尿道吻合术。

(11)膀胱-尿道吻合:采用双针连续缝合吻合,尾端打结相连。先在后壁做一针扣锁缝合,再在 4 点、6 点、8 点缝合 3 针,收紧对合尿道断端与膀胱颈。经尿道将 20 Fr Coude 导尿管插入膀胱,继续连续缝合左侧 9 点、10 点、11 点和右侧 3 点、2 点、1 点,两根线收紧打结。完成膀胱-尿道吻合,往导尿管内注水充盈膀胱以了解有无漏尿。

(12)淋巴结清扫切除术:如果手术前患者 PSA＞10μg/L,Gleason 评分＞6分,改用 0°内镜,做盆腔淋巴结清扫切除术。切除的范围包括脐正中韧带中线到睾丸血管侧面,髂外动脉中部边缘。清除包括髂外静脉中段前面的所有纤维、脂肪和淋巴组织,但不要损伤闭孔神经。

(13)放置引流管,取出手术标本:将气腹压力降低,观察手术野有无活动性出血。留置耻骨后引流管,从放置腹腔镜 Trocar 的切口取出标本,用 2-0 Polyglactin线缝合套管穿刺孔,3-0 Nylon 线缝合皮肤。

(五)术后并发症

机器人辅助腹腔镜根治性前列腺切除术术后并发症类型与开放手术及腹腔镜根治性前列腺切除术基本相同,主要包括疼痛、尿失禁、勃起功能障碍、直肠损伤、肠梗阻、尿潴留等。虽然一些临床研究显示,机器人辅助腹腔镜手术的并发症发生率较低,但是由于机器人辅助腹腔镜根治性前列腺切除术开展时间不长,对尿控功能、性神经保留技术和术前功能状态定义的统计差异,且并未比较机器人辅助腹腔镜手术与传统手术并发症发生率,所以关于其术后并发症的报道结果差异较大。

十二、放射治疗

(一)外放射治疗

1. 适应证　前列腺癌的放射治疗适应证根据治疗目的可以分成三大类:一是根治性放射治疗,主要包括局限期前列腺癌,如临床 $T_{1\sim2}N_0M_0$ 期。对于 $T_{3\sim4}N_{0\sim1}M_0$ 期,放射治疗联合内分泌治疗可获得满意的治疗效果。二是前列腺癌根治术后放射治疗,包括病理 $T_3\sim T_4$、精囊受侵、切缘阳性和术后 PSA 持续升高的患者。三是转移性前列腺癌的放射治疗,通过放射治疗可以延长患者的生存期,提高生活质量。

放射治疗和手术都是局限早期($T_{1\sim2}N_0M_0$)前列腺癌的根治性治疗手段。局部晚期($T_{3\sim4}N_xM_0$)前列腺癌不能手术切除,放射治疗和激素治疗是有效的治疗手段,综合治疗提高了局部晚期前列腺癌的局部控制率和生存率。

2. 外照射原则　临床分期、PSA 和 Gleason 评分是前列腺癌的重要预后因素,根据这些预后指标,将局限期前列腺癌分为 3 个预后组:预后好、预后中等和预后不良。肿瘤负荷大、预后不良的前列腺癌需要更高的照射剂量,并联合内分泌治疗。局限期前列腺癌外照射的基本原则如下。

(1)建议应用三维适形放射治疗或调强适形放射治疗技术。

(2)低危患者的根治性照射剂量为 70～75Gy(35～41 次),包括或不包括精囊。

(3)中危或高危患者的根治性照射剂量提高至 75～80Gy,提高了局部控制率和无病生存率。

(4)高危或更高危患者应考虑盆腔淋巴结照射,合并辅助内分泌治疗和(或)新辅助内分泌治疗。

(5)高剂量照射＞75Gy 时,建议应用图像引导技术如前列腺粒子标记、腹部超声定位、直肠充盈或图像引导放射治疗(IGRT)等,以减少计划靶区(PTV)边界。

3. 照射方式　临床上常用的治疗方法为分割照射,即把一定总量的放射线分割成若干部分,在一定的总时间内完成。分割照射方式有以下 4 类,其中最常用的是常规分割治疗。

(1)常规分割治疗:每天照射 1 次,每次剂量为 180～200cGy,每周照射 5 次,根治治疗时总量为 6000～7000cGy(6～7 周)。

(2)分段治疗:照射方法与常规治疗大致相同,只是把总剂量分成 2～3 段来进行,每段照射完成后有一个 2 周的休息期。因此,分段治疗时总剂量不变,但治疗总时间延长。

(3)超分割治疗:每天照射 2～3 次,两次照射间隔时间至少为 4h,每次剂量为120cGy,每周照射 5d。按此法治疗总时间不变时总剂量增加。

(4)加速放射治疗:每天照射 2～3 次,每次照射间隔时间至少为 4h,但每次照射量为 200cGy,每周照射 5d。总剂量相同的情况下加速放射治疗的总时间大大缩短。

4. 常规外照射放射治疗　传统的外放射治疗采用旋转照射和 4 野盒式照射。常规照射野为 6cm×6cm 或 8cm×8cm,只适用于局限性前列腺癌。CT 检查先制订治疗计划系统(TPS),然后常规全盆腔 4 野照射,照射野包括前列腺、精囊腺及其周围 1～2cm 正常组织,是否包含盆腔淋巴结存在争议。利用合金铅板可以保护小肠、直肠后壁、肛门和括约肌,但是保护膀胱和尿道的效果差。

前列腺癌照射野设计有一定规律,即在肿瘤靶体积(GTV)的基础上增加一定边缘,构成临床靶体积(CTV),再增加一定边缘后构成计划靶体积(PTV)。不同分期的 GTV、CTV 和 PTV 见表 10-6。

前列腺癌的放射治疗剂量与分期的关系:A1(T_{1a})期给予 64Gy,A2、B(T_{1b}、T_c)病灶 66～70Gy,C 期 70～72Gy,D1 期为姑息性放射治疗,剂量至少为 60～65Gy。放射治疗一般每日 1 次,每次 1.8～2.0Gy,每周 5 次。每日至少治疗 2 野,也有每日治疗 4 野或治疗全部照射野。盆腔与腹主动脉周围淋巴结区域放射治疗 45Gy,然后缩野到前列腺区增加剂量至 22～26Gy,腹主动脉周围可以缩野加量 5Gy。

局限性前列腺癌的放射治疗目的就是争取达到根治性效果。外照射放射治疗总剂量为 65～70Gy 时,T_{1b}～T_2 期局限性前列腺癌患者 10 年局部控制率为 85%～96%,PSA 无复发生存率为 65%,同期 T_{1c} 期前列腺癌根治术后 5 年无瘤生存率为 84%。这个结果表明,局限性前列腺癌根治性放射治疗与根治手术疗效相似。

前列腺局部控制率与放射剂量呈正相关,常规放射治疗<70Gy 时仍有亚临床病灶存在,T_3 期放射剂量<68Gy 时基本无效。前列腺癌常规放射治疗效果差的原因还有:①常规肿瘤定位和治疗计划常常低估前列腺癌靶的真正体积,95%的等效剂量曲线并没有包括整个靶体积,在这一剂量水平,平均 28%的前列腺靶体积丢失。②前列腺癌克隆干细胞存在较高比例的射线抗拒成分。

表 10-6　前列腺癌 GTV、CTV 和 PTV 的设计参数

分期	GTV	CTV(GTV+n)	PTV(CTV+n)
A1	前列腺	0cm 边界	0.5cm 边界
A2	前列腺	0.5cm 边界	0.8cm 边界
B1	前列腺	0.5cm 边界	0.8cm 边界
B2	前列腺和精囊	0.8cm 边界,0.5cm 后界	0.8cm
C1/C2	前列腺、精囊和前列腺周围范围	0.7cm 边界	0.8cm

5. 三维适形放射治疗　前列腺癌三维适形放射治疗(3DCRT)是在非共面上设计 5 个以上的照射野,通常采用盆腔连续 CT 扫描决定临床放射野。计划靶区应从肿瘤边缘外放 0.7cm,但比常规放射治疗的照射野减少 0.5～0.8cm。具体的是:T_{1a} 期只需照射前列腺区,T_1 期照射靶区应包括前列腺、精囊和周围 0.5～0.7cm,照射 50Gy 后可以缩小至前列腺区,盆腔淋巴结转移则行盆腔照射,并结合内分泌治疗。

3DCRT 治疗前如果接受 3 个月的新辅助治疗,部分患者前列腺体积缩小 14.2%,因此,在制定照射野时必须考虑进去,否则照射野扩大将导致并发症发生

率显著增加。

基本治疗程序:①CT 扫描确定肿瘤位置和形状,然后将 CT 图像通过三维合成,进行虚拟模拟,调整照射野的设计;②确定照射靶区中心及其周围重要器官的轮廓;③三维剂量计算,确定剂量分布优劣与危险器官的关系,修改射束方向、射野的形状,计划三维剂量分布图;④设计出治疗计划单;⑤治疗实施。

3DCRT 剂量增加至>72Gy 时,可以提高 PSA10～19.9μg/L 和 $T_{1～2a}$ 的 5 年无生化复发率;增加到>76Gy,可以改善 T_{2b-3} 的 5 年无生化复发率;PSA≥20μg/L 需要近 80Gy 的照射剂量才能达到改善 5 年无生化复发率。所以,前列腺癌 3DCRT 治疗时,放射剂量是个重要的预测效果指标,提高照射剂量可以显著改善低、中危前列腺癌患者的无生化复发存活率。

6. 超分割适形放射治疗 放射生物学研究发现,放射治疗后肿瘤群体的潜在倍增时间缩短;人体肿瘤放射治疗后 4 周左右出现加速再增殖;肿瘤细胞的再增殖随放射治疗疗程的延长而增加,由此而出现了超分割放射治疗。它规定两次分隔时间在 6～8h,正好比晚期反应组织修复亚致死损伤和潜在性致死损伤所需 3～4h 要长得多。

3DCRT 在提高前列腺癌局部照射剂量时也受到并发症的限制,如局部照射剂量 78Gy 时晚期严重并发症高达 14%;而超分割适形放射治疗可以明显提高照射剂量,可达 87.4Gy,且不增加慢性毒性反应,疗效满意。

7. 调强适形放射治疗(IMRT) 是放射治疗高剂量分布在三维立体方向与肿瘤靶区形状完全一致的全新放射治疗技术。IMRT 的步骤基本同适形放射治疗。与 3DCRT 比较,IMRT 可以增加照射剂量,达 90Gy,并且不增加对周围组织的照射剂量。在同等照射剂量,如果扩大照射范围,IMRT 比 3DCRT 对直肠的辐射小,因此 IMRT 更安全。IMRT 有逐渐取代 3DCRT 成为前列腺癌标准治疗方法的趋势。

三维适形调强放射治疗最大的特点就是输出非均匀照射剂量,而在照射野肿瘤组织内为均匀照射剂量。使不同靶区可以获得相应所需要的剂量,同时缩短治疗时间,具有重要的放射生物学意义。

IMRT 治疗过程中,前列腺和直肠的摆动,侧向、前后向和头尾向的变化为 1.0mm±1.5mm、0.9mm±2.1mm 和 1.9mm±2.1mm,因此在制订治疗计划时,为精确前列腺的剂量-体积直方图,应考虑这些因素。每次 IMRT 时,如果使用电子窗门影像设备(EPID)可以示踪前列腺位置变化,可以将照射野精确到<0.03mm,每次可以增加前列腺区的照射剂量约 1Gy,而减少对周围组织的照射量。这对 IMRT 来说非常必要,因为它是精确确定照射野的。

8. 质子适形放射治疗 质子束的线性能量传递(LET)略高于 X 线,生物学特性与 X 线相似,但生物效率高于 X 线。一般认为用于医学目的的质子束其相对生物学效应(RBE)为 1.00～1.25,实际临床应用中均考虑为 1.10。质子的氧增比(OER)与 X 线相似,为 1.00 左右。局限性前列腺癌接受质子放射治疗的有效率为 66.7%,PSA 下降明显,平均随访 11.9 个月未发现生化复发患者。

9. 快中子治疗　前列腺癌生长较缓慢,肿瘤细胞周期较长,对常规光子射线敏感性较差,快中子属于高 LET 射线,对前列腺癌有较高的生物效应,特别是局部进展期及高危病例(PSA≥13μg/L,3～4 级)。Forman 等率先应用快中子三维适形技术治疗前列腺癌患者,治疗 1 年后前列腺活检阴性率为 79%,18 个月时为84%。未出现Ⅲ级以上严重并发症,应用快中子与光子混合射线治疗前列腺癌,可提高局部控制率,减少正常组织损伤。现在多采用混合粒子治疗。

10. 放射治疗的并发症　前列腺癌放射治疗的并发症根据发生时间分为急性和慢性两类。急性是指放射治疗开始后 6 个月之内发生的并发症,慢性是指持续存在或治疗开始后 6 个月以上的并发症。

目前普遍应用 RTOG 作为并发症分级标准:1 级,症状很轻,无须治疗;2 级,症状较轻,但需要治疗;3 级,症状需要最基本的外科处理,如膀胱镜检、尿道扩张等;4 级,症状需要外科处理如结肠造口、尿流改道等;5 级,死亡。

(1)下尿路并发症:最常见,大部分患者在放射治疗后出现膀胱刺激症状,有时可持续数周至数月。如果出现尿潴留,则留置导尿管,严重者接受经尿道电切术TURP。对于放射治疗前有明显尿道梗阻的患者,α 受体阻滞药可减轻症状。

(2)肠道并发症:治疗早期包括肠道功能紊乱、直肠炎、出血等。直肠并发症的发生率与直肠所接受的放射剂量及受高剂量照射的肠壁长度有关。如果病情需要外放射治疗与放射性核素置入联合应用,必须考虑总的剂量和治疗顺序的影响,如果先行外照射,再置入放射性活性粒子,则直肠不良反应的发生率较低。

(3)勃起功能障碍:放射治疗有可能损伤盆腔神经血管束,导致勃起功能障碍。三维适形外照射放射治疗时,勃起功能受损发生率降低。

(4)骨髓抑制:主要发生在常规外照射以及姑息性放射治疗的患者,三维适形放射治疗的骨髓抑制发生率较低。

(二)前列腺癌近距离治疗

近距离治疗包括腔内照射、组织间照射等,是将放射源密封后直接放入被治疗的组织内或放入人体的天然腔内进行照射。前列腺癌近距离治疗包括短暂插植治疗和永久粒子种植治疗,后者也即放射性粒子的组织间种植治疗,是指利用特殊的设备,在 CT 或 B 超引导下,依据治疗计划,通过粒子置入系统将放射粒子直接置入前列腺,通过核素释放射线对癌细胞进行杀伤,以此达到治疗肿瘤的目的。前列腺癌放射治疗的局部控制率与受照剂量呈线性关系,常规外放射治疗剂量一般限制在 66～70Gy,而粒子治疗剂量可以达到 145Gy,与外放射治疗相比,粒子置入治疗可以提高前列腺局部的放射剂量并提高肿瘤的局部控制率,而周围正常组织结构受到的剂量降低,因此有着明显优势。

1. 患者选择及术前评估

(1)PSA:术前 PSA 不仅与肿瘤临床分期密切相关,而且是一个非常重要的判断预后的指标,PSA<10μg/L,给予单一的粒子置入内放射治疗,大多数患者能得到较好的控制,对于 PSA>20μg/L 的高危患者,术后 2 年内有较高的生化复发率,应结合其他治疗。

(2)Gleason 评分:对于 Gleason≤6 分的低危患者,单一的粒子置入治疗能得到较好的远期生化控制,Gleason 为 7 分,应判断主要分级区为 4 分或 3 分,即 4+3 分或 3+4 分,如果为 4+3 分,预示单一粒子置入效果不佳,对于 Gleason≥8 分的高危患者,应采取联合治疗。

(3)临床分期:分期为 $T_1 \sim T_{2a}$ 期的低危患者,肿瘤扩散至前列腺包膜外的机会小,可采用单一粒子置入治疗,应结合穿刺活检的阳性针数及位置,判断肿瘤的体积、范围及尿道周围有无侵犯,在一些情况下粒子能作用到前列腺包膜外 3~5mm,对于 T_3 期患者,应结合外放射治疗或其他治疗。

(4)IPSS 评分:这一指标对于判断术后尿路刺激症状非常重要,评分<8 分,术后尿路刺激症状轻,发生尿潴留风险也低。评分>20 分的患者,术后尿路症状可能较重。

(5)前列腺体积:术前的经直肠超声检查及治疗计划,应评估前列腺体积及中叶的情况,体积<35ml,有助于按计划实施粒子置入,体积>60ml,部分前列腺被耻骨支遮挡,不能按计划穿刺及置入粒子,这种情况所用粒子数量大,治疗费用高,术后并发症也较高,一般内分泌治疗 3~6 个月,缩小前列腺体积后再行粒子治疗。若前列腺中叶过度凸入膀胱,也会影响粒子置入的效果。

(6)TURP 病史:6 个月内曾做过经尿道前列腺电切术,前列腺尿道部会有较大缺损,影响粒子固定及剂量分布,容易出现粒子移位及尿失禁等并发症;如果 TURP 的时间较长,前列腺尿道部缺损不大,也可以考虑粒子治疗,这种情况应注意剂量的分布,适当降低尿道周围的剂量,同时也应向患者交代术后尿失禁等风险。

(7)糖尿病:严重的糖尿病若不能得到有效控制,术后容易发生反复的尿路感染、直肠炎等并发症,严重者可发生前列腺胀肿及尿道直肠瘘,应予以高度重视。

2. 放射粒子治疗的适应证与禁忌证

(1)适应证:目前对于前列腺癌粒子置入的适应证还存在一定的争议,主要参考美国近距离治疗协会(ABS)标准。

①同时符合以下 3 个条件为单纯近距离治疗的适应证:a. 临床分期为 $T_1 \sim T_{2a}$ 期;b. Gleason 分级为 2~6;c. PSA<10μg/L。

②符合以下任一条件为近距离治疗联合外放射治疗的适应证:a. 临床分期为

T_{2b}、T_{2c}；b. Gleason 分级 8～10；c. PSA>20μg/L；d. 尿道周围受侵；e. 多点活检病理结果为阳性；f. 双侧活检病理结果为阳性；g. MRI 检查明确有前列腺包膜外侵犯。

③Gleason 分级为 7 或 PSA 为 10～20μg/L 者则要根据具体情况决定是否联合外放射治疗。

④近距离治疗联合内分泌治疗的适应证：a. 术前前列腺体积>60ml，可以使用内分泌治疗使前列腺缩小；b. 局部晚期及中、高危前列腺癌放射粒子治疗可考虑联合内分泌治疗。

(2)禁忌证

①预计生存期<5 年者。

②TURP 后缺损较大或很不规整者。

③一般情况差，不能耐受手术者。

④明确有远处多发转移者。

(3)相对禁忌证：有下列情况可能会出现技术操作困难、剂量分布不满意、术后并发症发生率高等风险，也有成功置入的报道，但技术操作不熟练者应避免选择此类患者。

①前列腺体积>60ml 或中叶重度凸入膀胱。

②既往有 TURP 史。

③精囊受侵。

④严重糖尿病，不能很好控制。

⑤多次盆腔放射治疗及手术史。

⑥尿路刺激症状重，前列腺症状评分高。

3. 粒子治疗剂量　目前用于粒子治疗的放射性核素常选用^{125}I 及^{103}Pd，这些放射性核素均释放低能量的射线。^{125}I 于 1965 年开始应用于临床，半衰期为 60d，光子能量为 28kV，初始剂量率为 7cGy/h，最大优势是不需要特殊防护，但是由于其能量低、穿透距离较短，可引起治疗体积内部分区域不能接受足量照射，因此，临床治疗时需要非常精确置入粒子，确保剂量分布均匀，同时由于其初始剂量率较低，(为 8～10cGy/h)，比较适合分化较好的肿瘤。^{103}Pd 于 1986 年应用于临床，半衰期为 17d，光子能量为 21kV，初始剂量率为 18～20cGy/h，由于初始剂量率高，比较适合分化差的肿瘤，其治疗优势与^{125}I 相似，临床应用时易于防护和剂量局限，不利方面是剂量衰减过快，依据临床肿瘤局部控制率情况，两种放射性核素粒子治疗的疗效没有明显的区别。美国近距离治疗协会(ABS)建议对单纯近距离治疗的患者，^{125}I 的处方剂量为 144Gy，^{103}Pd 为 115～120Gy；虽然两种放射性核素的处方剂量不同，但是这一剂量是生物等效的，联合外放射治疗者，外放射治疗的剂量为 40～50Gy，而^{125}I 和^{103}Pd 的照射剂量分别调整为 100～110Gy 和 80～90Gy。常

用 ^{125}I 粒子的源强为 0.28～0.37，至于外放射治疗联合近距离治疗的次序，ABS 无特别建议，但大多数学者建议先行外放射治疗再行近距离治疗，以减少放射治疗并发症。

4. 粒子治疗规范　治疗计划实施包括 3 个基本步骤：①根据 CT 或超声评估前列腺体积；②决定源的总活度；③决定粒子在前列腺内的空间分布。

(1)前列腺体积测定：经直肠超声（TRUS）从前列腺底部到尖部以 5mm 间隔进行横断面扫描，之后勾画前列腺轮廓，测定前列腺体积。超声的优势是前列腺边界清晰、操作简便、价格低廉，可以保证获得图像时的体位与手术时基本一致。也可以通过 CT 测定前列腺体积，CT 扫描图像提供一个清晰的骨解剖结构，根据其与模板的关系，可以对进针的角度进行调整，TRUS 与 CT 测定的前列腺体积有区别，CT 往往过高估计前列腺体积，而 TRUS 测的体积与前列腺手术获得的体积接近。

(2)计算粒子总活度：美国纽约 Memorial Sloan-Kettering Caner Cener 曾绘制过 ^{125}I 和 ^{103}Pd 粒子的列解图（nomogram），列解图描述了匹配周边量（MPD）。首先求出 3 个轴向的靶尺寸，之后计算平均尺寸。^{125}I 粒子的 MPD 为 160Gy，^{103}Pd 粒子的 MPD 为 110Gy，很显然，靶体积和等剂量曲线体积彼此不能完全吻合，目前这一方法已经被计算机治疗计划系统取代。

(3)决定粒子空间分布：大多数研究组都提出应降低中心区剂量来减少尿道的并发症，Stock 等建议可在前列腺周边区域置入粒子来达到这一目的。Wallner 提出尿道剂量应限制在 400Gy 以内，直肠剂量限制在 100Gy 以内。

(4)三维粒子置入治疗计划系统：根据治疗计划扫描的每一层厚度，一般要求 3～5mm 层厚，将这些靶区的多层轴向扫描图像在三维空间上重新构建出整个前列腺和周围正常组织，靶区可由一个人定，也可由几个人共同制定，这一特征对于判定肿瘤靶体积和精确躲避周围关键结构非常有帮助，尤其是肿瘤与关键器官相邻较近时，如直肠和膀胱。此外，剂量-体积-直方图计算表明，靶体积和危险组织与器官的剂量均具有显示体积的功能，由于放射性核素释放的射线在较短的距离内迅速衰减，所以，粒子源在靶体积内的分布十分关键，计算机技术的引入，保证了近距离治疗剂量在靶体积内呈三维空间分布，这样大大提高了近距离治疗的精确度，使临床肿瘤放射治疗剂量自动计算变得简单易行。

5. 粒子治疗的实施

(1)术前准备：①完善术前常规检查，合并糖尿病患者给予积极治疗；②术前 3d 半流质饮食，术前清洁灌肠；③制订治疗计划，预定粒子。

(2)手术基本操作

①粒子置入的标准模式是依据术中实时计划，在模板和 TRUS 的引导下经会阴进行粒子置入，所需设备包括前列腺穿刺固定器、模板、步进器、18G 粒置入针

及 Mick 粒子置入枪、高分辨率的双平面直肠超声、三维治疗计划及质量验证系统。也可在 CT 引导下置入粒子，但应用较少。

②麻醉显效后，患者截石位，置入 Foley 尿管，气囊注水 20ml，有助于超声下显示前列腺部尿道，将阴囊向腹侧牵引，避免影响穿刺，将前列腺穿刺固定器与手术台连接，固定超声步进器、模板装置，安全套注入凝胶 5～10ml，插入直肠超声探头，排尽空气，减少空气对超声图像的干扰，将探头插入直肠，向上与直肠保持 10°～55°，并与步进器的支架固定，调节超声探头的位置能采集到前列腺基底至尖部的图像，并且使前列腺图像位于模板网格的中央对称位置，确保 5mm 横断面图像与术前体积测定时相匹配。通常在超声引导下前列腺左、右两叶各穿刺一针至前列腺基底部，以此作为固定针及参照针，以防止做术中计划及穿刺过程中前列腺移动，术中应再次利用 TRUS 做计划，将探头推进使图像显示前列腺最基底层的位置，步进器间隔 5mm 后退，采集基底至尖部间隔 5mm 的图像，并勾画出尿道及前列腺的轮廓，经计算机治疗计划系统，重建前列腺三维形态并做出实时术中治疗计划，可人工调整控制尿道周围及直肠周围的剂量，根据剂量分布曲线图和实时计划放置穿刺针及粒子。按定位仪上等位模板的相对位置，将置入套管针经模板引导系统及会阴部穿刺入前列腺，通过超声冠状、矢状断面观察引导置入针至前列腺准确位置，一般先将置入针插置完毕后，再置入粒子。按治疗计划用 Mick 置入枪将粒子推至针尖部位，在置入针后退过程中纵向释入粒子，一个针位粒子释放完毕，重复置入其他针位。粒子置入完毕后退出超声探头，略加压包扎伤口。

（3）术后治疗：①抗生素治疗 3～5d，选用 α 受体阻滞药，可改善排尿症状。②术后留置尿管 3～5d。③常规摄骨盆、胸部 X 线片，了解粒子分布情况及有无粒子移位。

（4）术后剂量的评估：术后剂量评估非常重要，建议每位患者行粒子种植后都应进行剂量学评估，因为它可以提供术后粒子分布情况，从而来评价术前计划的质量并使之得到改善。评估可以使用的方法很多，包括 X 线片、CT 和 MRI。X 线片可以提供一个几何学的重建，能了解粒子数量，但不能提供前列腺及其周围组织的情况；CT 可以对粒子进行定位，但是 CT 对软组织的区分困难，从而使对前列腺边界确定困难；MRI 对解剖组织的显示有着巨大的优势，但是它的一大缺点就是对粒子的区分困难。为了更好地测定剂量，但现在已有了 CT 与 MRI 结合的方法。但现在使用得最多的还是 CT。关于术后多长时间进行评估，目前还没有定论。粒子置入术后因前列腺水肿和出血而影响剂量评估，前列腺的体积平均增加 20%～30%，而水肿消失的半衰期为 10～20d，目前大多数学者认可的时间是术后 1 个月。剂量体积直方图（DVH）是一个剂量与前列腺体积的比较，常用来作为粒子置入术后的质量评估。D_{90} 指 90% 前列腺体积所接受的剂量，如 D_{90} 为 135Gy，指 90% 的前列腺体积接受了 135Gy 的剂量照射，V_{100} 指前列腺接受 100% 处方剂量的体积,如 V_{100} 为 95％,指 95％的前列腺体积接受了 145Gy 的照射,这可以认为是对粒子置入较合适的描述。 V_{150} 指接受 150％处方剂量的前列腺体积,可作为预测术后并发症的指标。如果发现有低剂量区,则应及时做粒子的补充再置,也可以考虑补充行外放射治疗。

(5)术后随访及疗效判断:术后应定期了解患者的排尿、排便及性功能等情况,并做相应的治疗,每 2～3 个月做直肠指检、复查 PSA。直肠指检可以了解前列腺局部情况,如果需要做前列腺超声检查,最好不经直肠途径,以免探头损伤直肠,加重直肠炎的症状。PSA 最低值与肿瘤的长期控制相关,是生化治愈的标志,也是一个重要的预后判断因素,PSA 最低值越低,随后复发的可能性将越低。关于成功治疗术后 PSA 最低值生化标准还存有争议,目前认为近距离放射治疗后理想的 PSA 最低值应 $<1\mu g/L$,最低 PSA $<0.5\mu g/l$ 与无病生存率的提高明显相关,若 3 次PSA 连续性升高,定义为生化复发,复发的时间为 PSA 最低点和第 1 次 PSA 升高时间之间的中点,若连续 3 次检查 PSA 值无升高,为 PSA 无进展生存。研究提示PSA 动力学可能是重要的预后判断指标,若 PSA 倍增时间短于 3 个月与前列腺癌特异性死亡率关系密切,对于这样的患者可以考虑进行补救性的外放射治疗及内分泌治疗。

6. 临床疗效　近距离治疗后 PSA 水平变化的特点是,由于大量癌细胞死亡,1个月内 PSA 往往大幅度升高,出现一个"PSA 峰",1 年后才下降至最低水平。PSA 连续两次升高或 $>0.5\mu g/L$,则治疗失败,大多发生在 18 个月后。

近距离放射治疗低风险前列腺癌的效果满意,与根治性前列腺切除或根治性体外照射的疗效相当。 $T_1～T_2$ 期前列腺癌患者 5 年无瘤生存率 83％～95％,5 年无 PSA 复发率 79％～93％。

7. 并发症及其处理　近距离治疗的并发症包括短期并发症和长期并发症。通常将 1 年内发生的并发症定义为短期并发症,而将 1 年以后发生的并发症定义为长期并发症。

(1)近期并发症:会阴穿刺可能引起会阴部血肿。尿路并发症包括尿频、尿急、排尿困难甚至尿潴留,80％的尿路症状出现在置入后 2 个月内,总的发生率为88％,其中Ⅰ、Ⅱ、Ⅲ级分别为 23％、45％和 20％,平均持续 12 个月,主要与粒子置入对前列腺的刺激和创伤有关,而Ⅲ级并发症的发生率及留置导尿时间与术前前列腺体积和置入粒子数量有关。急性尿潴留的发生率约为 5％,与治疗前国际前列腺症状评分(IPSS)和前列腺体积有关。急性尿潴留患者的处理是间歇性导尿。术前常规应用 α 受体阻滞药可以有效地降低尿路并发症的发生率,同时缓解症状。早期直肠并发症多为大便次数增多及里急后重等直肠刺激症状,呈自限性,对症处理可缓解。

(2)远期并发症

①慢性尿潴留：常见，主要与膀胱颈部及尿道的放射线损伤而导致的瘢痕化有关，约有 10% 的患者最终需要行 TURP 来改善排尿，但这会使尿失禁的发生率明显增高。部分患者表现为尿道狭窄，可能与尿道球部的放射线剂量过高有关。这种情况可以通过定期尿道扩张来解决。

②尿失禁：发生率为 1%～24%，有 TURP 手术史的患者置入粒子后的尿失禁发生率高达 20%～85%。不严重者保守治疗，严重者行尿道周围注射治疗或尿道悬吊手术。

③性功能障碍：近距离放射治疗后性功能保留要好于外照射，性功能降低在治疗后 3 年和 6 年分别是 64% 和 30%。性功能障碍的发生和治疗后恢复速度及程度与治疗前性功能、年龄和放射剂量有关。可采用药物治疗，如西地那非等。

④直肠并发症：最常见的是直肠溃疡，其次是直肠炎，多在治疗后 3 年内出现，发生率与直肠接受的平均照射剂量、最大直肠剂量等有关。直肠前壁 $0～0.7cm^2$ 受照剂量 >200Gy 或 $0～15.1cm^2$ 剂量 >100Gy，都有可能出现并发症，如出现直肠炎、直肠溃疡，建议不行直肠检查，以免造成前列腺直肠瘘。严重者需手术治疗，大便改道。

十三、内分泌治疗

(一)方法和药物种类

1. 手术去势　去势治疗的目的是使血清睾酮浓度降低到至去势水平，从而抑制或控制前列腺癌细胞的生长。一般认为，血清睾酮降低至治疗前基线值的 5%～10% 以下，即可判断达到去势水平，但也有学者认为去势水平应以血清睾酮 <1.7nmol/L(50ng/dl)，甚至以 <0.69nmol/L(20ng/dl) 为标准。去势治疗包括手术去势和药物去势两种方法。

2006 年 ASCO(American Society of Clinical Oncology)指南推荐睾丸切除术或 LHRH 类似物为初次内分泌治疗的首选方法。睾丸切除术后可在 3h 内去除体内 90%～95% 的血清睾酮，并且可明显减轻前列腺癌骨转移引起的疼痛及神经症状，术后不会导致肾上腺源性雄激素代偿性增加，而且由于睾酮的减少，垂体分泌的 LH 及 FSH 会永久性增加。手术方法包括普通双侧睾丸切除术及双侧睾丸白膜下切除术。Riba 于 1942 年首次实施被膜下睾丸切除术以来引起了不少争议，认为保留白膜与附睾有残留睾酮分泌细胞的可能，但大量研究表明，两种手术在降低血清睾酮的作用上并无差别，被膜下睾丸切除术后同样能够永久维持去势水平的血中睾酮浓度，并且后者具有美观、心理创伤较小等优点。

手术去势的优点有：①操作简单(可在门诊局部麻醉下实施手术)；②除出血及感染外，几乎没有近期并发症；③手术后迅速发挥作用；④节约治疗费用；⑤没有长期用药的身心负担；⑥美容问题可以由置入假体解决。

手术去势后远期并发症包括:性欲及性功能丧失、阵发性发热、疲乏和嗜睡,严重病例还可能出现疼痛性乳房增大、骨质疏松和骨折、肌肉萎缩、贫血、体重增加及代谢紊乱等。此外,手术去势的主要缺点在于对患者造成潜在精神创伤及负面的心理影响,随着等效的去势药物的出现,其应用范围越来越小。但是,由于睾丸切除可以在最短的时间内使睾酮达到去势水平,因此对骨转移病灶导致急性脊髓压迫的患者,可以作为应急治疗,从而尽快缓解症状;对于国内部分不能承受促黄体生成素释放激素(LHRH)类似物高昂医疗费用的患者,手术去势不失为有效的治疗手段。

睾丸切除后,肾上腺还能产生一定量的雄激素,其存在会影响手术去势治疗前列腺癌的效果。如果采用睾丸切除加双侧肾上腺切除,并发症较多。故目前睾丸切除常与其他疗法联合应用。

2. 药物去势 是指在不切除睾丸的前提下,通过使用药物使睾酮浓度下降到去势水平,从而抑制前列腺癌细胞的增长。药物去势与手术去势的效果大致相同。约10%的患者注射LHRH-α后血清睾酮无法达到去势水平,这部分患者可能需要用外科去势的方法进行治疗。

(1)LHRH类似物:1971年LHRH结构的明确,促进了许多多肽的人工合成及开发。合成LHRH类似物作为内科性去势药物,可使LH及睾酮的水平降至去势水平,具有与睾丸切除术相类似的肿瘤抑制作用,而且与睾丸切除术相反,其对睾酮的抑制是可逆性的,所以得到广泛的临床应用。但其抑制效果仅限于来自睾丸的性激素,对源自肾上腺的性激素无效,而且价格较为昂贵。

LHRH类似物的使用初期,使LH及FSH分泌增加,进一步促进睾丸分泌睾酮,引起骨痛、骨转移所致病理性骨折、脊髓压迫、尿潴留等肿瘤扩散现象,甚至引起死亡。此类肿瘤扩散现象可通过于用药1周前给予抗雄激素药物或与抗雄激素药物的合用来预防。应用LHRH类似物引起的LH持续增加通过负反馈机制抑制LHRH的分泌,2~3周后使睾酮降至去势水平。此外,LHRH类似物与睾丸切除术相类似,同样具有性欲及勃起功能障碍等不良反应。

在LHRH类似物的开发初期,因药物的半衰期过短需要每日注射,但与乳酸聚合物结合形态的药物开发成功后,达到了每月注射1次。近年来研制成功的如布舍瑞林3.6mg、亮丙瑞林3.75mg、戈舍瑞林3.6mg、曲普瑞林3.75mg等,仅用低剂量就能将睾酮长时间维持在去势水平。据研究报道,LHRH类似物与己烯雌酚和睾丸切除术的治疗效果及生存率方面无明显差异,各药物之间同样也没有显著差异。近年来有只需3个月或30个月注射1次的剂型不断问世,如组氨瑞林可在30个月内使血中睾酮维持在去势水平。

(2)LHRH拮抗药:目前国内尚无此类药物,在美国已利用阿巴瑞克进行临床研究。此类药物显效比LHRH类似物快,注射2d后血中睾酮水平下降24%,8d

后降至去势水平,而且早期无肿瘤扩散现象。其他不良反应与 LHRH 类似物相似。

3. 抗雄激素药物　在过去的 20 年中,为前列腺癌的治疗开发了许多抗雄激素药物,目前使用的有以下 4 种口服制剂:醋酸环丙氯地孕酮、氟他胺、尼鲁米特、比卡鲁胺。

抗雄激素药物可分为类固醇类及非类固醇类两种。类固醇类药物的代表制剂为醋酸环丙氯地孕酮。类固醇类抗雄激素药物通过抑制垂体的分泌而降低 LH 的分泌,从而减少睾酮的分泌及活性。非类固醇类抗雄激素药物的代表制剂为氟他胺、尼鲁米特、比卡鲁胺等。其作用机制为与二氢睾酮(DHT)和 DHT 受体竞争性结合,从而阻断性激素与受体结合。此外,还作用于下丘脑-垂体,使血中睾酮水平增高,从而大多数情况下仍保留勃起功能。据报道在单独使用氟他胺等非类固醇类药物时,在 $80\%\sim100\%$ 患者中仍保留着旺盛的性欲及勃起功能。其最常见的不良反应为乳房的压痛及肿胀,是由于增高的睾酮芳香化而转换成雌激素所致。抗雄激素药物的单独应用具有不良反应少、中断治疗时具有可逆性、对性功能影响小等优点。

4. 雌激素　雌激素通过抑制垂体的 LH 分泌来抑制睾丸的睾酮分泌。给予雌激素后 3～9 周,血中睾酮水平降低至去势水平,但不影响肾上腺的睾酮分泌。此外,也可通过破坏前列腺细胞内微细小管等细胞毒性作用来抑制睾酮的分泌。

在前列腺癌的治疗中,使用最广泛的雌激素为己烯雌酚,虽然其效果与睾丸切除术相差无几,但由于其严重的心血管系统并发症,目前已很少使用。雌激素疗法的主要不良反应包括恶心、呕吐、乳房发育、心血管并发症、深静脉血栓或肺栓塞,且大部分死亡原因主要来自心血管系统并发症。聚磷酸雌二醇静脉制剂主要是由斯堪的那维亚国家研究开发,其治疗效果与睾丸切除术一致。聚磷酸雌二醇与联合雄激素阻断治疗相比,在生存率及心血管系统不良反应方面无明显差异。

(二)适应证

1. 转移前列腺癌,包括 N_1 和 M_1(去势、最大限度雄激素阻断、间歇内分泌治疗)患者。

2. 局限早期前列腺癌或局部进展前列腺癌,无法行根治性前列腺切除术或放射治疗(去势、最大限度雄激素阻断、间歇内分泌治疗)患者。

3. 根治性前列腺切除术或放射治疗前的新辅助内分泌治疗(去势、最大限度雄激素阻断、间歇内分泌治疗)患者。

4. 配合放射治疗的辅助内分泌治疗(去势、最大限度雄激素阻断)患者。

5. 治愈性治疗后局部复发,但无法再行局部治疗(去势、最大限度雄激素阻断、间歇内分泌治疗)者。

6. 治愈性治疗后远处转移(去势、最大限度雄激素阻断、间歇内分泌治疗)患者。

7. 雄激素非依赖期的雄激素持续抑制(去势)患者。

(三)内分泌治疗方案

内分泌治疗的方案包括:①单纯去势治疗(手术或药物去势);②最大限度雄激素阻断;③间歇内分泌治疗;④根治性治疗前新辅助内分泌治疗;⑤辅助内分泌治疗。其适应证及方法分别叙述如下。

1. 单纯去势治疗

(1)手术去势

①适应证:适合于任何年龄和情况的前列腺癌患者,是国内外公认的晚期前列腺癌内分泌治疗的金标准。手术去势术 24h 内 60－65 岁以下的患者可降低血清睾酮 80%～90%,65 岁以上的患者降低血清睾酮 60%～70%。美国退伍军人管理局泌尿外科协作组(VACURG)进行了一系列大型临床试验,证实手术去势在减轻晚期前列腺癌患者疼痛和改善体力状况方面的有效性,前列腺癌患者口服己烯雌酚 3mg/d,2～3 年后血浆睾酮水平有较大的波动,但手术去势患者的血浆睾酮水平仍能保持较低水平。欧洲肿瘤研究与治疗组织研究表明,手术去势后患者的睾酮水平在 3～12h 后就可以达到最低水平 0.2ng/ml,去势术治疗与每日口服 1mg 己烯雌酚、去势术加用醋酸环丙孕酮的治疗效果比较,在肿瘤进展率、患者存活期上三组间没有明显的差异。

②方法:外科手术去势主要有睾丸切除术和包膜下睾丸切除术两种术式。以前还曾做过肾上腺切除,甚至垂体切除术,并取得不错的疗效。但是,由于此等手术较复杂,并发症较多,随后又产生新的抗雄激素药物,现在已不再用。

③不良反应:手术去势治疗最常见的并发症是性欲降低、性功能丧失。有少数报道去势治疗术后仍保留有性欲和勃起功能。其他的长期不良反应包括对患者的心理影响、身体潮热、骨质疏松、疲乏、肌肉容积少、贫血和体重减轻等。

(2)药物去势:合成 LHRH-α 分子结构式的 6 号位置替代有多种 D 氨基酸的残基。因此,合成 LHRH 的活性强度是内源性 LHRH 的许多倍。内源 LHRH 刺激 LH 呈节律性的释放,而合成的 LHRH 开始是刺激 LH 释放,后来则抑制 LH 释放,继而降低睾酮的产生,达到去势水平。

①适应证和禁忌证:适用于各期前列腺癌。LHRH-α 使用的明确禁忌证是脊椎转移即将发生脊髓压迫或由于肿瘤侵及膀胱底部引起早期输尿管梗阻。因这类药物价格昂贵,国内仅在患者拒绝接受手术去势且经济上又能接受时方才使用。另外,约 10% 的患者注射 LHRH-α 后血清睾酮无法达到去势水平,这部分患者可能需要用外科去势的方法进行治疗。

②方法:LHRH-α 的剂型有体内置入式和微胶囊两种。目前有 4 种 LHRH-α 药物做过广泛的临床试验,即亮丙瑞林、戈舍瑞林、布舍瑞林和那发瑞林。使用的

缓释药物为低剂量,并保证释放量平稳,作用时间为 $28 \sim 30d$。应用剂量为布舍瑞林 3.6mg、亮丙瑞林 3.75mg、戈舍瑞林 3.6mg、曲普瑞林 3.75mg。缓释剂型有皮下埋藏置入针和微胶囊两种,缓释剂型为 1 个月、2 个月、3 个月或 6 个月注射 1 次。由于在 LHRH-α 的作用下,LH 受到刺激,使得睾酮在治疗开始的前 $2 \sim 3$ 周分泌增加,严重的肿瘤转移病例,患者的骨髓表现为储存不足、脊髓压迫症状,有些患者还会有偏瘫,甚至死亡。在给予前列腺癌患者 LHRH-α 治疗的早期应十分仔细观察病情,在进行治疗前 1 周或在开始使用 LHRH-α 的同时最好给予抗雄激素制剂,这样能够预防生化指标和临床症状反弹的发生。这种预防方法尤其适用于有严重的前列腺癌转移病例。

③不良反应:主要不良反应有身体潮热,严重出汗,性欲、性功能减退和激素反弹现象(在刚开始采用高效能 LHRH 激动药治疗时,会出现 LH 和睾酮水平的一过性高峰)。

2. 单纯抗雄激素治疗　单纯抗雄激素治疗最主要的临床优点是能够使患者保持性欲和性功能。其原因是这种药物使血浆睾酮水平维持正常,甚至较高的水平,而性欲和性功能的调节与前列腺生长和功能的调节互不相干,前者主要受睾酮控制,后者则依赖 5α-DHT。单纯抗雄激素治疗会使血浆雌二醇升高,同时干扰下丘脑的反馈通路,导致 LH 和雄激素的产生处于相对稳定状态。

方法:醋酸环丙孕酮(CPA)的优点是口服剂型、起效快、少有雌激素的心血管不良反应。CPA 的推荐剂量为 100mg/d。CPA 作为单一治疗的方法与己烯雌酚 (3mg/d)、十一烯酸雌二醇(100mg,肌内注射,每个月 1 次)治疗方法进行对比性研究,结果并未发现它们对前列腺癌的治疗有明显的区别,结论是 CPA 可以作为前列腺癌的单一用药的标准治疗方法。CPA 的用药剂量在 $50 \sim 100mg/d$ 能够有效预防由 LHRH-α 导致的激素反弹现象。氟他胺单一治疗的推荐剂量为 250mg,每日 3 次,口服。氟他胺在肝中代谢为羟化氟他胺,后者是一种具有活性的抗雄激素药物。其不良反应有恶心、呕吐(46%),腹泻(21%)。此外,男性乳房肿大(约 40%)的原因为循环雌激素水平升高。一时性肝炎样综合征发生率约为 3%。因此,服用氟他胺的患者在治疗早期要定期检测肝功能。通常,肝功能的变化是可逆的。比卡鲁胺(康士得)作为单一治疗方案的药物,既往应用口服 50mg/d,治疗晚期前列腺癌安全有效,研究表明应用比卡鲁胺治疗前列腺癌患者必须以更高的剂量(150mg/d)才能得到与去势治疗同样的效果。

3. 雄激素最大限度阻断(MAB)　是指应用手术或药物治疗,以去除或阻断睾丸来源和肾上腺来源的雄激素。此可作为前列腺癌的一线内分泌治疗。

(1)适应证:①晚期前列腺癌,包括 N_1 和 M_1 期;②局限性早期或晚期前列腺癌,但无法行根治性前列腺切除或放射治疗;③根治性前列腺切除术前的新辅助内分泌治疗;④配合放射治疗的辅助内分泌治疗;⑤治愈性治疗后局部复发,但无法再行局部治疗;⑥治愈性治疗后远处转移;⑦间断性内分泌治疗;⑧雄激素非依赖期的雄激素持续抑制。

(2)方法:常用的方法为去势＋抗雄激素药物,这种方法是患者在接受去势治疗(外科去势或药物去势)的同时,给予抗雄激素治疗;还有一种方法是去势的同时服用 5α 还原酶抑制药,后者阻止睾酮转化为 DHT。外科去势联合抗雄激素治疗的 MAB 方法,可延长总生存期 3～6 个月,延长无进展生存期,降低死亡风险,故有学者推荐其为标准治疗方案。既往报道的 MAB 方法,多用于肿瘤进展之后,故未表现出明显的疗效,如能在晚期前列腺癌发现之初就开始应用,有望达到更明显的效果。

(3)不良反应:由于 MAB 治疗中需合用抗雄激素药物,一方面增加治疗药物的费用;另一方面,不良反应的增高也是显而易见的。孕酮的主要不良反应为性欲和性能力减低,单独应用者发生率为 86%,与手术去势和药物去势相当,其他的不良反应还有体重改变、无力、肝功能异常和血栓形成等。非类固醇抗雄激素药物的不良反应也有性欲和性功能减低,单独应用的发生率为 20%～30%,低于孕酮,其他的不良反应还有男子乳房女性化(40%～62%)、潮热(23%～50%)及乳房疼痛(26%～63%);消化道不良反应,如腹泻和肝功能损害。

4. **根治术前新辅助内分泌治疗** 临床研究表明,在临床工作中由于高达 50% 的患者,其临床分期可能被低估,使得手术切除前列腺切缘肿瘤阳性率增高,术后复发率增高,而实际的治愈率比预期的低。故对前列腺癌患者在根治性前列腺切除术前,进行一定时间的内分泌治疗,以减少肿瘤体积、降低临床分期、降低前列腺切缘肿瘤阳性率,进而提高生存率,同时将根治术的适应证扩大至 T_3 期。新辅助内分泌治疗(NHT)的治疗效果:①降低临床分期。②降低前列腺切缘肿瘤阳性率。③不能降低精囊及淋巴结浸润。④降低局部复发率。

(1)适应证:适合于 T_2、T_3 期前列腺癌患者。

(2)方法:采用 LHRH-α 联合抗雄激素药物的 MAB 方法,也可单用 LHRH-α(包括亮丙瑞林、戈舍瑞林)或抗雄激素药物(比卡鲁胺、氟他胺等)或雌莫司汀,但 MAB 方法疗效更为可靠。早期的新辅助治疗时间为标准的 3 个月。

总之,新辅助联合治疗不仅能缩小前列腺癌的体积,更主要是改变前列腺的分期和分级,使癌细胞退变萎缩,这不仅增加手术的安全性、减少术中出血及降低术后的切缘阳性率,而且扩大手术适应证,使一些可能为 T_{3c}～T_{4b} 期的患者也有安全手术的可能性。

5. **间歇内分泌治疗(IHT)** 这一理论的优点是周期性地内分泌治疗,在非治疗间歇期能提高生活质量并节约费用,并且在雄激素缺如或低水平状态下,能够存活的前列腺癌细胞通过补充的雄激素获得抗凋亡潜能而继续生长,从而延长肿瘤进展到激素非依赖的时间,与传统内分泌治疗相比可能有生存优势。随后其他学者也进行了这方面的研究,对其研究是基于两个补充性的观点:第一,在动物模型中(Shionogi 乳腺癌细胞、LNCaP 前列腺癌细胞)间歇性内分泌治疗与持续性内分泌治疗相比,可延长肿瘤进展为激素难治性的时间,由于激素难治性前列腺癌目前被认为是致命性的前列腺癌,因此任何能够延长疾病进展为激素难治性前列腺癌的时间的治疗措施都受欢迎;第二,由于雄激素阻断疗法伴随严重的不良反应,许多患者(和医师)对持续性雄激素阻断疗法的真实益处产生怀疑,由于雄激素阻断的可复性,血清睾酮水平在停止雄激素阻断疗法后会恢复正常,因此在理论上,间歇性雄激素阻断所伴随的不良反应较持续性雄激素阻断降低。IHT 治疗是指患者接受内分泌治疗直到睾酮下降至去势水平、PSA 降到正常水平以下,停止治疗。根据肿瘤进一步发展情况(如 PSA 升高等),开始下一个治疗周期,如此反复。IHT 治疗的目的在于提高生存率的同时,提高患者生活质量,减少治疗费用。

适应证:①局限性前列腺癌,无法行根治性手术或放射治疗;②临床局限性前列腺癌($T_1 \sim T_3$ 期)和局部治疗(如根治性前列腺切除术或局部放射治疗)后无症状但 PSA 复发患者,由于这部分患者趋向于有更长的平均生存期、更长的治疗间歇及更长的雄激素非依赖性形成时间;③对于部分晚期及转移患者也可选择性应用;④根治性前列腺切除术后病理切缘阳性;⑤最近报道最适合于年龄>70 岁的局限性前列腺癌及 Gleason 得分≤7 分;⑥激素治疗是可行的选择。其共同优点是延长雄激素非依赖性前列腺癌出现的时间,进而增加治愈的可能性,保留性功能和提高生活质量,降低治疗费用。IHT 治疗能否延长患者的生存期尚未得出结论。

总之,IHT 治疗提出了前列腺癌内分泌治疗的新策略,患者生活质量在决定治疗方案中起重要作用。现有临床资料足够证明,IHT 治疗以最小的药物蓄积毒性确实提高患者生活质量,表现为治疗间歇期性功能恢复和全身状况改善;延长肿瘤雄激素依赖状态;减少治疗费用。同时,为选择其他治疗方案提供可能性,如免疫治疗、基因治疗等。IHT 是否能代替长期的雄激素阻断治疗还需大量的临床研究。

6. 前列腺癌的辅助内分泌治疗 影响根治性前列腺切除术(RP)患者预后的重要因素为是否侵犯邻近淋巴结和是否伴有微小转移灶。研究表明,RP 术后淋巴结阳性率为 20%～40%,而淋巴结阳性患者 5 年无瘤生存率<30%;对于 Gleason ≥7 分、PSA≥20μg/L、切缘阳性、侵犯精囊患者常预示其伴有微小转移病灶发生,他们的 5 年生存率也不足 30%。因此,清除转移淋巴结及微小转移灶是提高患者预后的一项重要手段,鉴于内分泌治疗能明显减小前列腺癌体积,并应用于晚期前列腺癌的缓解治疗,有学者提出在前列腺癌根治性切除术后或根治性放射治疗后,辅以内分泌治疗(AHT),其目的是治疗切缘残余病灶、残余的阳性淋巴结、微小转移病灶,从而提高长期存活率。

(1)适应证:①根治术后病理切缘阳性;②术后病理淋巴结阳性(pN+);③术

后病理证实为 T_3 期（pT_3）或≤T_2 期，但伴高危因素（Gleason＞7 分，PSA＞20μg/L）；④局限前列腺癌伴高危因素（Gleason＞7 分，PSA＞20μg/L）；⑤根治性放射治疗后可进行 AHT；⑥局部晚期的前列腺癌放射治疗后可进行 AHT。

（2）方法：①雄激素最大限度阻断（MAB）；②药物去势或手术去势；③抗雄激素（anti-androgens），包括甾体类和非甾体类。AHT 的治疗时机包括 RP 术后或放射治疗后即刻开始、PSA 进展期辅助治疗及临床进展期辅助治疗，究竟何时开始辅助治疗才能达到最有效的效果，目前尚有争论。早期的研究认为，及早行内分泌治疗可延迟疾病进程，但并不延长生存期，这一结论长期以来被广泛认同，认为 RP 术后或根治性放射治疗后不宜立即行辅助内分泌治疗。

总之，AHT 治疗主要针对切缘阳性、pT_3、$pN＋$ 及≤pT_2 期伴高危因素的患者，大多数文献报道能延缓疾病进展，但能否提高患者的生存率尚无一致结论。治疗时机及时限的选择应综合考虑患者的病理分期、治疗不良反应和费用等，目前尚无定论。

（四）内分泌治疗的并发症

1. 性功能异常　睾丸切除术或 LHRH 类似物的应用使绝大多数患者丧失性欲，进而诱发任何类型的阳痿。在维持一定性欲的患者中可以使用目前通用的口服制剂、阴茎海绵体注射、阴茎假体置入等治疗，但对无性欲的患者则没有多大帮助。对于接受间歇内分泌治疗的患者，间歇期性功能可得到一定的恢复。

2. 潮红　可出现在颜面部、颈部、胸部及腹部，持续数秒到数小时。患者潮热及大汗考虑是由男性激素受阻后下丘脑周期性分泌内源性阿片样肽所致。潮红的发生率为 55%～80%，因无明确的尺度而无法衡量其严重程度，但严重时日常活动都无法进行。己烯雌酚及其他雌激素药物可有效缓解潮红现象，但目前很少应用。黄体激素、醋酸甲地孕酮等也可有效治疗潮红，其治愈率可达 85%。

3. 女性型乳房　在联合内分泌治疗中发生率约为 50%，比睾丸切除（10%）或 LHRH 类似物（25%）多见，应用大剂量比卡鲁胺时最为多见。

4. 机体组成及脂肪变化　大部分接受内分泌治疗的患者均出现体重增加或至少出现体内脂肪的增加，尤其是接受联合治疗时更为明显，增加的体重在间歇疗法的间歇期内无下降。

5. 骨质疏松　虽然不能认为内分泌治疗一定会诱发骨质疏松，但在前列腺癌患者接受睾丸切除 3 年后可出现骨密度的降低。治疗上建议进行行走等适当的运动、补钙、使用非毒麻镇痛药等。也有报道，唑来磷酸及托瑞米芬可用来增加骨密度。

6. 贫血　在大多数接受联合内分泌治疗的患者可观察到贫血，其中约 13% 的患者可出现严重的贫血，但这种贫血是可逆的，与促红细胞生成素的减少有关，可通过给予人类重组红细胞生成素来纠正，通常在停止内分泌治疗后 3～6 个月恢复到治疗前水平。

7. 心理及精神方面的不良反应　接受内分泌治疗的患者可见抑郁、不安等心理及精神方面的不良反应,严重时需要应用抗抑郁药或心理咨询。此外,也可出现疲劳、无力,接受治疗 3 个月后出现严重疲劳感的比率约为 14%。适当的运动除可预防和治疗骨质疏松,对解除疲劳及无力也有很大帮助。

十四、其他局部治疗进展

前列腺癌的局部治疗即采用各种手段破坏或清除位于前列腺局部的肿瘤病变。这些手段包括手术切除、放射线照射及物理消融等。而内分泌治疗和化学治疗则属于全身性治疗,除对前列腺局部病变起作用外,更主要是治疗全身转移性病灶。

在现代肿瘤学中,根据肿瘤在器官局部的侵犯程度、区域淋巴结、区域外淋巴结以及远处脏器转移的情况,除进行 TNM 分期外,为方便治疗方案的选择,还常将恶性肿瘤分为器官局限性、局部进展性或局部晚期以及晚期转移性病变,前列腺癌也是如此。无论是哪一期病变,都涉及对病变前列腺的治疗,尤其是对于局限性和局部进展性前列腺癌,局部治疗通常是必需的。

目前多将手术和放射治疗以外的局部治疗称为试验性局部治疗,包括冷冻治疗(CSAP)、高能聚焦超声(海扶、HIFU)、组织内肿瘤射频消融(RITA)等,以及其他一些光动力、化学性消融、瘤体内药物注射、磁流体热疗(MFH)等更属于实验性质的方法。

冷冻治疗、高能聚焦超声和射频消融 3 种局部治疗实际上都属于肿瘤的物理消融,即采取治疗探针直接接触组织(CSAP 和 RITA)或以能量聚焦(HIFU)的方式,使肿瘤组织局部形成低温(CSAP)或高温(RITA 和 HIFU),以达到破坏、杀伤肿瘤细胞的目的。近年来,随着设备和技术的进步,三者在前列腺癌的治疗中都有较大的进展。因创伤相对较小、无放射危险,成为前列腺癌局部治疗中不同于手术和放射治疗的微创性治疗,已初步进入临床应用。欧洲泌尿外科学会(EAU)前列腺诊治指南(2009 年版)已将最新一代冷冻治疗列为临床局限性前列腺癌可以考虑的治疗选择。但就目前而言,物理消融对前列腺癌的治疗效果还没有达到根治手术和放射治疗的水平,局部并发症如排尿障碍、勃起功能障碍等方面也还有不少问题,需要更多的系统和技术改进,以及更多高质量的临床研究加以提高和再评估。

(一)局部冷冻治疗

最新一代的前列腺癌冷冻治疗方法是细胞靶向冷冻术,即氩氦刀。

1. 适应证　局限性前列腺癌,不适合做外科手术或预期寿命<10 年的低危患者;已发生转移的前列腺癌的姑息性局部治疗,以及前列腺癌根治性放射治疗或手

术后的挽救性治疗。

2. 冷冻治疗分类和过程 冷冻治疗常用设备包括双平面的 TRUS、冷冻系统、冷冻探针和尿道加温设备。前列腺癌冷冻术分为经尿道冷冻术、内镜直视下冷冻术和经会阴冷冻术 3 类,其中后二者较适合于前列腺癌治疗。冷冻治疗时,TRUS 先评估前列腺体积及肿瘤大致位置,再放置冷冻探针(一般为 6 根探针)。为了避免损伤尿道,探针距尿道≥8mm。前列腺癌的冷冻治疗一般需在连续 2 个冻融周期的处理,使中央部的腺体和神经血管束部位的温度都能降到−40℃,以保证治疗肿瘤的效果。患者一般不需要住院。治疗结束后保留导尿管 3 周,避免术后组织阻塞尿道,引起尿潴留。

3. 治疗效果 局限性前列腺癌初始冷冻治疗 7 年无生化复发存活率约为 60%,而挽救性冷冻治疗 2 年的无生化复发存活率仅为 28%~74%。冷冻治疗后生化复发或活检阳性多发生在治疗后 12 个月内。冷冻治疗前、后比较,前列腺尖部复发率为 9.5%,精囊为 43.8%,而中叶和底部低,仅为 4.1% 和 0。因此,对于局部进展性前列腺癌,冷冻治疗联合内分泌治疗和(或)放射治疗,可以提高肿瘤局部控制率。

冷冻治疗作为根治性放射治疗后局部复发的挽救性措施,有一定疗效。挽救性冷冻治疗最佳适合患者为治疗前 PSA<10μg/L、Gleason 评分<8 分、临床分期<T_3、无激素治疗史,能够耐受一定程度的麻醉风险。为了杀灭更多的癌细胞,缓解症状,冷冻治疗还是应至少重复 1 次。

冷冻治疗后,血清 PSA 降至最低水平一般需 3 个月。因此,治疗后 PSA 复查应从第 3 个月开始,每 6 个月 1 次,PSA 最低值可达<0.5μg/L。治疗 6 个月后,前列腺体积才明显缩小,周围纤维化。

4. 冷冻治疗并发症 冷冻治疗特有的并发症包括组织腐肉形成、盆腔和直肠疼痛、尿道直肠瘘和尿道狭窄,其中尿道直肠瘘和尿道皮肤瘘发生率为 13%,膀胱颈梗阻发生率为 2.3%,尿失禁发生率为 6.5%。挽救性冷冻治疗的并发症极高,最显著的为勃起功能障碍,发生率达 90%;其次为严重的尿道并发症,尿失禁发生率为 10%。

(二)高能聚焦超声治疗

高能聚焦超声(HIFU),又称无创性超声切除或超声聚焦外科,是现代新兴的肿瘤治疗技术。HIFU 以超声波为治疗源,有效利用超声波在生物组织内具有良好的方向性、穿透性和可聚焦性等物理特性,通过物理聚焦将超声波能量聚集形成焦点,经准确的定位,从体外破坏体内癌细胞,使肿瘤组织出现凝固性坏死,从而失去增殖、侵袭和转移能力。一般来讲,肿瘤经 HIFU 治疗后停止生长,逐渐被人体吸收。20 世纪 40 年代国外已使用超声聚焦刀治疗颅内肿瘤。1996 年 Gelet 等使用 HIFU 治疗前列腺癌。目前 HIFU 治疗能在门诊完成,已申请作为局限性前列腺癌的一线治疗,也可作为放射治疗失败患者的挽救性疗法。

1. 适应证 HIFU 可用于治疗各种前列腺癌患者。包括:用于不能耐受手术的局限性前列腺癌的治疗、放射治疗失败后的挽救性治疗、高危前列腺癌的局部治疗。对一线治疗失败的前列腺癌也能达到完全缓解,对肿瘤残留或局部复发还可以反复治疗,直至缓解。对于低肿瘤危险度的患者(血清 $PSA \leqslant 10 \mu g/L$,Gleason 评分 $\leqslant 7$ 分,临床分期为 T_{1c} 或 T_{2a}),目前还没有大样本临床随机对照试验比较根治性前列腺癌切除术与 HIFU 治疗的疗效。欧美国家已有较多应用,但随访时间不够长。

2. 方法和技术 HIFU 由定位系统和治疗系统两部分组成。发射源通过超声换能器产生高频超声波,在 B 超定位系统引导下定向聚焦在治疗部位。治疗前列腺疾病的 HIFU 装置多采用体内聚焦设备,棒状治疗探头置入直肠后,通过声透镜可将超声波聚焦于前列腺部位。

由于 HIFU 发出的超声波在焦域处能量高、强度大,往往超过内脏痛阈值,故在治疗中如采用全身麻醉或腰椎麻醉,能最大限度地减轻患者的疼痛,使治疗过程能够顺利完成。患者取截石位或侧卧位。治疗探头置入直肠内,根据超声的扫描图像制订治疗计划。先定位前列腺尖部和测量前列腺长度,然后自距尖部 6mm 处开始,确定 3 个重叠的靶区域(中间 1 个,旁边两个),再从尖部到膀胱颈部扫描整个前列腺及邻近的前列腺包膜、精囊。前列腺背侧包膜与直肠黏膜之间的距离确定为 $3 \sim 6mm$。治疗探头在电脑控制下自动移动,沿前列腺纵轴点点成线、线线成面、面面成体地蚕食整个前列腺,一次治疗需 $1 \sim 2h$,HIFU 对前列腺体积有限定($< 50ml$),且不能用于有钙化的前列腺。

3. 疗效 早期的 HIFU 疗效和并发症发生率并不令人满意。随着 HIFU 设备和技术的改进,近年有较多的临床研究报道 HIFU 的疗效和安全性,显示其对各类前列腺癌患者均有疗效,局部控制率达 $85\% \sim 90\%$,并且并发症发生率也得到较好的控制。

4. 并发症 HIFU 治疗前列腺癌发生并发症有尿道瘘、尿路感染、前列腺炎、附睾炎、膀胱出口梗阻、尿潴留、慢性盆腔疼痛、会阴痛、压力性尿失禁、勃起功能障碍等。随着设备的改进以及定位和术中监控技术的成熟,直肠尿道瘘、直肠黏膜灼伤和尿失禁的发生率已基本降至为零。二次 HIFU 治疗时尿失禁和阳痿发生率增高,放射治疗失败的患者易于发生直肠尿道瘘。

尿潴留是 HIFU 最常见的并发症,几乎发生在所有病例,需要留置尿管或耻骨上造口,平均置管时间 3 周左右($12 \sim 35d$)。严重者甚至需要行 TURP 或膀胱颈切开以解除膀胱出口的梗阻。约 12% 的患者发生 Ⅰ 到 Ⅱ 级的压力性尿失禁。$55\% \sim 70\%$ 的患者发生阳痿。

HIFU 具有微创、安全、痛苦小、并发症少、恢复快、无剂量限制、可以反复进行、失败后仍可行放射治疗和根治术等优点。通过技术改进如 MRI 介导下 HI-FU,借助 MRI 测定 HIFU 靶点的温度,从而可调节声波强度,达到最佳疗效。尽管如此,要将 HIFU 作为前列腺癌的常规治疗手段,还需要大量的研究来证实其中长期的抗癌效果和作用机制。

(三)组织内肿瘤射频消融治疗

组织内肿瘤射频消融治疗(RITA)是经皮将射频电极针插入肿瘤组织内,通过电极所产生的射频能量在病灶局部产热,以杀伤肿瘤。RITA 最早应用于治疗良性肿瘤,现已用于治疗肝、肾、肺等器官的癌症。1990 年 Mcgaha 先引入经皮射频消融治疗肝癌的概念,随后临床实际用于晚期肝癌的姑息性治疗。1994 年意大利最早用多极针消融电极治疗恶性肿瘤。

前列腺射频消融最早用于前列腺增生,治疗前列腺癌的临床报道到目前为止仍然较少。根据有限的小样本研究结果,总体而言,TRUS 引导下经会阴穿刺前列腺行射频消融安全、并发症少,可使局部组织凝固性坏死及萎缩,可以调控并能多次实施,可作为前列腺癌的微创减瘤治疗手段。

1. 适应证　从局部治疗的角度,RITA 可用于前列腺癌各个发展阶段的患者。射频消融的最佳目标是代替手术达到完整的局部切除,但从现有的技术条件看还远不能达到根治手术的效果,更多的是用作肿瘤的姑息性治疗,适用于手术不能切除的肿瘤或不能耐受手术的患者,也可试验性地应用于根治术前的减瘤新辅助治疗及术后复发患者的补救性治疗。

2. 方法和技术　可采用单极、双极或多极射频消融仪。单极射频针能量的坏死范围约为 2cm×2cm×2cm,双极能量的坏死范围与两电极的距离及电极的深度有关,为 1cm×1.2cm。鞘式多极穿刺针内含多枚可伸缩的子针,伸展时在针前端呈伞状张开。母针内装有温度传感器,能够精确测量消融组织的温度。

可行连续硬膜外麻醉或全身麻醉,患者取截石位,留置尿管。在 TRUS 引导下射频电极经会阴穿刺前列腺,多极母针针尖与尿道或前列腺包膜距离>0.5cm 时推出子针。设定初始温度为 70℃,最终温度为 95℃,每靶点消融时间为 5min。单极射频能量平均为 10.5W 时,12min 中心温度达 105℃,直肠温度<38℃。消融过程中以超声监测消融范围(消融区表现为逐渐增大的强回声区),一次功率输出结束后更换穿刺靶点,直至整个前列腺呈均匀强回声。直肠内放置温度监测装置,直肠内温度达到高峰值时中断,并降温。术后保留导尿 2～3 周,防止尿潴留。

3. 疗效　到目前为止,只有很少的小样本的临床Ⅰ或Ⅱ期试验探讨 RITA 治疗前列腺癌的可行性和安全性,初步的结果显示对前列腺癌有治疗作用。

4. 并发症　射频消融治疗的并发症有肉眼血尿、膀胱痉挛、尿灼感、便秘。RITA 作为一种微创治疗,前景甚好,但仍需更多的临床试验证实其疗效和安全性。

十五、根治性手术后复发的诊断与治疗

临床上有 27%～53% 接受根治性前列腺切除术的患者在术后 10 年内发生肿瘤局部复发或远处转移,大多数复发或转移患者需接受进一步治疗。

(一)根治性手术后复发的概念

成功的根治性前列腺切除术一般 3 周后,血清 PSA 水平应不能检测到。根治性前列腺切除术后如果出现连续 2 次血清 $PSA \geqslant 0.2 \mu g/L$ 提示前列腺癌生化复发。PSA 复发可以比临床复发提早 6～8 年出现。

(二)根治性手术后临床复发的评估和诊断

对生化复发患者全面评估的目的是判定患者是否已发生临床复发,如已临床复发则应判断属局部复发、区域淋巴结转移还是远处转移。

1. 根治性手术后临床复发的评估

(1)根治术后局部复发的可能性在以下几种情况时>80%:①术后 3 年才发生 PSA 上升。②前列腺特异性抗原倍增时间(PSADT)$\geqslant$11 个月;Gleason 评分$\leqslant$6 分。③病理分期$\leqslant pT_{3a}$。

(2)前列腺癌根治术后广泛转移的可能性在以下几种情况时>80%:①术后 1 年内发生 PSA 上升;②PSADT 在 4～6 个月;③Gleason 评分在 8～10 分;④病理分期$\geqslant T_{3b}$。

2. 根治性手术后临床复发的诊断

(1)直肠指检(DRE):前列腺癌根治术后的生化复发者,在 PSA 水平较低时直肠指检的意义较小。如果直肠指检发现异常硬结,则应进一步行直肠超声检查及其引导下的穿刺活检。如在前列腺区发现固定、质硬肿块时,应高度怀疑前列腺局部复发。

(2)经直肠超声检查(TRUS)和穿刺活检:常规前列腺穿刺活检价值不大,穿刺成功率低,除非局部有明显复发肿块;活检阴性也不表示可以排除局部复发。PSA 水平与活检结果有关,$PSA>2.0 \mu g/L$ 时的阳性率高达 70%。现在认为,前列腺穿刺活检只用于可以接受挽救性治疗的患者。

(3)骨扫描和 CT 检查:如果患者血清 PSA 水平$<20 \mu g/L$ 或 PSA 每年上升速率$<20 \mu g/L$,则骨扫描、盆腔和腹部 CT 发现肿瘤病灶的敏感度和特异度均很低。临床上大多数生化复发患者在 PSA 上升达到 $20 \mu g/L$ 之前就需要接受评估,所以大多数生化复发的患者不需要接受骨扫描和 CT 检查。

(4)MRI 检查:肠腔内线圈 MRI 被认为是诊断前列腺癌根治术后局部复发的重要检测手段。

(5)PET 检查:正电子发射断层扫描(PET)已被成功地应用于多种肿瘤的早期复发或转移的诊断。在前列腺癌领域内,PET 目前也被应用于诊断前列腺癌根

治术后的早期复发,并且已有少量非常有前景的文献发表。但是,我们必须清楚地认识到,病灶摄取的^{11}C 标记的胆碱并非前列腺癌的特异性标记,前列腺的炎症性疾病也会摄取^{11}C 标记的胆碱。

用于诊断前列腺癌包膜外侵犯情况时,PET 的敏感度明显低于 MRI 的敏感度。

PET 用于诊断前列腺癌根治术后复发和转移时,其敏感度和患者的 PSA 水平有很明显的相关性。在 PSA≥3µg/L 的患者中 PET 可以发现 63%～83%的转移灶部位,而在 PSA≤1µg/L 的患者中 PET 仅能发现 20%～36%的转移灶部位。

因为目前此类研究的数目还比较少,所以 PET-CT 在诊断前列腺癌根治术后复发和转移中的价值还不能最终确定。目前比较明确的是,PET-CT 用于诊断前列腺癌淋巴结转移的可信度不是太高,在 PSA＜1µg/L 的根治术后生化复发的患者中没有必要常规采用 PET 检查来评估。

(6)^{111}In 标记的 capromab penditide 扫描检查:capromab penditide 是针对前列腺特异性膜抗原(PSMA)的单克隆抗体。放射性核素^{111}In 标记它可以用来检测根治术后生化复发的患者。如果有条件选用 capromab pendetide 扫描检查,则无论患者 PSA 水平为多少,都有 60%～80%的检查阳性率。

(三)根治性手术后复发的治疗

如果肿瘤复发仅发生在局部前列腺窝内,则挽救性放射治疗是有效的;如果肿瘤已发生远处转移,则主要采用内分泌治疗。

1. 观察等待治疗 只适用于那些低危险性或 PSA 复发早期的患者。

(1)适应证

①生化复发且符合以下条件者:Gleason 评分≤7 分、生化复发在根治术后 2 年才发生以及 PSADT＞10 个月的生化复发患者(因为此类患者疾病发展很慢,从生化复发到临床复发或转移的中位时间为 8 年,从发生转移到死亡的中位时间为 5 年)。

②临床局部复发但无法耐受放射治疗或不愿接受放射治疗和内分泌治疗者。

(2)禁忌证

①生化复发,但有很大可能将发生远处转移者:术后 1 年内发生 PSA 上升;PSADT 在 4～6 个月;Gleason 评分在 8～10 分;病理分期≥T_{3b} 期。

②临床广泛转移者:随着越来越多的早期临床局限型前列腺癌患者得以确诊,使越来越多的患者有机会接受前列腺癌根治术。同样,根治术后发生生化复发并进一步进展成为临床复发和转移的患者绝对数目也将随之增多。因此,探寻根治术后复发和转移患者的最佳治疗时机和方案是目前前列腺癌临床研究的重要内容之一。如何在不降低患者生存质量的前提下,延长此类患者的生存时间和无病生存时间是研究的关键问题。今后,随着研究的不断深入,获得更多的循证医学证

据,将为临床实践中制订个体化的治疗方案提供宝贵依据。

2. **挽救性放射治疗**

(1)适应证:①预期寿命>10 年。②身体一般情况好。③仅生化复发而无临床复发或转移。④临床前列腺窝局部复发。

(2)禁忌证:①预期寿命<10 年。②一般情况差,无法耐受放射治疗。③临床广泛转移。

(3)并发症:挽救性放射治疗的并发症与放射治疗相同,主要有尿频、腹泻、疲乏等轻微不良反应,以下严重情况仅见于<2%的患者。①严重的血尿;②膀胱颈口狭窄;③尿失禁;④直肠溃疡或直肠炎。不良反应的发生与放射治疗的剂量和采用的治疗技术有关。

(4)疗效:根治术后生化复发患者,如果排除肿瘤的远处转移且患者的一般情况较好,就可以接受挽救性放射治疗。虽然术后 1 年内发生 PSA 上升、PSADT 在 4～6 个月、Gleason 评分在 8～10 分的患者有较高的可能性发生远处转移,但有少部分患者仍有可能应用挽救性放射治疗获得治愈,所以不能将他们完全排除在外。

局部复发的患者最好在血清 PSA 水平≤1.5μg/L 时采用挽救性放射治疗,总剂量达 64～66Gy。此类患者的治疗效果与治疗前的 PSA 水平密切相关。最近一项研究发现,生化复发后就开始挽救性放射治疗与临床局部复发后才开始挽救性放射治疗相比,前者 5 年无生化复发率为 69% 和总生存率为 96%,后者 5 年无生化复发率和总生存率分别下降至 45% 和 78%。因此,美国放射治疗学家联合会(ASTRO)治疗共识建议患者接受挽救性放射治疗前 PSA 最好≤1.5μg/L,接受针对前列腺癌的放射治疗剂量在常规分割照射中最好>64Gy。

最近,越来越多的研究显示,在前列腺癌根治术后生化复发的患者中早期给予挽救性放射治疗,患者将获得更高的 5 年无生化复发生存率和 5 年总生存率。在高危的前列腺癌患者中,根治术后的辅助放射治疗非常有价值,而且患者术后的 PSA 水平越低,辅助性放射治疗的治疗价值越高。

另一项研究中,研究者发现放射治疗开始时的血清 PSA 水平和治疗效果之间有明显的相关性。但需要指出的是,目前关于前列腺癌根治术后生化复发患者的挽救性放射治疗最佳时机问题还缺乏前瞻性的、具有长期随访资料的研究支持。

3. **内分泌治疗** 根治手术后复发有远处转移,或局部复发不适合放射治疗,或不愿接受放射治疗者可采用内分泌治疗。生化复发且有很高倾向将要发生临床广泛转移者应尽早采用内分泌治疗,这样可以降低患者发生临床转移的比例,但对患者生存率的影响目前还没有定论。如果患者根治术前 PSA>20μg/L、Gleason 评分>7 分、广泛手术切缘阳性或肿瘤有包膜外侵犯(pT_{3b},$pTxpN_1$),则最好在根治术后立即采用内分泌治疗。还有研究发现在前列腺癌根治术后生化复发的患者中 Gleason 评分>8 分或病理分期 pT_{3b}～pT_xN_1 者如果只给予挽救性放射治疗,则没有一个患者能够获得长期的无疾病生存,这也说明对于这些高危的发生远处转移的患者及时采用内分泌治疗是十分必要的。常用方法为间歇性最大限度全雄激素阻断疗法,开始得越早效果越好。

(1)适应证

①生化复发,但有很大可能将发生远处转移者:术后 1 年内发生 PSA 上升;PSADT 在 4~6 个月;Gleason 评分在 8~10 分;病理分期≥T_{3b} 期。

②临床前列腺窝局部复发,但不能耐受放射治疗或不愿意接受放射治疗者。

③临床广泛转移者。

(2)治疗方案:对于根治术后复发的患者内分泌治疗可根据具体情况选择不同方案:①全雄激素阻断;②间歇性内分泌治疗;③抗雄激素药物单药治疗;④抗雄激素药物联合 5α 还原酶抑制药。内分泌治疗的最佳方案目前还没有定论。

抗雄激素药物单药治疗目前常采用比卡鲁胺 150mg/d 治疗。与传统的去势治疗相比,除了男性乳房发育和乳房肿胀症状加重外,其余不良反应均较轻,特别是潮热、性欲丧失及性功能障碍等方面的不良反应明显小于 LHRH-α 类药物去势和全雄激素阻断。局限性前列腺癌患者在等待观察或根治性治疗后,应用比卡鲁胺 150mg/d 治疗与安慰剂相比可以降低疾病进展的比例。此方法可以作为根治术后生化复发的年轻患者的一种治疗选择。

间歇性内分泌治疗可以延缓晚期前列腺癌患者由激素依赖型向激素非依赖型的发展,且可以提高生活质量。

抗雄激素药物联合 5α-还原酶抑制药治疗的机制是同时阻断睾酮向 DHT(二氢睾酮)的转化和阻断胞质内的 DHT 受体。但目前此类治疗的临床研究还非常少,还不能得出非常可信的结论。今后,还需要对更广泛的患者群应用新一代的抗雄激素药物(如比卡鲁胺)开展随机对照的三期临床试验,才能对此方案进行客观的评价。

十六、根治性放射治疗后复发的诊断与治疗

(一)根治性放射治疗后复发的概念

生化复发是肿瘤继续进展并发生临床复发或转移的前兆。和前列腺癌根治术后 PSA 迅速下降,2~4 周后至检测不到的水平不同,放射治疗后 PSA 水平下降缓慢,中位半衰期可达 50~78d,且由于前列腺的遗留,少量可被检测出的 PSA 值不能说明有复发征象,这样就增加定义放射治疗后生化复发的难度。不少学者根据放射治疗后 PSA 最低值,PSA 连续上升的次数、上升的幅度或任何能区分正常和异常水平的指标来定义生化复发。

放射治疗后 PSA 水平升高超过 PSA 最低值 $2\mu g/L$ 或 $2\mu g/L$ 以上时被认为有生化复发,生化复发的时间就是出现这种情况的时间。临床复发一般在 PSA 复发

后 6～18 个月出现,应评估局部复发、局部淋巴结转移或远处转移。

(二)根治性放射治疗后复发的诊断

放射治疗后,PSA 最低值是生化治愈的标志,一般认为在 3～5 年 PSA＜1μg/L 的患者预后较好。如果 PSA 没有降至正常范围则说明肿瘤复发或残留,很可能在放射治疗时已经有隐匿的微转移灶;如果 PSA 降至最低值后继而上升意味着有局部复发的可能;当 PSA 不断上升则高度提示有转移癌的危险。

1. 直肠指检(DRE)　DRE 区分肿瘤结节和腺体放射治疗后相关的纤维化改变非常困难,因此常规不推荐 DRE 检测放射治疗失败患者。

2. 经直肠超声检查(TRUS)和穿刺活检　TRUS 仅对放射治疗后腺体内可疑区域的引导活检有一定价值。放射治疗后活检难以评价局部治疗成功与否,宜在整个疗程结束后的 12～18 个月进行,如果放射治疗后 18 个月前有进展性 PSA 升高则应马上活检。

3. 骨扫描、CT 和 MRI　建议用于 PSA＞20μg/L,或 PSA＞10μg/L 以及 Gleason 评分 8～10 分的放射治疗失败患者。

(三)根治性放射治疗后复发的治疗

1. 等待观察　等待观察适用于根治性放射治疗后 PSA 复发早期且低危险性、PSA 上升缓慢。对于根治性放射治疗后生化复发中疾病进展缓慢者(符合 Gleason 评分＜7 分、生化复发在根治放射治疗后 2 年才发生以及 PSA 上升缓慢这 3 个条件者),如果已排除远处转移则可以采用观察等待。

2. 挽救性手术　挽救性手术适用于预期寿命≥10 年、复发时临床分期≤T₂期、活检 Gleason 评分＜7 分、挽救术前 PSA＜10μg/L 的患者。挽救性手术难度大,术后并发症发生率高。术中是否行盆腔淋巴结清扫术,目前意见还不统一。

(1)挽救性前列腺切除术:对于放射治疗后复发的患者,若预期寿命超过 10 年,并且放射治疗结束已至少 12 个月,在排除远处转移及严重的放射性膀胱炎和直肠炎后,应尽可能地采用挽救性前列腺切除术。放射治疗后的挽救性前列腺切除术对手术医师的操作要求很高。由于放射治疗引起的纤维化及解剖结构的变化,放射治疗后行挽救性前列腺切除术比行标准的前列腺癌根治术并发症发生率要高得多。最常见的并发症包括阳痿、尿失禁、直肠损伤和膀胱颈挛缩等。在前PSA 时代和没有现代适形放射治疗技术的时代,该手术的并发症发生率非常高,有高达 65％的患者会发生治疗相关的并发症,有 60％原计划行挽救性前列腺癌根治术的患者在术中会扩大为前盆腔切除术(膀胱前列腺切除术)或全盆腔切除术(直肠膀胱前列腺切除术)。而且治疗的效果很差,有很高的局部复发率,疾病进展平均时间仅有 1.3 年。

近年来,随着根治性放射治疗时广泛运用完善的适形放射治疗计划和放射性粒子置入系统,以及术前准确评估患者并采用最恰当的手术操作步骤,该手术的并发症发生率已明显降低。经耻骨后挽救性前列腺切除术平均失血量和标准的前列腺癌根治术已经相似,平均失血量可降至 900ml 左右。对少数患者在保证手术切缘阴性的条件下可适当保留单侧甚至双侧的神经血管束,并配合神经移植从而尽可能地保留患者的性功能。该手术的疗效与患者术前的 PSA 水平密切相关。

(2)膀胱前列腺切除术:膀胱前列腺切除术的指征为活检病理证实膀胱颈或精囊受侵、非顺应性膀胱和放射治疗后尿失禁、难以处理的放射性膀胱炎和膀胱挛缩。大多数接受膀胱前列腺切除术的患者肿瘤病理分级高,体积大,术后肿瘤发生进展的可能性也高,故患者生存率较低,但这与患者的选择误差有关。可控性尿道重建能显著减少术后尿失禁的发生,但可能增加切缘阳性率和生化失败率。

(3)挽救性手术的预后:一般来讲,最终病理分期较低的患者比病理分期较高者预后要好。挽救性前列腺切除术前常对临床分期估计过低,实际上只有20%~50%的患者肿瘤局限于前列腺内,有报道54%的患者在术前已存在精囊受侵或淋巴结转移。尽管如此,它还是可以达到长期的肿瘤控制,当前,该手术可以达到的最好疗效是 10 年肿瘤特异性生存率为 70%~75%,10 年总生存率为60%~66%。器官局限型疾病、手术切缘阴性、无精囊侵犯以及无盆腔淋巴结受累是术后患者预后相对较好的指标。

3. 挽救性近距离放射治疗 对于外照射后的局部复发、低风险的患者,可选用近距离放射治疗,特别是年长(>65 岁)和有手术禁忌证的患者。挽救性近距离放射治疗后的 5 年无复发率为 50%。

挽救性近距离放射治疗必须满足:①组织学上确诊局部复发,并排除远处转移的证据;②轻、中度前列腺症状,IPSS <20 分;③患者预期寿命为 5~10 年;④PSA倍增时间较长(>6~9 个月);⑤Gleason 评分≤6 分;⑥复发时 PSA<10μg/L。

[103]Pa 近距离照射的最低外周剂量至少需 90Gy。运用交互式技术,[125]I 和 [103]Pa近距离照射分别能到 160Gy 和 120Gy 靶区高放射剂量,同时不会对膀胱和直肠造成放射性损伤。近距离照射所致的并发症包括膀胱流出道梗阻、直肠损伤、膀胱颈挛缩、尿失禁等。总体来看,挽救性近距离放射治疗后 3~4 级消化道和泌尿道并发症发生率为 36%。

4. 冷冻治疗 随着 TRUS 分辨率的提高,更精确的冷冻源置放系统和熟练的外科操作,前列腺冷冻外科消融术已成为前列腺癌放射治疗后复发的挽救性治疗方式之一。对放射治疗后局部复发、初始临床分期<T$_2$ 期或放射治疗前 PSA<10μg/L 的患者,比较适用冷冻治疗。

5. 内分泌治疗 放射治疗后临床局部复发不愿或不能手术者、生化复发者和有远处转移者,均适合内分泌治疗。对出现生化复发不久的患者,若 PSA 倍增时间<12 个月,主张早期进行间歇内分泌治疗。

根治性放射治疗后复发的前列腺癌患者如确诊已发生转移,就应该选用内分泌治疗,包括去除体内雄激素治疗、抗雄激素治疗、全雄激素阻断治疗。目前临床上应用广泛的药物去势 LHRH 类似物包括戈舍瑞林、亮丙瑞林、曲普瑞林等,抗雄激素药物以非类固醇药物为主,包括氟他胺、比卡鲁胺、尼鲁米特等。对已经发生转移的患者,内分泌治疗开始越早治疗效果就越好。对出现生化复发不久的患者,若 PSA 倍增时间<12 个月,早期内分泌治疗能推迟远处转移的发生,但对提高疾病专项生存率和总体生存率无多大帮助。辅助雄激素阻断疗法对行放射治疗的局限性进展期前列腺癌患者是有帮助的。内分泌治疗能推迟症状进展,有助于局部控制肿瘤及降低生化失败率,许多 T_1 期和 T_2 期的患者接受放射治疗的同时就使用辅助雄激素阻断疗法,但内分泌治疗不能避免雄激素抵抗和疾病进展的发生,且尚有一定的不良反应,包括性欲消失、肌肉萎缩、轻度贫血和骨质疏松等,因此有希望治愈的患者应积极争取挽救性治疗,内分泌治疗不推荐作为放射治疗后复发的常规初始疗法。

十七、激素非依赖性前列腺癌的治疗

激素非依赖性前列腺癌指的是在机体雄激素水平处于去势状态下病变发生进展,病变进展的表现可以是原发病灶的增大、出现新的转移灶或是血清前列腺特异性抗原(PSA)持续升高。根据激素非依赖性前列腺癌的进展不同阶段可分为雄激素非依赖性前列腺癌和激素难治性前列腺癌。值得提出的是将激素非依赖性前列腺癌分为雄激素非依赖性(AIPC)或去势抵抗性前列腺癌(CRPC)和激素难治性前列腺癌(HRPC)两种,其目的是对不同发展阶段的患者采取不同的治疗手段,以便改善预后和提高生存质量。但并不是所有患者均经历 AIPC 阶段,部分患者进入激素非依赖阶段时对二线内分泌治疗并无反应。对二线内分泌治疗有效的患者只占少数。

(一)雄激素非依赖性前列腺癌的概念和诊断

1. 雄激素非依赖性前列腺癌的概念 大多数前列腺癌患者起初都对内分泌治疗有效,但经过中位时间 14~30 个月后,几乎所有患者的病变都将逐渐发展为激素非依赖性前列腺癌。在激素非依赖性前列腺癌发生的早期有些患者对二线内分泌治疗仍有效,称为雄激素非依赖性前列腺癌。

2. 雄激素非依赖性前列腺癌的诊断条件

(1)血清睾酮达去势水平($<50\mu g/L$)。

(2)间隔 2 周连续 3 次 PSA 升高。

(3)二线内分泌治疗有效。

(二)激素难治性前列腺癌的概念和诊断

1. 激素难治性前列腺癌的概念 血清睾酮处于去势水平下,经内分泌治疗后病变复发、进展的前列腺癌,对二线内分泌治疗无效或二线内分泌治疗过程中病变继续发展的前列腺癌,称为激素难治性前列腺癌。

2. 激素难治性前列腺癌的诊断条件　激素难治性前列腺癌的诊断条件包括以下 5 条,但其中必须同时具备以下 1～4 条,骨与软组织病变进展在此阶段可以出现,也可不出现。

(1)血清睾酮达去势水平($<50\mu g/L$)。

(2)间隔 2 周连续 3 次 PSA 升高。

(3)抗雄激素撤退治疗 4 周以上。

(4)经至少 1 次抗雄激素药物撤退以外的二线内分泌治疗期间 PSA 进展。

(5)骨或软组织转移病变有进展。

(三)激素非依赖性前列腺癌的治疗

1. 二线内分泌治疗　对内分泌治疗抵抗的前列腺癌患者,尽管已是雄激素非依赖性,但非类固醇类抗雄激素仍然有效。可轮流应用二线或三线抗雄激素药物。

(1)适应证:对于一线内分泌治疗,即药物去势或手术去势的患者,血清睾酮处于去势水平下 PSA 升高,局部和(或)转移病变复发、进展的前列腺癌。

(2)方法

①加用抗雄激素药物:即使是激素难治性前列腺癌,肿瘤组织仍有雄激素敏感的癌细胞,因此,前列腺癌一线抗雄激素治疗失败后,可以在单一去势(手术或药物)治疗的基础上联合抗雄激素药物,有 60%～80% 的患者 PSA 下降>50%,平均有效时间为 4～6 个月。抗雄激素药物的主要作用机制是竞争性地阻断雄激素受体,由于手术去势或药物去势只能去除睾丸来源的雄激素,抗雄激素药物可以通过阻断雄激素受体消除来自肾上腺分泌的睾酮作用。

②停用抗雄激素药物:对于采用联合雄激素阻断治疗的患者,推荐停用抗雄激素药物,这样可以减缓雄激素非依赖细胞的增殖,并提高二线抗雄激素药物应用时的疗效。一般停药 4～6 周后,约 1/3 的患者出现"抗雄激素撤除综合征",PSA 下降>50%,平均有效时间 4 个月。该综合征的发生被认为与雄激素受体突变有关,一般多在用药后 3 年发生,停用比卡鲁胺或氟他胺后,病情可再改善 6 个月以上。其他抗雄激素药物,如甲地孕酮和尼鲁米特,也有同样的撤药综合征。

③抗雄激素药物互换:对于初次内分泌治疗后恶化的前列腺癌患者,交替使用抗雄激素药物治疗或许仍有效果。二线药物时氟他胺的反应率为 38.1%,比卡鲁胺为 44.4%;三线药物时氟他胺反应率为 30.0%,比卡鲁胺为 28.6%;三线药物治疗对那些二线药物敏感者更有效,并延长患者的生存期。因此,氟他胺和比卡鲁胺可以在各自耐药时互换,维持疗效。

④肾上腺雄激素抑制药:如酮康唑、氨基苯乙哌啶酮、皮质激素(氢化可的松、泼尼松、地塞米松)。

⑤低剂量雌激素药物:如雌二醇、甲地孕酮等。

(3)疗效评估:PSA 下降≥50％保持 8 周与较好的预后显著相关;骨或软组织转移病灶是否有改变;临床症状的改善。

2. 化学治疗 前列腺腺癌对化学治疗一般不敏感,可是 HRPC 时癌细胞增殖率增加,对大部分细胞毒性化学治疗药物治疗或许有效。化学治疗只是 HRPC 患者综合治疗的一个重要组成部分,常联合内分泌治疗、生物治疗等。虽然 HRPC 化学治疗作为姑息性治疗,但是能减轻患者痛苦、改善生活质量且延长部分患者存活时间。神经内分泌细胞型 HRPC 具有不同于腺癌的生物学行为,与前列腺腺癌相比,对化学治疗更敏感,但是目前许多临床化学治疗时并没有区别对待二者。

(1)药物和方案:前列腺癌化学治疗常用的一线药物主要包括米托蒽醌、紫杉醇类和雌莫司汀。

米托蒽醌是一种全新合成的 DNA 嵌入药,可视为蒽环类抗生素类似物。其作用机制是通过和 DNA 结合,抑制其合成,导致细胞死亡。本药为细胞周期非特异性药物,和蒽环类药物无交叉耐药性。对晚期前列腺癌或激素难治性前列腺癌患者有明显的姑息治疗作用,与肾上腺皮质激素联合应用时疗效更明显。

紫杉醇及多西紫杉醇(docetaxel,DTX,泰索帝,泰素)均属植物生物碱类抗肿瘤药物,通过促进微管双聚体装配成微管,并防止去多聚化过程而使微管稳定,阻滞细胞于 G 期和 M 期,从而抑制癌细胞的有丝分裂和增殖。多西紫杉醇活性是紫杉醇的 1.3～12 倍,而且在细胞内浓度比紫杉醇高 3 倍,细胞内滞留时间长。因此,多西紫杉醇用量要小于紫杉醇,效果更好。目前认为,以多西紫杉醇为基础的化学治疗方案是治疗 HRPC 最理想的方法,能显著改善患者的生活质量和存活时间。

雌莫司汀的主要代谢产物雌二醇和雌酮氮芥对前列腺具有特殊的亲和力,既能通过下丘脑抑制促黄体生成素,降低睾酮的分泌,又有直接细胞毒作用。常与紫杉醇类及长春新碱合用,适用于晚期前列腺癌及激素难治性前列腺癌。如果用药 3～4 周后无效,应立即停药。主要不良反应是胃肠道反应,少数患者有轻度骨髓抑制,减药或停药后可完全恢复;还可能出现血栓栓塞性疾病、乳房增大及性欲减退等。

前列腺癌化学治疗目前多主张联合方案,目的是既提高疗效,又减少不良反应。有条件者,化学治疗时加用粒细胞集落刺激因子和促红细胞生长因子等,明显改善化学治疗药物的骨髓、血液毒性,提高患者的耐受性,间接提高疗效。

(2)疗效评估:化学治疗前应综合判断 HRPC 患者的全身情况、疾病情况和经济状况等,可以参照风险评估表对 HRPC 患者病情进行评估。美国西南地区肿瘤协作组全身情况评判标准,分为 0～4 级。0 级,表示患者能正常活动;1 级,患者有全身症状,但能户外活动;2 级,患者非睡眠时间卧床时间＜50％;3 级,非睡眠时间卧床时间＞50％;4 级,患者完全卧床。

（3）并发症

①米托蒽醌引起的不良反应：a. 骨髓抑制，引起白细胞和血小板减少，此为剂量限制性毒性。b. 心血管系统，少数患者可能有心悸、期前收缩及心电图异常。c. 胃肠道反应，可有恶心、呕吐、食欲减退、腹泻等消化道反应。d. 其他，偶见乏力、脱发、皮疹、口腔炎等。

②多西紫杉醇引起的不良反应：a. 骨髓抑制，主要剂量限制性毒性是中性粒细胞减少，最低点发生于治疗后第 8 天。也可见血小板下降及贫血。b. 过敏反应，表现为潮红、皮疹、胸部紧缩感、背痛、呼吸困难、药物热和寒战。大多发生于开始输液后的几分钟。c. 皮肤反应，较常见，表现为局限于手、足、双臂、面部或胸部的凸起皮疹，可伴瘙痒，少数情况下发生脱皮。d. 液体潴留，未行预防用药者发生率为 61%，包括水肿、胸腔积液、心包积液、腹水和体重增加等，停药后可消失。预防性口服地塞米松可减少液体潴留和过敏反应的发生率及严重性。e. 胃肠道反应，如恶心、呕吐、腹泻、口腔黏膜炎，多为轻度到中度。f. 神经系统不良反应较常见，如感觉迟钝、烧灼感等，多不严重。g. 肝功损害，AST、ALT、胆红素和碱性磷酸酶升高。h. 其他，低血压、脱发、乏力、肌痛、色素沉着、局部刺激、静脉炎。有报道用药期间出现心动过速、心房颤动、心律失常、高血压或心力衰竭等。

③雌莫司汀引起的不良反应：最常见的不良反应包括男子乳房女性化和阳痿；恶心、呕吐；体液潴留、水肿。最为严重的不良反应包括血栓栓塞、缺血性心脏病和充血性心力衰竭，罕见的为血管神经性水肿。有报道各系统、器官曾出现下列不良反应。a. 心血管系统，体液潴留（较常见），充血性心力衰竭，缺血性疾病包括心肌梗死、血栓栓塞。b. 胃肠道反应，常见恶心和呕吐（尤其在治疗的最初 2 周），腹泻。c. 肝胆系统，肝功能受损。d. 血液系统，偶见贫血、白细胞减少和血小板减少。e. 内分泌系统，常见男子乳房女性化和阳痿。f. 中枢神经系统，偶见肌无力、抑郁、头痛、意识混乱和嗜睡。g. 有报道出现过敏反应，包括皮肤过敏性皮疹及血管神经性水肿。在许多病例中，包括一例致死性的，患者同时服用 ACE 抑制药。若应用雌莫司汀治疗时出现血管神经性水肿，应立即停药。

④骨化三醇引起的不良反应：由于骨化三醇能产生维生素 D 的作用，所以可能发生的不良反应与维生素 D 过量相似。如高血钙综合征或钙中毒（取决于高钙的严重程度及持续时间）。偶见的急性症状包括食欲减退、头痛、呕吐和便秘。慢性症状包括营养不良、感觉障碍、伴有口渴的发热、尿多、脱水、情感淡漠、发育停止及泌尿道感染。

⑤环磷酰胺引起的不良反应：a. 骨髓抑制，白细胞减少较血小板减少为常见，最低值在用药后 1～2 周，多在 2～3 周后恢复。b. 胃肠道反应，包括食欲减退、恶心及呕吐，一般停药 1～3d 即可消失。

（4）化学治疗效果评估：预测化学治疗效果的指标有全身情况、治疗前血红蛋白水平、PSA 基线水平、骨转移灶的范围(数量、分布方式)和雄激素维持水平等,最常用的是 PSA。如果 PSA 持续升高或无反应,则患者预后差,存活时间短。目前 PSA 下降标准是 PSA 从化学治疗前水平下降>50%并维持≥4 周,预示存活时间较长。PSA 判断时,如果合用抗雄激素药物,要避免抗雄激素物质撤除综合征的影响,会使 PSA 水平下降,发生率为 30%。同时,还需要结合患者症状、影像学检查、核素检查来综合判断化学治疗效果。

3. 骨转移治疗

(1)双膦酸盐治疗:唑来膦酸是第三代双膦酸盐,具有持续缓解骨痛、降低骨相关事件的发生率,延缓骨并发症发生的时间,是目前治疗和预防激素非依赖性前列腺癌骨转移的首选方法。唑来膦酸 4mg,15min 静脉滴注,每 4 周 1 次。为了避免药物对肾功能的损害,静脉滴注时间不少于 15min。研究证明,唑来膦酸 4mg,15min 静脉滴注对肾功能无明显影响,与安慰剂相比无显著差异。

(2)放射治疗

①体外放射治疗:可改善局部和弥漫性骨痛。因前列腺癌患者发生多处骨转移的机会较高,因此体外放射治疗的范围和剂量越大,不良反应越大。

②内照射:临床出现难以控制的骨痛时,使用麻醉药品镇痛的效果短暂且易成瘾,而采用放射性核素进行的内照射治疗,方法简便、疗效肯定,联合内分泌治疗效果会更好。目前国内用于治疗骨转移肿瘤的放射性核素主要有钐(^{153}Sm)、铼(^{188}Re)和锶(^{89}Sr)。

适应证:前列腺癌广泛性骨转移,尤其是膈肌两侧的骨转移,不适合局部或半身放射治疗者;骨转移患者骨痛剧烈,镇痛药、化学治疗或内分泌治疗效果不佳者;白细胞(WBC)计数≥$3.5×10^9$/L,血小板(PLT)计数≥$80×10^9$/L 者。

禁忌证:骨显像提示转移灶主要为溶骨性冷区,且呈空泡状者;严重骨髓、肝功能、肾功能障碍患者;1 个月内进行过细胞毒素治疗,白细胞呈下降趋势者;白细胞计数<$2.0×10^9$/L,血小板计数<$80×10^9$/L 者。

(3)镇痛药物治疗:世界卫生组织(WHO)已经制定了疼痛治疗指南,也适用于前列腺癌骨转移患者。镇痛治疗必须符合这一指南,规律服药(以预防疼痛),按阶梯服药——从非阿片类药物至弱阿片类,再至强阿片类药物的逐级上升,还要进行适当的辅助治疗(包括神经抑制药、放射治疗、化学治疗、手术治疗等)。

晚期前列腺癌转移性骨痛十分剧烈,化学治疗缓解率一般<50%,起效慢,应以放射治疗、非甾体消炎药(如 Cox 抑制药)和皮质激素治疗为主。放射性药物^{89}Sr 等的缓解骨痛的效果为 25%~65%,并可以与外照射合用治疗局限型骨痛。对于急性硬膜外脊髓压迫症,首先静脉滴注大剂量皮质激素,如地塞米松 16~100mg/d;或静脉注射 10mg 地塞米松,再 4mg/6h,同时联合放射治疗。

4. 激素非依赖性前列腺癌治疗的新进展(生物治疗)　对于晚期进展性或复

发前列腺癌伴广泛转移以及 HRPC 患者来说,所有传统治疗方法只能起姑息性治疗作用。现代分子生物学技术从分子水平上了解前列腺癌发展及其转移机制,使临床治疗进入基因治疗时代。这些进展主要体现在 3 个领域,即抗血管形成治疗、免疫治疗和基因治疗。生物治疗目前只能是传统治疗的辅助性治疗,或许是未来治愈前列腺癌的理想方法。

贝伐单抗(bevacizumab)是抗血管表皮生长因子(VEGF)单抗,10mg/kg,每周静脉给药 1 次,连续治疗 8 周后评价疗效,若患者对治疗有反应,则继续上述治疗直至疾病进展。常见的不良反应为轻中度的皮疹、腹泻和蛋白尿,极少数情况下会引发比较严重的结肠穿孔。沙利度胺是一类中枢神经药物,有抗碱性成纤维细胞生长因子(bFGF)作用。多西紫杉醇单独或联合沙利度胺治疗 HRPC 患者发现,单独应用组中 35% 的患者 PSA 下降率 ≥50%,而联合组有 53% 的患者;中位无进展存活时间联合组为 5.9 个月,好于单独应用组的 3.7 个月;治疗 18 个月后,联合组的存活率为 68.2%,优于单独应用组的 42.9%。

酪氨酸激酶抑制药吉非替尼(gefitinib,又称易瑞沙)可以阻滞上皮生长因子受体(EGFR)胞内信号传导,从而抑制癌细胞增殖、组织血管形成,并促进凋亡。最常见的不良反应是轻微的腹泻、疲乏等。

第11章
chapter 11
男性生殖器肿瘤

第一节　睾丸肿瘤

睾丸肿瘤可分为原发性肿瘤和继发性肿瘤。在原发性肿瘤中 95％ 为生殖细胞肿瘤(精原细胞瘤或非精原细胞瘤),其余为非生殖细胞肿瘤(睾丸间质细胞瘤、支持细胞瘤、性腺胚胎细胞瘤等),原发性睾丸肿瘤占绝大多数。睾丸肿瘤右侧略多于左侧,与隐睾更多发生于右侧情况相吻合。超过 50％ 的双侧睾丸肿瘤患者有单侧或双侧的隐睾病史。虽然原发的双侧睾丸肿瘤可能同时或相继发生,但其组织学类型多是相同的,多为精原细胞瘤,而最常见的继发双侧睾丸肿瘤是恶性淋巴瘤。由于早期诊断、正确的临床和病理分期、手术方式的进步、化学治疗方案的正确选择、放射治疗的进展、严格的随访和补救性治疗,睾丸肿瘤表现了良好的治愈率。

一、病因

睾丸肿瘤的确切病因尚不清楚。隐睾被认为是导致睾丸肿瘤的主要危险因素,其发生肿瘤的机会比正常睾丸高 3～4 倍,有 7％～10％ 的睾丸肿瘤发生于隐睾患者。隐睾发生恶变的原因可能与隐睾位置、局部温度、血供障碍、内分泌功能失调、性腺发育不全有关。腹腔内睾丸恶变的相对危险性最高(1/20),而腹股沟内睾丸的恶变率则明显下降(1/80)。关于隐睾手术时机的选择,目前公认应在 2 岁前行复位固定术,同时防止睾丸的生精功能受损害,2 岁以后手术不能预防隐睾恶变,复位固定术后应终身随访,同时注意对侧睾丸癌的发病。此外,遗传、激素等因素也与睾丸肿瘤发病相关。家族性睾丸肿瘤发生率为 1％～2.8％,主要发生在父子间和兄弟间,其中发生在兄弟间的概率比普通人群高 3～12 倍,在父子间的概率比普通人群高 2～4 倍。睾丸肿瘤的发生与 $p53$ 基因的改变和 12 号染色体短臂异位有关。近年来国外研究发现,患者母亲妊娠时的体重增加程度、雌激素水平,以及患者出生时体重、社会生活地位、受教育程度、血清胆固醇水平和生活方式等均与睾丸肿瘤发病有关。

二、病理生理

(一)病理分类

按照改良的 2004 年国际卫生组织(WHO)指定的睾丸肿瘤的病理分类标准(表 11-1),睾丸肿瘤分为生殖细胞肿瘤、性索/性腺间质肿瘤和其他非特异性间质肿瘤 3 类。生殖细胞肿瘤占睾丸肿瘤的 90%～95%。

表 11-1　睾丸肿瘤的病理分类

生殖细胞肿瘤
　精曲小管内生殖细胞肿瘤
　精原细胞瘤(包括伴有合体滋养细胞层细胞者)
　精母细胞型精原细胞瘤(注意伴有肉瘤样成分)
　胚胎癌
　卵黄囊瘤(内胚窦瘤)
　绒毛膜上皮癌
　畸胎瘤(成熟畸胎瘤、不成熟畸胎瘤以及畸胎瘤伴有恶性成分)
　一种以上组织学类型的肿瘤(混合型)——说明各种成分的百分比
性索/性腺间质肿瘤
　间质细胞瘤
　　恶性间质细胞瘤
　支持细胞瘤
　　-富含脂质型
　　-硬化型
　　-大细胞钙化型
　　恶性支持细胞肿瘤
　颗粒细胞瘤
　　-成年人型
　　-幼年型
　泡膜细胞瘤/纤维细胞瘤
　其他性索/性腺间质肿瘤
　　-未完全分化型
　　-混合型
　包含生殖细胞和性索/性腺间质的肿瘤(性腺母细胞瘤)
其他非特异性间质肿瘤
　卵巢上皮类型肿瘤
　集合管和睾丸网肿瘤
　非特异间质肿瘤(良性和恶性)

1. 睾丸生殖细胞肿瘤　睾丸生殖细胞肿瘤包括精曲小管内生殖细胞肿瘤、精原细胞瘤、精母细胞型精原细胞瘤、胚胎癌、卵黄囊瘤、绒毛膜上皮癌、畸胎瘤和混合型生殖细胞肿瘤。在生殖细胞肿瘤中,精原细胞瘤最常见,约占 40%;其次是胚胎癌,约占30％。混合型生殖细胞肿瘤也不少见,其中最常见的结合形式是胚胎癌和畸胎瘤的结合。

睾丸生殖细胞肿瘤好发年龄为30—40岁,但卵黄囊瘤基本见于婴儿及儿童。

成年人睾丸生殖细胞肿瘤几乎都是恶性,恶性程度最高者是滋养层细胞癌,但对化学治疗敏感,其次为胚胎癌。5年生存率胚胎癌为20％～30％,卵黄囊瘤为70％,畸胎瘤为71％,精原细胞瘤为95％。精母细胞型精原细胞瘤的预后良好,死者多为间质变性生殖细胞癌。1岁以下卵黄囊瘤患者预后良好。

(1)睾丸精曲小管内生殖细胞肿瘤:1972年,Skakkebaek第1次在不育患者睾丸活检组织中发现非典型生殖细胞,并且阐述这些细胞是浸润性睾丸癌的前期。睾丸精曲小管内生殖细胞瘤是睾丸原位癌,无临床症状,多在睾丸活检时偶然发现,其诊断主要依据睾丸活检显微镜下发现。

精曲小管内生殖细胞肿瘤分多种类型,有精曲小管内生殖细胞瘤未分化型、精曲小管内精原细胞瘤和精曲小管内胚胎细胞癌等。精曲小管内生殖细胞瘤未分化型是常见类型,它是大多数生殖细胞瘤最常见的前体,其既可发展为精曲小管内精原细胞瘤,也可分化为精曲小管内胚胎细胞癌。各种类型的病理特征不同,在甲醛固定、蜡块包埋、苏木精-伊红染色下,精曲小管内生殖细胞呈浓染胞核的大细胞,有1个或多个胞核,丰富的胞质;精曲小管内生殖细胞瘤未分化型没有生殖细胞瘤特征性表现,曲细精管周边可观察到异常细胞;精曲小管内精原细胞瘤的特征是小管腔内充满不典型的圆核细胞,少量的染色质,突出的核仁和减少的胞质;精曲小管内胚胎细胞癌的特征是显示多形胞核的大细胞,管腔中心坏死。病变精曲小管管腔变窄,精子形成不活跃或缺如,支持细胞可移向小管管腔,管周基膜增厚。

精曲小管内生殖细胞瘤最后将发展为侵袭性癌,所以早期诊断非常重要,临床上除对不育患者进行睾丸活检外,对所有患睾丸肿瘤高风险因素的人群均应进行活检,这类人群包括:①有单侧睾丸癌病史的患者;②所有的性征模糊和有一个Y染色体的患者;③已经确诊患有性腺外生殖细胞瘤的患者;④有隐睾病史的患者。这样才能提高本病的临床发现率,做到早诊断、早治疗,以避免其发展为临床侵袭性睾丸癌。

(2)睾丸精原细胞瘤:起源于睾丸原始生殖细胞,为睾丸最常见的肿瘤,低度恶性,常为单侧性,右侧略多于左侧。

肉眼观,睾丸肿大,有时可达正常体积的10倍,少数患者睾丸大小正常。肿瘤体积大小不一,小者仅数毫米,大者可达十余厘米,通常直径为3～5cm。由于睾丸白膜比较韧厚,未被肿瘤破坏,故通常睾丸的原来轮廓尚保存。切面瘤组织呈淡黄色或灰黄色,实体性,均匀一致如鱼肉,其中往往可见到不规则坏死区。镜下观察:典型的精原细胞瘤有瘤细胞形态结构单一和间质内有淋巴细胞浸润两个特征。瘤细胞弥漫分布或呈索状结构,细胞的形态一致,与正常精小管内精原细胞相似,瘤细胞大,圆形或多角形、境界清楚、胞质透明,核大、位于中央,核膜及染色质较粗,有 1～2 个嗜酸性核仁,核分裂象不多见。间质为纤细的纤维组织或致密的胶原纤维,其中有多少不等的淋巴细胞浸润,有时可有淋巴滤泡形成。少数精原细胞瘤的实质细胞大小不一,核粗大,分裂象较多,称为分化不良性或未分化性精原细胞瘤。

本瘤对放射治疗高度敏感。淋巴道转移较常见,血行转移较少发生。

(3)睾丸精母细胞型精原细胞瘤:1964 年,Masson 首先描述了睾丸精母细胞型精原细胞瘤。其主要发生在 45 岁以上睾丸正常下降的患者,尚未发现与其他生殖细胞瘤混合发生。由小、中、大(或巨)3 种细胞构成,瘤细胞形态似不同成熟程度的精母细胞,称精母细胞型精原细胞瘤。

光学显微镜下观察:瘤细胞大小不一、形态多样为其特征。瘤巨细胞多位于肿瘤细胞团的中央,最外围是分化最成熟的小细胞,类似于精子细胞或成淋巴细胞,两种细胞之间是中等大小的瘤细胞。电镜下观察:染色质呈丝状螺旋网状结构,细胞间有连接结构,胞质无或含少量糖原。瘤细胞不表达胎盘样碱性磷酸酶及多能性干细胞标记,染色体示二倍体或近超二倍体,9 号染色体缺失。

本瘤转移者罕见,对放射治疗敏感,睾丸切除加放射治疗对 90％以上的患者有较好疗效,预后较好。

(4)睾丸胚胎癌:起源于具有多分化潜能的原始生殖细胞,为高度恶性肿瘤,发病高峰在 30－40 岁,婴儿及儿童也可发生。临床表现为睾丸进行性增大,约 1/3 的患者入院时已有转移,部分患者伴有 HCG 升高。

肉眼观察:睾丸肿大,肿瘤体积常比精原细胞瘤小,界限不清,无包膜,肿瘤常侵犯睾丸被膜及附睾。切面灰白色或灰黄色,常有灶性出血、坏死,偶见小囊腔形成。光学显微镜下观察:该肿瘤典型特征类似于上皮,具有胚胎性表现,最多发展到胚层阶段而达不到组织阶段。肿瘤以癌组织结构的多样性为特征,由胚胎性未分化上皮细胞和间质成分构成,瘤细胞为未分化的大小不一、形态不规则的细胞,细胞核大、核仁显著、染色深、染色质粗、核分裂象较多。细胞排列成各种不规则的条索状、网状、腺体状、圆柱状、乳头状,偶有囊腔形成。间质的形态很不一致,有的为胶原纤维,有的为肿瘤性原始间叶组织,有的为肉瘤样间质。胚胎性癌常可与精原细胞瘤混合存在或合并其他生殖细胞瘤。

胚胎性癌生长迅速,对放射线不敏感,转移较早,多经淋巴道转移到髂内淋巴结、髂总淋巴结。血行转移到肝、肺等处也较常见。预后较差,5 年生存率为 20％～30％,大多数患者于 2 年内死亡。

(5)睾丸卵黄囊瘤:又称内胚窦瘤,是一种高度恶性的生殖细胞肿瘤,发病年龄为 1－35 岁,多发生于 4 岁以内的儿童,是婴幼儿最常见的睾丸肿瘤。其恶性上皮成分表现出多样性,从扁平上皮、立方上皮到柱状上皮,这些上皮可形成网状、腺泡,乳头或实性区域。其恶性间叶成分有生成血管的能力。另外,可见嗜酸性基底膜样物质沉积。由上述成分组成的肿瘤称为卵黄囊瘤。

肉眼观察:睾丸肿大,体积可达正常睾丸的1~2倍大。肿瘤呈圆形或椭圆形,一般无包膜,可以替代部分或全部睾丸。切面主要为实性,部分为囊性或黏液变性,并可见不同程度的出血及坏死,颜色多样,呈灰白、灰黄、灰褐、灰红色,质地较软而脆。光学显微镜下观察:组织学形态多样。①疏松网状结构:瘤细胞排列成疏松的筛状或网状结构,形成大小不等的网眼,被覆扁平上皮、立方上皮或柱状上皮,网眼内含有黏液样基质;②内胚窦样结构:又称 Schiller-Duval 小体,是由单层或多层立方细胞或柱状细胞围绕小血管形成;③透明小体:又称嗜酸性小体,在瘤细胞质内或疏松网眼黏液样基质中,成群或散在分布,在 HE 染色中,呈圆形半透明红色小体,大小不等,PAS 染色反应阳性;④腺泡状和腺管状结构:由扁平上皮、立方上皮或黏液柱状上皮细胞排列呈腺泡状或腺管状,内衬上皮细胞排列整齐,间质由疏松黏液样结缔组织和血管组成;⑤实体细胞团结构:瘤组织呈巢状或片状排列,胞质松亮,核大,圆形或卵圆形;⑥间质中可出现黄色瘤样细胞、合体滋养层细胞和髓外造血组织,DNA 测定该瘤为多倍体。

卵黄囊瘤可以产生甲胎蛋白(AFP),这是本瘤的一个重要生物学特性。术前从患者的血清、腹水、脑脊液中检测 AFP 的存在。肿瘤切除后,血清 AFP 很快降至正常。因此,血清 AFP 可以作为观察患者的治疗效果、预测肿瘤是否切除干净、有无复发或转移的重要指标,对其组织学发生或鉴别诊断也有一定价值。肿瘤转移以血行转移为主,多转移至肺,其次是腹膜后淋巴结。卵黄囊瘤恶性程度较高,预后差。小于4岁组患者比成年患者预后好,30%患者死于转移,多为术后2年内死亡。对于其预后要持积极的态度,采取早期诊断,辅以正规的联合化学治疗及密切的术后随访是提高生存率的关键。

(6)睾丸绒毛膜上皮癌:是睾丸生殖细胞瘤的一种罕见病理类型,为高度恶性及间变的合体滋养层细胞与朗格汉斯细胞组成的肿瘤。一旦出现症状多半已经转移,患者血、尿 HCG 非常高,AFP 常为阴性。

肉眼观察:睾丸轻度肿大或正常,有或无结节形成。切面可见出血坏死区域,边缘可见灰白色瘤组织。光学显微镜下观察:肿瘤组织由细胞滋养层细胞及合体滋养层细胞组成。细胞滋养层细胞呈片状分布,紧密排列,细胞呈多边形,境界清楚,胞质着色较浅,核呈卵圆形,大小较一致,部分可见多核的瘤巨细胞形成,核仁嗜酸,清楚可见。合体滋养层细胞形态不规则,可为大的多核的瘤巨细胞,核大小不规则,位于中央,也可在一个细胞中有多个富含染色质的核,胞质一般嗜酸性,内有大小不等的空泡,空泡见有粉染的沉积物,多出现在出血坏死区域的边缘,散乱分布于细胞滋养层细胞周围,可包绕细胞滋养层细胞形成不成熟的胚胎绒毛样结构。上述两种细胞多组成大小不一的片块。免疫组织化学示:合体滋养层细胞β-HCG 阳性,细胞滋养层细胞可呈弱阳性或阴性。

由于睾丸绒毛膜上皮癌为高度恶性,很容易在早期发生血行转移,大多数患者在就诊时多有全身其他部位的转移灶存在。因此,早发现、早诊断及尽早采用病变侧睾丸切除加以顺铂为主的联合化学治疗,有获得长期无瘤生存甚至治愈的可能。

(7)睾丸畸胎瘤:为胚胎性全能细胞向胚层组织分化形成的肿瘤,含有 3 个胚胎层的组织结构,组织学分类为成熟型、未成熟型、伴有恶性成分者。虽然肿瘤分化程度不同,其共同的特征是构成肿瘤的所有成分均达到可识别组织阶段或器官样分化程度。这是与胚胎癌的根本区别,胚胎癌仅达到胚层分化程度,无可识别的组织。

①睾丸成熟型畸胎瘤:是由分化成熟的多胚层组织形成的肿瘤。皮样囊肿、表皮样囊肿或由甲状腺组织构成也属于成熟型畸胎瘤范围。可发生在任何年龄,30岁以前多见,占睾丸肿瘤的 5%~10%,以睾丸进行性疼痛为主要症状。成熟型畸胎瘤形态虽属良性,但偶有转移。成年人睾丸畸胎瘤无论其分化成熟与否都具有恶性倾向。

肉眼观察:睾丸肿大变形,直径可达 5~6cm。切面可见肿瘤包膜完整,有多发且大小不等的囊腔及实性区域,囊内含胶冻样、黏液样或血性液体,实性区域内可见毛发、软骨、肌肉、脂肪、上皮成分及骨组织,有时可见器官样结构。出血及坏死极罕见。

光学显微镜下观察:含有多种组织结构,细胞均分化成熟。在外胚层组织中有或无角化的上皮组织、神经组织、毛发及其附件,成神经细胞的分化是非恶性的,无预后意义;在内胚层组织中可见胃肠道黏膜上皮、呼吸道上皮与黏液腺体等;在中胚层组织中可见软骨组织、肌肉及骨组织等。

②睾丸不成熟型畸胎瘤:是一组分化程度处于睾丸胚胎癌和成熟型畸胎瘤之间的肿瘤,由多种不成熟胚胎组织构成,构成组织均可识别,但分化不全。

③睾丸畸胎瘤伴有恶性成分:其恶性成分常为鳞状细胞癌、黏液腺癌或肉瘤。

(8)睾丸混合型生殖细胞肿瘤:是由 2 种以上组织任意组合构成的睾丸肿瘤。如畸胎瘤和胚胎癌;畸胎瘤、胚胎癌和生殖细胞癌;畸胎瘤和生殖细胞癌;畸胎瘤、胚胎癌和滋养层细胞癌。其中最常见的结合形式是畸胎瘤和胚胎癌的组合,该肿瘤称为畸胎癌。

2. 性索或性腺间质肿瘤　性索或性腺间质肿瘤包括睾丸间质细胞瘤、支持细胞瘤、颗粒细胞瘤、泡膜细胞瘤、性腺母细胞瘤、未完全分化型和混合型肿瘤,占睾丸肿瘤的 4%~5%。男性的间质细胞和女性的卵泡膜细胞在胚胎发生过程中起源相同,都来自原始性腺的间质。而男性的支持细胞和女性的颗粒细胞共同起源于性索或性腺的间质。因此,男性的睾丸也可发生颗粒细胞瘤和泡膜细胞瘤。

(1)睾丸间质细胞瘤:又称 Leydig 细胞瘤,是来源于睾丸间质细胞的一种罕见肿瘤,由 Sacchi 于 1895 年首先描述该病,它只占睾丸肿瘤的 1%~3%,发病年龄主要集中在 5－10 岁和 30－50 岁两个高峰。以学龄儿童和青壮年多见。间质细胞瘤 80% 为良性，只有 10%～20% 可恶变，且多为成年人型。肿瘤细胞可产生睾酮、雌激素、黄体酮和皮质类固醇等。所有青春前期患儿均出现男性早熟表现，如外生殖器增大、多毛、声音变低、过早骨骼发育等。20%～40% 的成年患者可出现内分泌症状，最常见乳腺发育，常伴有性欲丧失、阳痿与不育。

肉眼观察：肿瘤呈结节状，一般较小，平均直径 3cm，境界清楚。肿瘤切面呈淡黄色，呈均质性、分叶状，质硬。光学显微镜下观察：肿瘤细胞中等大小，呈多角形，排列无序，胞质丰富且多为嗜酸性，核居中和偏位。部分细胞内见空泡及脂褐素沉着，部分细胞质内见嗜伊红棒状结晶，即 Reinke 结晶。光镜下睾丸间质细胞瘤的瘤细胞易与浆细胞瘤和大细胞淋巴瘤相混淆。肿瘤间质为血管丰富的纤维结缔组织，肿瘤组织中未见支持细胞、颗粒细胞或其他混合成分。电镜观察其特点为：大量滑面内质网、管状嵴的线粒体、脂滴、脂褐素小体和 Reinke 结晶。免疫组织化学示：肿瘤细胞波形蛋白阳性，细胞角蛋白一般阴性。

在光学显微镜下睾丸间质细胞瘤良、恶性的鉴别主要根据为：肿瘤 >5cm，瘤细胞异型性及核分裂象，每 10 个高倍视野 >3 个，瘤缘有浸润、肿瘤有坏死灶等。对于病理切片中的 Reinke 结晶不能作为良、恶性肿瘤的鉴别依据，所以最终肿瘤的良、恶性取决于肿瘤有无转移。由于肿瘤一开始往往表现为良性过程，所以对肿瘤的良、恶性一开始不好判断，只有肿瘤发生转移后才能确定为恶性，但是从诊断肿瘤到肿瘤发生转移需要的时间一般为 2～10 年。

良性睾丸间质细胞瘤预后良好，术后无须进一步治疗。

（2）恶性间质细胞瘤：占睾丸间质细胞瘤的 10%～20%，患者年龄多 >60 岁，常无内分泌症状。其生物学行为类似肾上腺皮质癌，具有低水平的 3β-羟类固醇活性，也可产生大量的硫酸羟表雄酮。从患者血中可检测出高水平的 17-酮类固醇和睾酮。这些激素几乎都是由羟表雄酮转化成睾酮所致。

肿块常 >5cm，平均直径 7.5cm，肿瘤多伴有出血或坏死，常侵犯精囊、附睾及边缘浸润。肿瘤细胞异型性明显，核分裂象增多，每 10 个高倍视野 >3 个，并可见病理性核分裂象，常缺乏脂褐素，大多数为 DNA 非整倍体且显示 MIB-1 增殖活性增高，可有淋巴转移及血行转移。恶性间质细胞瘤最常见的转移是局部淋巴结，其次是肺、肝、骨与肾。明确诊断后其存活期为 2 个月至 7 年，平均存活期为 2 年。

（3）睾丸支持细胞瘤：是一种罕见的性索间质肿瘤，约占所有睾丸肿瘤的 1%。1944 年，Teilum 首先报道睾丸支持细胞瘤。其可发生于任何年龄，但以成年人多见，好发于隐睾及假两性畸形患者的睾丸。组织学分类为富含脂质型、硬化型、大细胞钙化型。

富含脂质型支持细胞瘤可发生于任何年龄，多见于中年人。肉眼观察：肿瘤为实性、淡黄色结节，直径一般 <3cm。光学显微镜下观察：肿瘤细胞呈多边形或柱

状,排列成小梁状。大而空的泡状核,核膜清楚,染色质丰富,核仁小。胞质丰富,空泡状,含有丰富的类脂包含物。

大细胞钙化型支持细胞瘤的发病年龄在 20 岁以下,平均 16 岁。以睾丸肿物为主要临床表现,少数以女性乳房发育或性早熟为表现。肉眼观察:肿瘤为灰白色或淡黄色结节,呈多灶性,40％为双睾丸受累。光学显微镜下观察:肿瘤细胞以巢状、索状结构为主,细胞体积大、多边形,胞质丰富嗜酸性,核仁明显;间质黏液变性,常有大片钙化和中性粒细胞浸润。

硬化型支持细胞瘤发病年龄为 18－80 岁,平均 35 岁。全部患者均以睾丸肿物就诊,没有激素异常的症状。肉眼观察:肿瘤为实性、白色或黄白色的结节。光学显微镜下观察:肿瘤细胞呈条索状、实性巢状或筛状分布于致密的胶原结缔组织之间。

睾丸支持细胞瘤电子显微镜下观察:细胞间有桥粒连接,胞质内有中间丝、丰富的滑面内质网和脂滴。免疫组织化学示:肿瘤细胞波形蛋白和角蛋白表达均阳性。此类肿瘤临床过程为良性,治疗以局部切除为主。

(4)恶性支持细胞瘤:占睾丸支持细胞瘤的 10％～20％。临床上表现为单侧睾丸发生的孤立肿块,好发于成年人,平均年龄 39 岁,大多数患者伴有乳腺增生。恶性指征有:肿瘤＞4cm,睾丸外的浸润,肉眼和镜下可见的坏死,血管内的浸润,肿瘤细胞的高度异型性以及核分裂象每 10 个高倍视野＞3 个。所有恶性指征至少包括上述两项指征。但当患者＞25 岁时,应警惕有恶性的可能,其中良、恶性病例中均可见突出的核仁,因此此项指标不作为判定良、恶性的标准。

(5)睾丸颗粒细胞瘤:属于性腺间质肿瘤的罕见类型,而性腺间质肿瘤仅占睾丸肿瘤的 5％。分为成年型和幼年型,成年型更罕见,幼年型多发生于 1 岁以内的婴幼儿。患者出现睾丸包块时,已有 50％的患者出现女性化症状和体征。

睾丸成年型颗粒细胞瘤发病的平均年龄为 44 岁。肉眼观察:睾丸内均质肿块,有完整的包膜,切面呈灰黄色。光学显微镜下观察:可见具有微囊的细胞巢,细胞排列紧密,呈条索状,局部可见 Call-Exner 小体,细胞核常见核沟,核分裂象少。

睾丸幼年型颗粒细胞瘤大多发现在出生后的最初几个月内,与内分泌紊乱、染色体异常、两性畸形或胎儿早熟有关。幼年型颗粒细胞瘤是最常见的先天性睾丸肿瘤,占所有青春期前的睾丸肿瘤的 6.6％。肉眼观察呈囊型。光学显微镜下观察:类似于成年型颗粒细胞瘤的病理表现,并伴有大量核分裂象。

目前大多数学者认为颗粒细胞瘤属于良性病变,但也有一定的恶性潜能,具有局部复发和远处转移的可能性,应对患者进行长期随访。

(6)泡膜细胞瘤或纤维细胞瘤:非常罕见,均为良性。

(7)睾丸性腺母细胞瘤:是一种罕见的性腺肿瘤,占全部睾丸肿瘤的 0.5％,主要由原始生殖细胞及性索样成分组成,后者向支持细胞或颗粒细胞分化。性腺母细胞瘤瘤内既有生殖细胞又有性腺间质细胞,似乎是发育不良的性腺,故得名,Sculy 于 1953 年首次报道。性腺母细胞瘤可发生于儿童和成年人,青春期前后多见,约 90% 的患者携带 Y 染色体。

肉眼观察:肿瘤大小不等,小的肿瘤病灶只能在显微镜下才能发现,大的肿瘤病灶可达十几厘米或数十厘米。肿瘤切面呈灰黄色或灰棕色,实性,常有清楚的边界,质硬似软骨或沙砾样,部分可有钙化。光学显微镜下观察:由两种细胞成分构成,一为类似于精原细胞瘤成分,肿瘤细胞呈巢状,偶见索状或管状排列。瘤细胞呈大圆形,胞质丰富透明,核位于中央,染色深,核仁明显,可见分裂象;另一种肿瘤细胞类似于不成熟的支持细胞乃至间质细胞成分。两种瘤细胞排列和分布不同,数量比例不一,可有下述 4 种形式:①单个生殖细胞性瘤细胞居中,由类似支持细胞或颗粒细胞的瘤细胞围绕,颇似初级卵泡;②由栅栏状排列的支持细胞或颗粒细胞围绕着巢状或小梁状生殖细胞;③除生殖细胞外,支持细胞或颗粒细胞形成 Call-Exner 小体样结构,其腔内含有无结构的嗜酸性物质,PAS 染色阳性;④生殖细胞与支持细胞或颗粒细胞混杂,或彼此隔离而呈单个或巢状各自分布于间质中,也可在某一区域似精原细胞瘤,某一区域似性腺间质肿瘤。

本瘤中生殖细胞成分有潜在恶性,可有局部浸润和远处转移倾向,但预后远较其他生殖细胞肿瘤佳,倘若伴有其他类型的恶性生殖细胞肿瘤预后差。

(8)其他性索或性腺间质肿瘤:肿瘤由可识别的间质细胞、支持细胞、颗粒细胞和泡膜细胞组成,也能发现未分化的细胞区域。组织学分类为未完全分化型和混合型。该肿瘤见于任何年龄组,大多数为良性,至今未见有转移病例的报道。

3. 其他非特异性间质肿瘤　包括卵巢上皮类型肿瘤、集合管和睾丸网肿瘤、非特异间质肿瘤。

(1)卵巢上皮类型肿瘤:睾丸的这种肿瘤类似于卵巢的上皮类型肿瘤。

肉眼观察:囊性肿块体积大小不一,囊内充满黏液或浆液。光学显微镜下观察:被覆上皮呈单层低立方状、柱状、纤毛柱状或钉状,核多位于中央,染色质纤细,无病理性核分裂象。

(2)集合管和睾丸网肿瘤:非常罕见,包括良性的腺瘤和恶性的腺癌。

睾丸网腺癌肉眼观察:呈圆形结节,位于睾丸纵隔部,中央为睾丸门,切面为灰白色,可有出血灶。光学显微镜下观察:肿瘤呈乳头状,由一层或几层上皮细胞组成。容易转移到淋巴结、肺、肝或骨等,预后差,30%～50% 的患者死于 1 年之内。

(3)非特异间质肿瘤:包括良性和恶性的睾丸非特异间质肿瘤,如来自单胚层的睾丸表皮样囊肿、睾丸类癌、睾丸神经外胚叶肿瘤等。

①睾丸表皮样囊肿:是原发于睾丸的良性肿瘤,临床上少见,约占睾丸肿瘤的 1%,可见于任何年龄,以 20—29 岁最多。临床上多无症状,常为无意间或洗澡时发现。

肿物位于睾丸实质内,边界清楚,直径 1～3cm,质硬,局限地突出于睾丸表面。

囊壁被覆角化的鳞状上皮,囊内充满角化物质,角化物边缘可有灶状钙化,部分囊壁无上皮被覆而有肉芽肿样炎性反应。

由于表皮样囊肿的病理组织学特点决定其生物学性质,所以其生化检查AFP、β-HCG均正常。这也是鉴别睾丸胚胎性癌、畸胎癌或绒毛膜上皮癌的一项指标。表皮样囊肿的预后良好。

②睾丸类癌:类癌为一类少见的神经内分泌肿瘤,起源于胚胎原始肠道黏膜Kulchitsky细胞,主要发生于胃肠道,偶发于支气管、纵隔及胸膜等处。睾丸原发类癌罕见,自1954年Simon首次报道以来,患者年龄10—90岁,平均46岁,左侧多于右侧。临床表现均为睾丸肿大或发现肿块,少部分患者有睾丸压痛或出现类癌综合征。睾丸类癌分泌的活性物质可直接经肾静脉进入周围血液,不经肝灭活,约10%的患者出现类癌综合征。

睾丸原发性类癌瘤细胞小,形态大小较一致,胞核位于中央,癌细胞排列成条索状、线状及巢状,胞质富含神经内分泌颗粒。免疫组织化学染色:嗜铬粒素A呈阳性,神经元特异性烯醇化酶阳性。

睾丸原发性类癌合并畸胎瘤者,称为睾丸混合性类癌,约占睾丸原发性类癌的20%。而转移性类癌常累及双侧睾丸,呈多灶状,有淋巴管、血管浸润,而且睾丸外有原发肿瘤。睾丸原发性类癌为低度恶性肿瘤,手术切除预后较好,是否发生转移与肿块大小密切相关。

(二)病理分期

目前至少有9种睾丸肿瘤的临床分期系统在全世界应用。在不同的分期系统中,有的系统专门用于精原细胞瘤,有的系统专门用于非精原细胞生殖细胞肿瘤(NSGCT),有的系统则适用于以上两类肿瘤,有的系统专门用于转移性睾丸肿瘤的分期。美国联合委员会(AJCC)分期系统在美洲应用更为广泛,尽管现在临床上尚未完全统一,但应用较多的还是TNM分期系统。以下列出2002年AJCC的TNM分期系统(表11-2)及1997年UICC分期系统(表11-3),以供参考。

表 11-2 美国联合委员会(AJCC)分期系统

原发肿瘤(T)

pT_x	原发肿瘤无法评价(未行睾丸切除则用 T_x)
pT_0	未发现原发肿瘤
pT_{is}	原位癌(指导管内肿瘤)
pT_1	肿瘤局限于睾丸
pT_2	肿瘤通过睾丸白膜侵犯鞘膜
pT_3	肿瘤侵及睾丸网状组织或附睾
pT_{4a}	肿瘤侵犯精索
pT_{4b}	肿瘤侵犯阴囊

（续 表）

区域淋巴结（N）

N_x 区域淋巴结转移情况无法评价

N_0 没有区域淋巴结转移

N_1 单个淋巴结转移，最大直径≤2cm

N_2 单个或多个 2～5cm 转移淋巴结

N_3 转移淋巴结＞5cm

远处转移（M）

M_x 远处转移情况无法评价

M_0 无远处转移

M_1 远处转移

表 11-3 UICC 分期系统

原发肿瘤（T）

pT_x 原发肿瘤无法评价（未行睾丸切除则用 T_x）

pT_0 无原发肿瘤的证据（如睾丸瘢痕）

pT_{is} 原位癌（指曲细精管内生殖细胞肿瘤）

pT_1 肿瘤局限于睾丸，无血管或淋巴管浸润；肿瘤可以浸润睾丸白膜，但是没有侵犯鞘膜

pT_2 肿瘤局限于睾丸，有血管或淋巴管浸润，或肿瘤通过睾丸白膜侵犯鞘膜

pT_3 肿瘤侵犯精索，有或无血管或淋巴管浸润

pT_4 肿瘤侵犯阴囊，有或无血管或淋巴管浸润

临床区域淋巴结（N）

N_x 区域淋巴结转移情况无法评价

N_0 没有区域淋巴结转移

N_1 单个淋巴结转移＜2cm 或最大直径＜2cm 的多个淋巴结转移

N_2 单个或多个 2～5cm 转移淋巴结

N_3 转移淋巴结＞5cm

病理区域淋巴结（PN）

pN_x 区域淋巴结转移情况无法评价

pN_0 没有区域淋巴结转移

pN_1 单个淋巴结转移＜2cm 或 5 个以内最大直径＜2cm 的多个淋巴结转移

pN_2 单个转移淋巴结＞2cm 和＜5cm，或 5 个以上＜5cm 的阳性淋巴结

pN_3 转移淋巴结＞5cm

远处转移（M）

M_x 远处转移情况无法评价

M_0 无远处转移

M_1 远处转移

M_{1a} 非区域淋巴结转移或肺转移

M_{1b} 其他部位转移

三、临床表现

(一)睾丸无痛性增大

无痛性睾丸肿大是睾丸肿瘤患者最常见的症状。88％的患者,睾丸呈不同程度肿大,有时睾丸完全被肿瘤取代,质地坚硬,正常的弹性消失。早期表面光滑,晚期表面可呈结节状,可与阴囊粘连,甚至破溃,阴囊皮肤可呈暗红色,表面常有血管纡曲。做透光试验检查时,不透光。若为隐睾发生肿瘤,多于腹部、腹股沟等处扪及肿块,而同侧阴囊空虚,部分睾丸肿瘤患者同时伴有鞘膜积液。有的尚属正常或稍大者,故很少自己发觉,往往在体检或治疗其他疾病时被发现,部分患者因睾丸肿大引起下坠感而就诊。

(二)疼痛

约90％的患者睾丸感觉消失,无痛感。所以一般认为睾丸肿瘤是无痛性阴囊肿块。值得注意的是在临床还可以见到急剧疼痛性睾丸肿瘤,但往往被认为是炎症,发生疼痛的原因是肿瘤内出血或中心坏死,或因睾丸肿瘤侵犯睾丸外的组织而发生疼痛。

(三)男性乳房女性化

7％的睾丸肿瘤患者还会出现男性乳房女性化,尤其是非精原细胞瘤,如支持细胞瘤、间质细胞瘤和胚胎癌等。由于肿瘤分泌大量的雌激素,患者乳房可增大并伴有乳头色素沉着。

(四)小儿性早熟

见于少数可以产生雄激素的间质细胞瘤。出现性器官提前发育,性特征包括毛发、喉结、声音改变等提前出现。

(五)转移癌症状

10％的睾丸肿瘤患者出现远处转移的相关表现,如锁骨上淋巴结转移而出现的颈部包块;肺转移而出现的咳嗽、呼吸困难等呼吸系统症状;纵隔转移和十二指肠后转移而出现的吞咽困难、食欲缺乏、恶心、呕吐和消化道出血等胃肠道功能异常;腹膜后淋巴结转移侵犯腰肌和神经根而出现腰背痛;髂静脉、下腔静脉受压或栓塞导致的一侧或双侧下肢水肿等。

(六)无任何症状

少数患者是由于男性不育就诊或外伤后随访而意外发现睾丸肿瘤。

四、诊断

(一)病史和查体

1. 病史　询问病史时应该全面仔细。高度注意睾丸肿瘤发病的危险因素,如隐睾、既往患过睾丸肿瘤、有睾丸肿瘤的家族史、真两性畸形、多乳症、男性不育、外伤或感染造成睾丸萎缩、母亲妊娠期间曾服用雌激素等。对于这些高危人群,定期的睾丸自我检查(TSE)仍是早期发现睾丸肿瘤的重要方法。要求成年男子至少每个月行一次 TSE,自扪睾丸,检查是否有肿块、肿胀或其他异常改变。若发现有任何异常,应立即求医检查。

当有淋巴系肿瘤、白血病、肾移植术后及 HIV 感染时,可出现睾丸肿块,应想到有睾丸转移和易发生睾丸肿瘤的可能。有无发热、外伤、睾丸扭转和输精管结扎等病史对诊断与鉴别诊断睾丸肿瘤有重要参考价值。

在 15—35 岁年龄组中,睾丸肿瘤为最常见的肿瘤之一。睾丸肿瘤发病之高峰期是在婴儿期、青春前期和老年早期。婴儿最常患胚胎癌和畸胎瘤,青年人最常患畸胎瘤、胚胎癌和绒毛膜上皮癌,老年人最常患精原细胞瘤。

2. 体格检查

(1)全身体格检查:颈部检查应注意有无锁骨上淋巴结肿大。胸部检查应注意有无男性乳房女性化。腹部检查应注意有无腹部或腹股沟处肿块。还应注意一侧或双侧下肢有无水肿,如有下肢水肿,检查时动作要轻柔,防止栓子脱落导致重要脏器栓塞,出现意外情况,危及患者生命。

(2)睾丸检查:体格检查是诊断睾丸肿瘤的重要手段,应全面、仔细地检查所有阴囊内容物。检查时应从健侧睾丸开始,将其作为正常对照,注意睾丸的大小、质地、形状和活动度。正常睾丸质地均匀、活动,附睾与睾丸界限清楚,睾丸鞘膜与阴囊无粘连。睾丸肿瘤患者的患侧睾丸可触及不规则肿块或弥散性增大,质硬,无弹性,手托睾丸有沉重感,正常睾丸的感觉消失而无触痛,透光试验阴性,伴有睾丸鞘膜积液时,透光试验阳性。精原细胞瘤多限于睾丸白膜内,无痛,呈橡皮样硬变。胚胎癌肿块不规则,10%～15%的睾丸肿瘤侵犯附睾、精索或阴囊,要注意附睾、精索和阴囊有无异常。少数患者由于睾丸肿瘤很小而睾丸形态正常,但已有远处转移。

(二)血清肿瘤标记物

1. 甲胎蛋白(AFP)　是一种单链糖蛋白,半衰期为 5～7d。血清 AFP 的正常值<40μg/L(40ng/ml)。AFP 水平越高,提示肿瘤恶性度越高,预后越差。通常 50%～70%的睾丸非精原细胞性生殖细胞肿瘤(NSGCT)患者血清 AFP 升高。其中,100%卵黄囊瘤(又称婴儿胚胎癌)患者血清 AFP 升高,可达数百至数千微克每升;70%胚胎癌和 50%畸胎癌患者血清 AFP 升高;而绒毛膜癌和纯精原细胞瘤的血清 AFP 正常;一旦纯精原细胞瘤 AFP 升高,则意味着其含有胚胎癌等混合成分。不过,AFP 并非睾丸肿瘤的特异性肿瘤标志物,肝癌、胰腺癌、胃癌、肺癌等恶性肿瘤亦可造成 AFP 升高;甚至正常妊娠或肝病时 AFP 也可以升高。

2. 人绒毛膜促性腺激素(HCG)　HCG 为相对分子量 3.8 万的多肽糖蛋白,半衰期 24～36h,由 α 链和 β 链组成,前者占 1/3,后者占 2/3。临床上通常检测睾丸肿瘤患者体内β-HCG的浓度。正常β-HCG浓度<1μg/L。生殖细胞瘤患者β-HCG水平可增高,其中5%～10%的单纯精原细胞瘤患者β-HCG增高；40%～60%的胚胎癌增高；100%的绒毛膜上皮癌增高。故β-HCG水平明显增高时,应疑为睾丸绒毛膜上皮癌或肿瘤含有绒毛膜癌成分。β-HCG与肿瘤大小及预后有相关性。β-HCG≥500μg/L者病死率为21%,β-HCG<500μg/L者病死率为17%。治疗有效者β-HCG可降为正常；若持续升高表明肿瘤有残留并转移；β-HCG降到正常后又升高表明肿瘤复发。当对生殖细胞瘤患者同时测定β-HCG与AFP时,约90%患者可呈现两种或其中一种标志物阳性。

3. 乳酸脱氢酶(LDH)　是一项低特异性肿瘤标志物,但其水平高低往往与肿瘤体积大小成正比；LDH明显升高提示肿瘤体积大、易进展、术后易复发,因此临床上将LDH看作组织破坏的肿瘤标志物。如睾丸癌Ⅰ期时,仅8%的患者出现血清LDH升高；Ⅱ期时则升至32%；Ⅲ期时已高达81%。又如血清LDH升高的Ⅰ、Ⅱ期睾丸癌患者,治疗后复发率可达77%；如血清LDH正常,治疗后复发率则降至40%。由于广泛存在于不同组织、器官(如平滑肌、心肌、骨骼肌、肝、肾、脑)细胞中,特异性较低,易出现假阳性,故不能单凭LDH升高程度决定治疗方案。

4. 胎盘碱性磷酸酶(PALP)　是一种与成人碱性磷酸酶结构有别的胎儿同工酶,半衰期为24h。作为精原细胞瘤的新瘤标,95%的精原细胞瘤患者PALP升高,40%的晚期睾丸癌患者PALP升高。PALP的假阳性高,如吸烟者及肺癌、乳腺癌、胃肠道肿瘤患者均可升高,目前临床已较少应用。

5. 神经元特异性烯醇化酶(NSE)　是小细胞肺癌和神经内分泌肿瘤的肿瘤标志物。有研究发现29%的Ⅰ期精原细胞瘤患者出现NSE升高,69%的晚期患者则出现NSE升高,术后NSE下降。

(三)影像学检查

1. 超声检查　睾丸肿瘤的超声特征的共同点是睾丸增大或出现结节状肿块,伴有血流；不同点则因睾丸肿瘤的病理类型相异而各有特点。

(1)精原细胞瘤：为边界清晰、均匀一致、细小光点的低回声团块,睾丸增大,但外形不变；亦可呈类似正常睾丸的中等回声；少数肿瘤呈现不均匀回声。

(2)胚胎癌：表现为增大的睾丸内出现边界不清、回声不匀的团块,低回声区内有高回声结节,结节边界回声较低；正常睾丸组织受侵犯后缺损或全部消失；肿瘤还易侵犯睾丸白膜。

(3)畸胎癌或畸胎瘤：睾丸增大,表面高低不平,呈分叶状。睾丸内部为混合回声,极不均匀,常有多个液性暗区或伴有后方声影的强回声钙化区(提示存在骨和软骨成分)。

(4)绒毛膜上皮癌：可见出血、坏死和钙化同时存在。睾丸原发灶很小时表现为小灶性回声异常,但已有远处转移；有时肿瘤内部为中等强度的均匀回声。

　　(5)混合性睾丸肿瘤:表现为中等回声和强回声混合存在的不均匀声像图,可有液性暗区及钙化声影,因肿瘤成分和比例不同而异。

　　(6)恶性淋巴瘤:病变呈极低回声,常累及双侧睾丸。

　　(7)睾丸白血病:病变呈分布均匀的中等回声,多累及双侧睾丸。

　　2. 胸部 X 线检查　肺是睾丸恶性肿瘤最常见的转移部位之一,胸部 X 线检查是睾丸肿瘤的常规检查之一,可以发现 1cm 以上的肺部转移病灶。因此,对睾丸肿瘤肺部转移的诊断有很大价值。

　　3. CT、MRI　CT 和 MRI 仅用于病情复杂时协助诊断。但是在睾丸肿瘤全身临床分期和疗效观察中,CT 或 MRI 则优于 B 超、淋巴造影、尿路造影等检查。

　　睾丸肿瘤的血行转移通常晚于淋巴转移,而淋巴转移按照发生的先后顺序分为三站,即腹膜后淋巴结、纵隔淋巴结和锁骨上淋巴结。腹部 CT 或 MRI 是识别腹膜后淋巴转移的最佳方法,诊断准确率约为 85%,已成为睾丸肿瘤临床分期的常规检查。其可发现直径 1.5cm 的淋巴结转移灶和淋巴造影不能发现的膈肌脚上方的后脚间隙的主动脉旁区淋巴结转移(重要转移部位之一),明显优于淋巴造影。此外,其可了解大块淋巴转移的范围及对邻近组织、器官的浸润状况,此点又明显优于尿路造影。CT 诊断淋巴结转移的阳性发现率与淋巴结大小密切相关:如淋巴结≥5mm,阳性发现率为 62%;≥10mm 为 66%;≥15mm 为 71%;≥20mm 为 86%;≥25mm 为 100%。CT 和 MRI 的不足是其仅凭大小确定淋巴转移,故难以区分纤维化、畸胎瘤或恶性肿瘤。

　　胸部 CT 或 MRI 检查是否进行,主要取决于腹膜后淋巴结的状况。如果发现腹膜后淋巴结受累,则应进行胸部 CT 检查,观察纵隔淋巴结是否受累,弥补 X 线胸片的不足;如未发现腹膜后淋巴结异常,则可不做胸部 CT。

　　4. 淋巴造影　目的是通过分析显影淋巴结的部位、大小、多少、形态等有无变异,推断睾丸肿瘤是否转移到腹膜后淋巴结及其转移的严重程度,以便准确判断睾丸肿瘤的临床分期。

　　淋巴造影的方法:有经足背淋巴管、精索淋巴管、阴茎淋巴管 3 种途径,睾丸肿瘤患者多采用经足背淋巴管造影。用 19 号(23G)针在第 1、第 2 足趾之间的皮下注射 0.5ml 亚甲蓝液(以等量局部麻醉药稀释),应防止亚甲蓝溅洒在皮肤上。5～10min 后可透过皮肤看到皮下蓝染的淋巴管。常规消毒、局部麻醉后,做一长3cm 左右的切口,分离出蓝染的淋巴管。皮内注射针(26G、27G)穿刺淋巴管,用细丝线结扎、固定,缓慢匀速地注入造影剂。通常采用油质造影剂,如 30% 碘苯酯、36% 乙碘油、30% 碘化油等。注射造影剂应在透视监视下进行,单侧注射 6～12ml,注射速度每小时不宜超过 8ml。过量、过快注入碘油可导致严重并发症——肺油栓,应予警惕。注射完毕拔出针头后应结扎淋巴管,防止淋巴液漏出,严密缝合切口。观察淋巴管像可在注完造影剂后立即摄片;观察淋巴结像应在注药后

12～24h摄片。

淋巴结显影表现:正常淋巴结为圆形或椭圆形,边缘光滑,内部均匀或颗粒状,大小不一,但直径均<1.5cm。肿瘤转移淋巴结可出现增大融合、造影剂充盈缺损或淋巴结缺失(不显影)等表现。

由于淋巴结显影的影响因素较多,以致淋巴造影的诊断正确率为70%,假阴性可达25%,假阳性为5%,分期准确性较差,目前已被CT或MRI所替代。

5. 正电子发射型计算机断层显像(PET) PET作为一种高新检查手段,在鉴别化学治疗后残留肿块是坏死组织还是具有活力的精原细胞瘤方面及腹膜后淋巴结转移方面应用越来越多,但与CT相比并没有明显的优势。

6. 静脉尿路造影(IVU) 可以确定有无先天性尿路畸形、梗阻,输尿管有无受压、移位及积水的现象,可了解肾蒂周围、腹主动脉周围及腹膜后有无转移灶。通过治疗前后的比较,可以了解治疗效果及肿瘤有无复发。但该项检查对睾丸肿瘤诊断的价值不是很大。

五、鉴别诊断

睾丸肿瘤常会误诊,初次误诊率可达25%,以致治疗延误或错误的阴囊切开睾丸探查术。临床上需要与睾丸肿瘤相鉴别的疾病有以下几种。

(一)睾丸附睾炎

无论是急性还是慢性,均可见睾丸附睾肿大,两者界限不清,有明显触痛。患者往往有发热、睾丸疼痛等症状。超声可见睾丸附睾增大,伴有反应性睾丸鞘膜积液,患侧睾丸附睾血流明显增加而健侧血流正常。当抗感染治疗2周后病情仍无变化或病情继续发展时,应考虑睾丸肿瘤之可能。

(二)睾丸鞘膜积液

体格检查肿块有囊性感、有弹性,透光试验阳性,但鞘膜壁厚或部分钙化时不易鉴别,B超示肿物为囊性或位于睾丸外的肿块。睾丸肿瘤有时可发生少量鞘膜积液,但有沉重感,透光试验阴性。

(三)附睾及睾丸结核

开始结核局限于附睾尾部,进一步发展可累及整个附睾及睾丸。临床表现多数为无痛性肿块,继发非特异性感染后则出现肿块增大、疼痛,甚至发热,抗感染、抗结核治疗后明显好转,追问病史常有结核病史。检查可见附睾无痛性硬结、输精管串珠样改变、睾丸肿硬甚至与阴囊粘连。B超检查可见附睾尾部肿大,呈中等回声;形成脓肿则为低回声;合并钙化则钙化后方出现声影,常可明确诊断。

(四)睾丸梅毒

睾丸肿大如球,手感轻飘飘,挤捏睾丸无感觉;睾丸的硬结小而光滑、坚硬。追问病史常有冶游史,血清康华反应阳性。

(五)睾丸血肿

睾丸可出现肿大、坚硬、沉重、触痛,严重者阴囊肿胀、皮肤青紫淤血;追问病史患者常有外伤史,体格检查阴囊有瘀斑,B超检查示睾丸回声内出现低回声区。睾丸肿物在外伤初期可较大,以后逐渐缩小到一定大小不再改变为其特点。

(六)睾丸扭转与梗死

常见于儿童,临床表现以突发性睾丸剧痛、肿胀、压痛为特征。体格检查睾丸位置常在阴囊上部,彩色多普勒超声显示患侧睾丸血流量明显减少或消失。

(七)睾丸肉芽肿

常见有精子肉芽肿和梅毒肉芽肿,局部体征与睾丸肿瘤相似。前者有输精管结扎史;后者有冶游史及康华反应呈阳性,可供鉴别。

(八)精液囊肿

多位于附睾头部,囊内含有精子,青壮年多见,病史长,发病慢,体积小,透光试验阳性。

(九)睾丸外伤

患侧常有血肿,以后可缓慢吸收或机化。

(十)腹股沟疝

一般通过详细病史和体格检查,多能明确诊断。

(十一)睾丸表皮样囊肿及皮样囊肿

多发于20—40岁的男性,为睾丸较常见的良性肿瘤,其发生率不足睾丸肿瘤的1%。多为患者无意中发现睾丸无痛性肿块,缓慢增长。B超检查可见睾丸内圆形局限性多样化改变,如囊内为无回声的液性暗区;又可为均匀或不均匀回声;亦可为洋葱样小圈及钙化。表皮样囊肿多为2~3cm,囊内充满白色、黄色、易碎的角化物;皮样囊肿亦多为单囊,囊内除角化物还有毛发。镜下囊壁均被覆角化的鳞状上皮,前者无皮肤附属器,后者应有毛发、皮脂腺等皮肤附属器。两者均无细胞的异型性和不成熟成分,亦不发生转移。

六、睾丸肿瘤的手术治疗

(一)根治性睾丸切除术

1. 适应证

(1)睾丸恶性肿瘤。

(2)附睾、精索及鞘膜的恶性肿瘤。

2. 术前准备

(1)术前应测定血浆甲胎蛋白和人绒毛膜促性腺激素水平。

(2)外生殖器及会阴部用肥皂水洗涤。

(3)术前一天剃净阴毛。

（4）术前灌肠。

3. 手术步骤及技巧

（1）患者取仰卧位，两下肢稍分开，会阴部垫纱布球托起阴囊。下腹及外阴部消毒、铺巾。

（2）采用腹股沟韧带上方与之平行的斜形切口，上端起自腹股沟内环口处，下端至同侧耻骨结节。切开皮肤及皮下脂肪组织，结扎此处的静脉。确定外环口位置，切开腹外斜肌腱膜，注意勿损伤其深面的髂腹股沟神经。提起腹外斜肌腱膜，找到精索，连同其周围提睾肌一并游离出来，并将精索向上游离至内环口处，遇到穿入提睾肌的血管应予以结扎。在内环口位置将输精管从精索动、静脉中分离出来，用不吸收缝线结扎后切断。在内环口处用血管钳夹住精索血管，切断后于血管近心端用 1-0 不吸收缝线结扎，并加缝扎以防滑脱。断端结扎线保留足够长，以便在淋巴结清扫时能方便识别。精索血管及输精管必须在内环处分别结扎，精索此时应位于腹膜后，以便于腹膜后淋巴结清除术时，清除全部精索。如出现结扎线滑脱，精索会回缩至腹股沟管以上，应立即切开，扩大腹内斜肌切口，夹住和重新处理精索断端。

（3）继续游离精索向下至耻骨结节，钝性分离扩张阴囊颈部，将同侧阴囊内容物，包括睾丸、附睾及其鞘膜向上推出阴囊。若肿瘤较大，下端可向阴囊根部延长，并进一步切开 Scarpa 筋膜，但不要向耻骨联合处延长皮肤切口。轻提远端精索，锐性分离睾丸周围组织，将睾丸及附睾提出阴囊，注意勿损伤睾丸鞘膜及肿瘤，避免挤压睾丸，防止肿瘤破裂及扩散。钳夹并切断睾丸引带，取出标本，结扎睾丸引带残端。若癌肿已浸润阴囊，应一并切除受浸润的周围组织、肉膜及阴囊皮肤，甚至全部患侧阴囊。

（4）切除肿瘤后，更换器械和手套。彻底止血，可在阴囊底部戳孔放置皮片引流条，切口不需要放置引流。将联合肌腱缝至腹股沟韧带倾斜缘。重叠缝合腹外斜肌腱膜。逐层缝合皮下组织和皮肤，切口外盖无菌敷料。用柔软敷料加压包扎阴囊。一般不主张同期置入睾丸假体，因为此时的患者多数难以接受阴囊内仍有肿块。

4. 术后处理

（1）术后切口及阴囊可加压包扎。

（2）使用抗生素预防感染。

（3）阴囊引流条于术后 24～48h 拔除。

（4）标本做全面病理检查，明确肿瘤的组织学类型。

（5）术后应重测血清肿瘤标志物（AFP 及 HCG），并结合胸部 X 线片和腹部及盆腔 CT 检查结果对患者进行临床分期，判断体内有无肿瘤残留，进行预后分析，指导进一步施行腹膜后淋巴结清扫术、放射治疗、化学治疗或密切观察。

5. 并发症及处理

(1)精索残端出血:是主要的并发症,主要是未分开处理输精管与精索血管,或精索结扎不妥,导致结扎线松弛或滑脱。若术后切口内进行性增大的血肿或有腹膜后出血迹象,则有指征重新打开和扩大腹股沟切口,找到回缩的血管重新结扎及止血。

(2)局部肿瘤复发:是最严重的并发症。主要原因是癌肿浸润或切除不彻底。凡不能排除睾丸及阴囊内容物为恶性肿瘤者,均应施行腹股沟切口,禁忌阴囊切口。经阴囊切口,约 15% 的患者在术后 1 个月内局部肿瘤复发,而经腹股沟切口则很少局部复发。此外,手术操作粗暴,肿瘤破裂,以及经阴囊穿刺均可增加局部种植、复发风险。以上情况均应避免。如出现肿瘤局部复发者,仍应尽量彻底切除,然后进行放射治疗、化学治疗。

(3)阴囊内血肿形成:通常为术中止血不彻底引起。需保持引流通畅,局部冷敷、加压包扎,必要时使用止血药物治疗。血肿后期,给予局部理疗等促使机化、吸收。大量出血时应及时探查止血,扩大引流。

(4)感染:可出现在切口或阴囊内,应注意无菌操作,并使用抗生素控制。一旦化脓,需及早切开引流。

(二)腹膜后淋巴结清扫术

腹膜后淋巴结清扫术(RPLND)的手术要点:首先,外科医师需要非常熟悉腹膜后的解剖结构并且能够辨认出常见的变异;其次,腹膜后腔良好的暴露是RPLND 成功的关键;最后,应用精确的"分离-滚转"技术彻底地清除淋巴结。

1. 经胸腹途径　Cooper 首先描述了经胸腹联合切口于腹膜外行 RPNLD,随后 Skinner 对此种手术方式进行了改进并使之广为人知。这种手术入路的最大优点就是能够很容易地暴露和切除肝上淋巴结组织,同时术后并发小肠梗阻的可能性降低。胸腔的操作也可以通过同一切口进行。

(1)手术步骤及技巧:患者的体位是一种扭曲的状态,下肢及骨盆处于旋后的状态而上肢及胸部处于内旋的状态。手术床应处于使躯体的中部处于过度伸直的状态,从而利于切口的暴露并使肋床紧张并收缩。手术切口采取第 8、第 9 肋间斜行切口,向下指向耻骨支直至旁正中线。肋骨行骨膜下切除,同侧的腹直肌需要被分离开。腹膜及其内容物需要被分离直至腹直肌鞘的下面,相应的膈肌也需要被分离,这样就可以经胸腹途径进入腹膜后。该术式胸腔能够被仔细地检查,也可以通过同一切口行相应的肺部及纵隔手术。腹膜后腔需要被暴露至对侧输尿管水平。与经腹途径一样,此术式同样能够满足双侧 RPNLD 的需要。手术切口应用丝线对隔膜进行缝合,用 Prolene 非吸收无损伤缝线进行肋软骨的缝合。需要建立胸导管回流,同时腹侧壁也需要被关闭。

(2)并发症:该手术的并发症主要与肺的生理功能受到影响有关,包括肺膨胀不全、胸导管回流的缓滞、术后镇痛疗法延长应用。

2. 经腹途径 患者取仰卧位,麻醉方式选用气管插管全身麻醉。手术前需留置 Foley 尿管并接密闭引流袋。同样,术前需留置胃肠减压管。

手术步骤:取腹中线切口,上起剑突下缘,向下至耻骨上 2cm。逐层切开皮下组织,切开腹白线及腹膜。镰状韧带需要在结扎后切断或连同腹膜后脂肪一并切除。这样可以防止肝血管窦的撕裂并允许肝上移。随后需要仔细地探查腹部、腹膜后及骨盆来评价疾病的可治愈性及转移性疾病的存在情况,随后大网膜及横结肠需要用温热的湿纱布包裹好后放置在胸壁上。小肠被牵拉至右侧,切开腹膜至肠系膜下静脉的后方,继续延长切口至 Treitz 韧带上部,并越过该韧带延长至十二指肠空肠曲中部,这样十二指肠第四部分及胰腺便可以被移动了。在左侧切开后腹膜的技术已经得到很大的改进,结肠系膜位于前部,主动脉周围腹膜后间隙位于后侧。选择肠系膜下静脉及左侧生殖静脉之间没有血管的平面进行切开是非常重要的。随后,暴露出来的淋巴干应用丝线结扎、仔细分离后,胰尾便可以活动了。如果为了在左肾静脉区域获得良好的暴露,尤其是化学治疗后出现的腹膜后巨大包块时,肠系膜下静脉可以结扎并切断。

后腹膜的切开:切口从 Treitz 韧带顺着小肠系膜左侧根部直至回盲部。切口可以向上反折,沿着升结肠向上直至切到十二指肠空肠曲中部。

3. 保留神经的 RPLND 适于做保留神经手术的患者包括首次做 RPLND 的Ⅰ期及体积较小的Ⅱ期 NSGCT 型生殖细胞瘤患者,在经过仔细挑选后,一部分要行淋巴结清扫术的患者在化学治疗后同样适合保留神经的手术。

保留神经手术最重要的就是需要仔细地辨认和保留相关的交感神经纤维,尤其是两侧的交感神经干、从交感神经干发出的节后神经纤维及在下腔动脉前呈网状分布的腹下丛。

交感神经干与大血管的脊柱的两侧平行走行。在左侧,交感神经干位于主动脉的后外侧,节后神经在进入腹下丛前以斜角穿过主动脉后外侧的淋巴组织;在右侧,交感神经干位于下腔静脉的后面,节后神经纤维从腔静脉的后缘中线发出,以斜角在主动脉的前缘汇入腹下丛。因此,在静脉前行劈开术不会损伤这些神经纤维,而在分离和保留这些神经之前就对主动脉前组织进行切割会导致这部分神经损伤。

需要重点保护的神经丛是 $L_3 \sim L_4$ 神经节发出的掌管顺行射精的纤维。通常需要保护 3~4 根独立的神经干。这些神经通常紧贴腰静脉,所以,在结扎上述血管的术后需要避免损伤这部分娇弱的神经。这些神经需要从周围环绕的纤维、脂肪及淋巴组织中解剖出来,并应用柔软的血管环轻轻地牵拉神经从而离开容易使之损伤的部位,此时便可以实施淋巴切除术。需要再次提醒的是,只能在分离和保留这些神经之后才能对主动脉前淋巴组织进行切割。适当的神经保留手术能够使术后顺行射精的比例高达 95% 以上。术中使用电流刺激某一交感神经节后纤维，可以确定对顺行射精最重要的神经位置。而膀胱颈部关闭功能及遗精可以通过内镜检查得到证实。

4. 经腹腔镜淋巴结清扫术　腹腔镜 RPLND 术对于 I 期的睾丸癌患者在技术上是可行的。大多数 II 期睾丸癌患者在行腹腔镜 RPLND 术后同样需要接受辅助化学治疗，所以对于此类患者腹腔镜 RPLND 术与常规 RPLND 术对患者的治疗效果很难进行评估。此外，由于随访时间较短，尤其是最近的手术方案被改良而使切除范围仅限于腰静脉前的组织，从而导致腹膜后肿瘤晚期复发无法被有效地观察到。因此，腹腔镜 RPLND 术在 I 期 NSGCT 型生殖细胞瘤中只能作为一种检查和诊断的方法，而不应作为一种治疗手段。因为手术、化学治疗后高级别的 NS-GCT 型生殖细胞瘤腹膜后肿瘤复发率相当高，并且此类患者有较高的死亡率，所以腹腔镜 RPLND 术还不能作为一项安全的、标准的手术方法应用于临床。

七、睾丸肿瘤的化学治疗

近年来，化学治疗在睾丸肿瘤治疗中的地位已经得到广泛肯定。生殖细胞瘤的化学治疗目标绝不只是姑息治疗或延长生存，而是根治。以顺铂为基础的联合化学治疗已成为转移性睾丸癌化学治疗的标准方案，并使睾丸癌成为可治愈的恶性肿瘤的典范。精原细胞瘤的化学治疗效果好于非精原细胞瘤。

(一)常用的化疗药物

1. 顺铂(DDP)　为第 1 代铂类抗肿瘤药。属破坏 DNA 结构和功能的金属化合物，具有细胞周期非特异性，是治疗睾丸生殖细胞瘤的主要药物。主要不良反应是消化道反应、肾毒性及听力减退。

2. 卡铂(CBP)　为第 2 代铂类抗肿瘤药。其消化道反应、肾毒性及耳毒性均较低，但骨髓抑制明显，为剂量限制性毒性。治疗剂量的卡铂不良反应小于顺铂，而其治疗效果也弱于顺铂，因此，卡铂一般不推荐用于转移性的睾丸肿瘤患者，而推荐用于 I 期精原细胞瘤患者的辅助化学治疗，因为在此类患者中的治疗效果与放射治疗等同，而且其不良反应较小。此外，对于复发性睾丸生殖细胞瘤需要接受大剂量化学治疗(HDC)联合自体骨髓移植(ABMT)治疗的患者，应当用卡铂替代顺铂。

3. 奥沙利铂(OXA)　为第 3 代铂类抗肿瘤药。作用与顺铂相似，但是不良反应低，具有一定的血液毒性、消化道反应及末梢神经炎，肾毒性低。

4. 博来霉素(BLM)　又称争光霉素，国产平阳霉素与之相似，属破坏 DNA 结构和功能的抗生素类，作用在细胞周期的 G_2 期和 M 期。特别应注意的不良反应为肺间质纤维化，老年和肺功能差者慎用。其他主要不良反应为过敏性休克样反应及皮肤黏膜反应，如色素沉着、脱发等，其骨髓抑制及肝、肾损害轻微。

5. 依托泊苷(etoposide,VP-16) 属干扰蛋白质合成的药物,有效成分鬼臼毒素能与微量蛋白结合,使丝分裂停于中期,抑制肿瘤生长。该药为治疗睾丸生殖细胞瘤单一有效的药物,主要不良反应为骨髓抑制、消化道反应、脱发,大剂量引起肝、肾毒性,还可出现继发白血病。

6. 长春碱(VBL) 为植物类抗肿瘤药,可抑制微管,作用于 G_1 期、S 期及 M 期,属细胞周期特异性药物。主要不良反应为骨髓抑制、消化道反应、神经毒性、脱发。

7. 环磷酰胺(CTX) 为破坏 DNA 结构和功能类的烷化剂,体外无抗肿瘤作用,进入体内经肝微粒体酶系氧化成中间产物醛磷酰胺,与 DNA 发生烷化,对各周期细胞均有杀伤作用。主要不良反应是骨髓抑制、消化道反应和胃肠道出血,特有的为化学性膀胱炎、脱发等。

8. 异环磷酰胺(IFO) 是结构上与环磷酰胺相似的烷化的氧氮磷环类药物,在肝内经酶作用转化为有细胞毒活性的代谢物。是治疗睾丸生殖细胞瘤单一有效的药物,IFO 单药治疗睾丸肿瘤,有效率为 $46\% \sim 70\%$,特别是在 PVB 或 BEP 一线治疗失败的睾丸生殖细胞瘤患者,单用 IFO 治疗的总有效率为 23% [部分缓解(PR) 20%,完全缓解(CR) 3%]。主要不良反应为骨髓抑制、尿路毒性、胃肠道反应、神经毒性、脱发、免疫抑制和继发性肿瘤等。特别需要注意的是可引起出血性膀胱炎,发生率比环磷酰胺高。使用该药前应给予尿路保护药美司钠(巯乙磺酸钠,mesna),以预防出血性膀胱炎。常用剂量为 IFO 的 20%,给药时间与化学治疗药同时、后 4h、后 8h 分 3 次静脉注射。同时应多饮水、碱化尿液等,以降低膀胱炎反应。

9. 多柔比星(ADM) 属嵌入 DNA 干扰转录 RNA 类药中的蒽环类抗生素,属非周期特异性抗肿瘤药。不良反应为心脏毒性和骨髓抑制。

10. 紫杉醇(TAX) 是从红豆杉属植物中分离出的新的紫杉烷成分,也可半合成。可选择性促进微管蛋白的聚合并抑制其解聚,从而影响纺锤体的功能和组织结合,抑制肿瘤细胞的有丝分裂,适于二线用药,特别是对顺铂耐药、复发者有效。不良反应为血液学毒性,过敏反应,神经毒性。

11. 吉西他滨(GEM) 是类似于嘧啶的一种细胞周期特异性抗代谢药。主要作用于 DNA 合成期的肿瘤细胞。主要不良反应为骨髓抑制、消化道反应、无力、皮疹。

12. 氮甲(N-F) 一般每次 $25 \sim 50mg$,每周 1 次,口服或静脉注射。主要不良反应为消化道反应和骨髓抑制。

13. 其他常用药物 还有甲氨蝶呤(MTX),羟基脲(HV)、长春新碱(VCR)、放线菌素 D(ACD)、普卡霉素(MTH)等。

(二)常用的联合化学治疗方案
睾丸肿瘤常用化学治疗方案见表 11-4。

表 11-4　睾丸肿瘤常用化学治疗方案

方案	顺铂		依托泊苷		异环磷酰胺		博来霉素		长春新碱	
	mg/m²	天数	mg/m²	天数	mg/m²	天数	mg/m²	天数	mg/kg	天数
BEP 方案	20	第 1~5 天	120	第 1,第 3,第 5 天	30	第 2,第 9,第 16 天	—	—	—	—
PEB 方案	50	第 1~5 天	165	第 1~5 天	30	第 1,第 8,第 15 天	—	—	—	—
PE 方案	20	第 1~5 天	100	第 1~5 天	—	—	—	—	—	—
PEI/VIP 方案	20	第 1~5 天	75	第 1~5 天	—	—	1200	第 1~5 天	—	—
VeIP 方案	20	第 1~5 天	—	—	—	—	1200	第 1~5 天	0.11	第 1,第 2 天

八、睾丸肿瘤的放射治疗

(一)放射治疗的照射野

Ⅰ期精原细胞瘤的照射野(简称射野)包括主动脉腔静脉间隙、主动脉前区、主动脉旁淋巴结。如果为左侧睾丸肿瘤则包含左肾门淋巴结,还应包全同侧髂外淋巴结和髂总淋巴结,尤其可能存在异常淋巴引流时。腹股沟瘢痕、腹股沟淋巴结、同侧阴囊在Ⅰ期精原细胞瘤治疗中并不是常规包括的。

Ⅱ期精原细胞瘤照射野由临床影像检查确定,包括同侧盆腔淋巴结,为了用适当的边界包全临床靶区(CTV),常通过标准解剖来确定放射治疗野范围。经典的"狗腿野"或"曲棍野"野界为:上界置于 $T_{9\sim10}$ 椎体,下界在闭孔上缘,也有学者推荐上界降至 $T_{10\sim11}$ 椎体或 $T_{11\sim12}$ 椎体以减少心脏照射,下界也可上移至髋臼水平以减少睾丸照射;左侧睾丸精原细胞瘤侧边界应当外延包括左侧肾门,通过铅挡减少左肾照射,在 L_4 椎体水平侧延包括同侧髂外淋巴结,铅挡成"狗腿野"形状。如果患者期望保全生育功能则需铅挡睾丸。传统射野通过骨性标记确定,大多数患者的淋巴引流区 CTV 都能得到有效覆盖,基于 CT 定位扫描根据大血管走行确定的淋巴引流区位置有更准确的靶区剂量覆盖,目前多叶光栅已很大程度上取代铅挡块来定义靶区形状。如果不照射盆腔淋巴结,射野上界和侧界大致同前所序,下界置于 $L_5\sim S_1$ 椎间盘水平。通过前后平行对穿野,使用 6～18MV-X 来放射治疗。

ⅡA 期精原细胞瘤通过标准"狗腿"野治疗腹主动脉旁淋巴结和同侧盆腔淋巴结。

ⅡB 期精原细胞瘤(腹膜后淋巴结在 2～5cm)射野宽度应适当扩大,以包全 CT 扫描所见肿瘤并外放 2cm 边界为宜。ⅡC 期放射治疗原则同ⅡB 期,腹部照射野通常较实际病灶大,如果首选放射治疗,放射野需要包括一侧的大部分肾,则射野应随着肿瘤的缩小而缩小。最初的大肿块往往缩小较快,放射治疗 3 周后重新 CT 定位往往能在保证包全肿瘤的前提下明显缩小治疗射野,这样可使至少 2/3 的肾避免照射 18Gy 以上。

(二)放射治疗剂量

对于Ⅰ期精原细胞瘤,推荐剂量为 25Gy/20 次,也可采用 2Gy/次的分割剂量照射,高于 25Gy 的剂量并无益处。

ⅡA 期常用剂量为 25Gy/20 次或 26～30Gy,(每次 2Gy)。ⅡB、ⅡC 期推荐剂量为 35Gy,先全野照射 25Gy,再局部缩野加量 10Gy,26～36Gy 的照射可取得良好的临床疗效。

(三)放射治疗疗效

精原细胞瘤治疗疗效依据分期和病变范围的不同而不同。

1. Ⅰ期精原细胞瘤　常规照射腹膜后淋巴结和同侧盆腔淋巴结后的 10 年无

复发生存率在 96%～98%。膈下淋巴引流区照射后 1%～4% 的患者复发,多发生在治疗后的最初 3 年内,常见复发部位为纵隔和远处其他部位。即使最初为纯精原细胞瘤,也偶见复发转变为非精原细胞性肿瘤的。死于Ⅰ期精原细胞瘤的患者极为罕见,大多数复发患者都能够通过后续治疗(常为化疗)挽救。

2. Ⅱ期精原细胞瘤　常采用膈下照射或膈下照射＋预防性纵隔照射。复发最常见部位为纵隔、锁骨上和肺。顺铂为基础的联合化学治疗可挽救 80% 以上的复发患者,致使 5 年疾病特异生存率在 96%～100%。有 6 项研究总结了腹膜后病灶＞5cm(ⅡC期)的精原细胞瘤放射治疗后的疗效(通常包括预防性纵隔照射),提示放射治疗后的复发率在 30% 左右,总生存率超过 90%。大部分患者为远处复发,如颈部和纵隔,真正野内复发较少。放射治疗后复发的患者都能够通过以顺铂为基础的联合化学治疗方案挽救,因此无论是首选放射治疗还是首选化学治疗,其生存率都相当。肿瘤直径＞10cm 的ⅡC期患者,放射治疗后复发率在 50% 左右,无论是否接受纵隔预防照射,ⅡC期患者化学治疗后的无进展生存率都在 90% 以上,但 30%～50% 的患者化学治疗后 CT 评价有肿瘤残存。

(四)放射治疗毒性反应

ⅠA 期和ⅡA 期精原细胞瘤膈下照射后的长期损伤与照射剂量相关,＞25Gy 的照射剂量并无治疗价值,只能增加治疗毒性。很少有患者存在长期的腹泻,绝大多数患者放射治疗后生活质量满意,不良反应很少。照射剩余侧睾丸将会损伤患者的生育功能,且损伤程度与照射剂量相关。＜0.5Gy 的剂量照射即可影响激素分泌和精子形成,而且累积剂量＞2Gy 即可导致永久性损伤。大多数患者精液中的精子在放射治疗后 30～80 周恢复。腹主动脉旁野照射不会明显改变内分泌水平。接受"狗腿野"照射的患者,小心遮挡健侧睾丸可降低睾丸照射剂量。通过当今的放射治疗技术,大多数患者都能恢复到正常精子水平和激素水平,对生育功能的影响很小。

其次,睾丸肿瘤放射治疗后第二原发肿瘤的发病率提高。肺癌、食管癌、结肠癌和胸膜肿瘤的发病风险也增加,无论是精原细胞瘤还是非精原细胞瘤,单纯放射治疗后发生第二原发肿瘤的相对危险度为 2.0,单纯化学治疗为 1.8,放射治疗、化学治疗综合治疗为 2.9。另外,精原细胞瘤患者放射治疗后长期生存者的心脏患病率也增加,随诊 15 年以后,死于心脏病的风险为常人的 1.85 倍。

九、睾丸肿瘤各论

(一)睾丸生殖细胞肿瘤

睾丸生殖细胞瘤为常见的发生在睾丸的恶性肿瘤。左、右均可发生或同时发生,20—39 岁为发病年龄高峰。睾丸生殖细胞肿瘤占睾丸肿瘤的 95%。包括精原细胞瘤、胚胎癌、畸胎瘤、绒毛膜上皮癌。

1. **病因** 睾丸生殖细胞瘤的病因尚不清楚,可能与睾丸外伤、内分泌障碍、遗传、睾丸下降不全(隐睾)、局部温度升高等因素有关。

2. **病理生理**

(1)精原细胞瘤:病理切片中肿瘤细胞一致,为大圆形或多角形,胞膜清楚,胞质透明,核大、球形、居中,胞质浓染,瘤细胞排列成巢状分散排列。

(2)胚胎癌:镜下组织结构复杂多变,完全不分化细胞呈片状排列,细胞质色淡,呈颗粒状;染色质较淡,核圆形或卵圆形,核分裂象明显。

(3)畸胎瘤:根据分化程度可分为 3 型。

①成熟型:镜下可见到正常形态的细胞、组织和器官,可含有软骨、胰腺、肝、肠、骨骼、平滑肌、横纹肌、神经及各种结缔组织。

②未成熟型:瘤细胞核大、染色深、分裂活跃,形态明显异形。

③恶性型:除含有分化良好及分化不良组织外,还有胚胎癌样组织或灶性恶性上皮组织及间叶组织。

(4)绒毛膜上皮癌:镜下见全体滋养层细胞,大而形态不规则。

3. **诊断** 询问病史时应对存在睾丸肿瘤发病因素者高度注意。睾丸生殖细胞肿瘤发病的危险因素包括隐睾、曾经患过睾丸肿瘤、有家族史、真两性畸形、男性不育、外伤或感染造成睾丸萎缩、母亲妊娠期曾用外源性雌激素。有睾丸沉重感和(或)出现急性睾丸炎、附睾炎的症状,部分患者可有内分泌失调症状,如男性乳房增大。体格检查注意阴囊内或腹股沟部有肿块,且一侧睾丸缺如,有无锁骨上淋巴结肿大,下肢有无一侧或两侧水肿(髂静脉、腔静脉受压或栓塞所致),若有水肿,则体格检查时应小心,以防止栓子脱落引起栓塞。

(1)肿瘤标记物

①亚单位绒毛膜促性腺激素(β-HCG):非精原细胞瘤 15% 增高,绒毛膜上皮癌 100% 增高,胚胎癌 73% 增高。

②血清甲胎蛋白(AFP):卵黄囊肿瘤和胚胎癌 AFP 增高者占 70%～90%,绒毛膜上皮癌和精原细胞瘤 AFP 正常。

③乳酸脱氢酶(LDH):特异性较低,可作为临床分期参考及晚期精原细胞瘤的监视。

④胎盘碱性磷酸酶(PALP):95% 精原细胞瘤 PALP 增高。

(2)B超检查:正确率可达 97%,可直接而准确地测定睾丸的大小、形态及有无转移。

(3)放射学检查:①胸部 X 线检查排除肺、纵隔转移。②IVU 除外泌尿系及肾功能情况。③CT 及 MRI 检查腹膜后、盆腔及其他器官有无转移。④PET 检查。

4. **鉴别诊断**

(1)附睾结核:有结核病史,肿块偏小,主要侵犯附睾尾部,常有输精管串珠状结节。

(2)鞘膜积液或精液囊肿:透光试验及 B 超可以鉴别。

(3)睾丸炎或附睾炎:发病急,多伴有发热及明显压痛,抗炎后可缓解。

5. 治疗 根据睾丸肿瘤的临床分期及组织类型而制订治疗方案。

(1)手术:首先应经腹股沟途径行根治性睾丸切除,根据病理检查以及影像学资料,决定是否施行腹膜后淋巴结清扫。腹膜后淋巴清扫的适应证为①Ⅰ期非精原细胞瘤;②ⅡA 期、ⅡB 期非精原细胞瘤;③ⅡC 期、Ⅲ期精原细胞瘤或非精原细胞瘤,先行化学治疗,待肿块缩小再行手术;④N_1、N_2 未分化精原细胞瘤。

(2)化学治疗:采用顺铂、长春新碱、博来霉素及依托泊苷(VP-16),常联合用药。

(3)放射治疗:精原细胞瘤对放射治疗高度敏感,剂量为 3～4 周照射 25～30Gy。非精原细胞瘤对放射线不敏感,疗效差。

6. 随访 睾丸生殖细胞瘤的随访时间和方法见表 11-5。

表 11-5 睾丸生殖细胞瘤患者随诊时间和方法

检查项目	检查期限(月)		
	1～2 年	3～5 年	6～10 年
全身检查	3	6	12
实验室检查(ALP、LDH、肝功能、肾功能、AFP、β-HCG)	3	6	12
X 线胸片	3	6	12
B 超	3	6	12
CT	6	12	12
骨放射性核素扫描	6	2	12

(二)睾丸非生殖细胞肿瘤

1. 睾丸间质细胞瘤

(1)概念:睾丸间质细胞瘤又称 Leydig 细胞瘤,是睾丸性索/性间质肿瘤的一种单一组织类型的肿瘤,是由正常发育和演化的成分睾丸间质细胞构成的。

(2)发病情况:本病少见,80％发生在 25－30 岁的成年人,占睾丸肿瘤的 1％～3％,占间质肿瘤的 14％。

(3)临床表现:本病常表现为阴囊内无痛性肿块,体积较大,时有坠胀和疼痛。

(4)诊断:发生于儿童者,常引起第二性征发育;在成年人则有乳腺发育、性欲下降、阳痿等。睾丸超声常表现为界限清楚的局灶性实性低回声,也有为高回声病例。

(5)治疗：大部分睾丸间质细胞瘤为良性，治疗主要采用根治性睾丸切除。恶性睾丸间质细胞瘤对放射治疗、化学治疗均不敏感，须行腹膜后淋巴结清扫。

2. 睾丸支持细胞瘤

(1)概念：睾丸支持细胞瘤又称男性母细胞瘤，为由性索基质起源向男性分化的肿瘤。

(2)发病情况：发病率较低，约占睾丸肿瘤的1%，可以发生于任何年龄，多见于中年人。但恶性程度不高，临床预后较好。

(3)临床表现：临床表现随就诊时间而异，主要临床表现为睾丸肿块，圆形或卵圆形，生长缓慢，质地韧，部分患者伴有疼痛不适感，肿块生长缓慢，多单发；也可出现内分泌变化，如男性乳房增大、皮肤色素沉着等，青春期前患者偶有性早熟，雄激素、雌激素、促性腺激素升高，但也可正常。

(4)病理分期：目前睾丸支持细胞瘤分为3期，即Ⅰ期，病变局限在睾丸；Ⅱ期，有腹膜后淋巴结转移；Ⅲ期，有膈以上转移。

(5)诊断：超声检查可见睾丸支持细胞瘤在睾丸内出现实性肿块，边界清，多为中、低回声内有增强回声，可检出比较丰富的血流信号。临床表现及辅助检查常缺乏特异性，容易误诊，主要依靠病理检查确诊。

(6)治疗：以手术治疗为主，单侧睾丸病变常规进行根治性睾丸切除术。双侧睾丸病变无生育要求者应行双侧根治性睾丸切除术，术后给予雄激素替代治疗。有生育要求者可暂缓行双侧根治性睾丸切除术或行双侧部分睾丸切除术，仅切除病变组织，但需密切观察保留组织，术后定期随访。

3. 睾丸性腺细胞瘤

(1)概念：又称性腺发育不全性肿瘤、混合型生殖细胞瘤或性腺胚细胞瘤，与性腺发育不全有关。

(2)发病情况：临床较为罕见，在睾丸肿瘤中仅占0.5%，可发生于任何年龄，但30岁以下者较为常见。

(3)病理生理：肿瘤常呈圆形，表面光滑，稍有分叶，质软或坚硬不等，常出现钙化区，表示病灶有退行性改变，切面呈灰白色或黄色，但变化甚大，随肿瘤组织成分变化而改变。

(4)临床表现：常出现性腺发育不全改变，外生殖器及性腺有畸形；生殖细胞常有恶变；女性患者常有停经、下腹部肿块，男性患者常伴有隐睾及尿道下裂畸形。

(5)治疗：首先应进行根治性睾丸切除。

(三)睾丸继发性肿瘤

1. 睾丸恶性淋巴瘤 属于黏膜相关淋巴组织恶性淋巴瘤，占睾丸恶性肿瘤的1%～7%。本病比较少见，可为原发性睾丸恶性淋巴瘤，也可为全身恶性淋巴瘤累及睾丸。本病恶性程度高，预后很差。可发生于任何年龄组，本病好发年龄为60

岁左右,占80%。睾丸恶性淋巴瘤左、右两侧发病率无明显差异,但双侧同时发病或相继发病的较生殖细胞肿瘤明显增高。大多数双侧睾丸同时受累,或可同时发生或相继出现。

临床特征为无痛性睾丸弥漫性肿大,少数患者伴有疼痛或不适,双侧发病或相继发病,也是睾丸淋巴瘤的另一特征。晚期常延至精索、附睾或浸润血管,并发生血行扩散,也可局部浸润或淋巴转移。由于左、右两侧睾丸没有直接的淋巴和静脉相连接,除非是肿瘤多中心,否则,不会相互转移。

睾丸原发性恶性淋巴瘤的诊断依赖病理学检查。诊断应具备下列条件:①肿瘤应局限于睾丸而没有其他部位淋巴瘤的证据,如果累及局部淋巴结或直接蔓延到睾丸邻近组织者也可能是性腺原发性淋巴瘤;②外周血和骨髓内不含任何异常细胞;③性腺淋巴瘤发生几个月以后出现远离性腺部位的淋巴瘤;④手术后患者至少要存活5年方能诊断为性腺原发性淋巴瘤。在鉴别诊断上主要与精原细胞瘤鉴别。恶性淋巴瘤细胞呈弥漫一致性浸润,萎缩性精曲小管掩埋在瘤细胞间,曲细精管残存;而精原细胞瘤细胞呈不规则团块状浸润,间质有成熟的淋巴细胞浸润,精曲小管破坏消失。

本病进展快,预后不良,治疗方法为肿块切除加放射治疗,同时采取全身化学治疗。

2. 白血病性睾丸肿瘤(TL) TL是白血病较少的一种髓外浸润病变,多发生在白血病化学治疗缓解后。睾丸是白血病细胞浸润的较常见脏器之一,主要见于儿童急性淋巴细胞白血病,且常在白血病治疗缓解期。这是由于化学治疗药物不易通过血-睾屏障,白血病细胞在此处生存,常表示白血病细胞存在耐药性,预后差,使睾丸成为白血病细胞的庇护所,这是导致白血病复发的原因之一。

白血病主要侵犯睾丸间质,白细胞浸润,破坏曲细精管,双侧睾丸受累占50%。除出现睾丸增大外,还有阴囊皮肤变色。

诊断多数靠活检,一般睾丸原发性肿瘤不伴有白细胞的明显升高和胸骨下段的压痛及肝、脾大,对无痛性睾丸肿大伴上述体征的患者,应考虑到TL的可能;同时,对睾丸肿大伴阴茎异常勃起者也应考虑白血病的可能。对于可疑患者应做血涂片、骨髓穿刺和睾丸活检等。睾丸活检有助于TL的早期诊断,特别是白血病缓解期,骨髓象不典型时,睾丸活检有助于TL的确诊。

睾丸切除不是主要治疗方法,应首先行双侧放射治疗,必要时还可辅以化学治疗。TL的放射治疗以局部放射治疗为主,经过局部放射治疗后肿瘤均可缩小。有的学者认为放射治疗范围应包括双侧睾丸精索腹股沟髂部及主动脉旁淋巴结,倘若没有淋巴结转移,范围仅包括双侧睾丸即可,待局部控制后全身化学治疗。无论是双侧或单侧均需接受双侧睾丸放射治疗,只做单侧放射治疗者,健侧睾丸易出现肿瘤复发。对于放射治疗剂量,各家报道不一,总照射量最低18Gy,最高30Gy。

TL虽然不能直接引起死亡,但可导致白血病的髓内复发,加重病情,影响患者的长期存活,预后不良。临床上应积极治疗,预防白血病的复发,对于是否能够提高患者的生存期,有待于进一步的研究。

第二节 阴茎肿瘤

阴茎肿瘤分为良性和恶性两大类,其中起源于阴茎上皮细胞的阴茎癌占绝大多数,少数为良性肿瘤及癌前期病变。

一、阴茎癌

阴茎癌是阴茎最常见的恶性肿瘤,多发生于中年人。由于地理、习惯、经济状况的不同,阴茎癌发病率悬差很大,北美洲和欧洲比较罕见,亚洲、南美洲和非洲经济状况差的国家和地区发病率较高。我国阴茎癌在新中国成立初期比较常见,由于年代的变迁,经济状况和卫生条件的好转,阴茎癌的发病率迅速下降。

(一)病因

阴茎癌的病因目前仍不十分清楚,但根据临床观察及统计数字表明,阴茎癌与包茎和包皮过长关系密切,包皮垢的长期刺激是主要病因,临床上所见患者中绝大多数有包茎、包皮过长史,早期行包皮环切术阴茎癌发病率显著降低。

1. 包皮垢   正如人体其他部位皮肤会分泌皮脂一样,包皮的皮脂腺也会分泌皮脂。由于包茎或包皮过长时包皮不能上翻,因此这些皮脂便积聚在包皮内板与阴茎头之间的空隙中。同时,尿液也会渗入这个空隙,与这些皮脂发生化学反应,形成包皮垢,并产生奇臭,长期积存的包皮垢会变成坚硬的块状。包皮垢是一种化学性致癌物质,实验证实,它具有强烈的致癌作用,将马的包皮垢接种于小鼠体内,可使之产生皮肤的恶性肿瘤。用人的包皮垢接种给小鼠,也可诱发雌鼠的子宫颈癌。上述试验提示阴茎癌的发生与包皮垢有关,可诱发许多阴茎癌的癌前性病变,例如阴茎角、阴茎乳头状瘤、尖锐湿疣、阴茎白斑、增殖性阴茎红斑症等,此类病变容易转化成阴茎癌。国内文献报道92%～98%的阴茎癌患者有包茎、包皮过长史。

2. 性传播疾病   人Ⅱ型单纯疱疹病毒(HSV-2)感染,阴茎癌患者血清的HSV-2阳性检出率为78.13%(25/32),高于正常对照人群的9.31%(19/204)。

3. 人类乳头状瘤病毒(HPV)   阴茎癌患者的性伙伴宫颈癌患病危险性是正常人的3～8倍,在宫颈癌中人乳头状瘤病毒DNA发现率为90%～100%,配偶患宫颈癌的男性阴茎癌的发病率高于普通男性。致癌因素可能相同,由性传播,特别是在性生活混乱和性病流行的人群里值得警惕。

4. 梅毒   梅毒可以减低患者对阴茎癌的抵抗力。10%～15%的阴茎癌患者血清华康反应阳性。有冶游性病史者发病年龄提前 10 年。

5. 紫外线和药物　口服光敏剂 8-甲氧沙林和紫外线 A(UVA)照射化学治疗,可以增加阴茎和阴囊鳞癌的危险性。

6. Bcl-2 癌基因和 p53 癌基因　两种癌基因蛋白的过度表达也可参与阴茎癌的发生发展过程。

7. 免疫系统受损　免疫系统受损时容易发生皮肤病,进而使阴茎癌发病率升高。肾移植患者应用免疫抑制药,皮肤癌患病率比正常人增多,有学者认为可能和持续 HPV 感染有关。

(二)病理生理

阴茎癌最常见的发生部位是在包皮系带附近、阴茎头、冠状沟、包皮内板及外尿道口边缘,极少发生于阴茎体。由于阴茎筋膜和白膜坚韧,除晚期病例外,阴茎癌很少浸润尿道海绵体。

1. 病理分型　阴茎癌的大体形态可分为原位癌、乳头状癌、浸润型癌和溃疡型癌。

(1)原位癌:多位于阴茎头和冠状沟,是边界清楚的红色略突起的斑块,表面有脱屑或糜烂。有的表面为炎症性湿疹样改变,单发或多发,生长缓慢或数年不变。

(2)乳头状(或菜花型)癌:常好发于包皮内板、冠状沟及阴茎头部。可单发或多发,乳头状或菜花样突出伴有脓性分泌物和恶臭,质脆、易出血。主要是外生性生长,一般淋巴结转移较少。

(3)浸润型(或结节型)癌:以冠状沟处较多见,癌肿表面呈结节状,有溃疡,伴脓性或血性渗出液。此型肿瘤质硬,体积小而较固定,肿瘤浸润较深,肿瘤和周围组织无明显界线。可破坏阴茎筋膜达海绵体,因海绵体血供丰富可促使肿瘤生长迅速,很快发生淋巴转移。

(4)溃疡型:实是浸润型的一种,因肿瘤生长迅速,中央以大量坏死为主,而四周仍呈结节状隆起。此型肿瘤生长快,浸润深,更易发生淋巴转移。

阴茎癌在早期,不论哪一种类型都很少侵及尿道海绵体,因此排尿多无障碍。但到晚期,癌肿不但可能侵及尿道,使尿道口受压变形,尿道外口不易辨认,而且可能破坏整个阴茎。

2. 病理分级　鳞状细胞癌为最常见的阴茎癌。此癌常发生在 40 岁以上,患者多有包茎史,部分患者可见到由阴茎白斑、皮角、增殖性红斑、尖锐湿疣等癌前病变恶变而来。大体在肿瘤初起时位于阴茎头、包皮内板面或冠状沟,可单发或多发,早期以表面生长为主,呈疣状、乳头状或菜花状,常因包皮遮盖而不易发现。病变可逐渐增大,发展成浸润型,表面可有溃疡,阴茎被破坏可累及尿道海绵体,与尿道相通形成瘘管。鳞状细胞癌按 Broders 分类法进行分级,共分为 4 级。

(1)Ⅰ级:75%以上为分化良好的鳞状细胞,具有发育良好的细胞间桥,细胞角化,细胞分化良好,少部分异型性细胞,可见大量的角化珠。浸润深度位于汗腺以上,其边缘部位可见完整的基底层。

(2)Ⅱ级:50%以上的鳞状细胞分化良好。角化比Ⅰ级差。肿瘤中心区有少数不完全角化的角珠。有中等量异型性细胞,基底层不完整,与周围边界不清。

(3)Ⅲ级:25%以上的鳞状细胞分化良好。大多数为异型性细胞,无角化珠,只有少部分区域角化。这些角化不良细胞大而圆,核皱缩,异型明显,有丝分裂象多见,基底层消失,浸润至基底层以下。

(4)Ⅳ级:为未分化型。细胞分化不到25%。几无角化,无细胞间桥。癌细胞大都为异型性,细胞小呈梭形,核瘦长而染色深。有时不易和恶性程度极高的恶性黑色素瘤、纤维肉瘤等区别,需连续切片,在少数区域发现有细胞间桥和开始角化的鳞状细胞状瘤细胞方可确诊。

临床上根据细胞分化程度一般分为高分化、中分化、低分化三级即Grade Ⅰ、Grade Ⅱ、Grade Ⅲ(G_1、G_2、G_3),其中低分化病变占50%。肿瘤分级能够提供淋巴转移的可能信息,与肿瘤转移密切相关。

(三)分期

目前没有公认的阴茎癌分期系统,Jackson分期法与国际抗癌联盟(UICC)的TNM分期较为常用。

1. 阴茎癌Jackson分期　见表11-6。

表 11-6　阴茎癌 Jackson 分期

Ⅰ期(A)	肿瘤局限于阴茎头、包皮或两者
Ⅱ期(B)	浸润到阴茎体,无淋巴结或远处转移
Ⅲ期(C)	肿瘤局限在阴茎,有腹股沟淋巴结转移但可以切除
Ⅳ期(D)	肿瘤浸润到邻近组织、淋巴结,不能切除和(或)远处转移

2. 阴茎癌TNM分期　见表11-7。

表 11-7　阴茎癌 TNM 分期

原发肿瘤(T)	
T_X	原发肿瘤不能评估
T_0	未发现原发肿瘤
T_{is}	原位癌
T_a	非浸润疣状癌
T_1	肿瘤直径≤2cm,肿瘤侵犯皮下结缔组织
T_2	肿瘤直径>2cm,但<5cm,侵犯海绵体

（续 表）

T$_3$　肿瘤最大直径≥5cm 或侵犯尿道或前列腺

T$_4$　肿瘤侵犯邻近组织

局部淋巴结（N）

N$_x$　局部淋巴结不能评估

N$_0$　未发现局部淋巴结转移

N$_1$　单个表浅腹股沟淋巴结转移

N$_2$　多个或双侧表浅腹股沟淋巴结转移

N$_3$　单侧或双侧深腹股沟淋巴结或髂淋巴结转移

远处转移（M）

M$_x$　远处转移不能评估

M$_0$　无远处转移

M$_1$　有远处转移

（四）临床表现

1. 好发人群　多见于 40－60 岁,有包茎或包皮过长及长期反复感染史。

2. 阴茎头或包皮局部表现　开始表现为硬块或红斑,突起小肿物或经久不愈的溃疡,经 10～14d 抗生素治疗无效。继之肿块增大,表面可呈菜花样,甚至波及整个阴茎头、包皮或呈多发病灶。

3. 合并感染　有脓性分泌物自包皮口流出,肿物可突出包皮口或穿破包皮呈菜花样,表面坏死,渗出物恶臭,肿瘤可侵及全部阴茎和尿道海绵体。

4. 腹股沟淋巴结肿大　可能为肿瘤转移或合并感染,转移性质地较硬,感染性有触痛,抗感染治疗可缩小。

（五）诊断

阴茎癌诊断主要依靠病史。检查时应注意肿瘤的大小、部位和浸润深度,阴茎体部和根部有无浸润,阴囊是否正常,并行直肠指诊,判断盆腔内有无肿瘤发现。双侧腹股沟淋巴结检查十分重要,对于肿大的淋巴结必须鉴别是炎性还是转移性。

典型的阴茎癌患者临床诊断不困难。有包茎或包皮不能上翻时,可隔着包皮仔细触摸,可扪及包皮下肿块或结节感,伴有局部压痛。对于阴茎头、包皮内板可疑肿块或溃疡,无法明确诊断时,应行局部较深组织的活检。超声、X 线、CT 和MRI 的应用有助于确定肿瘤浸润深度和范围、有无淋巴结转移。

1. 腹股沟淋巴结活检　临床分期的关键是确定腹股沟淋巴结有无转移。而确定主要方法为活体组织学检查。对腹股沟淋巴结活体组织学检查的时间和方法看法不一致。早期 Colby 和 Smith 等主张无论临床有无转移现象,都进行腹股沟淋巴组织大块切除送检。但大多数学者主张,临床不能触及淋巴结肿大的患者应严密观察;有淋巴结肿大者应在治疗原发肿瘤的同时,行肿大的淋巴结活检。组织学检查证实有转移者,在治疗原发病灶后 2～3 周行淋巴结清扫术。Cabanas(1977

年)根据对43例阴茎癌患者进行淋巴结造影结果提出了哨兵淋巴结的假说,认为此淋巴结是阴茎癌首先转移部位,转移早期可为唯一受累的淋巴结,此淋巴结属腹股沟浅淋巴结群中腹壁浅静脉组,位于大隐静脉汇入股静脉上方、腹壁浅静脉内下方。也有学者采用细针,对可疑淋巴结行穿刺抽吸活体组织检查。

按 Jackson 分期或 UICC 的 TNM 分期,Ⅰ期局限于阴茎头,很少发生淋巴结转移,对这一期患者如为细胞分化不良的内生浸润型应积极施行淋巴结活检,若病理检查阳性则施行腹股沟淋巴结清扫术。Ⅱ期癌肿浸润阴茎体,腹股沟淋巴结的转移率为20%～25%,在切除原发灶的同时,常规施行"前哨淋巴结"或可疑淋巴结活检,病理阳性则施行腹股沟淋巴结清扫术。Ⅲ期癌肿都有腹股沟淋巴结转移,可有不同程度的肌肉、神经、血管浸润,若无手术禁忌,应积极手术。Ⅳ期已不能手术治疗。

阴茎癌同时有腹股沟淋巴结增大者,其中约50%不能证实有转移,其中证实有转移者为28%～35%,在那些阴性淋巴结中至少20%进一步检查证实有微转移。所以,仅靠物理检查是不充分的,应进一步做活检,且仅做前哨淋巴结的活检不够,因为还有其他淋巴回流途径,因此多做几处淋巴结活检是必要的。

彻底的淋巴结清扫可以治愈80%的微转移病例,因此早期诊断和治疗对生存非常关键。控制炎症后仍肿大的淋巴结80%由肿瘤转移引起,通过穿刺,活检通常能够明确病理诊断。细针穿刺活检常用于淋巴结肿大患者的淋巴结活检。

综合国内几组资料显示,阴茎癌出现腹股沟淋巴结肿大者有81%,经活检证实为淋巴结转移者仅占12.6%(77/610),可见阴茎癌患者腹股沟淋巴结炎性增大较转移为多。阴茎癌转移淋巴结质硬、固定、无压痛,经抗生素治疗无变化。特别是位于大隐静脉上内侧的淋巴结肿大,多是阴茎癌早期转移部位。因此,阴茎癌患者腹股沟淋巴结肿大时应行活检,以确定是否有淋巴结转移。

治疗原发肿瘤和应用4～6周的抗生素治疗后淋巴结仍持续肿大者很有可能就是发生了转移。所以,在适当的抗生素治疗后仍有腹股沟淋巴结肿大的患者应行腹股沟淋巴结清扫术。对此类腹股沟淋巴结肿大的患者另一种处理方法是处理原发肿瘤时或之后立即行肿大淋巴结的针吸细胞学检查,如为阳性结果的病例,应立即制订治疗计划。

如果淋巴结阳性可以缩短抗感染治疗的时间,尽早手术。未肿大淋巴结针吸活检需要通过淋巴造影,并由B超或荧光引导穿刺,往往需要检查多个淋巴结。美国 MD. Anderson 肿瘤中心采用扩大前哨淋巴结活检,范围包括腹壁下静脉和大隐静脉内侧的淋巴结,仍有25%的假阴性率,且明显增加了并发症。

近年来,动态前哨淋巴结活检术作为一项新的诊断手段用于多种恶性肿瘤,被尝试用于阴茎鳞癌。动态活检以^{99m}Tc作为示踪剂,通过放射性探测仪发现最先显像的前哨淋巴结,再经病理检查检测转移灶。作为一项新技术,动态活检需要更多的临床研究来改进。

2. 影像学检查

(1)超声检查:阴茎癌超声检查可呈不规则低回声改变,彩色多普勒血流成像(CDFI)显示极为丰富的血流信号。超声检查可确定有无肝、腹腔、盆腔及浅表淋巴结转移。阴茎癌腹股沟淋巴结转移最为常见。腹股沟淋巴结转移超声影像学表现为淋巴结体积增大,外形似圆球形、近球形,形状不规则以至形态怪异为特征;即使体积不大,球形及椭圆形特征强烈提示异常增生。淋巴结包膜模糊,皮质呈向心性增厚,回声常增强且欠均匀,有时可见散在细点状强回声,代表微小钙化灶,偶尔可见到淋巴结内小片状无回声区,代表液化坏死区。髓质回声变形、变窄、偏心以至完全消失,为淋巴结转移癌的特征。淋巴结血供以边缘血管型、无血管型以及合并门部血管移位的混合型相对多见,频谱多普勒常显示高速高阻型血流。

阴茎癌腹股沟淋巴结转移常需要与炎性反应性增生鉴别,在超声影像学方面良性反应性增生的淋巴结特点如下:少数淋巴结的外形可能呈球形或近球形,但形状一般比较规则,皮质保持特征性的"C形征",回声较低,如果皮质、髓质显示不清,可利用 CDFI 显示髓质内丰富而规则的血流,从而看到皮质"C形征",动脉血流速度增加,但血流阻力指数(RI)正常或偏低。

盆腔淋巴结转移超声检查可显示盆腔血管周围出现低回声结节或肿块,内部回声较不均匀,出现单个结节或若干孤立散在的圆形或卵圆形结节、边界清楚,大多数肿大淋巴结聚集,声像图可呈蜂窝状,这些肿大的淋巴结还可进一步融合成片,成为大的团块状,有时成蜂窝状或不规则状。

(2)X线检查:胸部 X 线片可了解有无肺转移或胸部其他病变。泌尿系 X 线片、排泄性尿路造影,检查有无腹膜后转移病灶及泌尿系受累情况或有无合并症。阴茎 X 线片,观察肿块阴影大小、密度、边缘清楚与否及有无钙化、骨化,以除外 Peyronie 病等。

淋巴造影:生殖系统淋巴造影主要用于阴茎、睾丸、附睾等癌肿,对诊断转移有一定帮助。选择经足背部淋巴管、经阴茎淋巴管、经精索淋巴管注射造影法。若有转移则显示淋巴结不规则、充盈缺损,淋巴管变形、受压、阻塞等。因其假阳性率较高,有发生淋巴性水肿和肺栓塞等并发症,一般不应作为常规检查。

(3)CT 检查:疑有盆腔淋巴结转移时,可行 CT 检查。正常情况下,淋巴结直径≤1cm,由于大血管周围有脂肪组织,与淋巴结形成较好的对比,故在 CT 断面上以>1.5cm 作为淋巴结肿大的指标。盆腔淋巴结转移多位于盆腔血管周围,增大淋巴结可呈单个或多个类圆形软组织结节影,边缘清楚,多个增大淋巴结可融合成分叶状肿块,推移或包绕大血管,肿大的淋巴结 CT 值与肌肉相同,部分淋巴结可发生坏死而致密度不均,增强扫描可呈轻度至明显均一或不均一强化,偶可见环状强化,当然 CT 检查结果阴性时也不能排除淋巴结转移的可能。

（4）MRI：怀疑盆腔淋巴结转移时可行 MRI 检查。主要表现为盆腔血管周围单个或多个大小不等的淋巴结肿大，界线清楚，呈软组织信号，较大者可融合成团，并包绕和挤压大血管，增强后实质部分强化。

有学者利用 MRI 对阴茎浸润癌进行局部浸润状况的分期检查。在进行 MRI 成像之前，在阴茎海绵体内注射前列腺素 E_1，造成人为的阴茎勃起，然后进行 MRI 多维成像，依照 2002 年阴茎癌的 TNM 分类标准进行分期，并与肿瘤的最终病理分期相比较，从而来评价 MRI 对阴茎癌局部分期的准确性，并且以 MRI 结合病理分期结果来确定对患者进行相对保守的手术治疗是否可行。在此研究中，笔者认为 MRI 对于表浅的阴茎肿瘤具有极为准确的诊断率，如与术中冷冻切片病理检查结果相结合，可以大大提高保留阴茎手术的成功率。总之，由于 MRI 对阴茎软组织卓越的分辨率，可以提供清晰的多维图像，从而有利于确定病理分期，来帮助确定手术方案。MRI 病理分期高度的特异性和敏感性对于需要行保留器官的手术方案的确定提供了保证。尽管如此，在选择阴茎癌的手术治疗方法时，MRI 并不能完全替代标准的病理分期，它只是一种可靠的辅助检查手段。

（5）ECT 检查：放射性核素扫描可用于前哨淋巴结的探测。术前了解肿瘤是否存在淋巴结转移以及转移途径对制订手术方案有重要意义。前哨淋巴结是距离恶性病变最近的引流淋巴结或接受转移肿瘤播散的第一站淋巴结，其组织病理学改变是判断淋巴结是否被转移肿瘤细胞侵犯的最好证据。通常有两种检查方法：一是在肿瘤周边或肿瘤内注射淋巴显影剂，做常规 γ 显像；二是在手术前 3h 左右在肿瘤周边或肿瘤内注射淋巴显像剂，利用特制的探针在术中对手术部位放射性最高的区域进行探测和定位；也可两种方法结合应用，如果前哨淋巴结在术中被发现定位，并且快速冷冻切片未发现肿瘤细胞，就没有必要对引流区域的淋巴结进行彻底清除，甚至可以减少术中不必要的探查。相反，如果发现前哨淋巴结被肿瘤细胞侵犯，则必须对引流区域淋巴结进行清扫，利用核素显像探查前哨淋巴结已应用于多种恶性肿瘤。放射性核素扫描还可明确全身骨骼有无转移性病灶，如发现病变部位，可对病变部位进行 CT 或 MRI 断层重建，诊断的准确性更高。

（6）PET-CT：PET-CT 可用于判断淋巴结肿大，能准确反映病变部位和范围，表现为软组织肿块放射性核素摄取，并可直接显示肿瘤之大小、范围、密度及推挤侵入周围脏器的影像。孤立性淋巴结肿大的诊断较困难，若发现直径＞1cm 的淋巴结则可视为异常。

（六）鉴别诊断

阴茎癌诊断中需要鉴别的疾病很多，临床中需要注意以下几种疾病须与早期阴茎癌相鉴别。

1. 阴茎囊肿　可见于任何年龄，以阴茎头冠状沟、包皮等处多见。可单发或多发，呈圆形，位于皮下或皮内；扪之囊性，表面光滑，皮肤黏膜颜色正常，直径多在数毫米至2cm以内。一般无任何自觉症状。若合并感染可出现肿胀、疼痛，也可破裂形成溃疡。依据囊肿发生的原因可分为：①表皮样囊肿；②潴留性囊肿；③皮样囊肿；④黏液样囊肿。以上各囊肿，均可完整切除，可活检。表皮样囊肿有恶性征象者可行阴茎局部切除术。极少发生转移。黏液样囊肿切除不彻底较易复发，切除范围应稍大或切除的局部小剂量表浅放射治疗。

2. 阴茎乳头状瘤 本病是最常见的阴茎良性肿瘤之一。病程较长者可恶变为癌。多见于青年人和中年人。通常发生于阴茎头、冠状沟、包皮系带和包皮内板。其产生可能与包皮垢或炎症刺激有关。肿瘤单发或多发，初期为体积很小的乳头状突起，随着病程进展可沿冠状沟呈环形生长或布满阴茎头和包皮。瘤体大小不一，有蒂，末端分支，呈乳头状，淡红色。包皮囊内经常潮湿、浸渍和摩擦，可使瘤体表面脱落、出血及感染而形成溃疡，遂产生恶臭，类似阴茎癌。若肿瘤突然增大应怀疑恶性变，确诊需行活体组织学检查。治疗早期以手术局部切除为宜。

3. 阴茎血管瘤 属先天性发育异常。与其他部位的血管瘤相似，可分为鲜红斑痣、毛细血管瘤、海绵状血管瘤和混合性血管瘤4型。血管瘤可自行消退，但绝大多数持续存在不断增大，损毁阴茎形态，影响阴茎功能，破裂可发生大出血等。多主张早期治疗，以青少年期治疗为宜。

4. 干燥性闭塞性阴茎头炎 病因不清。亦多发生于未行包皮环切术的患者。早期表现酷似阴茎头炎，皮肤增厚，出现红斑，表面可有脱屑。逐渐阴茎头、包皮、系带及尿道外口出现象牙样片状白斑，边缘清楚。病变组织逐渐萎缩、塌陷、包皮囊紧、阴茎头干枯。组织学表现为表皮角化过度。棘层萎缩，基底细胞液化变性。用糖皮质激素外涂或病变内注射可缓解症状。明确诊断需要靠病理检查。

5. 阴茎结核 少见。病变多位于阴茎头、系带和尿道外口处。2/3开始即为溃疡，呈潜掘形，边缘清楚，溃疡底覆一层干酪样坏死组织，其下为新鲜肉芽组织。1/3开始为结核结节，逐渐发展成溃疡。可累及尿道形成尿道瘘，很少形成尿道狭窄。若病变累及阴茎海绵体，发生纤维瘢痕，可使阴茎弯曲。腹股沟淋巴结可发生继发性结核，寒性脓肿形成窦道。需病理检查明确。

6. 硬下疳 性传播疾病。最初部位为梅毒螺旋体入侵部位，如阴茎头冠状沟、包皮内板，也可见于尿道外口及阴茎体部。多单发，初期为1～2cm，无痛红斑，逐渐隆起，变硬，1周左右发生溃疡，溃疡表浅，疮面新鲜，肉芽呈紫红色，边缘高起，具有软骨样硬度。伤口3～8周愈合，遗留瘢痕。3/4患者伴有腹股沟淋巴结肿大。诊断：①有性病史；②典型溃疡；③分泌物中找到梅毒螺旋体；④血清康华反应阳性；⑤青霉素疗效明显。

7. 软下疳 病原体为杜克雷嗜血杆菌。革兰阴性杆菌，有不洁性交史，可与硬下疳并发，称为混合下疳。潜伏期短，2～5d。常发生于阴茎头或会阴部，开始为小红色丘疹，继而变为脓疱，扩大，破溃，形成卵圆形或圆形溃疡，深浅不一，覆有脓液,边缘柔软,有轻度疼痛和触痛,亦可发生阴茎坏死。腹股沟淋巴结可疼痛,化脓破溃。病程数周至数月自愈,诊断:①不洁性交史及极短潜伏期;②阴茎头、会阴部溃疡,腹股沟淋巴结肿大;③脓液涂片有革兰阴性杆菌,成对或链状排列,无鞭毛和芽孢。

8. 性病淋巴肉芽肿　由性病淋巴肉芽肿衣原体引起。人是此病原体唯一的自然宿主,通过性交感染。潜伏期4～28d,平均10d。初发部位位于阴茎头、包皮。为一细小丘疱疹,无自觉症状,数日内自愈,故常被忽视。初疮发生后1～4周,一侧或双侧腹股沟淋巴结肿大。初期淋巴结孤立、散在、质硬、活动、有轻压痛,逐渐增多,互相融合成块,皮肤变紫、水肿,多在1～2周软化破溃,排出淡黄色脓液,并形成许多瘘管,在淋巴结化脓期,全身可有发热、乏力、关节疼痛等。本病Frei试验阳性,补体结合试验在感染4周后阳性。对磺胺及四环素有效。

9. Peyronie病　为阴茎海绵体白膜与阴茎筋膜纤维化所形成的阴茎体部纤维性硬结,多见于中年人,主要症状为阴茎勃起时疼痛、弯曲、影响性交。检查时在阴茎背侧触及硬条索或一至几个斑块。在病程开始几个月内生长较快,以后缓慢,不影响排尿,不发生破溃。无恶变趋向,阴茎X线片可见钙化或骨化阴影,阴茎海绵体造影可见局限性充盈缺损。

10. 阴茎白斑病　是一种比较少见的疾病,主要多见于糖尿病患者。阴茎白斑病发生于包皮、阴茎头及尿道外口等处。病变边界清楚,呈灰白色,大小不等,表面可有糜烂。组织学检查可见棘皮征,角化过度,角化不全现象。黏膜白斑可先于或同时并发阴茎癌。

11. 阴茎尖锐湿疣　是一种包皮上或阴茎上菜花样新生物。可能是HPV病毒引起。阴茎尖锐湿疣常发生于阴茎头、冠状沟及包皮内板处。有性病接触史,病变呈菜花状、乳头状、颗粒状或结节状,紫红色,大小数目不定,可有蒂,表面可糜烂。这种疾病和分化较好的鳞状细胞癌难以区分。如果存在疑问,可取活检来与阴茎癌区别。

12. 阴茎增生性红斑症　阴茎增生性红斑症常发生于阴茎头,生长较慢,呈淡红色圆形斑状,边界清楚,可单发或多发,斑块常呈乳头状,有鳞屑,也可发生溃疡癌。

13. 阴茎角化症　阴茎角化症多位于阴茎头和包皮部,呈坚硬的角状突起,无溃破。

14. 阴茎Bowen病　病变常位于阴茎头、体部及包皮,表现为淡红色小片红斑,表面有鳞屑或形成硬痂皮,实际上是阴茎原位癌的一种类型,尚未发生局部浸润。

以上病变行活组织病理检查均能明确诊断。

(七)手术治疗

手术治疗是治疗阴茎癌的主要方法,术前必须明确肿瘤的浸润范围及有无所属淋巴结转移,做出准确的肿瘤分期及分级,然后对有手术治疗指征的患者选择适当的手术方法。随着对阴茎癌的认识不断深入,在保证手术治疗效果的前提下,现代的治疗重点放在"尽量减少对机体的损害、尽量减少对原有功能的影响"上,目前除常用的外科手术治疗以外,对于部分病变表浅、局限的阴茎癌患者还可进行激光治疗、冷冻治疗等治疗方法,对于仅局限于包皮的肿瘤可行包皮环切术。

1. 阴茎部分切除术　是最常用的手术方式,具有手术简单易学、疗效确实可靠、能保持部分性功能、术后可站立排尿等优点,患者容易接受。

(1)适应证:T_1 期或 Jackson Ⅰ期的肿瘤,局限于阴茎头部附近,无淋巴结转移,可考虑行阴茎部分切除术,但手术要求比较严格。①阴茎断端至少距离肿瘤近端缘 2cm 以上。②断端不能证实有淋巴管或静脉有瘤栓存在,断端也无肿瘤浸润的证据。残留阴茎至少 2cm 以上。③尿道没有肿瘤侵犯,且其残留端至少长于阴茎残端 1cm 以上,这样能有效地处理尿道开口(残留阴茎),减少新的尿道开口狭窄的发生。

(2)术前准备:应用抗生素治疗局部感染,局部应用 1∶5000 高锰酸钾溶液或其他外用洗液浸泡阴茎。

(3)手术步骤及技巧

①麻醉:脊椎麻醉(蛛网膜下腔阻滞)或硬膜外麻醉。

②体位:患者平卧位。

③消毒者戴灭菌手套,在下腹部、腹股沟、大腿上部、阴茎、阴囊及会阴部进行消毒,将阴茎癌部及邻近阴茎干放入消毒阴茎套内,在其近端以粗丝线扎紧,防止污染手术野;阴茎根部扎止血带以减少转移及术中出血,并使手术视野清楚便于操作。

④手术切口与结扎阴茎血管:在距离肿瘤近缘 2cm 处环切阴茎皮肤,达阴茎筋膜,在阴茎浅筋膜内分离出阴茎背浅静脉,在其近端结扎并切断,再切开阴茎筋膜,分离阴茎背深静脉、阴茎背动脉及神经,分别将其结扎和切断。

⑤切断阴茎海绵体,但保留与尿道相邻的阴茎白膜,以增加尿道海绵体末端血供,避免术后尿道海绵体残端及尿道缺血坏死,导致尿道外口狭窄。沿此平面继续向远端分离尿道,在距阴茎海绵体断端 1～1.5cm 处横断尿道。阴茎创面用 1％～2％氮芥溶液和蒸馏水冲洗。

⑥用 4-0 号丝线间断或褥式缝合阴茎海绵体断端,缝线穿过两侧阴茎白膜及纵隔。

⑦缝合皮肤:松开止血带,观察创面有无活动性出血及渗血,进一步完善止血后,将皮肤创缘于背侧纵行缝合。

⑧尿道口成形:水平位切开尿道末端,形成上、下两瓣,使下瓣略大于上瓣,将尿道末端上、下两瓣的黏膜外翻并与皮缘缝合,形成乳头状新尿道外口,可使尿道

外口较宽大,避免术后尿道外口狭窄。

⑨留置导尿:从尿道外口插入导尿管至膀胱,必要时用缝线将其固定。

(4)注意事项

①术前应全身使用抗生素,局部使用1:5000高锰酸钾溶液浸泡,以控制感染。

②阴茎部分切除术中,必须注意选择阴茎切除部位。若切缘接近肿瘤,将有复发的危险;切除过多则残端过短,排尿不便。

③海绵体止血不完善可发生术后出血,关键在于将两侧阴茎海绵体的白膜与纵隔适当间断缝合,尿道海绵体的出血可用电凝止血。

④尿道末端应保留一定长度,露出阴茎残端,如过短,可回缩至皮内,形成术后尿道狭窄;同时,术中应注意保留尿道末端两瓣的血供,以防坏死而形成尿道狭窄。

(5)术后处理

①使用抗生素,预防和控制感染。

②使用镇静药防止阴茎勃起。

③术后7d拔除导尿管。

(6)并发症

①出血:多发生于术后24～48h,常为阴茎海绵体、背深静脉、阴茎背动脉及尿道残端出血,多因阴茎海绵体生理性充血勃起所致。术中应严密止血,术后给予雌性激素及镇静、镇痛、治疗是预防出血的有效措施。一旦发生,轻者可加压包扎,重者需要手术止血。尿道残端出血多为尿道末端与皮缘缝合不严密所致,一般经加压包扎及应用止血药即能停止,必要时予以缝合。

②切口感染:术前未控制感染、术中污染及术后未给予有效抗生素,以及切口渗血、积血和尿液浸湿敷料等都是感染原因。一旦发生,以局部处理为主,必要时全身应用抗生素。

③尿道外口狭窄:最为常见,发生率约为10%。主要原因是伤口感染、尿道残端过短回缩、尿道外口处理欠妥。防治感染、保护好尿道末端血供及长度,尿道末端剪开0.5cm外翻无张力缝合等措施可减少尿道外口狭窄的发生率。发生后经定期扩张多能保持排尿通畅,严重者施行尿道外口切开成形术。

④阴茎残端癌肿复发:为术后最严重的并发症,常发生于术后1年内,复发原因为切除范围不足。距癌肿边缘2～3cm以上切除多可减少复发。复发后应及早施行阴茎全切除术。

⑤性功能障碍:其发生与残留阴茎海绵体长度、患者精神因素和性交方法有关,术中应在保证手术治疗效果前提下尽量保留阴茎海绵体组织,减少阴茎长度对性功能障碍的影响。如有条件,可行阴茎残端延长术治疗。术前应详尽告知患者手术治疗对性功能的影响,解除患者精神因素对性功能的影响。对于经常规治疗无效者,可于手术后2年施行阴茎假体置入术或阴茎重建术。

(7)疗效:对于具备施行阴茎部分切除术条件的患者,此手术疗效肯定。阴茎癌最重要的预后因素是淋巴结有无累及和累及程度。对于符合以下病理标准的患者,通过有限转移灶的清扫可以达到治愈的效果。①腹股沟转移性淋巴结<2个;②单侧腹股沟淋巴结转移;③无淋巴结以外的扩散;无盆腔淋巴结转移。对于这类患者积极进行腹股沟淋巴结清扫,能取得比化学治疗、放射治疗更好的预后。有学者认为浸润性阴茎鳞状上皮癌,无论分化程度高低,若在肿瘤的安全范围处将其彻底切除,可以保留更多的阴茎,明显提高患者术后的生活质量。有研究表明,彻底的淋巴结清扫可以治愈80%的微转移病例,控制炎症后仍肿大的淋巴结80%由肿瘤转移引起,通过穿刺、活检多能够确诊,但其中20%已有隐性转移灶。对于施行阴茎部分切除术术后残端太短以致站立排尿困难及性交困难者,可施行阴茎延长术,以避免会阴部尿道造口,恢复站立排尿,甚至恢复性功能。

2. 根治性阴茎切除术

(1)适应证

①pT$_{1\sim2}$N$_0$M$_0$肿瘤行阴茎部分切除术后残端肿瘤复发或切除后残留部分不能维持站立排尿和进行性生活者。

②pT$_3$N$_0$M$_0$者。

③原发阴茎体(干)部肿瘤,大部分恶性程度较高,即使肿瘤较小,也应做阴茎全切除术。

④组织学Ⅲ~Ⅳ级的内生浸润型阴茎癌。

⑤对于pN$_2$、pN$_3$期患者先施行新辅助化学治疗和放射治疗,如条件许可,再进行手术切除。

⑥对于pT$_4$期患者,如有条件,可先施行新辅助放射治疗和化学治疗,随后做补救性手术切除。

(2)术前准备:全身应用抗生素控制局部感染;用1:5000高锰酸钾溶液洗涤、浸泡阴茎3~5d;局部备皮,清洗会阴部;术前2d少渣、半流质饮食,术前日晚及术前各灌肠1次。

(3)手术步骤及技巧

①麻醉方式:全身麻醉或硬膜外麻醉。

②手术体位:膀胱截石位。

③局部消毒:消毒者戴灭菌手套,在下腹部、腹股沟、大腿上部、阴茎、阴囊及会阴部进行消毒,将阴茎癌部及阴茎放入消毒阴茎套内,在其近端以粗丝线扎紧,防止污染手术野。

④绕阴茎根部做纵行切口,切口两端向上、下各延长2~3cm,上端达到耻骨联合上方。

⑤于阴茎根部背侧中线处分离并切除阴茎悬韧带。

⑥切开阴茎白膜,分离、切断并结扎阴茎背深动脉、阴茎背深静脉和神经。

⑦潜行游离耻骨上方及两侧皮瓣,清除阴茎根部周围和耻骨前区的淋巴及脂肪组织。

⑧在阴茎腹侧将切口延伸至阴囊中间线,并向两侧分离,游离并显露尿道海绵体,并从阴茎白膜表面游离出尿道,在距肿瘤 2.5cm 以上切断尿道,但必须保留可行会阴部尿道造口的长度。

⑨游离两侧阴茎海绵体至耻骨支处,用止血钳将左、右两个阴茎海绵体脚分开并钳夹,距耻骨支约 0.3cm 处切断阴茎海绵体脚,断端用丝线间断缝合或双重缝合结扎。

⑩于会阴部阴囊下方做一环形切口,将尿道由此切口引出,将尿道横行剪开尿道末端 0.5cm 便成两瓣,用细丝线将尿道海绵体外层与皮下组织间断缝合数针,略加固定,然后将尿道瓣分开,分别与皮肤缝合,使黏膜外翻呈乳头状。留置导尿管。需要注意尿道皮肤造口应保持无张力吻合,对于阴囊松弛者可切除部分阴囊后成形,以免术后影响排尿。

⑪置局部引流后,逐层缝合各层组织,横行缝合皮肤切口以提高阴囊,应注意避免残留无效腔导致切口愈合不良。

(4)术后处理:①托高阴囊防止阴囊水肿;②手术切口局部加压包扎;③无渣、半流质饮食 3d,减少排便对手术切口的影响;④术后应保持会阴部干燥、清洁,防止排大便时污染会阴部伤口;⑤应用抗生素预防感染;术后 2～3d 拔除引流物,7～10d 拔除导尿管。

(5)并发症

①出血:常为阴茎海绵体残端、阴茎背深动脉及阴茎背深静脉出血所致。阴茎海绵体游离不彻底或阴茎海绵体残留过短,则不易缝合严密,表现为伤口渗血。阴茎海绵体残端应用缝合、结扎处理可减少出血发生。此外,阴茎背血管应分别切断、结扎,也可减少出血的发生。出血的治疗同阴茎部分切除术。

②切口感染:常继发于切口渗血、皮下积血和尿液浸湿敷料。彻底止血后予以引流,必要时全身应用抗生素。

③局部肿瘤复发:多因阴茎根部周围和耻骨上淋巴组织清除不彻底所致,常发生于尿道残端和耻骨前方。因阴茎头、阴茎海绵体的淋巴首先引流至耻骨上淋巴丛再注入腹股沟深淋巴结和髂外淋巴结,所以应将上述区域淋巴组织彻底清除,尤其对于肿瘤位于阴茎头或浸润阴茎海绵体者。若清除的淋巴脂肪组织病理检查证实有转移者,应行髂腹股沟淋巴结清扫术或扩大淋巴结清扫术。局部复发后应积极争取手术切除再配合化学治疗。

④会阴部尿道造口狭窄:最为常见。主要原因是造口感染、尿道残端过短回缩、尿道外露过长坏死、尿道外口处理欠妥、尿道皮肤造口处切口过小及尿道引出

过程中成角扭曲。应积极防治感染,会阴部皮肤切口应宽敞,尿道应无角度、无扭曲引出,保护尿道末端血供,外露尿道长度约 1cm,末端剪开 0.5cm 形成上、下两瓣,外翻无张力吻合,呈小乳头状,可减少尿道皮肤造口狭窄发生率。尿道狭窄发生后,可定期尿道扩张,多能治愈;严重者可行尿道外口切开成形术。

⑤阴囊皮炎:阴囊松弛或会阴部尿道造口位置过于靠前,阴囊遮蔽尿道外口,不仅影响排尿,尿液还浸及阴囊,引起阴囊湿疹、尿性皮炎、糜烂、溃疡。防治的方法是尿道外口位置适当,切除大部阴囊皮肤做阴囊成形术。

(6)疗效:阴茎癌是由阴茎上皮增生逐渐发展而来,绝大多数为鳞状上皮癌,阴茎白膜是阻止肿瘤浸润的重要屏障。阴茎癌主要经淋巴转移,其中腹股沟淋巴结是了解有无转移的最重要指标,远处转移肺、肝、骨、脑者少见,仅 1%～10%,局部淋巴结无转移而出现远处转移者较少见。因此,即使是进展性肿瘤,术后长期疗效较好,5 年生存率可达 70%～80%。

3. 腹股沟淋巴结清扫术　阴茎癌转移的主要途径是经淋巴系统转移,而主要的区域淋巴结则是腹股沟淋巴结及髂血管淋巴结,所以区域性淋巴结的根治切除,直接影响治疗的彻底性,也影响治疗结果。手术分期进行,即先行原发灶治疗(切除),恢复后(4～6 周)再做腹股沟淋巴结清扫术,由于淋巴引流的特殊性,至少有 50% 的转移是双侧性的,因此手术双侧均应进行淋巴结清扫。规范的手术范围:上缘达脐和耻骨联合线中点与髂前上棘连线水平,下缘达股三角顶端下 2～3cm 平面,外缘缝匠肌外侧缘,内侧缘腹股沟韧带内孔(皮下环)、垂直线(阔筋膜内缘水平)。腹股沟深、浅群淋巴结(包括股管淋巴结及耻骨上脂肪垫)均须清除,为了清除大隐静脉与股静脉之间的淋巴结及软组织,有时须做大隐静脉切除,如需做髂血管淋巴结清除,断开腹股沟韧带、上延切口,再手术清除淋巴结。目前,随着技术的发展,国外已经开始应用机器人辅助腹股沟淋巴结清扫术。

(1)适应证

①非浸润性癌(T_1 期以前),但前哨淋巴结或腹股沟淋巴结活检证实有腹股沟淋巴结转移者。

②浸润性阴茎癌 T_2、T_3 期以上,证实或高度怀疑有腹股沟淋巴结转移者。浸润性阴茎癌(T_2 期以后),因为手术的并发症及死亡率均较高,进行预防性腹股沟淋巴结清扫术须慎重。

③阴茎癌术后有腹股沟淋巴结肿大,应用抗生素 2～4 周淋巴结不缩小者应行淋巴结活检术,如果腹股沟淋巴结阳性而股管内淋巴结无转移者。

④肿瘤侵犯范围较广,恶性程度较高(Ⅲ～Ⅳ级)或股管淋巴结有转移者。

(2)术前准备:①下腹部、腹股沟及会阴部备皮;②术前 2d 少渣、半流质饮食,术前日晚及术前各灌肠 1 次;③备血 800ml;④使用抗生素预防感染;⑤若患者合并有下肢静脉曲张,应检查该下肢深静脉回流情况,若有深静脉阻塞,术中忌行大隐静脉结扎。

(3)手术步骤及技巧

①麻醉方式:全身麻醉或硬膜外麻醉。

②手术体位:仰卧位。

③局部消毒:消毒者戴灭菌手套,在下腹部、腹股沟、大腿上部、阴茎、阴囊及会阴部进行消毒。

④切口:两侧腹股沟弧形切口较常应用,上起自髂前上棘上方 3cm 及内侧 2cm,向下与腹股沟韧带平行,经腹股沟韧带中点再垂直向下达腹股沟韧带下 6～7cm 至股三角部位。其他切口有两侧腹股沟直切口、下腹部弧形切口及下腹部弧形切口＋两侧腹股沟直切口。

⑤分离皮下:沿切口线切开皮下脂肪组织与浅筋膜,用组织钳夹起切口两侧皮缘,紧贴皮下将皮肤与皮下脂肪分离。如淋巴结有明显转移或周围组织有肿瘤侵犯,可切除部分皮肤。在内侧分离时注意不要损伤精索。皮下分离范围为上起髂前上棘连线水平,下至股三角下缘平面,外侧达缝匠肌内侧,内侧至内收肌。

⑥清除腹股沟淋巴结:从髂前上棘连线水平切除皮下脂肪和筋膜组织,经腹壁肌肉表面,向下达腹股沟韧带下缘,以清除腹壁肌肉表面的皮下脂、筋膜、淋巴及血管等组织。继续向下分离,直达股三角内侧缘。于股三角下端分离出大隐静脉,清除大隐静脉周围淋巴及脂肪组织。

在股三角内下方切开股血管鞘,清除血管周围的脂肪及淋巴组织,显露股动脉、股静脉及神经,于大隐静脉汇入股静脉处高位结扎大隐静脉及其分支。

再将股血管向外牵开,继续向股静脉内侧分离,清除股管周围脂肪、筋膜、淋巴组织及小血管。至此,已将一侧腹股沟全部皮下脂肪、筋膜、浅深组淋巴结及小血管整块切除,仅保留精索、股血管、神经及其分支和裸露的肌肉,完成腹股沟淋巴结清扫。

⑦髂淋巴结清扫术:于髂前上棘内侧 2cm 处切开腹外斜肌腱膜、腹内斜肌及腹横肌,切断腹股沟韧带,再沿韧带下缘切开阔筋膜起始部,切开腹横筋膜,切断和结扎腹壁下血管。用 S 形拉钩将腹前壁、腹股沟韧带及腹膜向内上方牵开,显露出盆腔内腹膜后间隙,在腹膜后向髂窝分离,用手指推开腹膜达髂血管分叉上方,显露髂血管及闭孔淋巴结。

沿髂腰肌内侧剥离髂血管周围的脂肪及淋巴组织,分别切开髂外动、静脉鞘,清除血管间及血管肌肉间的脂肪及淋巴组织。继续向下剥离至髂外动、静脉下端内侧的腹股沟韧带下方,清除该部的脂肪及淋巴组织,向前外侧牵开髂外静脉,将该髂窝内的脂肪和淋巴组织从耻骨梳韧带、闭孔内肌及髂血管表面剥离,注意勿损伤闭孔血管及神经。至此,已将一侧髂窝的脂肪、筋膜和淋巴组织整块剥离切除,完成髂淋巴结清扫。

⑧缝合腹股沟韧带:用 4-0 丝线缝合切断的腹股沟韧带和腹壁各肌肉,必要时可游离缝匠肌上段作皮瓣,用丝线缝合固定于腹股沟韧带上,以覆盖并保护股动、静脉及神经。

⑨缝合切口:用生理盐水冲洗伤口,控制肉眼出血或淋巴渗漏。于两侧切口最低位或其内侧另做一小切口,放置负压引流管。将皮下组织用 4-0 丝线间断缝合到其深部的肌肉上,以消除无效腔,防止液体积聚在伤口内。必要时可用静脉内注射氟化荧光素和使用 Wood 灯的方法,描出有活力皮肤边缘,切除失活皮肤皮缘及多余皮肤,用 4-0 丝线间断缝合皮肤边缘,用消毒敷料松软包扎伤口,避免压力,敷料外适当加压,这样不会影响皮片的血液供应。

(4)注意事项:肿大淋巴结可能与血管粘连较紧,粗暴操作可致大出血,而在深部盲目夹出血点更可能导致难以处理的大血管损伤,故应按正确的平面分离;手术创面较大,渗血较多,手术操作要仔细,止血要彻底;脂肪和淋巴组织切除后要仔细结扎,以避免术后淋巴漏产生。

(5)术后处理

①手术切口可适当敷料外加压包扎,引流管持续负压引流 2～4d,当 24h 内的引流内容物＜30ml 时,可拔去封闭的负压引流。

②卧床 2 周,双下肢抬高,以减少下腹部切口皮肤张力及下肢水肿,利于淋巴回流。此期间可应用适量抗凝药物治疗,预防下肢静脉血栓形成。

③应用抗生素预防感染。

④纠正水、电解质、酸碱平衡紊乱,加强营养,改善患者营养状况,以利手术切口愈合。

⑤观察手术切口皮肤有无坏死。若有皮肤坏死,且面积较大,可待肉芽组织生长健康时游离植皮。

⑥术后 10～12 天拆线,但要注意避免手术切口裂开。

(6)并发症:尽管髂-腹股沟淋巴结切除术的手术死亡率仅为 1%,但其手术并发症却居高不下,高达 82%～86% 的患者会出现手术并发症。正是这种高的手术并发症,引起人们对腹股沟淋巴结切除术本身的争论。主要并发症包括皮片坏死、下肢水肿、阴囊水肿、手术切口感染、淋巴囊肿、死亡等。

①皮肤坏死:皮下游离面积较广,以致创面渗液较多,皮肤边缘供血不良等常可造成皮肤坏死。因此,术中应尽量保持游离皮肤的血液供应;皮下组织宜用锐性分离,若脂肪组织未受肿瘤浸润,可保留浅筋膜,用手术刀沿准确的平面切开,在远离淋巴结处可切入浅筋膜下脂肪,以保存周围的淋巴管不被切断;因肿瘤侵犯而切除部分皮肤后,不要勉强将皮肤缝合,可取皮瓣修补;术中彻底结扎淋巴管,集束结扎下方及内侧的脂肪及淋巴组织,可减少淋巴液漏出,减少术后创面渗液;避免手术切口加压包扎过紧,局部缺血导致皮肤坏死;积极防治感染。术后若发生皮肤坏

死,可于坏死部位拆除 1～2 针,充分引流伤口,但注意不宜过早拆除全部缝线以免手术切口裂开或创面皮肤缺损扩大。一般在术后 10～12d,皮肤与皮下组织发生粘连,坏死皮肤分界清楚,方可去除坏死组织。若创面较大,待健康肉芽组织生长后,再行植皮。

②下肢及阴囊水肿:由于髂-腹股沟淋巴清除后,浅、深淋巴结已基本切除,术后可发生淋巴回流障碍,易发生下肢及阴囊水肿,并于行走及劳动后加重。一般 1～2 年后可逐渐缓解。如术后并发皮肤坏死,局部有较多瘢痕组织,则症状可持续更久,极少数还发展为象皮肿。术后应用弹性绷带,抬高下肢与阴囊,适当卧床休息,再配合理疗,以促进侧支循环的建立。

③感染:多为皮下淋巴溢出液、渗出液引流不畅积聚于皮下所致,应加强负压吸引和加压包扎,使用抗生素。

(7)其他改良腹股沟淋巴结清扫术:1988 年,Catalona 描述一种改良的腹股沟淋巴结切除术。其介绍的手术方法与本文描述的方法相似,但存在如下区别。①保留整条大隐静脉的完整性;②外侧分离的边界为股动脉;③不游离和不移位缝匠肌;④当腹股沟淋巴结冷冻切片检查结果为恶性肿瘤时,才行髂淋巴结切除术。

使用这种手术方法,仅 1/6 的患者会出现小面积的皮肤坏死,下肢水肿均不严重。这对那些腹股沟淋巴结无明显转移的阴茎癌患者,是一种有优势的手术方法。但不适用于那些腹股沟淋巴结广泛转移的患者,因为手术切除是现已证明的治疗阴茎癌腹股沟淋巴结转移的有效手段,完全切除腹股沟淋巴结是必要的。

1993 年,印度研究报道了一种改良的手术方法,即常规切除覆盖腹股沟淋巴结的皮肤,并立即行皮瓣修补重建,显著提高了手术切口愈合率。

(八)放射治疗

尽管外科手术治疗疗效确切,但阴茎部分或全部切除术后,会导致性功能丧失和性心理方面障碍,部分患者难以接受。放射治疗具有保持阴茎完整、治疗痛苦小等优点,适用于符合放射治疗条件且希望保留阴茎的患者,尤其对于年轻患者有明显优势。随着影像学及核医学的发展,对于局限于龟头的阴茎癌患者,可采用近距离放射治疗。

1. 适应证

(1)根治性放射治疗:患者一般情况尚好,局部肿瘤最大直径<2cm,表浅外生型,无浸润或有轻度浸润,无淋巴结或远处转移,可行根治性治疗。一般情况尚好,局部肿瘤直径≤5cm 有轻度浸润者,可争取根治性放射治疗,包括腹股沟有 2cm以下转移淋巴结者。

(2)姑息性放射治疗:病变直径>5cm,有深层浸润或病变侵及邻近组织者,可施行姑息性放射治疗。对于晚期患者,为了镇痛、减轻压迫等症状,可采用小剂量放射治疗。

（3）术前辅助放射治疗：对于部分阴茎癌患者，可先行辅助放射治疗，使肿瘤降级、降期，以获得根治性手术治疗的机会。

2. 禁忌证

（1）患者已经出现恶病质。

（2）广泛远处转移。

（3）腹腔淋巴结广泛转移合并腹水。

（4）腹股沟等部位有较大的溃疡，可能引起较大的血管穿破造成大出血者。

3. 照射部位

（1）局部病变的放射治疗：照射范围根据病变大小及大体类型而定。病变最大径＜2cm，表浅外生型照射视野的范围超出病灶外 1cm 已足够。病变在 2～5cm，有轻度浸润者照射范围应包括阴茎的 1/3～1/2。病变＞5cm，有深层浸润或已侵及邻近组织者应照射全阴茎。

（2）有淋巴结转移的放射治疗：有腹股沟淋巴结转移者，除原发灶照射外，还在双侧腹股沟（包括髂淋巴结）用长方形视野照射其淋巴引流区，可选择高能射线。

（3）无腹股沟淋巴结转移的放射治疗：有争议，曾有学者对没有腹股沟淋巴结转移的患者进行腹股沟预防性照射，其结果无明显差异，故对这些患者不做常规预防性照射。但较晚期的 T_3、T_4 期患者，发生淋巴结转移者明显增加，因此应对腹股沟淋巴结引流区进行预防性照射。

4. 照射剂量

（1）阴茎癌位置浅表，采用 X 线机和电子线治疗，部分病变可应用组织间插植，通常无须加速器和 ^{60}Co 等高能射线。但对局部病变大、浸润广、腹股沟淋巴结和髋部淋巴结转移者，则须选择高能穿透力强的射线，以提高深部剂量。

（2）根治性放射治疗剂量：局部病变和腹股沟淋巴结灶均应给予 60～70Gy/6～7 周。常规分割放射治疗，每天每剂量为 2Gy，总剂量可达 65～70Gy，最后5～10Gy 应缩野。另有采用大分割放射治疗，单次剂量为 2.5～3.5Gy，总剂量为50～55Gy。目前认为常规分割照射较合理。

（3）姑息性放射治疗的剂量：30～40Gy/3～4 周，但照射中病变有明显改善者则可根据情况改为根治性放射治疗。晚期患者可根据情况适当给予对症治疗。

5. 放射治疗注意事项

（1）放射治疗前应有病理诊断：注意控制感染，因阴茎癌几乎都合并感染，而感染又会影响放射治疗效果。可应用抗生素、1∶5000 的高锰酸钾溶液清洗、浸泡，必要时行包皮环切术。

（2）放射治疗过程中应用铅块保护睾丸，以免影响生育能力，注意摆位准确，以免剂量分布异常。

（3）放射治疗开始后 4～6 个月禁止性生活。

(4)由于感染可使局部对放射线的耐受性降低,故放射治疗前应使用抗菌药物治疗局部感染。

6. 并发症及处理

(1)黏膜、皮肤湿性反应:几乎所有阴茎癌患者在治疗期间照射区皮肤都会出现湿性反应,皮下组织肿胀,往往伴有剧痛。因此,在治疗过程中要保持局部清洁、干燥,出现湿性反应后可用氟轻松霜外用,必要时需暂停治疗。为了减轻放射治疗反应,避免发生包皮嵌顿,对有包茎或包皮过长的患者在放射治疗前应行包皮环切术或包皮切开松解术。

(2)急性尿道炎:应给予抗感染治疗。

(3)尿道狭窄:为晚期反应,严重者需做尿道扩张术。

(4)阴茎头或阴茎体皮肤坏死性溃疡:常在放射治疗结束时或放射治疗后数月内发生,此种并发症少见,常因照射技术不当引起过量照射有关。保守治疗无效时需做手术治疗。

(5)下肢水肿:常在腹股沟淋巴结或髂淋巴结照射后发生。下肢水肿除了和放射治疗后的纤维化及淋巴管闭塞有关外,也与淋巴结转移病灶未控制,仍处于活动状态有关。

(6)放射治疗后遗症治疗:尿道狭窄时如有炎症表现应抗炎,必要时行尿道扩张术,发生下肢水肿、阴囊水肿、照射区纤维化及坏死性溃疡等应做相应处理。

7. 疗效 阴茎癌未经治疗者,一般在1年多时间内死亡,5年生存率为0。外科治疗和放射治疗结果相近,外科治疗5年生存率为49%～59%;放射治疗5年生存率为40.1%～66.7%,国外有报道可达70%～79%。放射治疗后大多数患者能保证性功能和生育能力,是较好的治疗方法之一。

放射治疗还可以作为腹股沟淋巴结转移的治疗手段,但也因效果不肯定(有一定的疗效,但目前还没有能够下结论的资料),并发症发生较多(特别是局部炎症、水肿及深部纤维化有时难与肿瘤复发鉴别),临床上不如淋巴结清扫术施行得多。

(九)化学治疗

化学治疗主要用于晚期阴茎癌,一般是采用联合用药或联合治疗(多种治疗方法联合应用)的方案。单独化学治疗对阴茎癌的治疗效果并不满意,故多用辅助治疗和联合治疗,常用药物有氟尿嘧啶(5-FU)、博来霉素(BLM)、长春新碱(VCR)、顺铂(PDD)、多柔比星(ADM)、甲氨蝶呤(MTX)等。

1. 适应证

(1)早期可以配合局部手术治疗,用于局部外敷,以提高治疗效果。

(2)晚期不能或不宜手术或放射治疗的患者。

(3)肝功能、肾功能均正常者。

(4)对于通过化学治疗可使肿瘤降级、降期从而获得手术机会的患者,可进行辅助化学治疗或新辅助化学治疗。

2.禁忌证

(1)早期病情轻者。

(2)年老体衰或有严重心、肝、肾功能障碍者。

(3)出现严重恶病质者。

(4)周围血象偏低,白细胞计数$<4.0\times10^9$/L,血小板计数$<50.0\times10^9$/L,有严重贫血或出血倾向者。

3.单药化学治疗方案

(1)氟尿嘧啶软膏:为5%软膏,外涂于局部,每日1～2次。适宜在早期应用。

(2)博来霉素软膏:每克含博来霉素15mg。外用,每日1～2次。亦适用于早期应用。

(3)博来霉素:成年人每次20mg,肌内注射或静脉注射,每周2～3次,300～600mg为1个疗程。主要不良反应为发热、肺纤维化和胃肠道反应。

(4)顺铂:成年人每次20mg,静脉滴注,连用5d,每3周用1次,共用4个疗程。主要不良反应为胃肠道反应和肾毒性。

(5)氟尿嘧啶:成年人每次500mg,静脉注射,每周2次;或750mg,静脉滴注,每周1次。8～12g为1个疗程。主要不良反应为骨髓抑制、胃肠道反应。

4.联合化学治疗方案

(1)CBP方案:环磷酰胺500～650mg/m²,静脉注射,第1天;博来霉素15～30mg/m²,连续静脉滴注24～48h;顺铂75～100mg/m²,静脉滴注8h。

(2)FAMP方案:

氟尿嘧啶750mg/m²,静脉注射,第1、第2天;多柔比星25mg/m²,静脉注射,第1、第2天;丝裂霉素50mg/m²,静脉注射,第1、第2天;顺铂100mg/m²,静脉注射,第2天。

(3)VBM方案(8～12周):长春新碱1mg,静脉注射,第1天;博来霉素15mg,肌内注射(长春新碱后6h和24h);甲氨蝶呤30mg,口服(第3天)。

主要不良反应:长春新碱的主要不良反应为脱发、神经毒性;博来霉素的主要不良反应为黏膜炎、肺炎。

甲氨蝶呤的主要不良反应为骨髓抑制(最低点出现于第7～14天)、黏膜炎、恶心、呕吐。

(4)PF方案(每3周1次,共4个疗程):顺铂100mg/m²,静脉滴注,第1天;氟尿嘧啶1.0g/m²,静脉滴注,第1天。

主要不良反应:顺铂的主要不良反应为骨髓抑制(最低点出现在第18～23天)、肾毒性、神经毒性、耳毒性、严重的恶心呕吐。氟尿嘧啶的主要不良反应为骨髓抑制(最低点出现于第7～14天)、黏膜炎、皮炎。

(5)MPB 方案(每 4 周 1 次,共 2～4 个周期):甲氨蝶呤 200mg/m^2,静脉滴注,第 1、第 15、第 22 天;亚叶酸 25mg,口服,第 2 天开始,每 6 小时 1 次,共 12 次;顺铂 20mg/m^2,静脉滴注,第 2～6 天(总量 100mg/m^2);博来霉素 10mg/m^2,静脉滴注,第 2～6 天(总量 50mg/m^2)。

主要不良反应:骨髓抑制(最低点出现在第 18～23 天)、肾毒性、神经毒性、耳毒性、严重的恶心呕吐。

(6)PMB 方案(每 3 周 1 次,4～6 个疗程):顺铂 100mg/m^2,静脉滴注,第 1 天;甲氨蝶呤 25mg/m^2,静脉注射,第 1、第 8 天;博来霉素 10mg/m^2,静脉注射,第 1、第 8 天。

主要不良反应:骨髓抑制(最低点出现在第 18～23 天)、肾毒性、神经毒性、耳毒性、严重的恶心呕吐。

5. 并发症及处理

(1)骨髓抑制:通常先出现白细胞计数减少,然后出现血小板计数减少,前者大多数情况下比后者严重;少数患者可出现严重贫血。

处理:①减量或停药;②预防和治疗感染;③口服各种升白细胞药物;④白细胞计数严重减少时可用非格司亭(G-CSF)或粒细胞-单核细胞集落刺激因子;⑤成分输血或输新鲜血;⑥白蛋白、血浆输入;⑦短期血小板显著降低,可用小剂量皮质激素治疗,如泼尼松 5～10mg,每天 2 次,并给予止血药以防出血,可注射血小板生成素尽快使血小板恢复。

(2)胃肠道不良反应:常用的镇吐药物目前以 5-HT$_3$ 受体拮抗药镇吐疗效最好。格拉司琼 3mg,化学治疗前 0.5～1 小时静脉注射;昂丹司琼 8mg 于化学治疗前 0.5～1 小时静脉注射或口服;或用甲氧氯普胺、苯海拉明及地塞米松三联镇吐,对轻到中等强度呕吐也有较好疗效。化学治疗还可引起食欲减退、腹胀、腹泻和便秘等,可对症处理治疗。

(3)心脏不良反应:蒽环类是最常引起心脏毒性的药物之一,其他药物有抗癌锑、喜树碱、三尖杉碱。临床所见轻症患者可无症状,仅心电图表现为心动过速、非特异性 ST 改变等;重症患者出现心肌损伤、心包炎,甚至心力衰竭、心肌梗死等,表现为心悸、气短、心前区疼痛、呼吸困难。心脏毒性与药物积蓄量有密切关系,如多柔比星蓄积量＞600mg/m^2 时心肌病发生率可达 15% 以上。因此,目前推荐多柔比星的累积总剂量不超过 550mg/m^2。

处理措施:限制蒽环类药物总剂量,原有心脏病、纵隔曾经放射治疗,其用药累积量应降低;应用可降低蒽环类心脏毒性的药物,如维生素 E、泛癸利酮、三磷腺苷、乙酰半胱氨酸等;出现心脏毒性时,化学治疗药物减量或停用。

(4)肺不良反应:包括间质性肺炎、过敏性肺炎、肺水肿、肺纤维化。表现为咳嗽、气短,甚至呼吸困难、胸痛等。

防治措施:①限制有关药物总量;②肺功能不良,有慢性肺疾病,曾接受过胸部放射治疗的患者慎用或禁用有关药物;③用药期间密切观察肺部症状及X线改变,定期做血气及肺功能测定,一旦出现肺毒性应及时停药,给予皮质类固醇、抗生素、维生素类等药物治疗。

(5)肝不良反应:包括血清转氨酶、胆红素升高和肝脂肪变及肝纤维化等,表现为乏力、食欲缺乏、恶心、呕吐,甚至出现黄疸。

处理措施:①化学治疗前后检测肝功能;②出现肝损害时应减量或停药;③给予保肝药物及能量合剂治疗。

(6)泌尿系统不良反应:包括化学治疗药物易引起肾毒性和化学性膀胱炎。

①肾毒性:易引起肾毒性的药物有铂类化合物、普卡霉素、丝裂霉素、链佐星、异环磷酰胺、大剂量甲氨蝶呤等,其中以顺铂最易引起肾毒性。临床上可表现为无症状性血清肌酐升高或轻度蛋白尿,甚至少尿、无尿、急性肾衰竭。

②化学性膀胱炎:主要药物有环磷酰胺、异环磷酰胺、喜树碱。临床上表现为尿频、尿急、尿痛及血尿。

处理措施:化学治疗期间多饮水;使用顺铂时应保证足够输液量,大剂量顺铂时则需强烈水化措施,包括大量输液加利尿药、脱水药;使用异环磷酰胺时用美司钠防治膀胱炎;别嘌醇200mg,口服,每日3～4次,防止尿酸结晶。

(7)皮肤不良反应:化学治疗药物可引起的皮肤毒性包括脱发、皮疹、瘙痒、皮炎、色素沉着等。脱发是很多化学治疗药物常见的不良反应。所致脱发为可逆性,通常在停药后1～2个月头发开始再生。通过头皮止血带或冰帽局部降温防止药物循环到毛囊可起预防脱发的作用。

(8)神经反应:主要毒性反应为末梢神经炎,表现为指(趾)麻木、腱反射消失、肢端对称性感觉异常、肌无力、便秘、麻痹性肠梗阻等。神经毒性通常是可逆性的,除了停药和等候神经功能恢复外,目前尚缺乏有效的治疗,营养神经和血管扩张药可能有助于神经功能的恢复。

6.疗效 总体而言,化学治疗对于有远处转移的阴茎癌患者是有效的,但通常难以达到治愈目的,并且维持时间较短。对于高级别阴茎癌,化学治疗可有＞50%的有效率,但平均缓解时间仅为6个月,平均生存时间不到1年。因此,需要进行手术及可行的放射治疗以达到治疗目的。目前化学治疗主要应用于以下3个方面:①阴茎癌的新辅助治疗;②作为综合治疗中的一部分;③作为姑息性治疗的一种选择方案。

(十)综合治疗

阴茎癌的治疗方法虽然很多,但每种治疗方法各有优缺点,为充分利用各种疗法的优点,弥补各自的缺陷,最大限度提高治疗效果,更多地保存阴茎,提高患者生活质量,可采取综合治疗方法。

Ⅰ期:局部限于包皮的肿瘤可单纯行包皮环切术;位于龟头、冠状沟和高分化鳞癌选用博来霉素治疗,低分化鳞癌采用放射治疗,肿瘤不能完全消失者行局部切除术,肿瘤直径>2cm者在局部切除术前后各用半量放射治疗或化学治疗。腹股沟淋巴结应严密观察,高度怀疑有转移或组织学证实者应放射治疗或行腹股沟淋巴结清扫术。

Ⅱ期:原发肿瘤根据组织学类型先行放射治疗或化学治疗,肿瘤缩小后行龟头切除术或阴茎部分切除术,术后继续完成放射治疗或化学治疗。腹股沟淋巴结常规放射治疗,如果阴茎海绵体有浸润者,放射治疗后根据情况行淋巴结清扫术。

Ⅲ期:原发肿瘤放射治疗、化学治疗方法与Ⅱ期治疗相同。根据正常的阴茎海绵体长度选择行阴茎部分切除术或阴茎全切除术。腹股沟区常规行髂腹股沟淋巴结清扫术,手术前后各放射治疗1~2个疗程。

Ⅳ期:为肿瘤晚期,以放射治疗、化学治疗、对症治疗及并发症的综合治疗为主,主要为缓解患者痛苦,提高患者生活质量。有尿道浸润或尿道梗阻者可行尿道会阴部造口术;阴茎根部浸润较差,放射治疗后界限清楚,局部疼痛剧烈者,也可行姑息性切除术。腹股沟区及盆腔予以放射治疗。发生大出血等严重并发症时,立即采取应急措施。另外,注意加强全身支持治疗。

在治疗过程中要严密观察,注意腹股沟淋巴结转移和远处转移情况,治疗计划随临床分期的变化而随时做出相应改变。无论哪种治疗方法都应定期随访3~5年。

(十一)预后

阴茎癌恶性程度相对较低,早期治疗预后也较好。其预后与患者年龄、肿瘤分期分级、治疗时机、治疗方法及肿瘤恶性程度有关。阴茎癌若不治疗,绝大多数患者于诊断后1.5年内死亡。根据阴茎癌的大小、侵犯深度、患者年龄以及腹股沟淋巴结转移情况等,可分别采用不同方式的手术、放射治疗、化学治疗等综合治疗。治疗后5年生存率Ⅰ期为95%,Ⅱ期为67%,Ⅲ期为29%;总的5年生存率为49%~59%。

二、阴茎良性肿瘤

(一)阴茎乳状瘤

阴茎乳状瘤又称毛状乳头状瘤,是最常见的阴茎良性肿瘤之一,常见于青年人和中年人,多有包茎或包皮过长史,与包皮垢或炎症刺激及HPV感染有关。病变常位于阴茎头、冠状沟、包皮系带和包皮内板,肿瘤单发或多发,初为体积较小的乳头状突起,随着病情发展可沿冠状沟环形生长,布满阴茎头和包皮。瘤体呈乳头状,细长,有蒂,大小不一,多呈淡红色。若伴感染可形成溃疡,产生恶臭脓液。如肿瘤突然增大应怀疑其恶变。

肿瘤切面可见到上皮区增厚,基底部整齐,与下面组织分界清楚,无浸润现象。镜检上皮呈乳头状增生,表面平整、圆钝,覆盖正常的移行上皮。乳头之轴心为含有血管和淋巴管的纤维结缔组织,伴有淋巴细胞浸润。有时可见增生的上皮细胞发生间变,若间变累及皮肤全层则为恶性变征象,乳头状瘤若恶变则成为鳞状上皮细胞癌。

诊断依据患者年龄、肿瘤位置和形态,若肿瘤突然增大,并伴有感染、出血及溃疡应怀疑恶变之可能,需及时行活体组织学检查确诊。

治疗可行肿瘤电切、激光、冷冻等疗法,同时行包皮环切术,以防复发。手术切除标本一律送组织学检查,病理检查有恶变者则按鳞状细胞癌处理。

(二)阴茎血管瘤

阴茎血管瘤属先天性发育异常,较罕见。与其他部位的血管瘤相同,可分为鲜红斑痣、毛细血管瘤、海绵状血管瘤和混合性血管瘤。

鲜红斑痣常伴有其他部位较大血管的畸形。海绵状血管瘤发生于皮下,可累及部分或整个阴茎,使其增大、变形,也可扩展至阴茎周围组织及大腿内侧。部分毛细血管瘤区皮下可合并海绵状血管瘤。治疗时应予以注意。

血管瘤虽有少数可自行消退,但绝大多数持续存在,逐渐增大,破坏阴茎的正常形态,影响阴茎功能,侵犯尿道可引起排尿困难,肿瘤破裂发生大出血,因此多主张早期治疗,以青少年期治疗为宜。根据肿瘤的部位、大小、类别可选用手术治疗、激光治疗,局部注射硬化治疗等疗法。手术切除效果肯定,可用于各类型的血管瘤。

(三)阴茎囊肿

阴茎囊肿可见于任何年龄,以阴茎头、冠状沟、包皮等处多见。可单发或多发,多呈圆形,位于皮下或皮内,触之呈囊性,表面光滑,皮肤或黏膜颜色正常,直径多在数毫米至 2cm 以内。一般无任何自觉症状,较大者性交时可有不适感。若合并感染可出现肿胀、疼痛,也可破裂形成溃疡。

依据囊肿发生的原因可分为①皮样囊肿:是先天性发育时因胚胎期中、外胚叶遗留于周围组织所形成。多见于青少年,囊肿位于皮下,与表皮无粘连,有时体积可较大。囊肿内壁为复层鳞状上皮,其内常含有毛发及皮脂腺等皮肤附属器。②潴留性囊肿:亦称为皮脂囊肿,是由于炎症等因素造成皮脂腺管闭塞,皮脂腺淤积而形成。多见于青年及中年人,好发于包皮过长的包皮囊内,位于皮内,多与表面覆盖的皮肤粘连。③表皮样囊肿:是因外伤导致表皮或毛囊上皮碎块植入皮下而形成。肿块质地较硬,表面光滑,可活动,有轻压痛。囊壁早期可辨认棘细胞层,稍晚常显示部分或完全萎缩,仅见一层扁平细胞,囊内容物为排列成层的角质层,极少数可恶变为分化良好的鳞状细胞癌。④黏液样囊肿:属代谢异常疾病,多见于中、老年人,好发于肢端小关节的伸侧,偶见于阴茎体部。单发,一般直径<

1.5cm,表面光滑,质地柔软或柔韧。组织学检查可见病变位于真皮层,囊肿局限或边界不清,在无定形黏膜基质中散在梭形或星芒状成纤维细胞,其内含有大量黏液样物质。

(四)阴茎白斑

多见于阴茎头、包皮及尿道口,表现为边界清楚、灰白色、大小不等的斑块,可伴有疼痛和瘙痒。病变与皮肤、口腔、舌等处的白斑相同,是一种阴茎表皮组织增生性病变。组织学检查可见棘细胞层增生,过度角化和角化不全,部分阴茎白斑病可恶变。

治疗包括消除慢性刺激,如有包茎则行包皮环切术,病变可行局部切除或行阴茎部分切除术,也可行放射治疗,需密切随访以尽早发现恶变。

(五)干燥性色素脱失性阴茎头炎

干燥性色素脱失性阴茎头炎又称为干性阻塞性阴茎头炎,是一种病因未明的阴茎头慢性硬化萎缩性皮炎,多发于中年,表现为阴茎头斑片状色素脱失区,呈苔藓状硬化。这种病变可出现疼痛、瘙痒、裂痕和糜烂,累及尿道外口引起狭窄,出现梗阻症状。组织学检查可见表皮表层过度角化,棘细胞萎缩,上皮角变平,真皮层可见水肿及淋巴细胞浸润。

治疗局部可应用类固醇激素,若有尿道狭窄可行尿道扩张,必要时行尿道外口切开以解除梗阻。应密切观察随访以尽早发现恶变。

以上各型囊肿均可采用手术治疗,如能将囊肿完整切除则可治愈。表皮样囊肿有恶变者可行阴茎部分切除术,极少发生转移。黏液样囊肿切除不彻底较易复发,切除范围应稍大或切除后局部进行小剂量表浅放射治疗。

三、其他阴茎恶性肿瘤

除阴茎癌以外,阴茎恶性肿瘤还包括阴茎肉瘤、阴茎恶性黑色素瘤及阴茎转移癌等。

(一)阴茎肉瘤

阴茎肉瘤临床上极为罕见,好发于40－60岁,占非鳞癌的阴茎原发部位恶性肿瘤的56.3%。

1. **分类从病理分型** 阴茎肉瘤根据其来源不同可分为血管肉瘤、淋巴肉瘤、平滑肌肉瘤、卡波西肉瘤和横纹肌肉瘤等,大多发生于阴茎血管,其次发生于阴茎的神经和纤维组织等。阴茎肉瘤根据肉瘤部位及特征可分为阴茎表层肉瘤和阴茎深部肉瘤两种类型。阴茎表层肉瘤多位于阴茎体部和头部,通常是低度恶性,很少浸润至深部组织,远处转移少见。

2. **临床表现** 阴茎深部肉瘤通常位于阴茎体部及根部,多发生在海绵体内,恶性度高,侵犯力较强,常浸润至深部组织,早期易发生远处转移。

临床上多因阴茎肿块就诊,肿块呈缓慢增长,晚期可有排尿困难、血尿、阴茎异常勃起及局部疼痛等症状,主要经血行转移,最常见的远处转移器官分别是肺、肝、脑。

3. 诊断　影像学检查对该病的诊断及鉴别诊断有一定帮助,但确诊最终需要依靠病理检查。

4. 治疗　阴茎肉瘤的治疗首选根治性切除手术。对于阴茎表层肉瘤的患者,可行局部肿瘤切除术或行阴茎部分切除术,但由于阴茎肉瘤的局部复发率较高,故阴茎表层肉瘤也应考虑行阴茎全切术。阴茎深部肉瘤由于恶性程度较高,侵犯力强,易发生血行转移,宜行阴茎全切术。阴茎肉瘤区域转移少见,局部淋巴结清扫一般并不推荐采取,除非局部可以触及肿大的淋巴结。

放射治疗和化学治疗对于该病均不敏感,放射治疗仅用于根治术后切缘阳性患者或终末期和不能行根治手术的患者。有报道对远处转移患者可以应用顺铂、多柔比星和紫杉醇三联疗法,有一定疗效。

(二)阴茎恶性黑色素瘤

阴茎原发性黑色素瘤较罕见,约为阴茎恶性肿瘤的1%,白种人发病率多于黑种人,多发生于40岁以上。82%发生于阴茎头,其次为包皮,偶见于阴茎体部。开始为无痛性点片状皮肤黑色皮损,边缘清楚,常迅速增大,呈浸润性生长。若损伤或感染可出现疼痛、出血及溃疡。早期即可经血行转移至肺、肝、脑及骨骼等处,也可经淋巴转移至腹股沟淋巴结。若为黑痣恶性变则短期内出现色素加深,迅速长大,周围出现卫星子瘤或色素环。病程进展快,大多数患者在数月至3年内死亡。组织学表现和其他部位黑色素瘤相同。

根据皮损特点诊断一般不难,但需全面检查,依据肺、肝、骨、脑及腹股沟淋巴结有无转移,确定临床分期。一般将阴茎黑色素瘤分为3期。

Ⅰ期　肿瘤限于阴茎,无腹股沟淋巴结转移。

Ⅱ期　有单侧腹股沟淋巴结转移。

Ⅲ期　肿瘤直接浸润阴茎周围组织或发生远隔转移。

本病以手术广泛切除为主。Ⅰ～Ⅱ期患者可施行阴茎全切除、髂腹股沟淋巴结清扫术,Ⅲ期患者宜综合治疗,可采用生物免疫治疗,但疗效极差。

(三)阴茎 Queyrat 增殖性红斑

阴茎 Queyrat 增殖性红斑又称增殖性红斑症。本病是位于黏膜的原位癌,发病年龄为20-80岁,青壮年多见。病变好发于阴茎头、尿道口及包皮等处。病因不清,一般认为与慢性刺激有关。

镜检黏膜棘细胞层明显增生,与周围正常组织分离明显,上皮突入真皮层。正常黏膜上皮结构消失,出现异型上皮细胞,核多而深染,可见空泡细胞,细胞多见有丝分裂,黏膜下层毛细血管扩张,可见炎性细胞浸润带,主要为浆细胞和淋巴细胞。

浸润细胞内外可见黑色颗粒。发生溃疡、糜烂的病变,镜下可见上皮细胞增生明显,呈侵袭性增长,可见红斑增殖的病变。

临床常见于未行包皮环切的包茎和包皮过长患者,多为单发,偶可多发,绝大多数位于阴茎,偶尔见于皮肤、唇、口腔及女性阴部。病灶直径大小一般在 1～2cm,圆形或椭圆形,扁平或略隆起,浅红色,边界清楚,质硬,表面一般光滑,有时可呈浅表溃疡,有分泌物,出现疼痛。少数患者可发生局部淋巴结转移。病变进展缓慢,若出现糜烂、破溃、结痂,多为侵袭性生长。

本病根据发生部位和典型的红色斑块,临床诊断不难,确诊需依靠组织学检查。

治疗可采用病变局部手术切除、氟尿嘧啶局部外用、冷冻及 X 线照射治疗。

(四)阴茎 Bowen 病

阴茎 Bowen 病过去被认为是一种癌前病变,现已明确其病变实质是一种表皮内原位癌。一般认为与接触砷制剂、外界长期慢性刺激及色素痣等因素有关。

本病主要是表皮细胞增生,上皮突延长增厚,细胞层次增多,排列紊乱,失去极向。表皮内可出现癌细胞,特征为核大、核深染、异形、核仁大而明显,也可见到多核细胞及巨细胞,核分裂象多而出现病理性核分裂,可见间变细胞的空泡化,空泡内含有糖原,特殊染色可证明。部分细胞角化不良或形成角化珠,基底膜完整。若基底膜破溃,出现大量异形细胞为侵袭征象,一旦发生侵袭性生长则可迅速发生转移。

本病病变常位于阴茎头、体部及包皮,也可见于阴囊。可发生于原有的阴茎皮角、增殖性红斑、尖锐湿疣等病变基础上。中老年多见,早期为淡红色小片红斑,表面有淡黄色鳞屑,易剥离,剥离后表面红润,不易出血。多无自觉症状。病变逐渐扩大,边缘清楚,稍隆起,呈圆形,表面常见角化过度或呈褐红色而边界清楚、表面略高起的硬痂皮,痂皮一般不易揭去,强行剥离则痂下呈渗血性颗粒状的肉芽组织创面,病灶大小在 1cm 左右。病程可迁延多年,病变破溃不愈为恶性变标志。20％～30％变为浸润癌,恶变后约 37％发生转移。约 50％并发其他部位或器官的肿瘤,预后不佳。

根据红色斑块,表面有鳞屑和结痂可做出诊断,确诊靠组织学检查。

治疗首选手术治疗,如病理检查有浸润,则行阴茎部分切除＋腹股沟淋巴结清除术。

(五)阴茎 Paget 病

阴茎 Paget 病又称湿疹样癌,是一种特殊类型的癌肿,病因不明。表现似溃疡,多发生于女性乳房,男性外生殖器发病者较少见。

病变部位表皮可有水肿肥厚或出现糜烂、溃疡,表皮内出现 Paget 细胞为其组织学特征。Paget 细胞体积较大,圆形或椭圆形,核大,染色质深染,胞质透亮甚至如空泡状,无棘突,无细胞间桥,可见丝状分裂。不含糖原,大部分含有中性黏多糖,故对 PAS 染色呈阳性反应。

本病好发于大汗腺分布的部位,如阴茎、会阴、肛门等处。50 岁以后多见,多为单发。呈边界清楚的斑丘状疹,红色湿润似湿疹,可出现溃疡及结痂。病变向四周缓慢扩大,也有的呈疣状或乳头瘤样。

50 岁以上,外生殖器长期不愈的湿疹样病变,应考虑本病。诊断主要依靠病理组织学检查,找到 Paget 细胞即可确诊。

治疗首选病变部位切除,发生于阴茎者行阴茎部分切除术,晚期患者可试用放射治疗或化学治疗,可有一定疗效。化学治疗以博来霉素和氟尿嘧啶为主。

(六)阴茎转移癌

阴茎转移癌,又称继发性阴茎肿瘤,较为罕见。原发灶多在泌尿生殖系统,最常见的是继发于膀胱癌及前列腺癌,占 50%～78%,继发于乙状结肠癌及结肠癌者占 25%,其余为肺、胰、肾、输尿管及睾丸等癌肿。

继发性阴茎癌 90% 经血行或淋巴管转移,10% 是原发肿瘤直接侵及所致。继发性阴茎癌的血行转移或淋巴管转移机制尚不清楚,大多数学者认为是经静脉或淋巴管逆行转移所致。而骨、肝等肿瘤发生阴茎转移可能是经动脉转移。继发性阴茎癌常见的受侵部位是阴茎海绵体,而孤立性的阴茎皮肤、包皮、阴茎头部转移少见。

本病多见于 30－70 岁,平均年龄 55 岁。原发肿瘤至阴茎出现转移的时间为 6 个月至 3 年。大多数继发性阴茎癌患者既往有肿瘤病史,以阴茎转移癌为首发症状者罕见。80%～90% 的患者同时伴有其他脏器或组织的转移。临床表现主要为阴茎局部为孤立、散在的硬结,常位于阴茎海绵体或尿道海绵体及阴茎头。可伴有阴茎异常勃起、弥漫性阴茎肿胀、阴茎结节或溃疡、尿路梗阻和血尿或尿道滴血。晚期可出现持续性剧痛、排尿困难等症状。

继发性阴茎癌的结节性病变常发生在阴茎体部或根部,须与阴茎硬结症相鉴别。结节亦可发生在阴茎头部,结合病史不难与原发性阴茎癌区别,但应注意与阴茎结核、硬下疳、原发良性肿瘤等相鉴别。

继发性阴茎癌多属恶性肿瘤的晚期表现,多伴有其他脏器或组织转移。治疗上根据原发肿瘤的病理类型选择化学治疗、内分泌治疗,对局部病变可放射治疗或手术治疗,本病预后不佳,大部分患者在确诊后 1 年内死亡。少数患者可手术治疗,采用阴茎部分切除或阴茎全切除术,以减轻或消除因肿瘤引起的阴茎疼痛,切除阴茎溃疡,解除尿路梗阻等症状。

(七)阴茎基底细胞癌

阴茎基底细胞癌比较罕见,其恶性程度较低,治疗效果较满意。

阴茎基底细胞癌可分为未分化型和分化型两大类。镜下细胞大,呈卵圆形或长形,胞质较少,界限不清,细胞间桥不明显。细胞核大小、染色均匀一致,无异常核丝状分裂,无间变。肿瘤实质与间质之间有对 PAS 染色呈阳性反应的基底膜,间质内黏蛋白皱缩,间质部分或完全与癌实质分离。

阴茎基底细胞癌临床表现多样化,可分为结节溃疡型、色素型、硬斑病样型、浅表型 4 种,以结节溃疡型最多见。病变早期为表面光滑斑块,边缘隆起。病变发展缓慢,中央逐渐形成溃疡,逐渐发展扩大,而形成边缘似珍珠样隆起的侵蚀型溃疡,一般不伴有化脓性感染。部分患者在病变区有黑褐色色素沉着,可误诊为恶性黑色素瘤。很少发生淋巴结转移或血行转移。

根据典型的溃疡可做出诊断,最后确诊依靠组织学检查。

本病治疗以手术切除为主,切除标本须经病理组织学检查,确定是否切除彻底。对不适于手术或不同意手术者,可行分次小剂量的 X 线照射治疗。

第三节 附睾肿瘤

附睾肿瘤极少见,临床上绝大多数为原发性良性肿瘤,恶性者少见,继发恶性者罕见,多为阴囊内其他组织肿瘤直接浸润,以及前列腺癌逆行转移,肾癌、肝癌、恶性淋巴瘤等全身性扩散。附睾肿瘤可发生于任何年龄组,但以 20－50 岁性功能活跃的青壮年多见。

一、附睾良性肿瘤

(一)附睾间皮瘤

附睾间皮瘤又称腺样肿瘤,来源于附睾鞘膜的间皮组织。亦有学者认为其来自午非管、中肾旁管(米勒管)。本病以青壮年多见。附睾尾部发病率是头部的 3～4 倍。

1. 临床表现 附睾无痛性肿物,生长缓慢,圆形或卵圆形,直径在 1.5～3.0cm,表面光滑,边界清楚,与睾丸界限明显,部分呈囊性感,可伴睾丸鞘膜积液。

2. 病理生理 确诊主要依据病理检查。肿瘤无包膜,肿瘤细胞呈圆形或立方形的实性细胞索排列,胞质呈嗜酸性,常有空泡。

3. 治疗 以手术切除为主。一般可在局部麻醉或脊椎麻醉下行附睾切除术,未婚或未育青年可考虑单纯肿瘤切除术。预后良好,一般无复发。

(二)附睾平滑肌瘤

附睾平滑肌瘤好发于壮年,多单侧发病,附睾尾部多见。多认为由于午非管的迷走(错位)而发生。

1. 临床表现 瘤体呈圆形,表面光滑,与周围组织无粘连,质硬、有弹性,生长缓慢。患者常合并睾丸鞘膜积液。

2. 病理生理 确诊主要依靠病理学检查。肿瘤有包膜,常与睾丸粘连,肿瘤组织中平滑肌纤维排列方向不规则,纤维束间可见玻璃样结缔组织。

3. 治疗 手术切除是唯一有效的治疗方法。一般做附睾切除即可,预后良好;若肿瘤边界不清楚,术中可行快速组织学检查,根据病变性质确定切除范围。

(三)附睾浆液性囊腺瘤

本病源于附睾上皮,临床上较少见,以青年人为主。一般认为其来源于中肾旁管残留组织,青春期残留细胞在内分泌激素作用下由静止变为活跃,逐渐生长为肿瘤。

1. 临床表现 附睾处囊性偏硬肿物,有阴囊下坠及局部隐痛,肿块边缘光滑,生长缓慢,与睾丸及皮肤无粘连。

2. 病理生理 确诊需病理检查。肿瘤呈壁薄单房囊性肿块,囊肿上皮为立方上皮或柱状上皮,常伴有纤毛,细胞核稍大,染色深。

3. 治疗 手术切除,切除标本做病理检查。对交界性浆液性囊腺瘤或为恶性囊腺瘤者,一经确诊必须行根治性附睾、睾丸切除术,术后辅以放射治疗及化学治疗。

(四)附睾畸胎瘤

附睾畸胎瘤相当少见,来源于胚胎组织,为真性肿瘤,由附睾发生异位的多种组织构成。本病虽属良性肿瘤,但有恶变倾向,且随年龄呈上升趋势。

附睾畸胎瘤一般呈圆形,表面高低不平,切面呈灰白色,质如骨样坚硬,内含毛发、牙齿等组织,可有少量乳白色胶冻状物。显微镜下可见肿物由纤维组织构成,并有软骨、神经、脂肪、肌肉及上皮等组织,内含有嗜伊红物质。

本病患者阴囊两侧不对称,在附睾部可触及质硬如石、高低不平的肿物,无明显触痛,与阴囊皮肤无粘连,透光试验阴性。

根据肿物硬度、X 线片、B 超检查有助于本病诊断。确诊主要依据病理组织学检查,一经诊断即应尽早手术。

手术一般行附睾切除术。如病理组织学确定为恶性则行根治性睾丸切除术和腹膜后淋巴结清扫术,并给予化学治疗、放射治疗等措施。

(五)附睾血管瘤

附睾血管瘤是附睾良性肿瘤之一,比较少见。当其与淋巴管瘤混合存在时又称为附睾血管淋巴瘤。文献认为,本病的发生与局部血管畸形及发育障碍有关。

附睾血管瘤多发生在附睾尾部,呈囊性,壁厚 0.1~0.2cm,内含物为咖啡样或血样液体。

本病可发生在任何年龄,主要表现为生长缓慢的囊性肿物。肿物挤压时可缩小,透光试验阳性,余无特殊临床表现。

本病患者患侧阴囊有轻度下坠及不适,附睾尾部可触及囊性肿物,肿物与阴囊壁一般无粘连。应注意与精液囊肿和淋巴管瘤进行鉴别诊断。

本病一般行单纯附睾切除术,预后良好。

二、附睾恶性肿瘤

原发性附睾恶性肿瘤少见,仅占全部附睾肿瘤的 20％～30％,有附睾癌、横纹肌肉瘤、平滑肌肉瘤、淋巴瘤及恶性黑色素瘤等。肿瘤一般生长较快,直径多＞3cm,表面有结节,质硬、有触痛,与周围组织界限不清。转移发生早,预后不佳,多在术后 6 个月内复发。全身转移,2 年内死亡率 60％。

(一)附睾癌

附睾癌临床较少见,发病年龄为 50－60 岁。起源于附睾固有组织,病理类型包括腺癌和未分化癌两种。

1. 诊断 ①病变主要发生于附睾头部。癌肿生长迅速,就诊时多已累及整个附睾,质坚硬,有轻度触痛。②附睾与睾丸界限不清,精索增粗明显,肿物与阴囊皮肤可发生粘连,但一般不侵犯睾丸组织。③确诊有赖于病理组织学检查。

2. 治疗 ①首选手术治疗,术中做冷冻切片确诊后做根治性睾丸切除术。②腺癌以淋巴转移为主,故应做腹膜后淋巴结清扫术。术后辅以化学治疗,可提高生存率。③因附睾未分化癌对放射治疗较敏感,可在根治性睾丸切除后加放射治疗。

(二)附睾横纹肌肉瘤

附睾横纹肌肉瘤多见于儿童和青少年。起源于未分化间质,有黏液瘤样组织、纤维组织及横纹肌组织。多为胚胎性,极少数为多形性。恶性程度极高,有早期扩散倾向,尸检 20％～30％有肺和肝播散。

1. 诊断 ①单侧阴囊进行性增大,并有坠胀感,检查见睾丸旁肿块、质硬、表面有结节,与睾丸界限清楚,不与阴囊壁粘连;②如睾丸鞘膜腔有积液时则肿物质地较软,有囊性感,透光试验阳性;③B超检查可见附睾肿块呈不均质回声;④病理检查可确诊。

2. 治疗 ①对可疑病例应经腹股沟切口,高位阻断精索血供,切除肿物做冰冻切片,如为恶性即应行根治性睾丸切除＋腹膜后淋巴清扫术。②术后放射治疗、化学治疗。化学治疗以 VAC 方案(长春新碱、放线菌素 D、环磷酰胺)为佳。

(三)附睾平滑肌肉瘤

附睾平滑肌肉瘤病理类型分为未分化型及分化良好型两种。

1. 诊断 ①症状,主要表现为单侧附睾肿物伴疼痛,阴囊坠胀感。②体格检查,可见患侧阴囊增大,肿物质硬,表面高低不平,轻度触痛,精索增粗,有时可有少量鞘膜积液。诊断上应注意与附睾炎性包块、附睾囊肿、附睾附件扭转、附睾结核加以鉴别。③B超检查,有一定诊断价值。可见为实质性肿块,回声不均匀。④病理检查,是确诊依据。

2. 治疗　①本病一经诊断即应行根治性睾丸、附睾切除术,在内环平面处切断精索。②肿瘤主要经血行播散至肺、肝、骨等处,有学者推荐早期对腹膜后主动脉区域进行放射治疗,并辅以化学治疗。对是否行腹膜后淋巴结清扫术意见不一。5 年生存率约为 40%。

(四)附睾淋巴肉瘤

附睾淋巴肉瘤极为罕见,其起病及临床表现与附睾肉瘤基本相似,病理所见,大体呈灰白色,其中散在结节。显微镜下可见密集淋巴细胞,胞质不明显,核为圆形,核质呈颗粒状,核分裂明显。组织中可见散在平滑肌束,小血管和淋巴管断面,无附睾管,本病易误诊为附睾结核、附睾肿瘤,确诊主要依据组织病理学检查。治疗主要采用根治性睾丸切除术,辅以联合化学治疗及放射治疗。预后不佳。

(五)附睾恶性黑色素瘤

黑色素瘤是一种恶性程度极高的肿瘤,一般发生在皮肤和内脏,发生在附睾者罕见。病理学特征为瘤体切面呈暗红色,透过外膜可见附睾尾部内有黑色附睾管。病程发展快,早期极易发生局部浸润或淋巴转移,晚期可引起黑血症、黑尿症及恶病质。治疗宜早期行根治性睾丸切除术及局部扩大软组织切除术。预后不佳,患者多在短期内死亡。

第四节　精囊肿瘤

精囊肿瘤是泌尿生殖系统少见的肿瘤,尤其真正的原发性肿瘤极为少见。由于精囊的解剖位置深在,临床上易被忽视、误诊,从而导致预后不良。

精囊肿瘤可以分为良性和恶性两类,其可能起源于精囊上皮,产生囊肿、腺瘤、囊腺瘤,也可起源于间充质,如平滑肌瘤、纤维瘤、血管上皮瘤及其相应的肉瘤。由于精囊的胚胎学特点,可产生来源于睾丸生精上皮及滋养层上皮的精原细胞瘤和绒毛膜上皮癌。此外,因精囊在盆腔的解剖学特点,常受周围器官癌肿浸润而发生转移性肿瘤。因此,精囊肿瘤又可根据组织发生分为:①上皮性肿瘤;②间充质性肿瘤;③性腺外睾丸肿瘤;④转移性肿瘤。

一、精囊良性肿瘤

精囊良性肿瘤报道不多,小的良性肿瘤多无症状,体格检查难以发现,临床容易漏诊。常见的精囊良性肿瘤包括乳头状腺瘤、囊腺瘤、纤维瘤、平滑肌瘤、畸胎瘤等。

乳头状腺瘤和囊腺瘤起源于胚胎残迹,常见于中年人,常发生于一侧精囊,偶见双侧。小的良性肿瘤诊断较为困难,临床表现和影像学检查应与单纯性精囊囊肿鉴别。如单侧精囊孤立性肿块,无局部扩散依据,良性病变可能性大。明确诊断常需要穿刺或组织病理学检查。如果诊断良性,又无明显血精等症状,可密切随访。如果精囊肿瘤增多明显或引起严重临床症状,则可选择手术治疗。手术方法多采用精囊切除术,开放性手术切除是多年来经典的手术方法。近年来越来越多的腹腔镜实施精囊手术的报道。腹腔镜手术创伤小,视野清楚,尤其是部位较深的盆腔手术,如前列腺手术和精囊手术。

二、精囊恶性肿瘤

原发性精囊癌极其罕见,而其周围组织的癌肿(如膀胱癌、前列腺癌)侵及精囊的则相对多见。精囊恶性肿瘤以腺癌为主,肉瘤、畸胎癌少。目前精囊恶性肿瘤的发病原因尚不清楚。

(一)临床表现

本病以 50－60 岁者居多,青年人极少,由于精囊恶性肿瘤发病无明显症状,所以临床或病理检查均难以确定肿瘤是否源于精囊,抑或来自前列腺或直肠。常见的症状有血精、射精时痛,下腹部痛,尿液中有稠厚胶样物、间歇性血尿、尿频。若肿瘤增大时可将膀胱颈部顶起,引起排尿困难,甚至尿潴留。晚期出现里急后重和激发性附睾炎。大便带血提示肿瘤已侵及直肠。直肠指诊在前列腺上方触及不规则硬块,囊或实性,有时与前列腺融合而分界不清。

血行转移、淋巴转移及直接浸润均可发生,但与前列腺癌不同,骨转移较少见,如有骨转移则多为溶骨性病变。

(二)诊断

由于精囊恶性肿瘤是比较罕见的疾病,而且发病早期无明显症状,容易漏诊,所以对出现可疑症状,尤其老年血精的患者需进行深入的检查。直肠指诊方法简单,可发现大部分病例,由于精囊部位深在,本瘤又易侵犯周围脏器,所以临床上很难与相邻脏器发生的癌瘤加以鉴别,因此能判定为原发性精囊癌者实属少数。B超和CT是常用的影像学检查手段,对明确肿瘤的部位、性质与周围组织的关系很有帮助。逆行性精囊造影最有诊断价值,可表现为输精管梗阻、精囊变形等。静脉泌尿系造影 IVU 能发现输尿管受压;膀胱底部不对称,甚至有充盈缺损。膀胱镜检查可见三角区上举,黏膜水肿,毛细血管增生等特征;如病变浸润加重,黏膜出现糜烂,则难与膀胱肿瘤鉴别,须有赖于活检证实。有研究提出精囊腺癌诊断标准为肿瘤必须局限于精囊内、无其他部位的原发性肿瘤、病理为乳头状癌,如果属未分化癌应有黏液生成。

(三)鉴别诊断

最易于本病相混淆的是前列腺癌。大多数前列腺癌的前列腺特异性酸性磷酸酶(PAP)均为阳性,而精囊肿瘤则为阴性,但阴性染色也不能完全确诊,因为分化不良的前列腺癌也可能为阴性。然而,CEA 在前列腺癌为阴性,精囊癌则为阳性。

尚有膀胱癌和直肠癌,经膀胱镜、直肠镜检查并结合组织学检查易与本病区分。

(四)治疗

因早期诊断困难,手术成功病例受限,尚无公认的治疗方案。病变局限于精囊者,行精囊摘除术最为理想。如有周围组织浸润,可行包括精囊、前列腺在内的根治性膀胱切除术及尿流改道手术,因根治性肿瘤切除适应证不多故仍以放射治疗、化学治疗为主,或仅做姑息性尿流改道术。精囊也是男性激素依赖性器官,所以也可采用抗雄激素治疗(去睾丸或女性激素)。本病预后不良,患者多在 1 年内死亡。

第五节　阴囊肿瘤

阴囊是皮肤形成的一个囊袋,包裹着睾丸、附睾、精索等。虽然,阴囊肿瘤并不常见,但因为阴囊的组织结构复杂,肿瘤可来源于各层组织,可分为良性肿瘤和恶性肿瘤两大类。

一、阴囊良性肿瘤

阴囊良性肿瘤很多,常见的有阴囊囊肿、阴囊脂肪瘤、阴囊纤维瘤、阴囊血管瘤、阴囊淋巴管瘤等。

(一)阴囊囊肿

1. 阴囊表皮囊肿

(1)临床表现:本病常无明显症状,阴囊检查时,可触及阴囊皮肤上一个或多个坚硬的皮内结节,大小为 0.5～5cm,呈圆形黄色隆起,表面无小孔,可推动,无明显触痛,亦不破溃。

(2)诊断:发生于阴囊皮肤上的囊性结节应疑及本病,可通过组织病理确诊。应与皮脂腺囊肿鉴别,皮脂腺囊肿一般可发现皮脂腺小孔,挤压时有皮脂溢出。

(3)治疗:一般采取随访观察,必要时可行手术切除。

2. 阴囊皮脂腺囊肿　本病又称脂瘤或粉瘤,是皮脂腺排泄受阻而形成的潴留性囊肿。

(1)临床表现:皮脂腺囊肿通常呈圆形或椭圆形,位于皮肤或皮下组织,多为单个,略硬或稍有弹性,可推动,多如豌豆或蚕豆大小,呈淡白色或略带黄色。顶端有时可见皮脂腺口,用力挤压时可挤出黄色或白色分泌物。若合并感染,局部可发红、疼痛,并有化脓及破溃。

(2)诊断:一般可根据临床表现确诊,必要时可做组织病理学检查。主要通过组织病理学检查与脂肪瘤、纤维瘤等鉴别。

(3)治疗:单个、较小的阴囊皮脂腺囊肿无须治疗。有感染者可局部和全身应用抗生素。较大的囊肿应行手术切除。如继发感染形成脓肿,需切开引流,待感染控制后再切除囊肿。切除时囊壁须全部摘除,否则会引起复发。

(二)阴囊脂肪瘤

阴囊脂肪瘤是由阴囊部成熟脂肪细胞构成的良性肿瘤,多发病于40—50岁。

1. 临床表现　脂肪瘤位于阴囊皮下,呈圆形或分叶状,质地柔软,边界清楚,瘤体可大可小,大者常隆起于皮面,但表面皮色正常。一般无自觉症状,巨大者可引起阴部不适或下坠感,甚至影响行走、性生活等。

2. 诊断　根据发生于阴囊皮下的结节或肿块、可移动、质地柔软、生长缓慢等特点,即可诊断。组织病理学检查可确诊本病。

3. 治疗　瘤体较小时,可不做特殊处理,如瘤体较大,症状明显或影响行走、性生活时,可行手术切除。

(三)阴囊纤维瘤

阴囊纤维瘤是由成纤维细胞和胶原组成的一种良性肿瘤,临床上较少见。

1. 临床表现　本病主要表现为阴囊皮下硬结或突出皮面带蒂的肿瘤,多如黄豆大小,生长缓慢,多无自觉症状,巨大的纤维瘤可达拳头大小或更大,可引起局部不适,甚至影响行走、排尿、性交等。

2. 诊断　根据发生于阴囊皮下的硬结或突出皮面带蒂的肿块,并结合组织病理学检查,一般容易诊断。本病极少数发生肉瘤样恶变,恶变时生成快,表面发生溃疡或裂隙,应立即切除,做活组织检查,以资鉴别。

3. 治疗　阴囊纤维瘤一经诊断应早期手术切除,局部切除即可治愈。术中应将与肿瘤关系密切的周围组织做适当切除。

(四)阴囊血管瘤

1. 临床表现　阴囊可扪及较小的柔软肿物,色泽由鲜红至暗紫色不等,压之可褪色。常有明显症状。若有血栓形成或继发感染,可出现局部疼痛。

2. 诊断　根据典型的临床表现,诊断本病不难。在诊断中应明确瘤体的大小、范围、肿物穿刺抽出血液是可靠的诊断方法,最后确诊尚需肿瘤病理检查。

3. 治疗　阴囊血管瘤的治疗应根据肿瘤自发性退化和扩张发展的倾向来决定。5岁前可先观察,不必急于处理,有些肿瘤会自行退化。对未自行退化的血管瘤,瘤体较小者,可手术切除。另外,可用硬化剂治疗,如用5%鱼肝油酸钠,每次0.3～3ml,每周1～2次进行注射,也有较好效果。对病变广泛者,目前多采取对症处理,缺乏理想办法。

(五)阴囊淋巴管瘤

1. 临床表现　阴囊可扪及柔软且有韧性的团块,有时呈条索状。阴囊皮肤水肿、硬化,常致溃烂且有淋巴液渗出。临床症状不太明显。

2. 诊断　本病诊断主要依靠临床体格检查,并通过组织病理确诊。淋巴瘤与阴囊海绵状血管瘤很难区别,手术时可见皮下有结缔组织及管状的条索。

3. 治疗　瘤体小,没有症状者可不必治疗。如症状明显或瘤体较大者,则以手术切除。手术应尽量切干净,否则会复发。放射治疗也有较好的效果。

二、阴囊恶性肿瘤

阴囊恶性肿瘤与身体其他部位皮肤恶性肿瘤相似,来源于上皮鳞状上皮和基底细胞,主要有鳞状细胞癌、基底细胞癌、阴囊 Paget 病、恶性黑色素瘤及肉瘤。其中,以鳞状细胞癌最为常见。阴囊恶性肿瘤的发病率有逐年上升的趋势。

(一)鳞状细胞癌

鳞状细胞癌也称鳞癌,是阴囊最常见的恶性肿瘤,是第一个被证实由环境因素所诱发的癌。

1. 病因　病因尚不十分清楚,但早在 1775 年 Sir Percivall Poot 发现在扫烟囱的工人中本病发病率很高,故阴囊鳞癌曾被称为"扫烟囱者癌",此后又发现从事石油、焦油、沥青、纺织等工业的工人患此病。研究发现,在从事这些职业中长期接触一些致癌物质。Seabra D(2007)报道卡车司机可能是高发人群。当然,癌症的发生是一个多因素的复杂过程,也可能需要数年的潜伏期。

2. 病理生理　病理特点与其他部位的鳞状细胞癌相似,以分化较好的鳞癌为多见。镜下可见增生的上皮突破基膜向深层浸润,形成不规则条索形癌巢。分化好的癌巢中有相当于基底层的细胞排列在癌巢的外层,其内为相当于棘细胞层的细胞,细胞间可见细胞间桥,癌巢中央可出现角化珠或癌珠。

Ray 将阴囊癌分为 4 期:A_1 期,病变局限在阴囊;A_2 期,病变累及邻近组织、器官(睾丸、精索、阴茎),但无转移;B 期,出现可切除的腹股沟淋巴结或髂腹股沟淋巴结转移;C 期,髂腹股沟转移淋巴结已无法切除。D 期,有超出髂腹股沟的远处转移。

3. 临床表现　发病年限很长,潜伏期可长达 10～20 年,因此,阴囊鳞癌以中、老年人好发,发病年龄多在 50－70 岁。病变多见阴囊前外侧面。早期,阴囊皮肤出现无痛性疣状或丘疹状隆起,逐渐增大,变硬,突出于阴囊表面,中央可凹陷形成溃疡体出血、坏死及脓性分泌物,有臭味,局部疼痛。约有 50% 的患者就诊时有腹股沟淋巴结肿大。与阴茎癌类似,肿大淋巴结多数可能是感染所致,其中一部分为癌转移,临床上需要鉴别。

4. 诊断与鉴别诊断　阴囊鳞癌的诊断不难,根据其典型的临床表现,结合活检即可做出诊断。诊断中需要注意的两个问题是:①与阴囊良性病变(湿疹、痣、皮脂腺囊肿)及恶性病变(基底细胞癌、阴囊 Paget 病)鉴别;②鉴别腹股沟淋巴结肿大是癌转移或感染所致。这两个问题通过局部组织活检和淋巴结活检即能明确诊断。应常规摄胸部 X 线片和静脉尿路造影,必要时 CT 检查以了解盆腔和腹膜后淋巴的情况。对腹股沟淋巴结肿大者,应行组织活检,以指导疾病分期和治疗方案。

5. 治疗　阴囊鳞状细胞癌的治疗分为原发肿瘤的治疗和腹股沟淋巴结转移灶的治疗。

(1)原发灶的处理:手术采取整块切除距肿瘤基底 2cm 范围的阴囊皮肤及肉膜。缺损小者可采用皮缘原位缝合,缺损大者可采用转移皮瓣修复皮肤缺损。

(2)腹股沟淋巴结转移灶:可在阴囊病灶手术的同时或术后 2～6 周行腹股沟淋巴结清扫术。晚期患者可采用博来霉素、环磷酰胺等化学治疗或放射治疗,但放射治疗、化学治疗对本病疗效差,只可作为辅助治疗手段。

本病的预后较差,A 期患者 5 年存活率为 50％～70％,B 期以上患者 5 年存活率仅为 18.5％～30％。

(二)基底细胞癌

阴囊基底细胞癌与身体其他部位皮肤基底细胞癌相似,来源于阴囊皮肤基底细胞。本病较为少见,以老年人常见,预后较好。

1. 病理特点　病理上以真皮内边界明显的瘤细胞群为特征,瘤细胞最外层是排列成栅状的柱状细胞,内部是染色较深的卵圆形细胞核,没有细胞膜和细胞间桥。基底细胞癌一般不发生远处转移。

2. 临床表现　根据肿瘤形态和临床表现不同可分为以下几型。

(1)结节溃疡型基底细胞癌:最为常见。局部先出现一个丘疹,不断扩大成结节,以后溃烂形成溃疡。

(2)色素型基底细胞癌:含有黑色素,常被误诊为恶性黑色素瘤。

(3)硬化型基底细胞癌:如纽扣状或斑块状。

(4)浅表型基底细胞癌:发生于表皮内或紧贴表皮,犹如扁平瘢痕,可多发。

3. 诊断与鉴别诊断　阴囊基底细胞癌的临床诊断不难,根据典型的临床特征,结合活检病理诊断。需要与阴囊良性肿瘤和其他恶性肿瘤鉴别。

4. 治疗　阴囊基底细胞癌的治疗以手术治疗为主,手术切除肿瘤及周边组织约 2cm 范围。术后可给予辅助放射治疗,基底细胞癌对放射治疗较敏感。阴囊基底细胞癌经过治疗预后较好。

(三)阴囊 Paget 病

阴囊佩吉特病,又称阴囊炎性癌或阴囊皮肤湿疹样癌,发病率较低,是乳房外佩吉特病的表现形式之一。1894 年由 James Paget 首先报道乳房炎性癌或湿疹样癌中的恶性细胞的特征,后来将这种恶性细胞称为佩吉特细胞。

1. 病因　阴囊 Paget 病的病因与其他部位的恶性肿瘤一样尚不十分清楚。目前主要有以下 3 种学说。

(1)根据 Paget 病多发于汗腺区域,且 Paget 细胞和汗腺细胞在组织和超微结构方面类似,推断本病为汗腺腺癌表皮内转移。

(2)某种癌基因突变所致的多中心上皮组织致癌效应作用于表皮可致 Paget

病,作用于其他部位可致汗腺癌或内脏器官肿瘤。

（3）由表皮细胞直接恶变而来,是一种特殊类型的表皮原位癌。

2. 病理生理　阴囊 Paget 病的病理特征与发生在其他部位的相似,在增生的表皮内弥漫分布有 Paget 细胞,排列呈条索状、巢状或岛屿状。Paget 细胞多呈圆形,胞质丰富、淡染,胞核大而不规则,内含有 1 个或多个核仁,常见到丝状分裂。Paget 细胞不进入真皮,增多时可聚集于表皮下将基底细胞与真皮隔开,真皮内可见到明显的炎性细胞浸润。

3. 临床表现　本病属老年性恶性肿瘤,一般在 50－60 岁以后发病,且病程进展缓慢,有的甚至经历几年,甚至十几年的病程。病变初期为小水疱状皮疹,多因搔抓破溃而渗液。数月或数年后,病变逐渐扩大,可累及阴茎及会阴部等处皮肤,且经久不愈。病变局部的另一特征是乳头状增殖与溃烂常交替出现,有的呈红斑与糜烂交错,表面附有恶臭的分泌物。阴囊皮肤呈局限性红斑状皮损,并有表面渗出、糜烂、脱屑及结痂等改变。肿块周边和正常皮肤一般有分界。有时可出现单侧或双侧腹股沟区淋巴结肿大,主要为慢性炎性癌刺激所致,很少为肿瘤转移。

4. 诊断与鉴别诊断　根据阴囊皮肤局限性红斑状皮损伴表面渗出、脱屑、结痂及病损经久不愈的特征,临床诊断并不难。本病极易误诊为阴囊慢性湿疹,对于反复发作的阴囊湿疹且经久不愈者,应早做组织活检,病理检查结果可确诊本病。

临床上阴囊炎性癌应与鲍恩（Bowen）病、无黑色素颗粒的恶性黑色素瘤相鉴别,鉴别诊断主要依据病理组织学检查。Bowen 病又称原位鳞癌,病理特征有高度不典型鳞状细胞和有丝分裂,表皮明显增厚,无 Paget 细胞。无黑色素颗粒的恶性黑色素瘤可根据好发于中年人、病灶范围较小（＜2.5cm）、转移较快以及病理上无腺样结构、印戒细胞和黏多糖阳性可做出诊断。阴囊炎性癌的临床分期同阴囊鳞状细胞癌。

5. 治疗　阴囊 Paget 病的治疗以手术治疗为主。一旦明确诊断应尽早手术,切除范围应包括肿瘤边缘以外 2cm 以上的正常皮肤,切除深度达睾丸鞘膜层。如病变范围大可转移下腹部皮瓣或大腿前内侧皮瓣修复皮损。腹股沟淋巴结肿大者多数是感染所致,因此术中应活检,如无转移可不行淋巴结清扫术。如活检明确为肿瘤转移,需行淋巴结清扫术,包括同侧睾丸、精索及腹股沟淋巴结在内的广泛切除。该病进程虽缓慢,但晚期患者预后极差,本病对放射治疗、化学治疗均不敏感。

（四）阴囊恶性黑色素瘤

阴囊恶性黑色素瘤为极为罕见的泌尿生殖系肿瘤,文献报道极少,多数为个案报道。阴囊皮肤见到典型的恶性黑色素瘤,其临床表现和组织学特点与其他部位恶性黑色素瘤相似。治疗主要以手术切除为主,术后可辅助一些免疫治疗。

有学者对无法进行病灶彻底切除者曾联合应用放射治疗及丝裂霉素、氟尿嘧啶化学治疗而使患者获得短期存活。

参 考 文 献

[1] 张会君,王红霞.泌尿和生殖系统疾病护理.北京:科学出版社,2016.

[2] 唐阔海,李静雅,董建辰.泌尿生殖科疾病临床诊疗技术.北京:中国医药科技出版社,2016.

[3] 黄立中.肿瘤科中西医诊疗套餐.北京:人民军医出版社,2013.

[4] 巢志复.泌尿生殖疾病诊治实用手册.北京:人民军医出版社,2011.

[5] 宋建国,魏丽军.泌尿及男性生殖系统恶性肿瘤现代非手术治疗.北京:科学技术文献出版社,2008.

[6] 施国伟.泌尿男生殖系肿瘤防治咨询.上海:上海交通大学出版社,2014.

[7] 郭应禄,孙颖浩.泌尿生殖系统创伤.武汉:湖北科学技术出版社,2016.